Vivre avec les drogues

Collection Addictions
dirigée par Sonny Perseil

Les addictions concernent l'usage, licite ou illicite, de substances psychoactives (alcool, tabac, médicaments, stupéfiants) et certaines pratiques humaines et sociales – sexe, travail, jeux d'argent, etc. – mais également des innovations technologiques récentes comme les jeux vidéo, les smartphones ou les réseaux sociaux. Dans une approche résolument interdisciplinaire, la collection Addictions s'intéresse à l'ensemble de ces drogues.

Sous la direction d'Alessandro Stella et Anne Coppel

Vivre avec les drogues

Ouvrage collectif issu du séminaire EHESS

L'Harmattan

Editions Pepper

Maquette, corrections : *Confidens*

Illustration couverture : Kiki Picasso

5-7, rue de l'École-Polytechnique – 75005 Paris

www.editions-harmattan.fr

ISBN : 978-2-343-23390-1
EAN : 9782343233901

Sommaire

Introduction 7
Alessandro STELLA, historien, DR au CNRS, et Anne COPPEL, sociologue

Usages coutumiers et modernes des drogues

Le traitement de l'ivresse et de l'extase dans les Églises chrétiennes 25
Jean-Pierre ALBERT, anthropologue, DE à l'EHESS

Entre ennui et ivresse 35
Véronique NAHOUM-GRAPPE, ethno-anthropologue, chercheure à l'EHESS

Drogue et développement : le tchat, « l'or vert » de l'Éthiopie 47
Alain GASCON, professeur honoraire, Institut français de géopolitique, Université Paris 8-IFG Lab

Le qât au Yémen, profiteur de guerre 59
Franck MERMIER, anthropologue, DR au CNRS, Institut de recherche interdisciplinaire sur les enjeux sociaux

Une histoire au présent des drogues : opium, héroïne, métamphétamines en Iran 73
Maziyar GHIABI, politiste-anthropologue, Wellcome Trust Lecturer, Université d'Exeter

La « mort blanche » : le parcours de l'héroïne en Grèce au XXe siècle 97
Kostis GOTSINAS, historien, École Française d'Athènes

De la prohibition des drogues au Vietnam 107
Philippe LE FAILLER, historien, MC à l'École Française d'Extrême-Orient

Ganja à la montagne, crystal meth à la mer : le paysage rural des drogues en Aceh, Indonésie 127
Silvia VIGNATO, anthropologue, professeure à l'Université de Milano-Bicocca

Une drogue « pacifique » ? Le kava du Vanuatu à l'assaut du marché américain 141
Eric WITTERSHEIM, anthropologue, HAC à l'EHESS

La guerre à la drogue : un fléau humanitaire

Les logiques punitives dans les législations anti-drogue à la lumière du droit international 161
Renaud COLSON, juriste, MC à l'Université de Nantes

De la prison à la peine de mort : la violation des droits humains dans la guerre à la drogue 169
Sonny PERSEIL, juriste et sociologue, chercheur HDR au Lirsa / Cnam

Les drogues comme armes de la subversion : forger l'ennemi intérieur au Brésil au croisement de la guerre révolutionnaire et de la guerre aux drogues 177
Mariana BROGLIA DE MOURA, anthropologue, doctorante à l'EHESS

La guerre perdue : l'interdit de l'impossible. Drogues, politiques publiques et pratiques sociales en Amérique latine au XXIe siècle 195
Edgardo MANERO, CNRS/EHESS Mondes Américains

Drogues et morale

Dealers, démons des temps modernes 209
Vincent BENSO, sociologue, sociologue, ASUD, Techno+, SWAPS

Marchés de l'héroïne à Paris dans les années 1968-2000 : la prohibition, au cœur de la dynamique de diffusion des drogues ? 221
Aude LALANDE, ethnologue

Les dealers de rue à Genève 233
Loïc PIGNOLO, sociologue, doctorant à l'Université de Genève

La représentation médiatique de la mort par drogues 249
Sandro CATTACIN, sociologue, professeur à l'Université de Genève
et Fiorenza GAMBA, sociologue, professeure à l'Università di Sassari

Vivre et travailler avec les drogues

Les enjeux de la consommation de psychotropes en milieu professionnel : des usagers de drogues qui travaillent ou des salariés qui se droguent ? 263
Astrid FONTAINE, ethnologue et muséographe

La notion « d'activité technique » comme définition des usages de substances psychoactives (SPA) 277
Marie NGO NGUENE, sociologue, docteure en sociologie, Paris X Nanterre

Vers un cadre de régulation du cannabis légalisé en France 287
Christian BEN LAKHDAR, économiste, professeur des universités en économie à l'Université de Lille

La prescription médicale dans le cadre de la prohibition des drogues : l'exemple des opiacés 297
Bertrand LEBEAU LEIBOVICI, médecin addictologue

Drogues, plaisir et addictions collectives 307
Patrick PHARO, sociologue, DR au CNRS

Introduction

Alessandro Stella, historien, DR au CNRS/EHESS
Anne Coppel, sociologue, chercheure/activiste RdR

Lorsque le séminaire « Prohibition » s'ouvre à l'EHESS en 2015, l'annonce a de quoi surprendre : les étudiants ou les chercheurs en sciences sociales et humaines qui travaillent sur cette question sont quelques individualités, dispersées dans différents champs : anthropologie, sociologie, histoire, économie, sciences politiques, voire philosophie. Même les juristes spécialisés, pourtant largement confrontés au droit des drogues, se comptent sur les doigts d'une main. Il y a bien quelques sociologues à l'OFDT (Observatoire Français des Drogues et Toxicomanies), mais ils sont contraints par la commande institutionnelle – et la prohibition des drogues ne fait pas partie des objets de recherche. Les étudiants qui pourraient s'y intéresser sont vivement découragés d'y consacrer leur thèse : peu de professeurs acceptent de les diriger car elles ne peuvent déboucher sur une carrière universitaire, faute d'un champ de recherche institutionnel. Même après quatre ans de séminaire sur les drogues (2015-2019), l'EHESS continue de refuser d'inscrire le mot « drogue » parmi les mots-clés des séminaires de l'institution ; addictions, oui, épidémies bien sûr, mais le terme « drogue » reste un non-objet de recherche, sinon un mauvais objet. Au-delà de la question de la prohibition, les recherches portant sur les drogues, légales ou illégales, relèvent pour l'essentiel de la santé publique et des neurosciences, mais pour ce qui est des recherches en sciences humaines et sociales, tout fonctionne comme si les quelques recherches menées relevaient d'une passion ou d'un intérêt personnels.

Il n'en a pas toujours été ainsi. Au cours des années 1990, les chercheurs en sciences avaient été mobilisés ; les recherches ont alors connu un important développement qui devait se poursuivre pour rendre compte des évolutions. Si bien qu'à la fin de la décennie, Nicole Maestracci, présidente de la MILDT (Mission Interministérielle de Lutte contre la Drogue et la Toxicomanie), avait souhaité pérenniser l'engagement des chercheurs en créant un laboratoire CNRS spécialisé dans ce champ. Ce n'est pas ce qui s'est passé. Cette mobilisation de la recherche s'est effacée de la mémoire. Non que les études et recherches aient été délaissées : depuis la création de l'OFDT en 1993, un dispositif permanent est chargé de recueillir et réunir « les informations utiles pour comprendre les phénomènes de consommations de drogues et de substances psychoactives », avec des enquêtes épidémiologiques systématiques, qui répondent d'ailleurs aux exigences de l'Observatoire européen des drogues. Des appels d'offres de recherche complètent le dispositif, mais pour l'essentiel, ces appels d'offres sollicitent les neurosciences, les sciences sociales étant de fait marginalisées.

Nul ne doute pourtant que « le phénomène » soit étroitement lié au contexte social, et par « phénomène » il faut entendre à la fois les consommations de drogues, leur marché, les problèmes soulevés, les réponses sociétales et politiques. Mais c'est justement la question de la politique des drogues qui se trouve marginalisée avec la prépondérance des neurosciences. L'OFDT a bien pour mission « d'éclairer les pouvoirs publics en fournissant les informations utiles à la prise de décision ». C'est la fonction des études épidémiologiques systématiques, ou encore des évaluations des dispositifs d'intervention, mais à vrai dire, que ce soit dans la santé ou dans la répression, on se contente de mesurer l'activité des services : le nombre de patients pris en charge, le nombre d'actes pour ce qui est de la santé, le nombre des interpellations ou des sanctions dans la répression. Mais quels sont les résultats de ces services ? Dans quelle mesure répondent-ils aux objectifs qui leur sont assignés ? Et dans quelle mesure ces objectifs devraient-ils être redéfinis en fonction des résultats ou de l'absence de résultats ? Les informations recueillies pourraient servir à orienter les choix politiques, si toutefois la politique des drogues était fondée sur des choix rationnels en fonction des réalités de terrain. C'est ce qu'on avait pu espérer quand la France a adopté la politique de réduction des risques, en dépit des débats publics, sur la base des résultats obtenus, mais encore une fois ce n'est pas ce qui s'est passé.

Aujourd'hui, la politique des drogues se trouve confrontée à une contradiction majeure. Depuis les années 90, il y a eu des avancées décisives dans le champ de la santé. En France comme au niveau international, la politique de réduction des risques a pu démontrer qu'elle était nécessaire à la protection de la santé[1], si bien que l'OMS et l'ONU recommandent conjointement le développement de la réduction des risques[2].

Réduire les risques liés à l'usage de drogues, c'est prendre acte que, bon gré, mal gré, nous vivons avec les drogues. Voilà qui a contraint à repenser la politique de santé en matière de drogues. Hier, le soin avait pour objectif exclusif l'abstinence, en cohérence avec l'objectif d'éradication des drogues assigné à la politique nationale et internationale. Dans la santé, désormais, les drogues illicites ont perdu leur caractère d'exception. Qu'il s'agisse d'alcool ou de cannabis, de tabac ou de cocaïne, la prévention des conduites à risque repose sur le même principe de réduction des conséquences négatives. La santé publique, hier au service de la prohibition, obéit aujourd'hui à sa logique propre, et ce d'autant que les recherches sur la dangerosité des drogues psychotropes licites et illicites ont abouti à la conclusion que la prohibition des drogues illicites n'est pas justifiée par la plus grande dangerosité de ces drogues[3]. Le fossé ne cesse de se creuser entre la santé et la politique globale des drogues, mais tout a été fait pour masquer cette contradiction.

---

[1] Pour la France, INSERM (dir.), *Réduction des risques infectieux chez les usagers de drogues*, Expertise collective, Les Éditions INSERM, 2011. Pour l'international, Tim Rhodes et Dogmar Hendrich (Ed.), *Harm reduction : evidence, impacts and challenges*, European Monitoring Center for Drugs and Drug Addiction, Monograph 10, Lisbonne, 2010.

[2] WHO, UNODC, UNAIDS, *Technical guide for countries to set targets for universal access to HIV prevention, treatment and care for injecting drug users*, 2012.

[3] Bernard Roques, *La dangerosité des drogues*, rapport au secrétariat d'État à la santé, Paris, Éditions Odile Jacob, 1998.

Le changement s'est limité au champ de la santé sans modifier la politique globale des drogues. La politique de réduction des risques a bien obtenu un statut légal en 2004, mais cette politique publique a été adoptée en catimini. Les Français ne savent pas que les conséquences catastrophiques de la diffusion de l'héroïne et l'épidémie de sida ont été surmontées grâce à cette politique de santé et le débat public reste enfermé dans l'alternative « laxisme ou répression », si bien qu'on a assisté à une escalade croissante de la guerre à la drogue. Comme l'héroïne avait disparu de l'espace public, le cannabis est devenu la priorité de la lutte contre la drogue. Du côté de l'usage, les campagnes se sont succédé sur la dangerosité de cette drogue, sur lesquelles se sont déplacées toutes les peurs et les stigmates attachés auparavant à l'héroïne : le cannabis rend dépendant, il peut engendrer de graves troubles psychiques, et même provoquer des morts (sur la route), a-t-on dit et répété, tandis que les addictologues sont sollicités sur les prises de risques des adolescents. En 2005, la politique de tolérance zéro est adoptée sur le modèle américain au nom de la lutte contre la délinquance et l'insécurité, et en 2008 elle est adaptée à la répression de l'usage de drogues sans susciter le moindre débat. La politique des drogues renvoie à deux univers de pensée : d'un côté l'addiction, où les usages sont pensés en termes de risques et de dépendance, et de l'autre « la drogue », fléau social avec ses trafiquants, délinquants, violents, qui font la loi dans « les quartiers populaires ». À droite comme à gauche, la classe politique est consensuelle : il faut lutter contre les trafiquants et rétablir l'ordre public.

Tel est le contexte où s'élabore le projet du séminaire « Prohibition des drogues ». Au cours des dix dernières années, les associations qui avaient ouvert le débat public étaient devenues de plus en plus inaudibles, la menace du sida ne faisait plus peur, et les restrictions budgétaires avaient limité les actions de terrain. Le sentiment qui dominait alors en France était qu'il n'y avait rien de bien nouveau sous le soleil des drogues, et pourtant, au même moment, le continent américain, au nord comme au sud, était en plein bouleversement – et il ne s'agissait pas de santé : l'échec de la guerre à la drogue était devenu patent.

Plus les armées interviennent, et plus la violence s'exaspère. La guerre à la drogue fait plus de morts en Amérique centrale que la guerre au Moyen-Orient. Aussi le Mexique et la Colombie ont-ils demandé et obtenu la tenue d'une assemblée extraordinaire de l'ONU : ils souhaitent une renégociation des traités internationaux[4]. C'est une première rupture du consensus sur la politique internationale des drogues. Les Français n'en ont pas entendu parler et ils ne s'y intéressent pas. Seule actualité récurrente, le trafic de cannabis en banlieue. À plusieurs reprises au cours des années précédentes, quelques voix s'étaient élevées pour demander la légalisation du cannabis, mais leur argumentaire a peu de prise sur la classe politique française : la lutte contre les trafiquants de drogues fait consensus, et l'ennemi est maintenant désigné clairement : « chacun sait que les trafiquants de drogue sont noirs et arabes », ose affirmer le journaliste Zemmour en 2011, suivant la nouvelle doctrine qui consiste à « dire tout haut ce que chacun pense tout bas ».

---

[4] Anne Coppel et Olivier Doubre, *Sortir de l'impasse, à la recherche d'alternatives à la prohibition*, Paris, La Découverte, 2012.

En 2015, toutefois, une information surprenante circule : deux États américains ont entrepris de légaliser le cannabis. Après la succession des campagnes sur la dangerosité de cette drogue, les journalistes s'interrogent : la logique commerciale l'aurait-elle emporté ? Ces Américains ont-ils sacrifié la santé des jeunes au nom de la liberté du commerce ? Mais brusquement l'opinion publique bascule : la légalisation du cannabis n'est plus une utopie et une majorité de Français y est désormais favorable.

Il faut repenser la question des drogues, et c'est à cette tâche que s'est attelé le séminaire de l'EHESS en sollicitant toutes les expertises. Tant par ses objectifs que par sa méthode, ce séminaire renoue avec une tradition de la recherche qui s'est manifestée à plusieurs reprises au cours de l'histoire récente des drogues. Ce n'est pas un hasard : des chercheurs se mobilisent lorsqu'il s'agit de comprendre un phénomène nouveau et de rechercher des réponses appropriées. Et ce n'est pas un hasard non plus si les quatre années de ce séminaire ont abouti à la conclusion que nous devons « vivre avec les drogues ». C'est le constat de tous les chercheurs qui se sont succédé pour comprendre la relation que les sociétés entretiennent avec les drogues. « Les aliments seuls exceptés, il n'est pas sur terre de substances qui aient été aussi intimement associées à la vie des peuples dans tous les pays et dans tous les temps », écrit ainsi un pionnier dans ce domaine de recherche, Louis Lewin, dans l'introduction à l'enquête magistrale à laquelle il a consacré sa vie. Louis Lewin est pharmacologue et mène son enquête sur tous les produits, tous les usages dans toutes les sociétés, en sollicitant la botanique, l'anthropologie, l'histoire et les témoignages des consommateurs[5]. Son classement scientifique des psychotropes voit le jour alors que la prohibition des drogues a été adoptée, au détriment du contrôle médical et pharmaceutique traditionnel en Europe de l'Ouest. Mais à cette date, cette prohibition internationale n'a pas pour objectif d'éradiquer les drogues, elle prétend seulement contrôler les marchés.

La bascule du contrôle des marchés à la répression des usagers se fait avec la diffusion des drogues illicites dans la jeunesse. Aux États-Unis, elle commence dès la fin des années cinquante avec la répression policière dans les ghettos. Les recherches se multiplient pour comprendre comment les usagers de drogues ont été enfermés dans la figure du junky, sans foi ni loi, délinquant ou psychopathe, ce qui apparaît comme une production des appareils de répression, selon la sociologie de la déviance. Parallèlement, des anthropologues urbains décrivent la vie quotidienne des consommateurs de drogues, dont le comportement a sa logique propre. Une revue des recherches ethnographiques sur la vie quotidienne des héroïnomanes à partir des années soixante s'intitule ainsi « *Life with heroin* » ; ses recherches montrent que le comportement de ces usagers n'est ni erratique ni suicidaire, mais répond aux exigences du contexte marqué par la prohibition[6]. Cela va à l'encontre du renforcement de la prohibition au tout début des années 1970, avec une priorité

[5] Louis Lewin, *Traité de toxicologie*, Paris, éditions Doin, 1903 ; Louis Lewin, *Phantastica*, Paris, éditions Payot, 1927.

[6] Bill Hanson, George Beschner, James Walters, Elliott Bovelle, *Life with heroin. Voices from the inner city*, Lexington, Toronto, Lexington Book, 1985.

désormais accordée à la répression des usagers. Les recherches en sciences sociales sont alors marginalisées précisément parce que leurs conclusions s'opposent aux objectifs de la politique internationale. Dans les pays anglo-saxons, quelques chercheurs poursuivent néanmoins leurs travaux, mais les seules recherches diffusées internationalement sont celles qui confortent le choix de la prohibition.

En France, où les recherches relèvent traditionnellement de la clinique, cette mobilisation des sciences sociales n'a pas d'antécédent. Mais le renforcement continu de la répression depuis 1986 ouvre un débat au sein du Parti socialiste, de retour au gouvernement. « Insécurité, délinquance, drogues, quelle est la réalité de ces menaces ? », s'interrogent les responsables politiques. Les données chiffrées qui existent alors sont peu nombreuses et peu crédibles. Le président Mitterrand comprend qu'il faut rassurer l'opinion en montrant l'engagement de l'État dans « la lutte contre la drogue et la toxicomanie », mais parallèlement Alain Ehrenberg, sociologue, est officiellement sollicité pour « comprendre le phénomène ». Le séminaire qu'il anime va réunir une première génération de chercheurs français qui s'ouvrent aux recherches internationales[7]. Plusieurs ouvrages seront publiés dans le cadre de ce séminaire qui aboutit aux mêmes conclusions que les recherches précédentes : il nous faut « vivre avec les drogues »[8]. Entre temps, les pouvoirs publics ont pris conscience des « catastrophes sociales et sanitaires engendrées par le refus de faire quoi que ce soit qui puisse faciliter la vie des toxicomanes », pour reprendre le diagnostic de la commission Henrion en 1994, qui alerte les pouvoirs publics sur l'urgence sanitaire[9]. Il y a pourtant une contradiction entre interdire l'usage et distribuer des seringues, mais face au risque infectieux, Simone Veil accepte de donner un statut expérimental à la politique de réduction des risques infectieux. Les toutes premières actions avaient déjà été expérimentées par des acteurs qui sur le terrain se sont associés : usagers de drogues, militants de la lutte contre le sida ou dans l'humanitaire ou encore soignants, particulièrement des médecins généralistes. Le rôle des usagers de drogues a été déterminant, d'abord parce qu'ils ont été les premiers à réagir : en 1987, les seringues avaient été mises en vente libre et l'année suivante, deux recherches montrent que près de la moitié des injecteurs avaient renoncé spontanément à partager leurs seringues[10]. Ensuite, parce que, avec leurs associations ou en partenariat, ils se sont attachés à diffuser largement l'information et faciliter

---

[7] Alain Ehrenberg et Patrice Mignon (dir.), *Drogues, Politique et Société. États-Unis, Europe, Japon*, Paris, Le Monde Éditions et Éditions Descartes, 1992. Voir aussi Albert Ogien, « Situation de la recherche en toxicomanie en Europe et aux États-Unis », dans Alain Ehrenberg (dir.*), Penser la drogue/penser les drogues*, Vol 1, Paris Descartes, 1992.

[8] Alain Ehrenberg, « Comment vivre avec les drogues ? Question de recherche et enjeux politiques », préface de Vivre avec les drogues, régulations, politiques, marchés, usages, *Communications*, n°62, 1996/Seuil. Voir aussi Claude Faugeron et Michel Kokoreff (dir.) *Société avec drogues, enjeux et limites*, Trajets Eres, 2002.

[9] Prof. Robert Henrion, président, *Rapport de la commission de réflexion sur la drogue et la toxicomanie*, La Documentation Française, 1995.

[10] Rodolphe Ingold et Sylvie Ingold, « Les effets de la vente des seringues sur le comportement des usagers de drogues », *Bulletin des Stupéfiants*, 1989, vol. XLI, n°1 et 2, p.81-96. Françoise Facy, « Évaluation des résultats, rôle de l'épidémiologie, Exemple d'une mesure réglementaire », INSERM U-302, facy - psydoc-fr.broca.inserm.fr

l'accès aux seringues stériles ou aux services de santé. Ils ont aussi contribué à identifier les obstacles auxquels les usagers sont confrontés et ont proposé des outils adaptés aux usages et aux prises de risques. Leur rôle dans les changements de comportement est majeur : avec leurs médias[11], leurs flyers et surtout avec une information circulant d'usager à usager, ils ont été en mesure d'entrer en relation avec ceux et celles qui échappent aux prises en charge institutionnelles, c'est-à-dire le plus grand nombre. Les militants associatifs ont été d'autant plus crédibles qu'ils ont dû eux-mêmes s'approprier les stratégies de réduction des risques adaptées à leurs choix en termes de consommation[12]. En se regroupant dans des associations d'auto-support, les usagers de drogues ont acquis une expertise collective en confrontant les expériences individuelles de l'usage. Au-delà de la menace du sida, ils se sont approprié la démarche de réduction des risques, et dans le milieu festif les nouvelles générations de consommateurs recherchent l'information sur les produits et les risques selon les usages. Dans la phase expérimentale de la réduction des risques, toutes les expertises ont été confrontées entre elles, qu'elles soient issues de l'expérience de l'usage, des recherches en sciences sociales ou des recherches médicales. Cette confrontation des expertises est indispensable pour réguler les drogues, car pour agir, il faut comprendre, et les recherches qualitatives s'avèrent nécessaires dans cette phase[13]. Ces recherches ont connu alors un développement international exceptionnel. Mais il en est de l'expertise issue de l'expérience comme il en est de l'expertise des sciences sociales : ces expertises sont marginalisées lorsque la logique prohibitionniste l'emporte. Dans le débat public, il faut des chiffres, et les études épidémiologiques l'emportent dans le champ de la recherche, et ce même si, pour les tenants du tout répressif, qu'importent les résultats, la guerre à la drogue doit être menée coûte que coûte, il n'y aurait pas d'alternative.

Or justement, les alternatives sont chaque jour plus nombreuses. La légalisation du cannabis s'ajoute aux expérimentations en cours dans le champ de la santé, des salles de consommation aux prescriptions médicales d'héroïne. Le cannabis thérapeutique, adopté par des pays de plus en plus nombreux, contribue à une remise en cause du classement des psychotropes sur lequel est fondée la prohibition internationale.

En prenant comme objet de recherche la prohibition, le séminaire de l'EHESS s'inscrit dans une longue tradition de recherche, régulièrement étouffée par les avancées de la prohibition mais qui ne cesse de renaître de ses cendres. Alors que le débat « pour » ou « contre » la prohibition est étrangement répétitif, le choix d'une politique de régulation des drogues exige de rendre compte de l'évolution des réalités de terrain. C'est aussi dire que les recherches en sciences sociales et humaines sont appelées à un développement continu, car avec les avancées de la mondialisation les évolutions sont nombreuses, rapides et multifactorielles. En plus de la multiplication

---

[11] Cf ASUD-Journal http://www.asud.org/category/journal/

[12] Cf. Anne Coppel et Alessandro Stella, « L'auto-support des usagers de drogues, entre mobilisations spontanées et héritages de l'histoire », dans Josep Rafanell i Orra (dir.), *Itinérances*, Paris, éditions Divergences et Les laboratoires d'Aubervilliers, 2018, p. 132-138.

[13] Jane Fountain (Scientific Editor), *Understanding and responding to drug use : le role of qualitative research*, EMCDDA scientific monograph series, n°4, Lisbonne, 2000.

des drogues psychotropes portée par un marché particulièrement dynamique, il faut en outre prendre en compte les logiques sociales, économiques et politiques qui entrent en interaction avec les questions propres au champ des drogues. Les quatre années du séminaire « Prohibition » ont ouvert, ou rouvert, ce champ de recherches ; elles témoignent de son actualité, car quels que soient les obstacles on ne peut douter aujourd'hui qu'une bascule s'opère : la politique actuelle des drogues est de plus en plus contestée. Nous nous garderons bien de prévoir l'avenir qui dépend de facteurs qui échappent à la question des drogues. Du moins, ce séminaire aura-t-il contribué à légitimer ce champ de recherches, et susciter, on l'espère, de nouvelles vocations.

Vivre avec les drogues, apprendre à les connaître, maîtriser leurs usages, limiter les risques de leurs mésusages. Voilà les conclusions que nous pouvons tirer de la lecture de cet ouvrage collectif, issu du séminaire tenu à l'EHESS de Paris au cours des années 2015-2019.

La première année, le séminaire était intitulé « Prohibitions des drogues : approche transversale ». La deuxième année et les suivantes, l'intitulé a été élargi à « Consommations et prohibitions des drogues : approche transversale »[14]. Par approche transversale, il faut entendre une transversalité des disciplines scientifiques, mais aussi des savoirs et des porteurs de connaissances en la matière. Ainsi, tant parmi les intervenants au séminaire que dans le public présent aux différentes séances, on comptait des anthropologues, des sociologues, des historiens, des philosophes, des économistes, des juristes, des médecins, des psychiatres, des intervenants dans les centres de soins, des activistes associatifs, des usagers et anciens usagers de drogues. De fait, ce séminaire s'est révélé un carrefour où, par des chemins différents, ont convergé des flux de connaissances issues pour les unes par les publications de recherches, pour d'autres par les pratiques des acteurs de terrain, réduction des risques ou soins et enfin par les expériences des consommateurs.

Cette recherche collective s'est proposé de changer le regard porté sur les drogues, grâce à une meilleure compréhension du phénomène et par là de contribuer au changement des politiques publiques en la matière. Nous parlons de « drogues » à dessein, banalisant ce terme devenu synonyme de poison social, afin de casser les frontières entre drogues légales et drogues illégales. Depuis plus d'un siècle, en effet, on s'est évertué à construire des législations nationales et internationales classant certaines drogues comme aptes à la consommation et d'autres comme létales pour les individus et pour la société. Mais toutes ces législations ne tiennent pas la route, elles sont fondées sur des principes bancals et parfaitement contradictoires. Nous aurions pu tout aussi bien remplacer le terme « drogues » par celui de « psychotropes » ou de « substances psychoactives », mais si le propos devient plus clair, il a le défaut de passer sous silence les croyances engendrées par la prohibition.

C'est pourquoi cet ouvrage s'ouvre sur le vin, ce « ferment divin » tant apprécié par les peuples de la Méditerranée depuis l'époque biblique. Pendant des millénaires, les Européens n'ont eu d'yeux que pour Bacchus, le Christ a transformé l'eau en vin pour complaire aux convives et la consommation de vin et d'alcool a été vécue

---

[14] Toutes les séances du séminaire, neuf par an, ont été filmées et sont disponibles sur les sites de Canal U, ASUD et Youtube.

comme normale, banale, quotidienne. Bien que l'ivresse et ses dérapages comportementaux aient été souvent blâmés par les autorités morales et civiques, la consommation d'alcool n'a jamais été interdite, hormis aux États-Unis entre 1920 et 1933. Jusqu'au XXe siècle, l'Occident chrétien a pratiquement vécu avec une seule drogue, l'alcool, ignorant les drogues d'Orient et d'Amérique.

Et pourtant, depuis l'Antiquité des médecins ont mis en garde contre les conséquences sanitaires de l'abus d'alcool. À la fin du XIXe siècle, les médecins hygiénistes avaient fait de l'alcool l'un des trois fléaux sociaux, avec les maladies vénériennes et la tuberculose, et plusieurs d'entre eux étaient même favorables à sa prohibition, mais entretemps les alcooliers se sont systématiquement opposés à toute mesure qui risquait de limiter la consommation. Il faut attendre la fin du XIXe siècle pour que les conséquences sanitaires de l'alcool fassent l'objet d'études systématiques. On estime aujourd'hui à au moins 50 000 par an les morts provoquées par l'alcoolisme en France. À l'échelle mondiale, l'OMS évalue la mortalité à trois millions de personnes, dont trois quarts de sexe masculin.

Cependant, en dépit des statistiques sanitaires qui classent l'alcool avec le tabac en tête des psychotropes les plus dangereux pour la santé, en Occident comme en Extrême Orient, la légitimité de la consommation d'alcool n'est pas remise en cause. Au contraire, boire une bière, un verre de vin, un pastis ou un whisky, continue d'être perçu comme un acte normal, désirable, par une partie importante de la population. C'est qu'on attribue à l'alcool, qui peut donc mener à la maladie ou à la mort, bien des vertus. Boire pour oublier, pour dormir, pour s'enivrer, pour se donner du courage à l'œuvre : les motivations individuelles sont nombreuses et variées, variant d'un individu à l'autre, d'un moment à un autre de la vie. La consommation d'alcool est aussi un acte social : boire ensemble favorise la convivialité, la bonne humeur, l'amicalité.

En revanche, les peuples arabo-musulmans ont vu dans l'alcool le *haram*, le mal, source de tous les vices, et en ont prohibé sa production, son commerce et sa consommation. De Mahomet aux juristes de l'Islam, les boissons alcoolisées ont été stigmatisées et interdites, et même au Paradis, les bons musulmans n'auront droit qu'à des rivières de jus de raisin, non fermenté. Aujourd'hui, au XXIe siècle, trois dizaines de pays interdisent toute boisson fermentée, même à faible dose d'alcool. Ce sont surtout des pays musulmans du Moyen-Orient et d'Afrique, mais la prohibition de l'alcool est partagée aussi par certains pays hindous et bouddhistes, comme les États indiens du Bihar, du Gujarat, du Kerala, du Nagaland et du Mizoram. Dans ces pays, les consommateurs d'alcool encourent la prison et les coups de fouet, ce qui apparaît surprenant aux yeux des Occidentaux, habitués à considérer légitime la consommation d'alcool, tout au moins en quantité modérée.

Dans l'un des pays où l'alcool est interdit, le Yémen, la masse de la population fait un usage quotidien du khat, cet arbuste dont on mâche les feuilles fraîches. Sa consommation est ancestrale et de plus en plus partagée avec les populations de la Corne d'Afrique où, de l'Éthiopie à Djibouti, du Kenya à la Somalie, la production, le commerce et la consommation sont aujourd'hui en forte expansion. Paradoxalement, certains effets induits par le khat sont assez comparables à ceux produits par l'alcool : euphorie, désinhibition, recherche d'échanges humains. Le khat remplit ainsi des fonctions de sociabilité : on invite des amis chez soi, on « broute » du khat tout en parlant affaires, on refait le monde entre proches confortablement assis ou allongés. Ainsi, le khat conforme la vie quotidienne de la population et en détermine le rythme, entre l'achat de bottes de feuilles fraîches sur le marché et les longues séances de broutage. Au point que même la guerre civile qui sévit au Yémen depuis des années s'arrête l'après-midi, pour permettre aux combattants de s'adonner à la consommation du khat. Aussi, la production et le commerce du khat représentent un pan important de l'économie yéménite et sont en train de marquer de plus en plus les économies de la Somalie et de l'Éthiopie. Dans ce dernier pays, où la consommation du khat était traditionnellement restreinte aux populations musulmanes, du fait de sa prohibition par les autorités chrétiennes, « la feuille d'Allah » commence à percer aussi dans les régions chrétiennes.

Dans la géographie des usages traditionnels de psychotropes, la consommation d'opium à des fins autres que médicales a tenu une place centrale au Moyen-Orient, en Inde et en Asie. Si les Occidentaux connaissaient et utilisaient l'opium depuis l'Antiquité, son usage a été limité à certains soins médicaux. En revanche, chez des populations d'Orient, l'opium a été consommé non seulement à des fins thérapeutiques pour nombre de maladies et douleurs, mais aussi pour le confort et le plaisir. Le cas de l'Iran est emblématique : la consommation d'opium est ancrée chez les Iraniens depuis plusieurs siècles, une habitude partagée du haut en bas de l'échelle sociale, parmi les travailleurs comme dans les sphères du pouvoir, chez les hommes comme, partiellement, chez les femmes[15]. Une consommation tellement développée dans la société que malgré sa prohibition au XXe siècle, en dépit d'une législation parmi les plus répressives au monde (plusieurs centaines de condamnations à mort par an pour trafic d'héroïne, au cours de ces dernières années), malgré le régime sévère instauré par les mollahs, l'Iran compte encore aujourd'hui des millions d'usagers d'opiacés (trois millions selon les autorités, plutôt une bonne dizaine selon les ONG).

Comme en Iran, dans toute l'Asie centrale et orientale, la consommation d'opium s'est durablement installée depuis plusieurs siècles[16]. Dans le Croissant d'or comme dans le Triangle d'or, en passant par l'Inde, la production, le commerce et la consommation d'opium ont traversé les siècles, résistant aussi longtemps aux campagnes prohibitionnistes. Le cas du Vietnam est paradoxal : alors que la France était parmi les signataires des premières conventions internationales de prohibition du commerce de l'opium à des fins non médicales, en Indochine la Régie de l'opium a continué à encaisser des taxes lucratives durant toute la période coloniale[17].

---

[15] Cf. Rudi Matthee, *The Pursuit of Pleasure. Drugs and Stimulants in Iranian History, 1500-1900*, Princeton University Press, 2005.

[16] Quelques titres, dans une vaste bibliographie sur l'opium en Asie : Annie Hubert et Philippe Le Failler (dir.), *Opiums. Les plantes du plaisir et de la convivialité en Asie*, Paris, L'Harmattan, 2000 ; Pierre-Arnaud Chouvy, *Opium. Uncovering the Politics of the Poppy*, Harvard University Press, 2010 ; Xavier Paulès, *L'opium. Une passion chinoise (1750-1950)*, Paris, Payot, 2011.

[17] Cf. Olivier Menard, « Le monopole étatique de la vente de drogue : le cas de la régie de l'opium en Indochine. Un exemple de prophylaxie budgétaire », dans Renaud Colson (dir.), *La prohibition des drogues. Regards croisés sur un interdit juridique*, Rennes, PUR, 2005, p. 27-31.

En dépit de son ancrage séculaire dans toute l'Asie, bien que les médecins grecs et romains connaissaient et utilisaient l'opium, l'usage extrasanitaire du jus du pavot en Occident a pris des siècles pour être adopté par une partie de la société. Consommé de façon limitée par des marins, voyageurs, soldats entrés en contact avec des sociétés asiatiques, il devient à la mode parmi les artistes au cours du XIXe et jusqu'au début du XXe. C'est « la belle époque de l'opium »[18], une fascination qui s'élargit à tous « les poisons de l'esprit », morphine, héroïne, cocaïne, qui sont alors des médicaments produits par l'industrie pharmaceutique allemande et suisse[19]. Malgré la première loi de prohibition votée en 1916, la vogue de ces drogues s'élargit au lendemain de la guerre ; morphine, héroïne et cocaïne font partie de la fête et entrent dans le quotidien de Français et de Françaises qui veulent vivre pleinement « les années folles »[20]. De quoi s'interroger sur le refus des peuples européens des drogues venues d'ailleurs, d'un Orient regardé comme menaçant [21]. Comme le disait le Comité consultatif des affaires indigènes en Indochine, en 1913 : « C'est une opinion universellement accréditée que la consommation de l'opium est un vice inné chez les Chinois comme celui de l'alcoolisme chez les Européens »[22]. Et pourtant, au lendemain de 1968 en France, une nouvelle génération s'entiche des drogues venues d'ailleurs, cannabis, hallucinogènes, mais aussi amphétamines, cocaïne et enfin héroïne, qui se diffuse plus largement à partir du milieu des années 70, dans un contexte marqué par l'inexpérience des usagers et d'une façon générale par le manque de connaissance. Les réponses purement répressives en pleine épidémie de sida vont alors aboutir, dans les années 80, à une véritable catastrophe sanitaire en France, contrairement à ce qui se passe pour les Britanniques, pourtant confrontés eux aussi à une diffusion de l'héroïne à la même période, mais qui ont rapidement privilégié les réponses médicales, en cohérence avec leur tradition de santé publique[23].

Au XXIe siècle, nous assistons à un tournant dans la consommation de psychotropes. Les plantes psychoactives et leurs usages traditionnels sont de plus en plus substitués par des produits de synthèse et de nouveaux modes de consommation. Au Vietnam, où la majorité des opiomanes continuait à fumer l'opium jusqu'aux années 1990, c'est l'héroïne avec les pratiques d'injection et de sniffe qui devient la pratique dominante des consommateurs. L'Iran a connu la même évolution. Avec la chimisation des substances, la mondialisation et la multiplication des échanges sont aujourd'hui en train de subvertir les consommations traditionnelles de psychotropes. Pendant des siècles, la consommation de plantes psychotropes était localisée ; il fallait aller sur place pour mâcher des feuilles de coca ou de khat. S'ajoutait le fait que les plantes vertes supportaient mal les longues traversées

18 Arnould de Liedekerke, *La belle époque de l'opium*, Paris, Éditions de la Différence, 1984.

19 Cf. dans cet ouvrage l'article de Konstantinos Gotsinas.

20 Cf. Emmanuelle Retaillaud-Bajac, *Les paradis perdus. Drogues et usagers de drogues dans la France de l'entre-deux-guerres*, Rennes, Presses Universitaires de Rennes, 2009.

21 Cf. Christian Bachmann et Anne Coppel, *Le dragon domestique. Deux siècles de relations étranges entre l'Occident et la drogue*, Paris, Albin Michel, 1989.

22 Cf. la citation, ici, dans l'article de Philippe Le Failler, note 8.

23 Cf. Michel Kokoreff, Anne Coppel, Michel Peraldi (dir.), *La catastrophe invisible. Histoire sociale de l'héroïne*, Paris, éditions Amsterdam, 2018.

maritimes. Avec la synthétisation des molécules actives et leur concentration en volume, combinées à l'explosion des échanges via Internet, les drogues se sont répandues partout dans le monde.

Quelles drogues ? Les Occidentaux, restés monodrogués à l'alcool pendant des millénaires, consomment maintenant des drogues venues d'Orient (le cannabis, les opiacés), des Amériques (coca), et celles produites par les entreprises pharmaceutiques (opioïdes, benzodiazépines, amphétamines, etc.). Quant aux Orientaux, consommateurs traditionnels de drogues apaisantes comme le cannabis et l'opium, ils sont en train d'opérer une métamorphose : de la Chine à l'Iran en passant par l'Indonésie, ce sont les métamphétamines qui sont de plus en plus recherchées dans l'usage récréatif. Un changement dans les habitudes de consommation qui s'accompagne d'un bouleversement des mentalités, dans ces sociétés attirées vers la performance et la productivité.

L'irruption de psychotropes venus d'ailleurs a un impact évident sur les cultures traditionnelles. Un cas emblématique est celui de l'alcool introduit à Vanuatu et dans les îles du Pacifique par les colons anglais et français à la fin du XIXe siècle, tout en interdisant la consommation traditionnelle du kava, une boisson issue d'une racine locale et peu alcoolisée. À l'indépendance de Vanuatu, en 1980, les îliens ont non seulement rétabli la licéité de consommation du kava, mais ils en ont fait la boisson nationale. Ce qui ne les empêche pas de continuer à goûter à la boisson venue d'ailleurs, l'alcool.

Sur le temps long de l'histoire de la consommation de plantes et substances psychotropes, la prohibition est un phénomène tout à fait récent. D'abord parce que l'idée même d'interdire la consommation d'une plante qui pousse naturellement paraît saugrenue : les humains, tout comme les animaux[24], ont appris par expérimentation directe, par tâtonnement, à apprécier ou déprécier fruits, herbes, plantes et arbustes, transmettant ces connaissances autour d'eux. Avant le XXe siècle, les usages jugés mauvais de plantes psychotropes ont fait parfois l'objet de décrets et édits de prohibition ou limitation de la part des autorités. En Chine, au Vietnam et en Thaïlande, aux XVIIIe et XIXe siècles, certains rois et empereurs se sont inquiétés de la diffusion de la consommation d'opium dans la population et ont voulu en interdire le « mésusage », à savoir hors cadre considéré comme thérapeutique. Mais face au marché de l'opium que les puissances coloniales ont imposé par les armes, les décrets eurent un succès très limité, voire nul. En Chine comme au Vietnam, il a fallu attendre la prohibition internationale des premières décennies du XXe siècle, et surtout la main lourde des « armées rouges » pour réduire drastiquement la production et la consommation d'opium. Une tâche énorme, en effet, en considérant qu'en Asie du Sud-est, au début du XXe siècle, 10 à 20 % de la population étaient accros à l'opium.

Chronologiquement, la première prohibition de plantes psychoactives, connue et documentée, fut celle du peyotl et d'autres « herbes magiques », dans le Mexique colonial. C'était en 1620, et les auteurs de l'édit de prohibition étaient les inquisiteurs

---

[24] Cf. Giorgio Samorini, *Animali che si drogano*, Milano, Shake edizioni, 2013.

de Mexico[25]. Comment avait germé dans la tête des inquisiteurs l'idée saugrenue d'interdire la consommation d'un petit cactus sans épines, que plusieurs ethnies amérindiennes consommaient depuis bien longtemps ? Les missionnaires avaient rapporté que ces Indiens, sous couvert de rassemblements rituels, faisaient la fête, jouaient et chantaient, tout en mangeant du peyotl, qu'ils adoraient comme un dieu. Ils s'en servaient d'ailleurs aussi pour deviner l'avenir et percer les mystères, ce qui scandalisait les missionnaires d'un seul Dieu. Il s'agissait en effet d'un conflit entre mondes magiques, et la prohibition du peyotl fut l'un des outils répressifs de la colonisation de l'imaginaire[26]. Mais entre l'édit de prohibition et son application, il y avait un fossé, et à part quelques centaines de personnes poursuivies par les tribunaux du Saint-Office (surtout des métis, des noirs et des mulâtres, des femmes en particulier) la prohibition du peyotl fut un échec. Comme d'ailleurs celle, en 1691, de la *rosamaria*, premier nom de baptême donné au chanvre indien au Mexique, qui deviendra plus tard la marijuana[27]. Aussi, il faut souligner que même si la mesure fut envisagée par les inquisiteurs, ni la coca dans les Andes ni le cannabis et l'opium en Inde ne furent interdits par les Inquisitions de Lima et de Goa.

La grande prohibition des drogues, à l'échelle mondiale, fut bâtie au cours des deux premières décennies du XXe siècle, à travers des conventions internationales successives signées à Shanghai (1909) et La Haye (1912), impliquant les principales puissances asiatiques et occidentales. Elles ciblaient l'opium et ses dérivés, et les mesures répressives furent mises en place dans les différents pays signataires au sortir de la Première Guerre mondiale, en l'élargissant à la cocaïne, l'héroïne et la morphine, ce dernier produit conservant toutefois son statut de médicament. Avec la Chine, les États-Unis furent les grands architectes de la prohibition des drogues, qu'ils mirent en place en même temps que la prohibition de l'alcool à l'échelle fédérale. Ce qui animait tant l'État chinois que les États-Unis était un souci d'ordre moral et social, pas seulement sanitaire. Les modernisateurs chinois, qui voulaient en finir avec une société de « paresseux », trouvaient un répondant chez les WASPS américains, qui ne supportaient plus de voir les ouvriers se déchirer avec l'alcool ou l'opium et délaisser leur travail et leur famille[28].

La législation prohibitionniste internationale et nationale s'est ensuite renforcée au cours du XXe siècle, aboutissant notamment aux lois américaines et européennes de 1970. Plus que les lois précédentes, qui touchaient fondamentalement à la production et au commerce de « substances venimeuses », « toxiques » et « stupéfiantes », la loi française de 1970 visait les consommateurs de drogues interdites, vus comme délinquants et/ou malades chroniques. Encore une fois, les États-Unis ont été le fer de lance de la croisade mondiale, lançant sous la présidence Nixon, puis Reagan, « la guerre à la drogue ».

---

[25] Cf. Alessandro Stella, *L'herbe du diable ou la chair des dieux ? La prohibition des drogues et l'Inquisition*, Paris, éditions Divergences, 2019.

[26] Cf. Alessandro Stella, « Un conflit entre mondes magiques. La prohibition du peyotl par l'Inquisition de Mexico », *Mouvements*, n° 86, 2016, p. 130-137 ; Samir Boumediene, *La colonisation du savoir. Une histoire des plantes médicinales du Nouveau Monde (1492-1750)*, Vaulx-en-Velin, Les éditions des mondes à faire, 2016.

[27] Cf. Alessandro Stella, *L'herbe du diable* …, op. cit., p. 53 sq.

[28] Cf. Jean-Pierre Martin, *La vertu par la loi. La prohibition aux États-Unis, 1920-1933*, Dijon, EUD, 2002.

Cinquante ans après, les résultats de « la guerre à la drogue » sont maintenant bien connus. Ciblant à la fois l'offre et la demande, cette guerre s'est révélée meurtrière, socialement injuste et finalement inefficace. S'attaquant aux cultures de pavot, de coca, de cannabis, elle a appauvri et déstabilisé davantage les petits paysans des pays pauvres. Menant une guerre sans merci, tant aux grands trafiquants qu'aux petits revendeurs de rue, elle a causé la mort de centaines de milliers de personnes tuées par balle, dans des conflits avec la police et l'armée, dans la guerre entre bandes ou par exécutions extra-judiciaires (comme aux Philippines, en Thaïlande ou au Brésil). Réprimant tous azimuts grands et petits trafiquants, mais aussi de simples consommateurs et autoproducteurs, « la guerre à la drogue » a rempli la moitié des prisons de par le monde. Aussi, dans de nombreux pays qui continuent d'appliquer la peine de mort, comme la Chine, l'Iran et l'Arabie saoudite, l'accusation de trafic de stupéfiants est la première cause de condamnation à mort[29].

« La guerre à la drogue » s'est révélée dans les faits une « guerre aux drogués », l'essentiel de la répression portant sur les usagers et non pas sur les trafiquants, contrairement à ce qu'affirment les responsables politiques. Les logiques punitives à l'œuvre ciblent des groupes d'individus catégorisés, socialement et racialement[30]. En France, la pénalisation de l'usage est exigée par Raymond Marcellin, alors ministre de l'Intérieur, et son objectif est clair : rétablir l'ordre et affirmer l'autorité de l'État, après la contestation de mai 68. La loi vise donc les hippies, les marginaux, les contestataires porteurs d'une contre-culture qui remet en cause les valeurs d'autorité, de travail et de patriarcat. À la condamnation à une année d'incarcération pour « usage simple », c'est-à-dire sans détention de produit, la détention elle-même est assimilée au trafic et passible selon la loi de dix ans d'incarcération, quelles que soient les quantités, et c'est toujours le plus souvent pour détention que les usagers sont sanctionnés. Aux États-Unis, à la même date, le président Nixon lui aussi cible « les pacifistes » qui s'opposent à la guerre au Vietnam, mais également la communauté noire, qui venait de conquérir des droits nouveaux, inacceptables pour une grande partie des Républicains. Cette « guerre aux drogués » s'est ainsi révélée dans une large mesure une « guerre raciale ». Aux États-Unis, entre 1980 et 2000, 31 millions de personnes ont été arrêtées pour infraction à la législation sur les stupéfiants, et la majorité absolue de ces prisonniers étaient des noirs et des latinos[31]. Or cette logique racialisée se constate dans la plupart des pays du monde, y compris en France. Car, si au départ il s'agissait de sanctionner les marginaux contestataires, la pratique policière va également cibler « les quartiers populaires », des pratiques justifiées par l'association « drogue= délinquant= migrant » que développe d'abord Jean-Marie Le Pen dès le début des années 80, discours progressivement repris par une partie de l'opinion publique, convaincue que « les trafiquants sont noirs et arabes », comme l'affirme le journaliste Éric Zemmour en 2010[32]. Toute proportion gardée quant au nombre de prisonniers, le taux des

29 Cf. la documentation sur le site de l'association Ensemble contre la peine de mort.

30 Cf. Howard Becker, *Outsiders. Etudes de sociologie de la déviance*, Paris Métaillé, 1985 (1ère édition anglaise en 1963) : Howard Becker (dir.), *Qu'est-ce qu'une drogue ?*, Anglet, Atlantica, 2001.

31 Cf. Michelle Alexander, *La couleur de la justice. Incarcération de masse et nouvelle ségrégation raciale aux États-Unis*, Paris, Syllepse, 2017 (New York, 2010).

32 Anne Coppel et Olivier Doubre, *Sortir de l'impasse*, Paris, La Découverte, 2012.

minorités incarcérées en France est sensiblement le même qu'aux USA ; il peut être évalué de 70 à 80 % selon les territoires[33].

La « guerre à la drogue » et l'imaginaire qu'elle a véhiculé a produit des monstres : les drogués, les camés, les dealers, les trafiquants sont devenus les démons des temps modernes, identifiés soit comme des criminels, soit comme des rebuts de la société, dans la déchéance et la maladie. Il est certain que les cartels mexicains, colombiens, chinois ou nigérians ont des pratiques criminelles et meurtrières souvent épouvantables, et tout autant que l'accumulation des problèmes de la vie, conjugués à une consommation abusive de psychotropes, entraînent des personnes fragilisées dans les abîmes. Mais il est tout aussi certain que ces figures extrêmes, construites souvent sur des faits divers montés en épingle, cachent mal un paysage de producteurs, commerçants et consommateurs moins impressionnant et plus banal : des petits paysans, des transporteurs, des revendeurs au détail, des consommateurs vivant leur vie normalement.

Or, malgré toute la répression, « la guerre à la drogue » s'est révélée un échec cuisant car, au lieu de l'éradiquer, la consommation de substances psychoactives s'est multipliée et mondialisée. Car la demande est là et, dans nos sociétés, les besoins consubstantiels de l'humanité de ne pas souffrir, de s'évader, de se relaxer ou de se stimuler apparaissent enracinés et inéliminables. La crise d'overdoses aux opioïdes sur prescription médicale, dans les États-Unis du XXIe siècle, nous dit que ces usagers ne sont pas des marginaux racisés se fournissant en héroïne sur le marché noir, mais Monsieur et Madame Tout-le-Monde, qui soignent par des médicaments légaux leur dépression, leurs douleurs ou leurs ennuis.

La distinction en vigueur entre drogues légales et drogues illégales apparaît de plus en plus comme une aberration, de tous les points de vue. Entre les TSO (Traitement de substitution aux opiacés) et toutes les autres substances morphiniques destinées aux patients souffrant de cancer et autres douleurs chroniques, les pharmacies sont les plus importants lieux de vente d'opiacés, loin devant les points de vente illégaux d'héroïne. En plus de l'ordre public et moral, la santé des populations est l'argument phare invoqué par les pouvoirs publics pour maintenir certaines substances psychotropes dans l'interdit et l'illégalité. Une prohibition qui paraît à la fois sans justification et contre-productive, dans des sociétés occidentales où le tabac et l'alcool sont en vente libre (et taxée). On s'est évertué depuis un siècle à construire un tableau de psychotropes interdits, en commençant par l'opium et la cocaïne, en poursuivant par le cannabis, puis les psychédéliques, et en finissant aujourd'hui par les molécules de synthèse (NPS). Dans une course à l'infini qui ressemble de plus en plus à l'interminable tâche de Sisyphe.

Après un siècle de prohibitionnisme à outrance, le XXIe siècle s'ouvre sous le signe des réformes des politiques en matière de drogues[34]. Si à la fin du siècle dernier, les politiques de réduction des risques liés aux usages de drogues se sont finalement imposées en Occident et ailleurs dans le monde, de plus en plus de pays sont

---

[33] Cf. Didier Fassin, *L'ombre du monde. Une anthropologie de la condition carcérale*, Paris, Seuil, 2015.

[34] Cf. A. Coppel, F. Olivet, B. Lebeau Lebovici, A. Stella (coord.), Changements dans les politiques des drogues ?, *Chimères*, n° 91, 2017.

maintenant en train de faire le saut vers la légalisation du cannabis. Du coup, de la légitimation de la consommation du cannabis thérapeutique à celle du cannabis récréatif, le statut des substances et celui de ses consommateurs change radicalement. De délinquant, déviant, drogué, on passe à patient soignant ses maladies à l'aide d'une plante médicinale et à personne majeure et responsable se faisant un petit plaisir dans la vie.

Ces changements dans les politiques publiques en matière de drogues ont été moins le fait de gouvernements éclairés et humanistes, que d'une vague humaine et culturelle qui s'est imposée dans la société. D'ailleurs, les gouvernements n'ont fait le plus souvent qu'acter le résultat d'un référendum populaire. L'idée qu'il faut arrêter de lutter contre les drogues et apprendre à vivre avec est désormais mûre.

En France, aujourd'hui, quelques millions de personnes consomment quotidiennement des benzodiazépines et des morphiniques prescrits par des médecins, quelques autres millions consomment des substances psychoactives achetées sur le marché noir, et une bonne partie de la population continue de consommer de l'alcool et du tabac. Tout le monde est plus ou moins drogué comme tout le monde est plus ou moins névrosé. Les drogues et les drogués sont parmi nous, on n'y échappe pas.

Que ce soit pour les soins, l'augmentation des performances ou le plaisir, la demande de psychotropes n'est pas près de baisser. Mieux vaudrait donc chercher un nouveau cadre à leur production, distribution et consommation. Selon la substance, bien évidemment, en sachant que tous les psychotropes, y compris les plus doux comme le cannabis, peuvent avoir un usage dur et nocif. Mais il est clair qu'il faut faire sortir surtout les drogues les plus dures du marché noir, non seulement pour mettre fin à la criminalité engendrée par la prohibition, mais aussi dans un souci de santé et de protection des consommateurs. La qualité des grammes ou milligrammes de dope achetée au marché noir et leur composition (coupe et surcoupe), ne peuvent pas être connues par le consommateur, d'où un risque évident pour la santé.

En ce début du XXIe siècle, on peut constater qu'une certaine légalisation des drogues est en marche. Les produits de substitution aux opiacés, voire dans certains pays l'héroïne médicalisée, ont donné, sous couvert de santé, un statut légal au psychotrope le plus emblématique. Des plantes psychotropes comme la coca, le khat, le peyotl, les champignons psilocybes, l'ayahuasca, le kava, sont légalisées dans les régions traditionnelles de consommation. Quant au cannabis, on assiste à une véritable vague de légalisation, dans les Amériques en particulier. Une légalisation de la production et du commerce qui pose de nouveaux défis à la collectivité. Trois modèles se font face : le modèle capitaliste, le monopole d'État et l'autogestion de la production et de la distribution. Nous savons que tant les substances psychoactives légales produites par les firmes pharmaceutiques, que celles vendues sur le marché noir, permettent des culbutes millionnaires, autant pour les actionnaires des entreprises que pour les parrains des cartels.

Dans le contexte actuel, il paraît difficile que le cannabis et les autres plantes psychotropes puissent échapper à l'emprise du marché, qui tend à multiplier le nombre de consommateurs. Pour ce qui est du cannabis, on peut penser que le nombre des usagers récréatifs n'augmentera pas de façon significative dans tous les pays où le produit est déjà largement accessible. De plus, la majorité des usagers y a acquis une expérience qui leur permet de réguler leur usage dès à présent. Ils seront d'autant mieux en mesure de le faire qu'ils seront correctement informés de la qualité des produits (taux de THC, cannabinoïdes), mais le cannabis est une exception. Pour l'alcool comme pour le tabac, la régulation par le marché a abouti à une succession de catastrophes sanitaires, et ce partout dans le monde où des drogues ont été vendues. C'est également le cas de la prescription massive d'opiacés qui a provoqué aux États-Unis 72 000 overdoses mortelles en 2017. Il importe donc de rechercher comment réguler au mieux le marché d'une part, les consommations de l'autre, autrement dit de penser la question des drogues en termes de politique au sens large – ce qui comprend toutes les dimensions qui contribuent à la gestion des drogues. Et dans ce domaine, il n'y a pas de réponses simples, ni de réponses définitives, les régulations devant évoluer en fonction de leurs résultats et des changements de situation, en sollicitant toutes les expertises. C'est ce qui justifie la démarche transversale que nous avons adoptée, et ce qui rendra nécessaire dans l'avenir un développement continu des recherches.

PREMIÈRE PARTIE

Usages coutumiers et modernes des drogues

Le traitement de l'ivresse et de l'extase dans les Églises chrétiennes

Jean-Pierre Albert, anthropologue, DE à l'EHESS

Les confessions chrétiennes ont aujourd'hui des positions un peu différentes sur l'usage de l'alcool, du tabac et d'autres drogues, ainsi que sur la place à accorder aux états de transe dans le cadre de cultes publics. Ces écarts sont particulièrement sensibles entre les anciennes Églises, tel l'Église catholique, et les divers rameaux du pentecôtisme. Cela étant, à ma connaissance, toutes les branches du christianisme se rejoignent sur un point : la condamnation de l'ivresse et du recours à des substances psychoactives (dont l'alcool) pour favoriser l'accès à des états extatiques en contexte religieux. La crainte des excès de boisson et de leurs effets sur la conscience ne concerne évidemment pas la présence du vin dans le rituel eucharistique, la communion n'en imposant qu'une ingestion infime[1]. Si les Églises chrétiennes ont favorisé sa consommation, ce n'est que de manière indirecte : le souci de consacrer du vin (et aucune autre boisson fermentée[2]) afin de suivre le récit évangélique a fait que la christianisation de l'Europe s'est accompagnée de l'extension vers le nord du domaine de la vigne. Dans cet espace, l'usage du vin ne s'est pas limité à ses occurrences rituelles, et sa consommation modérée comme boisson de table n'a jamais été interdite. Il en va autrement depuis le XIXe siècle, avec l'activisme antialcoolique de ligues de vertu inspirées aux USA par plusieurs Églises protestantes, qui a abouti à l'intenable prohibition des années 1919-1933. De nos jours, un même impératif tranchant d'abstinence est porté par les groupes pentecôtistes, en lien avec leur activité missionnaire auprès de populations souvent affectées par un haut niveau d'alcoolisme. Or ces mêmes Églises, en contraste avec les choix liturgiques des anciennes confessions chrétiennes, encouragent au cours des offices une forte mobilisation émotionnelle, avec des manifestations évoquant la transe ou l'extase encouragées par la musique, la danse, en somme un contexte sensoriel associé dans bien des cultes à l'usage ritualisé de stupéfiants. Peut-on encore trouver une unité d'inspiration dans le traitement par les chrétiens de ces situations ? Et quelle en serait la logique sous-jacente ? Telles sont les questions que j'examinerai, en explicitant les

[1] Les seules attestations d'ivresse due à l'usage excessif du vin de messe que je connais sont les souvenirs – probablement héroïsés – d'anciens enfants de chœur qui, chargés de préparer les burettes pour la consécration, se servaient clandestinement au passage…

[2] L'Église romaine a toujours refusé la substitution au vin de messe de la bière ou autre boisson fermentée. Une seule exception tardive concerne le vin de palme en contexte missionnaire.

motivations de la critique chrétienne de l'ivresse et en tentant de préciser les différentes manières dont le corps est impliqué dans les expériences religieuses tenues pour légitimes par les différentes Églises. Mais auparavant, il convient de situer la question dans une perspective plus large.

Drogues, extase et religion

Un bon nombre de religions anciennes ou contemporaines recourent à des drogues afin d'entrer en contact avec des entités surnaturelles à l'occasion d'initiations, rites de possession, cures chamaniques, ce type de consommation – et d'expérience – étant réservé ou non aux seuls spécialistes religieux[3]. L'ampleur statistique de cette réalité me semble généralement sous-estimée. Cela tient peut-être au fait que ces religions sont moins connues que les « grandes religions » actuelles, où le recours à des psychotropes ne se rencontre que dans quelques cultes marginaux ou hétérodoxes[4]. Est également minorée la place qui est faite à ces usages dans l'explication des expériences religieuses, sans doute parce que les historiens, sociologues et anthropologues privilégient les causes sociales des phénomènes qu'ils étudient au détriment de leur dimension psychophysiologique. Il est vrai que la substance employée peut avoir pour effet de favoriser une expérience qui aurait aussi bien lieu sans elle, et qu'elle ne suscite pas mécaniquement les états valorisés dans la perspective religieuse. Même consécutives à l'usage d'un psychotrope, la transe et la possession font l'objet d'un apprentissage qui permet d'atteindre plus sûrement l'état mental attendu, ou plus exactement son interprétation comme expérience du surnaturel. De plus, il existe d'autres voies que celle de l'intoxication pour obtenir ce résultat, par exemple les privations de nourriture et de sommeil, la mise en place d'interactions paradoxales à fort rendement affectif, etc. Ces dernières pratiques coexistant parfois avec l'ingestion d'une drogue, qui vient exacerber la coloration émotionnelle de la situation.

Une fois ce constat établi, la principale question demeure : comment expliquer les affinités entre monde des religions et états de conscience modifiée ? À mon sens, elles tiennent en premier lieu au statut cognitif des représentations religieuses. Celles-ci, en effet, ont pour objet fondamental des entités normalement inaccessibles dans le cadre de notre expérience ordinaire. Cela explique que l'origine de la connaissance qu'en ont les humains soit rapportée à des situations très particulières quant aux moyens de connaître : soit les mythes mettent en scène des ancêtres différents des hommes actuels et capables, par exemple, de s'instruire auprès des animaux ; soit les dieux, dans un passé lointain, se sont révélés eux-mêmes à des prophètes dotés de capacités cognitives débordant celles des simples humains. Ce qui valait de l'origine reste ensuite, selon des modalités diverses, possible dans l'actualité. Il revient le plus

---

[3] Pour une approche synthétique, voir Dominique Fournier et Salvatore D'Onofrio (dir.), *Le ferment divin*, Paris, Éditions de la MSH, 1991. Ma contribution « Le vin sans l'ivresse. Remarques sur la liturgie eucharistique » comporte les éléments bibliographiques que j'ai utilisés dans la présente communication.

[4] Pour l'islam, voir par ex. Nicolas Elias, « La discipline de l'ivresse dans une confrérie musulmane de Turquie », *Archives de Sciences Sociales des Religions*, n°174, 2016, p. 241-254. L'auteur souligne que, dans cet exemple, l'enjeu de l'ivresse est, autant qu'une expérience extatique, une épreuve de maîtrise de soi.

souvent à des rituels d'établir une communication avec les entités surnaturelles, ces expériences étant ou non partagées par l'ensemble des participants. La formule la plus fréquente est d'attribuer cette fonction médiatrice à des personnages que Weber désigne comme des « virtuoses religieux ». « Au départ même de toute histoire des religions », écrit-il, « nous trouvons un fait d'expérience important : la *qualification* religieuse *inégale* des hommes [...]. Les biens de salut religieux ayant la plus grande valeur – les capacités extatiques et visionnaires des chamanes, des sorciers, des ascètes et des pneumatiques de toutes sortes – n'étaient pas à la portée de chacun ; leur possession était un charisme qui pouvait être éveillé chez certaines personnes, mais non chez toutes[5] ». Weber souligne à bon droit la valeur reconnue aux expériences ainsi rendues possibles : elles sont autant de preuves quasi expérimentales de la réalité et de la puissance active des entités surnaturelles. En même temps, ce genre de témoignage ne se fonde pas dans l'expérience ordinaire du réel. Les visions et autres contacts avec le surnaturel restent marqués par des singularités cognitives en harmonie avec les états de conscience modifiée que peut susciter l'usage de stupéfiants.

Qu'en est-il dans le cas des confessions chrétiennes ? Notons en premier lieu que, dans l'espace de diffusion du christianisme antérieur aux vagues de colonisation de l'époque moderne, le stupéfiant en cause est essentiellement l'alcool : vin, bière, hydromel, cidre, poiré et les produits de leur éventuelle distillation. C'est toujours d'alcool que l'on s'enivre, et principalement de vin dans la zone méridionale de l'Europe. Il est douteux, à vrai dire, que l'ivresse ait été une expérience courante pour la plus large part de la population. On peut donc s'étonner de l'ampleur de la critique qui en est faite, et qui semble disproportionnée par rapport à de simples questions d'hygiène alimentaire et de moralité publique.

Pourquoi les chrétiens ont-ils peur de l'ivresse ?

Dans la littérature chrétienne, la première attaque en règle contre l'ivresse – confondue de façon plus ou moins explicite avec l'ivrognerie – se trouve dans les Épîtres de Saint Paul, qui reviennent à plusieurs reprises sur la question[6]. L'abus de boissons figure dans une liste plus ou moins longue de comportements à proscrire, péchés contre l'Esprit, manquements à la morale, indignité et troubles à l'ordre social.

Le rite eucharistique et les agapes qui l'accompagnaient dans l'Église primitive exposaient-ils particulièrement les fidèles au risque de l'excès de boisson ? La littérature patristique se fait quelquefois l'écho de ce genre de dérives. Au VIe siècle encore, un sermon de Césaire d'Arles fustige les toasts portés en fin de repas par des chrétiens à des anges et « autres saints personnages du passé », ces fidèles quelque peu

---

5 Max Weber, *Sociologie des religions*, textes réunis et traduits par Jean-Pierre Grossein, Paris, Gallimard, 1996, p. 358.

6 Sans souci d'exhaustivité, dans Rom, 13,13 (« point de ripailles ni d'orgies ») ; 1Cor, 6-10 (les ivrognes n'héritent pas du Royaume de Dieu) ; Gal, 5, 19-21 (même chose pour les « orgies et les ripailles ») ; Eph, 5, 18 (« Ne vous enivrez pas de vin : on n'y trouve que libertinage ») ; 1Thes, 5, 7-8 (rejet de l'ivresse et appel à la sobriété) ; 1Tim, 3, 3 et 8 (épiscope et diacre ne doivent pas être buveurs) ; Tit, 1,7 (idem pour l'épiscope) ; Tit 2, 2-3 (hommes et femmes doivent être sobres).

déviants « estimant qu'on leur manifeste les plus grands honneurs si l'on s'ensevelit en leur nom dans la plus excessive ivresse ». Ces usages, excusables pour des païens ignorant le vrai dieu, sont inadmissibles pour des chrétiens. Césaire conclut : « Parce que, grâce à Dieu, vous êtes différents d'eux dans la foi, vous ne devez pas leur être semblables dans l'ivresse[7] ». On voit bien ici que la condamnation morale d'agapes tournant à la beuverie s'accompagne d'une disqualification des acteurs en termes religieux : l'ivresse, même dans ce qui pourrait en être une version purement hédoniste, est affaire de païens. Est-ce à dire qu'elle véhicule encore une sacralité issue des religions préchrétiennes ? Il est du moins avéré que l'Église catholique a considéré sous cet angle l'usage de stupéfiants par les Amérindiens – par exemple le peyotl au Mexique[8].

L'ivresse poserait moins de problèmes si le christianisme condamnait purement et simplement l'usage des boissons susceptibles de la produire. Mais il n'en est rien : comme on l'a dit, le vin eucharistique n'a jamais été écarté du lexique rituel du sacré. Il est bien entendu possible – et c'est ce qui se produit au cours des cérémonies – d'en limiter la consommation à un point tel que le risque de l'ébriété soit totalement exclu. Il reste toutefois le registre des symboles. En tant que rituel communautaire, la consommation collective de vin est, certes, connotée de façon positive. Elle est néanmoins associée à un type de plaisir sensible qui peut heurter une sensibilité ascétique. C'est pour cette raison que les aquariens, secte hérétique née au IIIe siècle, consacraient de l'eau, et non du vin. Bien plus, des manichéens mal convertis voyaient dans le vin une substance diabolique indigne de toute sacralisation[9].

Je n'entrerai pas ici dans un compte-rendu des polémiques anciennes autour de la communion sous les deux espèces, étant donné que réserver le vin aux seuls prêtres n'est en aucune façon une mesure antialcoolique : dans la suite de la réforme grégorienne, il s'agit d'affirmer la différence hiérarchique entre clercs et laïcs. Après la Grande Réforme, c'est cette même discrimination dans l'accès au calice qui distinguera catholiques et protestants. Ce qui, en revanche, me semble plus révélateur est le fait que le catholicisme, en Europe occidentale, a la même attitude dans la lutte antialcoolique que les mouvements laïques : il prône la tempérance et non l'abstinence. Il ne se distingue pas non plus de ce qui était, il y a peu encore, la conscience commune quant à la notion de drogue, en excluant de la catégorie le tabac et les boissons de table alcoolisées, les eaux-de-vie et autres liqueurs suscitant une réprobation plus explicite. La contribution du catholicisme à la lutte antialcoolique, en vérité, adopte un point de vue hygiéniste plus que moral. Et cela reste vrai aujourd'hui concernant d'autres drogues. Par exemple, le site web Catholique.org pose la question « Pourquoi l'Église est contre les drogues naturelles alors que cela vient aussi de la Création ? », et plus précisément « Si Dieu a créé le cannabis, pourquoi ne pas le fumer ? » La réponse est : « Parce que tout ce qui a été créé n'a pas été mis à

---

7 Césaire d'Arles, *Sermons au peuple*, t. 2, Paris, Éditions du Cerf, 1978, sermon 47, p.45.

8 Cf. Alessandro Stella, « Mexico, XVIIe siècle. L'Inquisition et 'l'herbe du diable'», *L'Histoire*, n° 421, mars 2016, p. 60-67 ; Alessandro Stella, « Un conflit entre mondes magiques. La prohibition du peyotl par l'Inquisition de Mexico », *Mouvements*, n° 86, juin 2016, p. 130-137.

9 Dom F. Cabrol & Dom P. Leclercq, entrée « communion sous une seule espèce » du *Dictionnaire d'archéologie chrétienne et de liturgie*, Paris, Letouzey et Ané, 30 vol. 1924-1953.

disposition pour être utilisé n'importe comment. Dieu a créé l'acide sulfurique, très utile en chimie, mais ce n'est pas pour autant qu'il est bon que je me l'injecte dans les veines ». Suit une mise en garde à propos des effets du cannabis sur la santé psychique. Loin d'entrer dans les arcanes de la théodicée, l'argumentation est donc fondée sur la seule rationalité médicale.

Une approche pragmatique des risques liés à l'ivresse n'est en vérité pas nouvelle dans l'ancienne littérature chrétienne. Déjà, les textes de Saint Paul n'oubliaient pas les arguments liés à la morale et l'ordre social. On ne voit apparaître aucune raison d'ordre proprement religieux dans les normes avancées, a fortiori rien qui évoque la consommation d'alcool comme une impureté, une pollution métaphysique. Or c'est dans ce sens que semble s'orienter la prédication pentecôtiste. Une autorité scripturaire souvent invoquée est le passage de Saint Paul, sans aucun lien explicite avec l'ivrognerie, où il écrit : « Ne savez-vous pas que vous êtes un temple de Dieu, et que l'Esprit de Dieu habite en vous ? Si quelqu'un détruit le temple de Dieu, Dieu le détruira. Car le temple de Dieu est sacré, et ce temple, c'est vous (1 Cor, 3, 16-17) ». La destruction dont il est question n'est autre que l'effet du péché. Mais celui-ci peut avoir une dimension en quelque sorte matérielle lorsqu'il touche à l'alcool ou au tabac : ce sont des salissures du corps qui compromettent sa sainteté. Telle est du moins la lecture que proposent des pentecôtistes tahitiens rencontrés par Yannick Fer[10]. L'un d'eux affirme : « Dieu est saint. Si on va à l'église et après on fume, l'Esprit de Dieu peut pas loger ». L'ethnologue souligne que les fidèles attendent des signes somatiques de leur conversion. De fait, écrit-il, « l'abandon des passions les plus destructrices, comme l'alcool et la drogue » conduit à la « réhabilitation et la normalisation du corps devenu temple de Dieu », cette conversion étant visible à travers l'apparence extérieure. Les fidèles ont du reste le souci de prolonger leur propreté intérieure par une mise soignée.

En fin de compte, il semble que certaines branches au moins du christianisme donnent une dimension métaphysique à la souillure que constitue l'ingestion de stupéfiants, ce qui rappelle les exigences de pureté posée par le judaïsme dans le *Lévitique*. Ce qui reste en tout état de cause commun aux confessions évoquées ici, c'est l'exclusion de tout usage religieux d'une substance psychoactive. Cette mise à distance touche peut-être, en dernière instance, à la relative spécificité du christianisme et, plus largement, des religions du Livre. Un système religieux qui fait de l'ivresse une pratique rituelle, comme les cultes antiques de Dionysos, suggère que le dieu manifeste sa puissance à travers la substance capable d'enivrer. L'expérience du surnaturel n'est dans cette hypothèse pas séparable de la matérialité de la drogue, nature et surnature étant les deux faces d'une même réalité. En choisissant au contraire d'épurer le vin de son efficacité causale la plus saillante, le christianisme s'est montré fidèle à l'une de ses orientations fondamentales, dont témoigne aussi la notion de miracle : la ferme distinction entre naturel et surnaturel. Si l'ivresse est comprise comme l'effet d'un déterminisme seulement naturel, il n'y a pas de dieu dans le vin. L'ivresse, privée de toute sacralité, n'est qu'un trouble du comportement d'autant plus

[10] Yannick Fer, *Pentecôtisme en Polynésie française. L'Évangile relationnel*, Labor et Fides, 2005, citations p. 394.

dangereux qu'il est agréable et risque donc d'engendrer cette forme d'accoutumance qu'est l'ivrognerie.

Le raisonnement est le même à propos de l'extase. Vouloir la provoquer artificiellement avec des drogues reviendrait à confondre l'ordre de la nature et celui du surnaturel, dont les seules rencontres théologiquement reconnues sont le miracle et sa contrefaçon diabolique. C'est ainsi que les manuels catholiques destinés à l'expertise des expériences mystiques et des phénomènes dits « paramystiques » qui les accompagnent (stigmates, émission de parfum ou de lumière, lévitation, etc.) divisent la matière en trois parties : la mystique est naturelle, diabolique ou divine[11]. Cela revient à dire que, de longue date, certains des prodiges corporels qui marquent habituellement la carrière d'un saint mystique aussi bien que la possession diabolique peuvent être disqualifiés, réduits à une lecture psychopathologique. Un autre critère entre en jeu : les états extatiques, les révélations privées, dans une moindre mesure les apparitions doivent s'inscrire dans une vie sainte. Or celle-ci est essentiellement marquée par l'ascétisme, la souffrance volontaire et toutes les privations sensorielles et relationnelles liées, dans le cas des religieuses mystiques, à la clôture. Un esprit étranger à cet univers ne peut manquer de soupçonner que les privations de nourriture, le manque de sommeil, les prières répétitives ont aussi leur rôle dans la production de ces médiations avec le Ciel. Certains théologiens ou créateurs d'ordres religieux ont du reste critiqué les excès de l'ascétisme en y voyant à la fois un manquement à l'obéissance et un artifice favorisant la réputation de ceux qui s'y livrent. Mais je ne connais pas de source (au moins dans le monde catholique) qui ait explicitement considéré la discipline corporelle comme une cause directe de l'extase. Les « exercices spirituels » et des techniques d'oraison promues par de véritables manuels offrent pourtant des programmes au plus près des techniques du corps visant, dans d'autres contextes religieux, l'accès à l'extase. On peut penser que la métaphysique dualiste, dont l'ascétisme constitue le versant pratique, a contribué à masquer les déterminismes purement somatiques à l'œuvre dans ces modalités de l'oraison.

L'extase en terre chrétienne : un spectacle apologétique

J'ai noté plus haut que des expériences du surnaturel sont un bon moyen de donner une actualité agissante aux entités de l'autre monde. Dans l'Église catholique, cela concerne en premier lieu le domaine des « révélations privées » des mystiques qui, sans avoir une légitimité aussi grande que celle de *la* Révélation, ont permis de conforter des dogmes ou d'introduire de nouvelles dévotions[12]. Les expériences à l'origine de ces utilisations publiques des révélations privées sont, dans un premier

---

[11] Un ouvrage de J. Ribet sur la question, publié en 1895, s'intitule : *La mystique divine distinguée de ses contrefaçons diaboliques et des analogies humaines.* La traduction française de celui de J. Görres, en 5 volumes, a pour titre *La Mystique divine, naturelle et diabolique* (1861). La démonologie s'est spécialisée dans l'étude du registre « diabolique ». Certaines descriptions qu'elle a produites du sabbat des sorcières évoquent de façon significative des scènes de transes dues à l'usage de stupéfiants.

[12] Un exemple bien connu de ce processus est l'introduction du culte du sacré Cœur dans sa forme moderne à partir des visions de Marguerite-Marie Alacoque.

temps au moins, cantonnées à la sphère de l'intimité, tout au plus diffusées au sein d'un petit cercle de témoins – par exemple les religieuses d'un couvent. On trouve dans les écrits autobiographiques des mystiques des indications sur les circonstances des visions : elles interviennent la nuit, dans la solitude de la cellule, plus rarement au cours des offices ou au moment de la communion. Dans ce dernier cas, les états extatiques jouissent immédiatement d'une certaine publicité. En fait, on pourrait identifier deux voies dans le passage de l'intimité à la sphère publique. La première passe par le directeur de conscience, qui évalue l'orthodoxie des révélations, les corrige, demande à la visionnaire d'écrire… Il faudra parfois longtemps pour que se dessine une carrière de sainteté validant l'authenticité des messages célestes. La lecture de vies de saintes conduit à mettre au jour un parcours un peu différent : un couvent qui héberge une mystique a beaucoup à gagner à le faire savoir. Une fois sa renommée établie, quantité de pieux visiteurs viendront pour la rencontrer et, si possible être les témoins directs des faveurs célestes dont elle bénéficie[13]. Ainsi se met en place une spectacularisation, plus ou moins emphatique, de la rencontre de l'inspirée, avec ses passages obligés – entre autres choses des prophéties concernant le dévot. Néanmoins, même si les interactions sont stéréotypées (au moins dans les récits qui en sont faits), on ne saurait parler de ritualisation formelle ou d'intégration liturgique de l'extase. En outre, il est admis que ce genre d'expérience est exceptionnel et désigne une âme sainte.

Dans le cas du pentecôtisme, les choses sont différentes à trois niveaux au moins : en premier lieu, le moment de la descente de l'Esprit est intégré au culte. Il y a un temps pendant lequel certains des participants parlent en langue, et leur parole incompréhensible est interprétée par un autre participant tenu pour porteur du charisme qui lui permet cette compréhension. En deuxième lieu, même si certains sont plus que d'autres aptes à ce genre d'expérience, il est admis qu'elle peut concerner tout le monde. Enfin, elle intervient dans le contexte du culte collectif et il ne semble pas que ses meilleurs adeptes en vivent également dans leur vie privée. En revanche, l'univers pentecôtiste admet l'émergence spontanée de spécialistes de l'exorcisme, par exemple, qui peuvent devenir des pasteurs autoproclamés ou s'ériger en prophètes fondateurs de nouvelles communautés.

La comparaison des branches catholique et pentecôtiste du christianisme fait donc apparaître des contrastes assez marqués quant aux contextes et aux manifestations de l'extase. Ils ont toutefois en commun d'en ériger le spectacle en moment privilégié de présence du surnaturel. S'agissant des visites aux saints vivants, on note chez les témoins un même trouble, cognitif autant qu'affectif. Les aspects miraculeux des états extatiques situent au plan du témoignage des sens le débordement de l'ordre naturel : on voit de l'impossible en acte. Cette étrangeté a en elle-même des implications émotionnelles, qui s'ajoutent à celles que suscitent les autres aspects du spectacle de l'extase : gémissements, larmes, blessures mystiques

---

[13] La même chose a lieu lors des apparitions publiques de la Vierge, dont Lourdes offre le premier exemple. Une foule se presse pour voir Bernadette voir. On s'assure de son état extatique en constatant son insensibilité lorsqu'on approche la flamme d'une bougie de sa main.

répandant du sang[14]... Du côté des pentecôtistes, l'émotion est éprouvée collectivement au cours des offices, dans un contexte de stimulation sensorielle heureuse, avec la musique, la danse, le chant, cela n'excluant pas une expérience du surnaturel vécue comme acteur et/ou comme témoin. Il y a aussi des scènes plus dures, avec les rituels de guérison et d'exorcisme qui comportent une certaine violence[15]. Il est somme toute difficile d'opposer, comme on l'a fait parfois, des « communautés émotionnelles » ou « chaudes » à des collectivités dont les cultes publics sont plus économes en sollicitations de l'affectivité. Cette dualité concerne moins l'identité religieuse des groupes que la nature des cultes. L'Église catholique, par exemple, tolère ou même promeut quelques explosions émotionnelles en rupture totale avec l'atmosphère de ses cérémonies habituelles – c'est le cas en particulier lors des pèlerinages. Il n'est pas indifférent que cela apparaisse dans la sphère du culte des saints, qui est l'espace le plus ouvert à l'invention. Quant aux choix liturgiques des groupes pentecôtistes (et aussi d'autres Églises néo-protestantes), ils ont probablement subi l'influence des religions antérieures des convertis, souvent marquées par une pratique usuelle de la transe ou d'autres rites de possession[16]. Cela ne voulant pas dire qu'il s'agit de « survivances » d'un archaïsme religieux, bien au contraire : les cultes extatiques sont plutôt en expansion. C'est là-dessus que je conclurai cette brève étude.

Dans les lignes qui précèdent, j'ai présenté des formes cultuelles dans lesquelles des états extatiques sont obtenus sans le recours à des substances psychoactives. Cela revient à souligner encore l'importance de tels états pour les religions, quelles qu'elles soient : les expériences du surnaturel sont un des éléments les mieux à même de susciter l'adhésion. Ces expériences sont inégalement intégrées à des épisodes liturgiques, inégalement suscitées aussi par des stimulations sensorielles telles que la musique et la danse. Il existe en effet, comme on l'a vu, un autre chemin vers l'extase, celui de l'ascétisme et des privations sensorielles. Est-ce à dire que la part des stupéfiants dans la construction des expériences religieuses de transes est en voie de disparition – une disparition qui pourrait être encore accélérée par les conversions massives des sociétés traditionnelles aux Églises néo-protestantes ? En fait, même si cette tendance est minoritaire, on assiste actuellement à l'expansion de mouvements religieux « à drogue » tant en Afrique qu'en Amérique. Je ne citerai que deux exemples. Un premier cas bien étudié est celui du Bwiti[17], devenu un culte initiatique et thérapeutique débordant largement les frontières du groupe d'origine. Un cas comparable est l'expansion, dans tout l'espace amazonien d'abord puis à l'échelle

---

[14] Pour un exemple de ce genre de rencontre, voir dans mon livre, Jean-Pierre Albert, *Le sang et le Ciel. Les saintes mystiques dans le monde chrétien*, Paris, Aubier, 1997, p. 319-331, les récits de visites à deux « stigmatisées du Tyrol », très célèbres au milieu du XIXe siècle.

[15] Pour des exemples, voir Sandra Fancello, *Les aventuriers du pentecôtisme ghanéen. Nation, conversion et délivrance en Afrique de l'Ouest*, Paris, Karthala, 2006. Certaines photographies sont très significatives d'un pathos corporel à fort rendement émotionnel.

[16] Tel est le point de vue de S. Fancello, développé dans l'ouvrage cité dans la note précédente.

[17] Voir André Mary, *Visionnaires et prophètes de l'Afrique contemporaine. Tradition initiatique, culture de la transe et charisme de délivrance*, Paris, Karthala, 2009.

mondiale, de l'usage de l'ayahuasca[18] en lien avec une version standardisée du chamanisme. Dans les deux cas, ces cultes ont fait l'objet d'hybridations avec le christianisme dans leur espace d'origine. Mais on peut penser que c'est plutôt leur altérité par rapport au christianisme qui nourrit leur attrait auprès des Occidentaux. Il y a en effet une claire convergence entre cette offre spirituelle et certains traits de la contre-culture des années 1970-80 aux USA et en Europe. Chacune répond à la demande d'expérience spirituelle et d'engagement corporel qui marque la modernité religieuse. La « spiritualité » associe étroitement psychologie et surnaturel. Dans le même sens, ajoutons qu'un mouvement comme le New Age tend à revenir sur le partage accompli par la théologie chrétienne entre nature et surnaturel. Les religions « à drogue » ont somme toute un avenir, et l'on peut se demander si, à terme, davantage de chrétiens seront concernés par cette évolution.

[18] Voir Anne-Marie Losonczy et Sylvia Mesturini Cappo, « Pourquoi l'ayahuasca ? De l'internationalisation d'une pratique rituelle amérindienne », *Archives de Sciences Sociales des Religions*, n°153, 2011, p. 207-227.

Entre ennui et ivresse

Véronique Nahoum-Grappe, ethno-anthropologue, chercheure à l'EHESS, Paris

À la fin des années 1970, Claude Olivenstein se rend sur un plateau de télévision pour un débat sur « la drogue ». Il est accompagné d'un jeune patient-disciple, futur soignant, Alexis Champon. La discussion est vive, les avis fusent. On glose, on s'interroge, on s'alarme : sur un plateau de télévision on trouve souvent la force pour supporter les maux d'autrui[1]. Ici, le malheureux est *« le drogué »*, sur lequel on se penche comme sur quelqu'un qui se noie, et l'art du *lancer de la bouée qui coule* est porté à son comble conversationnel. À un moment, un journaliste interpelle sans gant le jeune Alexis jusque là mutique : *« mais pourquoi vous vous êtes drogué ? »* Pourquoi ??? (lancer de la bouée). Silence soudain, tous les regards se tournent vers le visage d'Alexis, qui se fige, piégé. Le gros plan révèle l'indécence de la question : à poil Alexis, t'es coulé. D'une voix basse, le visage neutre, Alexis commence une phrase « … *entre crever d'ennui et mourir de plaisir*… », et se tait. Un blanc, une gêne pénible sur le plateau – ben ça alors, qu'est-ce qu'il a dit ? Enfin l'échange reprend, portant sur autre chose, *comme s'il n'avait pas parlé*. La question, lancée comme une bouée en plomb sur une tête encore hors de l'eau, a explosé en l'air. Quelques mots, une voix sourde, et s'ouvre un autre chemin que celui du « pourquoi ? ».

Pourquoi tu bois ? Répondre au *« pourquoi »* d'un geste aux dix mille raisons appelle un récit, au fil duquel les « causes » seront *« causées »*. Demain, peut-être, il y aura des phrases. Bientôt, le cortège des récits qui « expliquent » en aval le geste addictif va enfler, alors que l'énigme d'un geste en train de s'accomplir « en ce moment » reste entière. Dans l'après-coup des plateaux de télévision, l'atmosphère qui marquait la situation du choix en temps réel, *entre crever d'ennui ou mourir de plaisir*, est tout simplement inimaginée.

Toutes les raisons, causes plausibles, explications diverses des addictions, qu'elles relèvent de l'histoire individuelle d'un sujet – enfances, névroses, précarités, traumatismes, enzyme manquant, épigène tronqué, chimie électrique du cerveau en panne, etc. – ou de diagnostics plus théoriques et globaux – état du marché, des techniques, modes de communication, courbes épidémiologiques, verdicts sur l'accélération des vitesses, le tournis des avoirs, le vertige de l'être, la frénésie individualiste, enfin le néant de la modernité (« la vacance des grandes valeurs » ferait non seulement « la valeur des grandes vacances »[2] mais aussi celle des tentations

[1] La Rochefoucauld : « on a toujours assez de force pour support les maux d'autrui ».
[2] Edgar Morin dans *l'Esprit du temps*.

psychotropes, etc.) – sont tellement attendues dans notre imagerie collective qu'elles en deviennent ectoplasmiques : les grandes phrases tournent et bruissent autour de la figure de *l'addicté*, de la scène où il (re)chute, sans jamais croiser son regard ni s'approcher ni de la forme de sa solitude, de celle de sa liberté, quels que soient les déterminismes. Là, loin des phrases, le *pourquoi* de ce qui se passe n'est encore qu'une blessure ouverte, dont le sang n'écrit rien, mais inonde peut-être le présent d'un désastre muet, et fait suinter sur ses murs la couleur de la cruauté, un genre de néon au fond d'un œil bordé d'épines.

La main, la cigarette, le verre

Sur le moment, quand les choses sont en train d'arriver, ce qui se passe est encore emmêlé avec le possible : *tout ce qui ne se passe pas* mais est tout près de naître, *est bien plus présent dans le présent* que dans le passé : « ce qui n'a pas eu lieu fait autant partie de l'histoire que l'histoire » (Marc Ferro). Dans la séquence en temps réel d'un présent en cours, donc infiniment enrichi par toutes ces actions possibles qui brillent avant de naître, et qui sont inscrites en lui, se loge une forme de liberté spéciale, dont peut jouir quiconque est réveillé et présent. Une forme de liberté collée au suspens des gestes possibles qui enveloppent tout objet matériel, qui peut, ou non, être saisi par un regard ou une main. Une situation de consommation en train de se réaliser comprend dans sa réalité matérielle même la virtualité compliquée du moindre geste humain : le présent est une matrice où peuvent se former plusieurs versions, plusieurs styles « de vie ». Le temps présent qui forme le cadre de ce que nous appelons « la vie » est constitué d'un terreau, celui de l'installation « de fait » d'un donné, installation à vrai dire souvent brutale et toujours comprise après coup, mais aussi toutes les circulations de sens et d'action possibles pouvant naître de ce terreau, démultipliées par le fait que la réflexivité humaine reconfigure en permanence tout donné, reconfiguration elle-même totalement « située » historiquement. Le présent, son « gérondif », est pétri, épaissi, du ferment de toutes les esquisses possibles de ses différentes versions encore non réalisées, suspendues au-dessus de son assiette, et qui en expriment l'arôme, l'atmosphère « réelle » : « *nothing is but what is not* »[3], quand Macbeth pressent sourdement ce qu'il refuse de penser, cette hypothèse d'avenir, opaque et déniée, devient prépondérante : *rien n'est/ n'existe sauf ce qui n'est/ n'existe pas*, ou pas encore, mais qui pourrait se profiler à l'horizon. De mon point de vue, cette phrase de Shakespeare ne relève pas seulement de l'histoire de la littérature, mais aussi de la phénoménologie avide de phrases (qui sont des) clés : cette dernière citation définit ce qu'est le « gérondif », le présent humain, toujours pétri de possibles, de gestes virtuels, de réflexivité en cours : dénué de toute finitude, échevelé et inachevé par définition, il comprend aussi, en sus de ses contextes historiques, matériels, sociaux, etc., les anticipations informulées, opaques, des acteurs sociaux en scène, leurs pressentiments, les formes et les impasses de leurs communications… Un seul mur en face, son incommensurable platitude, son vide blanc signe de la sauvagerie des choses réelles, sont des lignes de sens sans paroles parfois inimaginable après coup

[3] *Macbeth*, Acte I scène 3, Shakespeare.

dans leur effet de dévastation dans l'âme d'un adolescent – comme, à l'inverse, restera très intime jamais cité à soi-même peut-être l'effet émerveillant, vertigineux d'une nuance fugace sur ce même mur tout au fond des yeux de ce même adolescent.

« Crever d'ennui » est un risque lié à la dimension « atmosphérique » à laquelle seule *la présence au présent* donne accès. Ainsi, les premières paroles de *Rock and Roll Suicide* de David Bowie (1972) laissent entrevoir une scène particulière : "*Time takes a cigarette, puts it in your mouth / You pull on your finger, then another finger, then cigarette / The wall-to-wall is calling, it lingers, then you forget / Oh, you're a rock 'n' roll suicide…*". Écouter ces paroles avec la musique oblige à imaginer une autre version du réel : un lieu où le temps, les doigts, la cigarette, la bouche, les murs clos qui enserrent, et le « je » sont une seule et même matière pesante, oppressante, collée aux parois, effondrée au sol. Et il y a le chiasme emmêlé entre tout cela qui porte la cigarette de la main à la bouche... Pendant la séquence cruciale de la consommation, tout ce qui relève de la communication non verbale, bruits et gestes, n'appartient pas à la mémoire du récit, mais à *l'extrême présent* de la situation. L'extrême présent[4] de la scène de la consommation addictive forme une boucle qui échappe à la ligne du temps. Dans cette boucle, il y a une autre rive : là-bas, la sortie d'un mal-être plus ou moins morne ou violent (« *crever d'ennui* ») et l'atteinte à un état plus ou moins vertigineux (entre *aller juste mieux* ou « *mourir de plaisir* ») sont pensables. Pendant ce temps du « présent extrême », quelque chose de puissant et de totalement disparu après coup était l'évidence même du sol et des murs, des gestes et des postures : parfois une atmosphère particulière, un bruit de fond, sourd, écrasé en teinte dominante au fond du tableau.

Le verdict de "dépression", une fois prononcé, faire trop vite ce diagnostic, serait envoyer "la bouée qui coule" : tout le (non) sens de ce qui est en train de se passer,. de s'éprouver, se retrouverait noyé, coulé avec ce mot de "dépression". Bien sûr, le lit dépressif est là, et dans la suite de ce chant mémorable "Rock and Roll Suicide", il y a bien l'offre hurlée d'une consolation "No! you'r not alone!". Bien sûr l'ennui ou le mal-être ne deviennent "mortels" que sous certaines conditions intra psychiques au sein d'une seule trajectoire de vie, et au cœur d'une seule conscience : mais la scène où la cigarette vient aux lèvres du fumeur n'est pas mécaniquement programmée : tant qu'elle n'est pas terminée, tant qu'elle n'a pas basculé dans le passé, elle reste en suspens, radicalement située ici et maintenant, et donc saisie dans l'épaisseur puissante, atmosphère traversante, ce bain du social tout autour totalement immergeant, qui noie le présent dans une forme d'éternité.

Les scènes sont hétérogènes, chaque cas est « situé », épinglé dans son lieu social et historique d'occurrence, et en conséquence les atmosphères en jeu peuvent relever de registres différents, du festif au sinistre : les « excès » sont aussi ceux des buveurs en joie. Dans la culture du vin en Europe, les gestes des buveurs relèvent d'une histoire longue : ils accompagnent l'excès du boire qui seul conduit à un état intéressant ; la soif festive n'est pas celle de l'éthanol mais celle de l'ivresse. « À boire ! » est le cri des buveurs autour de la table : *« Depuis le soir jusqu'au matin/je veux*

[4] Notion trouvée dans la note 1 p. 252 d'un texte de Jean Starobinski, « Mémoire de Troie », paru dans Jean Starobinski, *La Beauté du monde, La littérature et les Arts*, ed. et dir. Martin Rueff, Gallimard, 2016 .

leur donner un festin / et cent fois leur tendre la coupe »[5]. Ronsard savait recevoir ses amis. La nuit d'ivresse échappe à l'histoire, elle est en dehors du poème. Mais ici l'ivresse festive, où les excès sont la norme, n'est pas notre sujet[6]. Disons que l'on constate l'irruption des conduites d'excès et de techniques visant à modifier l'état de la conscience à la fois dans des contextes de surinvestissement collectif majeur, produisant des séquences d'intensification positive de la vie collective, comme des fêtes lors d'évènements musicaux (concerts), sportifs (compétitions), politiques (élections), ou de la vie individuelle (naissances, mariages, etc.), mais aussi à l'inverse dans celui des temps perçus comme privés de toute intensité positive : temps vides de l'adolescence errante, espaces mornes de zones trop périphériques ; un temps présent blanc, ou gris, de la couleur du vide social, celle des zones frappées d'abandon politique, forme aussi une possibilité de cadre *esthétique* aux situations de « rechutes » addictives. Chaque situation de consommation diffère aussi, bien sûr, en fonction des figures d'acteurs en jeu (âges, histoires de vies, statuts, positions, style, etc..), et de son ancrage social et historique. Mais ici c'est sous la forme de son « gérondif », c'est-à-dire « en train » de se produire, que cette situation est abordée, dans une réflexion ethno-phénoménologique qui choisit surtout les pratiques en situation de vide social, avec la « morne plaine » ou le parking, le mur d'en face comme seul horizon. Il ne s'agit pas bien sûr de nier la valeur scientifique des différentes recherches sur les conduites de dépendances, mais de tenter de se rapprocher de la scène elle-même du choix de consommation psychotrope, dans son déroulement en temps réel, celui-là même que, par contre, les textes littéraires, les films et les poèmes touchent de plus près.

La scène de la consommation, cruciale pour inscrire dans les faits la réalité de la dépendance, comprise *en situation d'advenir*, dans son « aujourd'hui », au sens de Furio Jesi[7] peut être approchée. Mais comment ? « Comprendre » est d'une part cet acte de la pensée dû à l'éclaircissement nécessaire que donnent des modèles théoriques, causaux, démontrés (physiologiques, psychiatriques, psychanalytiques, sociologiques, etc.), mais il peut aussi se constituer en *expérience de saisie cognitive et mimétique d'une situation en cours* : son évidence collective puissante, son atmosphère non visible mais sensible, non explicitée mais partagée par tous et chacun, comme dans un même bain, et qui se volatisera après coup et sera perdue pour l'historien, peut être ressouvenue grâce à ce type de compréhension que j'appelle « phénoménologique ». Il est bien évident que les pistes ouvertes sont autant d'hypothèses qui se heurtent au constat suivant : la catastrophe intérieure de l'ennui, comme la fête intérieure de l'ivresse, sont des évènements qui ne prennent du sens qu'au sein d'un « ce soir », d'un « maintenant ». Quel sens ?

---

[5] Ronsard, *Œuvres Complètes*, Gallimard coll. La Pléiade, Les Odes Livre V, T1 p. 628.

[6] Travaillé dans *Vertige de l'ivresse Alcool et lien social*, Paris, éd. Descartes et C°, 2010.

[7] Furio Jesi, *La fête et la machine mythologique*, (1977) 2008 éd. Mix : cet auteur montre comment le moment festif en tant qu'évènement puissant et provisoire, politique et poétique, échappe en général aux descriptions historiennes et ethnologiques.

La soif d'ivresse n'est pas l'addiction à l'alcool

À la suite de quelques décennies d'attention aux récits et scènes d'ivresse, que ce soit dans la littérature ou bien dans notre culture contemporaine productrice d'une foule innombrable d'images[8], il me semble que du point de vue des sciences sociales (ethnologie, sociologie, anthropologie), il faille distinguer la soif d'ivresse du besoin d'alcool. Le constat de la présence de substances, ou de techniques du corps dont les consommations ou les mises en œuvre produisent des états psychotropes de façon prévisible (grâce aux effets physiologiques et psychologiques de ces substances) dans des sociétés historiquement hétérogènes, et le fait que ces états psychotropes soient inscrits dans des configurations culturelles et sociales elles aussi très hétérogènes, obligent à se poser la question d'une possible « compétence » d'homo sapiens sapiens aux conduites de vertige et *au désir de fiction* : de ce point de vue, la compétence à la fiction précéderait largement l'invention de l'écriture et celle des romans dans l'histoire de l'humanité. Je pense que tout un pan de l'activité cognitive fictionnelle humaine se joue dans les états psychotropes, où il s'agit non seulement de s'éprouver comme autre dans son corps donc dans sa conscience, mais aussi de produire tout autour de cette présence corporelle un monde qui tangue un peu, qui penche vers une différence un peu vertigineuse d'avec sa version diurne, « normale », bien assise. La soif d'ivresse serait alors liée au besoin de jeu, de fiction, de vertige non seulement physique comme dans un manège, mais aussi cognitif, quand c'est le présent le plus concret qui bascule dans une autre version possible de lui-même... Elle n'est pas obligée ni nécessaire, comme la soif d'eau ou d'oxygène, mais elle a à voir avec la liberté minimale que toute représentation consciente de soi et du monde implique dans ses différents modes : sous certaines conditions, comme une consommation d'une substance en excès, il peut se produire une bascule enivrante du réel, et ce de façon non pas théorique, mais éprouvée au cœur même de sa propre identité physiologique, et pas seulement en imagination ou rêverie éveillée, purement ludique. Si l'hypothèse que la « soif d'ivresse » est donc plus fondamentale et structurelle dans l'histoire phylogénétique de l'humanité en tant qu'aventure physiologique et cognitive inscrite à sa façon dans la grande histoire de l'invention collective de la culture, cela oblige l'ethnologue du contemporain non seulement à distinguer les pratiques de dépendances des pratiques de production d'ivresse, mais en plus de poser comme centrale la question de leur valeur et de leur spécificité sémiologique. C'est alors que la question du « gérondif », de la scène d'ivresse « en train de se dérouler », doit être posée épistémologiquement, comme outil difficile puisque purement reconstruit de l'analyse. Certains textes mettent sur la piste :

« Décrire sans critique : l'ivresse. Quelque chose qui rend Dieu proche, donne le sentiment de défendre un Goethe, etc. ; qui renverse le malaise devant la mort en désir de sacrifier sa vie, n'est pas rien. À protéger contre d'autres interprétations »[9].

« À protéger contre d'autres interprétations » : il s'agit de respecter l'ivresse comme expérience qui peut-être existe *à sa façon* ! Robert Musil écrit rapidement ces

---

[8] Dont l'ouvrage *Vertige de l'ivresse alcool et lien social*, cité ci-dessus, tente de tirer quelques hypothèses.
9 Robert Musil, *Journaux*, Tome 1, Le Seuil, 1981, p. 419.

notes dans le cahier qu'il a tenu pendant les années 1916-18. La question de la mort alors n'était pas métaphorique, alors que celle de l'ivresse pouvait être considérée comme n'étant pas « sérieuse » : l'ivresse « vulgaire », due au boire, et même les autres ivresses, celle « des sens » par exemple, ne sont que rarement saisies en tant que sujet de réflexion aussi respectable que « le travail » ou « la mort ». Mais dans cette phrase ébauchée par Musil, l'ivresse est d'emblée un sujet grave : il faut même la protéger des interprétations, de la prolifération des commentaires, pour mieux déceler sa dimension tragique. Au moins doit-on la décrire, avant de l'interpréter, car l'ivresse n'est pas « rien » : elle a à voir avec Dieu, la mort, la peur et le sacrifice. Elle change l'image de soi (défendre un « Goethe ») et de l'action, ce faisant elle peut changer aussi le réel et faire d'une mort inéluctable un sacrifice consenti, au moins pour l'acteur social concerné, au moment où il meurt. La soif d'ivresse est une forme inférieure de la mystique[10], au sens où elle offre une échappée « hors de soi-même » et du monde, sortie illusoire et provisoire, *mais non artificielle grâce à la puissance de l'action physiologique de l'intoxication.* Avant l'ivresse extrême et l'état vomissant et comateux de l'ivrogne à l'avant-dernier stade et verre, il y a les premiers degrés de l'aventure psychotrope qui s'éprouve comme une possibilité de vivre une autre version de la réalité en soi et autour de soi… Le vertige est réel, éprouvé et non seulement imaginé théoriquement ou seulement ludiquement comme lorsque les enfants « jouent à » tomber, être saouls, etc.

Un autre texte : au cœur de l'expérimentation cénesthésique de l'ivresse, il y a le vertige :

« Ce qu'on ne connaît à l'état de veille que par le très désagréable décalage qu'on provoque volontairement quand on roule de nuit dans un train, en s'imaginant assis dans le sens contraire de la marche alors qu'on est dans le sens de la marche ou l'inverse, on le ressent ici, traduit du mouvement en statisme comme un égarement »[11].

Walter Benjamin essaye de décrire précisément, phénoménologiquement, ce qu'il ressent lors d'une expérience de modification de conscience avec du haschisch, un après-midi de janvier 1928. L'exemple du train nous entraîne au bord de la nausée, qui nous saisit lorsque le sol se dérobe sous nos pas et dans cet « égarement » de celui qui ne sait plus dans quel sens il se dirige.

La modification de conscience, quel que soit le toxique, comprend toujours ce moment où la verticalité humaine est en péril, et le corps chancelle alors. Tituber n'est que la lutte contre la tentation de la chute. Ce sentiment doit être intensément ressenti physiquement, comme lorsque l'on croit voler ou nager sous l'eau, il faut donc la médiation d'un « véhicule » psychoactif, comme un manège, une grande roue, une grande vitesse sur un engin en équilibre sur deux roues, un toboggan, un saut dans le vide, ou l'incorporation de toxiques divers. Il suffit quelquefois de presque rien, comme fixer un segment de matière en suspension, pour ressentir cet effet de vertige : un rideau qui se soulève trop doucement, une certaine façon de s'élancer avec la fleur, parce qu'on la regarde.

---

10 Philippe de Felice, *Poisons sacrés, ivresses divines de quelques formes inférieures de la mystique,* Paris, 1936.

11 Walter Benjamin, *Sur le Haschich*, Paris, Christian Bourgeois, 1993, p.14.

La question de la rechute est donc au cœur de la définition dramaturgique (non médicale ni scientifique) de la notion d'addiction, et en constitue l'un des leviers de sa séduction sémiologique et morale dans notre culture. Il y a ce geste de la chute, rechute, et sa répétition *n* fois recommencée : le « demain j'arrête » est un projet « de vie » sain et rationnel quand il se réalise dans l'arrêt spontané, qui constitue dans notre société la porte de sortie la plus fréquente. Quand chaque soir le « demain j'arrête » est trahi, et que l'on « rechute », les dégâts intérieurs ne sont pas que physiques, ils sont très exactement moraux : la promesse à soi et aux autres est piétinée, et la cuite de ce soir sera d'autant plus terrible. Puisque « demain » j'arrête de nouveau. Mais à chaque fois, répéter cette phrase en change le sens : de simple projet en urgente promesse (*vraiment, ce coup-ci, demain*, J'ARRÊTE ! etc.), puis en vœux plus ou moins pieux, jusqu'à ce point du souhait poignant où l'impuissance absolue ce soir ne peut être acceptée qu'en étant refusée pour demain : c'est le moment des serments à soi-même, de la réinvention de l'idée de sacrifice (« je le jure ! sur ma tête ! demain ! »), la dimension votive devient religieuse, l'espoir massacré chaque jour renaît sous une forme de plus en plus désespérée, fanatique, effrayante de douleur : « demain ! je le jure ! sur ma vie ». C'est le martyre du sabotage de soi par soi, comme dans l'allégorie de Joseph Roth *La légende du saint buveur* (1939). Une forme inférieure, tyrannique, primordiale de la mystique intervient ici, dans la problématique de la rechute addictive : quand une promesse devient prière intense, poignante, douloureuse *avant même toute foi en quoi que ce soit, et quel que soit le nom vers quoi elle tend*... Quand le parcours de la trahison progressive et de plus en plus abominable de soi par soi devient chemin de croix... Ainsi le lien entre l'alcoolisme, la musique et le religieux trouve ici l'une de ses racines avec le parcours effroyable des rechutes. L'abîme intérieur au fond duquel est tombée toute vision, toute argumentation salvatrice, est le dernier asile, un trou où tombe en permanence le prisonnier d'une dépendance : son cadavre vivant, écorché, sanglant, chute sans fin avant de s'écrouler hors de soi, de « dormir comme un égorgé » (expression slave pour le sommeil de l'ivrogne). Il est en perdition totale, la musique seule peut encore envelopper son corps de souffrance. Il ne reste plus qu'un miracle, un dieu, une déesse, une petite madone pour le sauver, c'est à dire plus rien ni personne de ce monde-ci... – la dévastation de la damnation de soi par soi touche alors, une fois de plus, la dernière, à l'idée d'être sauvé de cet enfer par une promesse qui sera tenue *demain*. La cuite de la nuit, la dernière de « la vie », sera diabolique.

Le système des rechutes ne fait pas du sur-place, à chaque chute on tombe plus bas, là où jamais on pensait la chose possible, le fond touché est sans cesse reculé ..., le buveur d'en face croit avoir un joyeux convive trinquant avec lui, mais en fait ce dernier est sinistre dans son fond, s'accroche au pilier du verre, parce qu'il glisse à nouveau. Le buveur addicté éprouve souvent d'étranges grandes émotions, il pense le monde, la politique, avec une passion déglinguée qui fait peur. Du fond de son abîme, sur son bûcher qui flambe, il a les larmes aux yeux et s'émotionne. Le spectateur sobre le voit « délirer » alors que l'ivrogne s'adresse au sacré, politique ou religieux, et se met en fureur : la perdition sans cesse recommencée en quoi consiste maintenant sa forme de vie l'entraîne non seulement à « toucher le fond », mais à le repousser vers ce point extrême de perdition dans le noir, où, alors, ne reste plus que le tragique de la politique mondiale et des grandes pensées définitives, assénées du sang plein les yeux. Puis il dort, dans un sommeil où le corps est exceptionnellement abandonné après l'âme, dissoute, et laissé sur le carreau, tombé dans le fossé.

Ce mécanisme de la perdition addictive n'est pas obligé : il semblerait même que les situations de gestion autonome des consommations addictives soient beaucoup plus fréquentes que ne l'imaginent les soignants et les scénaristes.

Les grandes addictions majeures sont néanmoins souvent gravement destructrices, non seulement à cause de la toxicité des substances ingérées et des formes de vie induites, fréquemment mortifères, mais aussi à cause de cette dévastation intérieure effrayante due au système de la rechute, non perçue de l'extérieur. Notons que les addictions mineures, chocolat, livres de la collection Arlequin, séries télévisées à quatre heures du matin, etc., et qui ne sont pas investies culturellement comme des substances trop dangereuses, ce qui change pour les jeux vidéo par exemple, ne cassent pas toute une biographie, mais juste un programme de travail.

Conclusion : sortir des images

Quelle que soit l'extension des catégories de pratiques relevant de l'addiction, la question pour l'anthropologue est celle de sa valeur en tant que signe révélateur de notre contemporanéité : chaque culture construit ses modèles d'inconduite et de transgression, pour la nôtre extrêmement individualisée, la possibilité de destruction de l'individu par lui-même qui semble hanter nos peurs. Les conduites d'excès et les addictions deviennent des possibilités répertoriées et calamiteuses de massacre de soi et de sa propre biographie dans une société où le modèle collectif est précisément la construction individuelle d'une biographie ascendante. Les conduites qui mettent en péril cette construction seront posées comme graves, menaçantes et leur configuration culturelle sera de plus en plus marquée : films, nosographies, discours, livres, mettront en perspective, en scène, en image, en mots, les figures des addictions. Si chaque époque invente sa façon d'aller mal, la nôtre semble être cette forme de saccage dévorateur de présent au prix de l'avenir.

La fortune de la notion d'addiction dans notre contemporanéité semble liée à tout ce système d'images identificatrices qu'elle permet. Mais comme dans toute formation de stéréotypes puissants, une fraction des pratiques réelles est oblitérée. Si le diagnostic de l'addiction a un sens, il doit aider à comprendre des faits sociaux même en dehors de sa propre imagerie, et aider à en contrecarrer la toxicité éventuelle. Il me semble donc qu'il est logique de continuer à étendre le domaine de son extension en dehors du champ des plaisirs et voluptés, mais aussi des devoirs et valeurs posées comme « élevées », le contraire de ce à quoi on succombe à cause du désir de « mourir de plaisir » (chocolat, alcool et tabac, jouissance de tout ordre, etc.) : le sport et le travail, l'ambition, et enfin, dernier puissant et inquiétant psychotrope, le pouvoir. Loin de faire s'écrouler une ligne biographique, au contraire ces addictions-là poussent le sujet « vers le haut » dans une tension agonistique d'esclave de sa substance. Les tyrans, les ogres, les despotes sont depuis longtemps décrits dans les contes comme des addictés qui n'en ont jamais assez, ils ne veulent pas quitter leur pouvoir, ils ne sont jamais assouvis, ils préfèrent tuer l'humanité tout entière, après l'avoir déshumanisée, dépossédée de toute identité alternative de tout signe de différence. Il est temps que sciences sociales et sciences du psychisme conjuguent leurs efforts pour mieux élucider et contrecarrer ces addictions mortifères.

« Protéger la scène de l'ivresse des interprétations » et accepter son sens de puissante aventure cognitive hétérogène et complexe, quand elle n'est pas prise dans l'enfer de la rechute, est une piste d'analyse qui implique le respect du sujet en situation de choisir ses propres gestes, et de son *aujourd'hui*. À l'autre pôle, s'il faut en élargir l'éventail, penser les addictions dans leur dangerosité devrait en toute logique inclure les vertiges liés à des objets comme l'exercice du pouvoir politique, cette dernière addiction étant une menace de toxicité majeure pour toute civilisation, bien plus destructrice et meurtrière dans l'histoire de l'humanité que les regrettables addictions à l'alcool ou autres toxiques.

Drogue et développement : le tchat, « l'or vert » de l'Éthiopie

Alain Gascon, professeur honoraire à l'Institut français de géopolitique, Université Paris 8-IFG Lab

Aux heures chaudes de l'après-midi, à Djibouti et en Éthiopie, tant à Diré Dawa, qu'à Ǧiǧǧigga, Harär ou dans le moindre petit bourg ou hutte, égrainés sur les routes, les hommes ont la joue déformée par la mastication de la boule de *tchat*[1] qui colore leur salive en vert. Par petits groupes, ils boivent de l'eau et refont le monde dans un demi-sommeil, parfois entrecoupé de violentes disputes. À Djibouti, on « broute la salade », on « qate » dans les *mabraze*[2], mâchant pendant des heures des feuilles de *tchat* vertes, cueillies le jour même. Les hommes, surtout, consomment la « feuille d'Allah » dont les bottes sont préparées et vendues par les femmes (Ezekiel, 2004). Dans les années 1970, quand on quittait le Harärgé[3] pour rejoindre Addis Abäba, les « qateurs », de moins en moins nombreux, se cantonnaient aux quartiers peuplés de musulmans, dans des *tchat bét* [maison de *tchat*] où l'on vendait des bottes de feuillages enveloppées de papier. En 40 ans, toutefois, sa consommation s'est notablement diffusée même chez les chrétiens des hautes terres du centre et de l'ouest, notamment en ville. Néanmoins, la vie sociale n'y est pas encore rythmée par la quête des rameaux frais et par les réunions de « brouteurs », tandis que toute vie sociale se fige à Djibouti, en Somalie ou au Yémen. Les paysages agraires du Harärgé montrent la complète reconversion, en moins de 50 ans, des systèmes de production agricole. Désormais, en buissons touffus ou en haies soulignant les terrasses consacrées aux plantes vivrières, le *tchat* s'est imposé comme culture de rente exclusive et a ainsi évincé le café, le fameux moka de Harär[4].

Avant la révolution de 1974, le *tchat* du Harär gagnait déjà, par des voies détournées, le TFAI (Territoire Français des Afars et des Issas) et la Somalie et alimentait, au vu et au su de tous, la contrebande depuis la zone franche de Djibouti vers Dirré Dawa. Le quadruplement, depuis 1970, des effectifs de la population, tant en Éthiopie que dans la Corne de l'Afrique, a soutenu la demande. Depuis lors, en dépit des contrôles frontaliers, des troubles et de l'interruption du service ferroviaire vers Djibouti, les ventes en Somaliland, en Somalie, à Djibouti, et maintenant au Yémen, ont régulièrement progressé. Aujourd'hui, le *tchat* est, après le café, le

[1] *Catha edulis* Forsk. *Khât* en arabe, *qaat* en somali et *tchat* en amharique.
[2] En arabe désigne une pièce fraîche qui réunit les « qateurs ».
[3] Harärgé : en amharique « mon Harär », appellation de la province, mais parfois de la ville.
[4] Le café du Harär était expédié à partir du port yéménite de Moka.

deuxième poste des exportations éthiopiennes et sans doute le premier, car les flux sont, en grande partie, clandestins. Depuis quelques années, les douanes européennes signalent un accroissement des saisies de cette drogue « douce » destinée aux diasporas somali, tandis que de nouveaux producteurs (Kenya, Tanzanie, Ouganda et Madagascar) apparaissent sur un marché, maintenant international. En Éthiopie, les *färänǧ* [étrangers] s'alarment de la sensible progression des superficies cultivées, de la consommation intérieure et des ventes en Somalie, souvent liées à la guerre. Ils soupçonnent le gouvernement de fermer les yeux sur un trafic lucratif, pourvoyeur de devises fortes, notamment le franc djiboutien rattaché au dollar.

Dans un premier temps, nous décrirons le déferlement de la vague du *tchat* sur le Harär puis l'Éthiopie, puis nous retracerons comment le *tchat*, indispensable aux rituels soufis, est maintenant entre les mains des entreprenants commerçants somali. Enfin, nous traiterons du boom de « l'or vert » (Barjonet) et la question du développement, le *tchat* étant une drogue dite « douce », mais une drogue tout de même.

En Éthiopie, la déferlante du tchat chasse le café du Harärgé

À la fin du règne de Haylä Sellasé (1969-72), les arbustes, au feuillage vert sombre, longtemps cantonnés aux jardins urbains, avaient seulement gagné les campagnes périurbaines. Toutefois, le long de la route qui monte de Dirré Dawa à Harär, le *tchat* n'avait pas encore supplanté les caféiers. Parcourant à plusieurs reprises les hautes terres du Tchär Tchär et du Harär, trente ans après, je fus surpris par la densification de l'occupation humaine et la transformation spectaculaire des paysages agraires. De Miéso, à l'ouest, à Harär, sur trois cents kilomètres, la route, maintenant entièrement goudronnée, serpente entre 2 000 et 3 000 m, au flanc de longs versants escaladés de terrasses. Portant du mil, du sorgho et de, plus en plus, du maïs, elles sont bordées par des rangées bien alignées de *tchat*, mélangé à de la canne à sucre, des épices, des légumineuses, des oléagineux ou des pommes de terre. Grâce à de petits réservoirs [*kuli*] remplis la nuit, les champs sont arrosés pendant la saison sèche. Afin d'étendre les surfaces cultivées, des terrasses tirées au cordeau escaladent, à perte de vue, les versants jusqu'au sommet des monts Ahmar. Le Harärgé est devenu une « montagne construite » (de Planhol), à l'instar du mont Liban ou de la Chine méridionale. On a écrit que les Éthiopiens étaient de piètres agriculteurs : ces aménagements démontrent, bien au contraire, les capacités des Oromo Qottu et Ittu qui égalent celles des Guragé, des Känbata ou des Dorzé plus à l'Ouest. Dispersées parmi les terrasses en écarts et en hameaux et abritées sous des bouquets d'eucalyptus, les huttes traditionnelles, rondes au toit de chaume pointu, ont cédé la place à des maisons de bois et de pisé, rectangulaires « modernes », au toit de *qorqoro* [tôle]. Les modestes haltes d'autocars et de camions, qui jalonnaient la piste poussiéreuse, ont grandi et acquis des fonctions commerciales et administratives. On y a donc construit de nouvelles maisons, des écoles, des boutiques, des hôtels, des mosquées et aussi des églises. Un réseau de pistes rurales, partant de la route principale asphaltée, draine vers les marchés journaliers les produits des campagnes transportés par ânes, motos, camions, camionnettes, taxis et autocars. Au Harär, cette activité fiévreuse, liée à la production, la collecte et la vente du *tchat*, est le parallèle du dynamisme des régions caféières de l'Ouest et du Sud-Ouest (Wällägga, Sidamo, Gédäo, Känbata) où de plus en plus de toits de tôle brillent parmi les caféières (El Ouamaari, 2014).

La vague déferlante du *tchat* a submergé les hautes terres de l'Est et repoussé les caféières à l'Ouest et au Sud-Ouest d'Addis Abäba. Ce glissement, qui débuta dans les dernières années du XIXe siècle, s'est accéléré avec la construction du chemin de fer Djibouti-Addis Abäba (1917). Il permit de satisfaire à l'accroissement de la demande internationale et intérieure en expédiant de grosses quantités de café collecté au *Mercato* de la capitale. En effet, dans les années 1920-30, l'interdit prononcé par l'Église éthiopienne *täwahedo* [monophysite] contre le café et le tabac – signes d'adhésion à l'islam – est tombé en désuétude. Le *tchat* a conservé, en revanche, ce caractère de marqueur religieux, mais il a gagné de nouveaux adeptes en dehors de l'appartenance à l'islam. Si la majorité des chrétiens, éthiopiens ou protestants/pentecôtistes, ne broute pas, en ville toutefois, les mendiants, les désœuvrés, les jeunes et même les femmes qatent en nombre. Addis Abäba (en 2007 : 2,7 millions d'habitants, estimés à 4 millions en 2016) est devenu un marché important, surtout depuis l'installation de marchands réfugiés au quartier *Somali Tabiya* au *Mercato*. En outre, dans les années 1980, la fin du cartel international des producteurs de café, sous la pression des grandes firmes agro-alimentaires, a favorisé l'émergence de nouveaux producteurs[5] et provoqué une baisse tendancielle des cours qui a poussé les paysans à remplacer le café par le *tchat*. On note un recul général des surfaces depuis les années 1990, conséquence d'une instabilité des prix avec des baisses de l'ordre de 30 à 50 % (El Ouamaari, 2014). Les maladies ont, de plus, touché les plants d'*arabica* épargnant le *tchat* qui, très robuste, ne nécessite qu'un entretien minime, réduit à une coupe régulière. Ainsi, en 2004 à Aw Wäday, entre Dirré Dawa et Harär, le grand marché du « *tchat* de qualité » (Barjonet), un paysan gagnait-il, avec quatre coupes par an, quatre fois le revenu moyen éthiopien, tout en assurant sa subsistance grâce à sa production de céréales (témoignage personnel).

Cette médaille a un revers sanitaire, social et économique : le *tchat* contient de la cathine[6] qui l'a fait classer au tableau des drogues. On broute en groupe, d'abord dans l'euphorie puis, au cours de longues discussions qui s'achèvent à la nuit tombante, le ton monte parfois. Les qateurs, la joue déformée et la salive verte aux lèvres, perdent l'appétit et ressentent une forte soif et une lourde fatigue. Le *tchat*, qui fournit rêve et convivialité et trompe la faim, l'ennui et le chômage, anesthésie les conflits sociaux et galvanise les combattants de la guerre civile en Somalie. À Dirré Dawa le matin, chacun se livre à la course éperdue à la botte de feuilles et à Djibouti la ville tremble si les arrivages ont du retard. Toutes classes confondues, une part importante du revenu part dans l'achat de la « salade ». La « feuille d'Allah » (Ezekiel, 2004), qui conduit le croyant à Dieu, est devenue un produit de consommation de masse. Périssable, il a fallu mettre en place dans une région de montagnes, traversée de conflits et de crises, des réseaux sophistiqués de collecte, de transport, de conditionnement et

[5] Le Vietnam, 2e producteur mondial après le Brésil, a pris d'importantes parts de marché.

[6] Alcaloïde organique de type phényléthylamine, présent à l'état naturel dans *Catha edulis* où il est le principal produit de dégradation de la cathinone (*wikipédia*).

d'exportation vers l'Est de la Corne, le Yémen, l'Afrique de l'Est et jusqu'en Europe. La production et le commerce du *tchat* sont à l'origine de profondes mutations économiques, sociales et politiques tant au Harär qu'au Tchär Tchär où l'urbanisation se diffuse le long des axes routiers. La déferlante du *tchat* va-t-elle déborder à l'ouest d'Addis Abäba où, déjà, ses rameaux se mêlent à ceux des caféiers ? À l'instar des paysans du Harär, ne risquent-ils pas, un jour prochain, si le café *arabica* est moins rentable, de l'abandonner pour une drogue, certes, mais bien plus rémunératrice. Auront-ils le choix ?

De la « feuille d'Allah » à « l'or vert »

La lecture d'Ezekiel Gabissa et de C. Barjonet, ainsi que les entretiens, montrent les étapes des profonds changements que je découvris, trente ans après mes premiers séjours, parcourant la route des hautes terres du Harär. Au XIXe siècle, les commerçants, les voyageurs et, à plus forte raison, les missionnaires européens n'ont guère mentionné le *tchat*, hormis Burton qui le qualifia de : *Food for the pious* (Ezekiel, p. 6). Il restait, en effet, étroitement lié aux rituels des confréries des Haräri/Adaré, citadins qui le mâchaient afin de se rapprocher d'Allah. « Le *tchat* est un arbre que Dieu aime [...] c'est arbre béni de Dieu. C'est la feuille d'Allah » (Ezekiel, p. 3, ma traduction). Au XIXe siècle, qu'un étranger, forcément chrétien, ait assisté à une séance, était inconcevable[7]. C'est la raison pour laquelle, ni Rimbaud dans ses lettres, ni Maurette dans la *Géographie universelle* (1936), ni la *Guida* (1938), ne mentionnent la production, la consommation et le commerce du *tchat*. Toutefois, de nos jours, son usage rituel, *afoča* (Hecht 2003), demeure vivant comme le notent les enquêtes : *This* khat *tree is the soul of the entire framing community in Harerge* (Ezekiel, p. 141).

La « banalisation » du *tchat* est une des conséquences du rattachement du Harärgé à l'Éthiopie. Position stratégique sur les hautes terres salubres, Harär tirait sa prospérité de productions agricoles exportées par le port de Zeilah/Seylac. Les Égyptiens, qui l'occupèrent de 1875 à 1885, puis Menilek, qui la conquit en 1887, cherchaient, certes, à contrôler son commerce, mais les Éthiopiens tenaient, surtout, à s'emparer de la ville sainte de l'islam de la Corne de l'Afrique d'où était parti le *jihad* qui, au XVIe siècle, faillit emporter le royaume chrétien. Le *negus*, prudent, se garda de convertir les Haräri au christianisme, mais leur imposa son lourd tribut. Il réduisit les paysans oromo et somali à l'état de tenanciers précaires à part de fruit qui se trouvèrent contraints d'entretenir soldats, administrateurs et prêtres venus du Choa. Ces cadres les astreignirent, en outre, à la culture du café et exigèrent des corvées de travail. En réaction à ces exigences, Qottu et Ittu passèrent à l'islam et cultivèrent, pour l'*afoča*, quelques arbustes dans leurs lopins familiaux qui vinrent s'ajouter à ceux qui croissaient dans les jardins *intra-muros* ou périphériques de Harär (Ezekiel, 2004). La deuxième étape des progrès de la culture du *tchat* correspond à l'occupation italienne (1936-1941) qui protégea l'islam dans le but de diviser les Éthiopiens. Afin de desservir les régions caféières et d'augmenter ainsi la collecte, les Italiens ouvrirent la route des hautes terres qui, d'Asbä Täfäri, rejoint la route Dirré Dawa-Harär-

[7] Je remercie Géraldine Pinauldt de m'avoir introduit parmi des qateurs à Dirré Dawa (2009).

Ǧiǧǧigga. Ils branchèrent un réseau de pistes sur cet axe routier afin, aussi, de lutter contre les résistants et aménagèrent l'aérodrome de Dirré Dawa.

Dès les années 1960, les hautes terres à l'ouest d'Addis Abäba, produisaient la plus grosse part de la récolte éthiopienne (Gascon, 1995) et le *tchat* avait quitté la périphérie de Harär pour se répandre sur les hautes terres aux dépens du café. Sous le deuxième règne de Haylä Sellasé (1941-1974), le rituel avait pris une dimension sociale : les citadins ont pris l'habitude de se réunir pour qater l'après-midi et mes élèves mâchaient à la veille des examens[8]. Grâce au réseau de pistes et de routes hérité des Italiens, au Harär on coupait les feuilles tôt le matin et on les broutait, en ville, encore fraîches, le matin. De plus, en dépit – ou peut-être à cause – de sa prohibition par les autorités coloniales d'Aden, du Somaliland et de la Côte française des Somalis, la consommation du *tchat* se répandit dans toutes les couches de la société. Finalement, les colonisateurs recherchant la paix intérieure, préférèrent tolérer les importations éthiopiennes qu'ils ne pouvaient ni contrôler ni empêcher. En Éthiopie, l'administration du *negus* – qui devait son ascension politique au Harär où il était né – encadra les flux d'or vert et perçut des taxes. Elle finança ainsi l'entretien des infrastructures léguées par les Italiens et même de nouveaux équipements urbains (Ezekiel, 2004). Elle appuya les associations d'exportateurs qui, garant de la qualité du produit, nouaient de fructueuses relations avec les importateurs. Elle accorda un statut fiscal particulier à la région et reporta le cordon douanier sur le fleuve Awaš, à la limite avec le Choa. Le souverain espérait que ces concessions le rapprocheraient des Oromo et des Somali, en majorité musulmans, car les Somali d'Ogadén étaient sensibles aux appels à l'unité avec la Somalie indépendante (1960). Les caravanes des Somali ne furent pas inquiétées au passage des frontières où, de part et d'autre, s'édifièrent de petits bourgs-champignons. Leur population ne pouvait que craindre l'abolition de cette limite qui était devenue l'une de leurs ressources (Djama, 1997).

Dans le milieu des années 1960, le *tchat* avait rejoint le café et les cuirs et peaux comme l'un des principaux produits d'exportation de l'Éthiopie. Au Harärgé, les passeurs « professionnels » utilisaient soit le chemin de fer vers Djibouti, y achetant des complicités, soit les caravanes de dromadaires et de camions. Pour transporter cette denrée périssable, l'avion s'imposait : chaque jour un avion (*Ethiopian Airlines* et *Air Djibouti*) plein d'or vert décollait de Dirré Dawa vers Djibouti puis vers Aden. En retour, on achetait des produits alimentaires, des tissus, des montres ou des postes de radio dans la zone franche de Djibouti. En 1975, la suppression du système fiscal particulier par la junte militaire [*Därg*] provoqua un vif mécontentement exploité par la Somalie. En 1977-1978 toutefois, le Harär résista à son offensive qui coupa le chemin de fer, mais buta sur les hautes terres peuplées d'Oromo (Nega, 2001). Surveillées de près, les hautes terres subirent la villagisation (1986-1987), qui entraîna l'exode d'une partie de la population vers la Somalie. En quête de devises, le *Därg* donna la priorité au café, mais le *tchat* rémunérateur gagna encore du terrain. L'interdiction de l'irriguer fut habilement tournée par la complantation – un rang d'arbustes entre deux rangs de pommes de terre – et jamais il n'osa en nationaliser la

[8] À Ambo, à 125 km à l'ouest de la capitale (1969-1971).

culture. Socialiste, il toléra, même, qu'au centre de Dirré Dawa se tînt un marché public de la contrebande, au nom révélateur de *Taïwan* (Gascon, 1991, 1995). À la chute de Mängestu, en 1991, le Front de libération des Oromo (FLO), qui avait tenté d'y monter des maquis, s'empara du Harär avec le concours des fronts « islamiques ». Ayant rompu, dès 1992, avec le pouvoir d'Addis Abäba, le FLO lui disputa, un temps, le contrôle des flux d'or vert.

L'État fédéral, la région-État Oromie/*Oromiyaa* et les villes fédérales de Harär et de Dirré Dawa surveillent de près le commerce du *tchat*. Toutefois, on doit reconnaître que le commerce du *tchat*, parce qu'il est clandestin, est souvent absent des statistiques officielles. Cependant, on en mesure, indirectement, l'importance par l'examen des transformations sociales et économiques qu'il entraîne.

La ruée vers « l'or vert »

Au cours de conversations, privées toutefois, des experts étrangers soulignent le cynisme de l'Éthiopie et de Djibouti qui, comme en Amérique du Sud, entendent financer le développement économique par le trafic de drogue ou, à l'instar du Maroc qui, par crainte des troubles, ferme les yeux sur la culture du cannabis. Les postes éthiopiennes ont récemment émis trois timbres représentant le *tchat* et, à Djibouti, on se procure sur Internet un « diplôme de qateur », copie conforme de celui du baccalauréat. Cette plaisanterie et cette émission montrent la banalisation d'un fléau sanitaire et social qui s'étend en Afrique de l'Est et au Yémen et même en Europe, parmi les diasporas. Comme rappelé plus haut, la tendance à la baisse des cours mondiaux du café et la faible rémunération des producteurs[9] les ont incités à se tourner vers la feuille d'Allah. La forte croissance de la demande des marchés extérieurs, notamment à Djibouti, *hub* du *tchat* de la Corne de l'Afrique, a achevé de les convaincre. Un réseau remarquablement dense et efficace, qui n'est pas sans rappeler celui de la collecte du lait en Europe, s'installe en aval de la cueillette dans les champs, parfois nocturne. Des ânes, des porteurs, des motos, des bicyclettes, des minibus, des taxis 404… transportent les feuilles fraîches jusqu'à la route ou la piste carrossable. Des femmes y confectionnent et empaquettent les bottes qui sont ensuite chargées sur des 4x4, des camions et des autocars jusqu'au marché, ouvert 24h sur 24, d'Aw Waday, entre Dirré Dawa et Harär. De là, une partie gagne Harär, Ǧigǧigga et le Somaliland et une autre Dirré Dawa et de là Djibouti (à midi) et Addis Abäba. Les troubles en Somalie rendent les échanges irréguliers.

On ne peut appréhender l'essor de la culture, de la production et de la vente du *tchat* en Éthiopie sans se tourner vers le marché djiboutien et ses prolongements. Dans les années 1960 avant l'indépendance, Aden Robleh Awaleh, le futur opposant à Hassan Gouled et à Ismaël Omar Guelleh (IOG), fonda la Société générale d'importation de *khat* (SOGIK) et l'associa à *Air Djibouti*[10] et à *Ethiopian Airlines* pour le transport journalier de Dirré Dawa à Djibouti. Elle en détint le monopole jusqu'au mandat d'IOG et partage le marché avec d'autres importateurs privés. À Djibouti, on

---

[9] Le concepteur du paquet de café est plus payé que le paysan (nombreux témoignages).

[10] On enlevait les sièges de la moitié arrière des avions pour transporter le *tchat* : témoignage personnel.

assure que la famille du président IOG a des intérêts dans la SOGIK. Dissoute, la compagnie aérienne djiboutienne renaît actuellement, mais, maintenant, les feuilles empruntent la route. On ne dispose pas de livres de la qualité de celui d'Ezekiel pour faire le point sur l'histoire et l'état actuel du commerce, de la consommation et de l'addiction au *tchat* à Djibouti. L'enquête de la Banque mondiale (2011) et la presse (2010, 2013, 2016) fournissent des données, parfois contradictoires. Chaque jour, entre 10 et 12 tonnes de feuilles entrent à Djibouti et chaque habitant y consacre en moyenne 7 $ – entre 20 et 40 % de ses revenus – et passe 7 heures par jour à qater. Près de la moitié des hommes (28 % ont moins de 25 ans) et 15 % des femmes qatent. Les taxes sur le *tchat* (38 % des impôts indirects) contribuent pour 15 % des recettes de l'État : de 1984 à 2004, les importations ont doublé en valeur et en volume pour atteindre 120 millions $ en 2010. Selon la même source, le ministère de la Santé évalue le coût de la « salade » à 23 % des dépenses de santé en 2006. Des chercheurs[11] avançaient qu'en moyenne 60 % des revenus des Djiboutiens étaient engloutis par l'achat des bottes. En dépit de ces incertitudes, on comprend que le *tchat* est plus qu'un grave problème de santé à Djibouti, lié, entre autres, à la prostitution ; c'est une question de géopolitique régionale en connexion avec les autres trafics, notamment les armes.

En Éthiopie, le café compte pour 28 %[12], les oléagineux pour 15 %, les autres (*sic.*) pour 9,5 % et les fleurs pour 7,1 % des exportations de produits agricoles. Rien pour le *tchat* ! Heureusement, la presse locale nous alerte sur la jugeote (*sic.*) d'entrepreneurs qui leur a permis de bâtir des empires à l'instar de Suhura Ismaacil Khan, « la reine du khat », élue *business woman* de l'année 2011 en Éthiopie. Établie à Ǧigǧigga, elle exporte 40 tonnes de feuilles chaque jour, rétribue plusieurs milliers d'employés et possède une douzaine de camions et la *Suhura Airways* (dont deux *Antonov*) – et a payé un arriéré d'impôt de 2 millions € (Boisselet, 2013). Selon la même source, le *tchat* quittant l'Éthiopie est passé de 208 t en 1992, à 16 000 t en 2000 et 40 000 t en 2012. D'après Ezekiel, la progression fut lente : on exportait 750 bottes/jour en 1928, 4 000 en 1936 et 8 000 en 1947. En 1952, 21 000 kg/j franchissaient légalement les frontières et 49 000 kg en contrebande. Le produit des ventes ont certes crû, mais ont varié selon la conjoncture politique : interdictions officielles répétées et inefficaces ou boycott de l'Éthiopie en solidarité avec la Somalie, lors du conflit de 1963-1964 entre les États. En 1946, la valeur du *tchat* exporté atteignait 5 600 $, en 1956 2,8 millions $ et en 1963 3 millions $. En 1962, il rapportait 7 millions de *berr*[13] soit trois fois le produit de l'impôt foncier du Harärgé. Alors qu'en en 1961 on ne cultivait que 7 000 ha, après la levée des interdictions, en 1970, il s'étendait sur 26 800 ha. La même année, dans l'*awraǧǧa* [province] du Tchär Tchär, il n'occupait que 3 % de la SAU contre 11 % pour le café et 65 % au sorgho et au maïs, mais déjà 13 % dans l'*awraǧǧa* Harär où le café était déjà restreint à 3 %.

---

[11] Guedda Mohamed (CERD) : communication personnelle.

[12] 15 % du total des exportations (2015).

[13] Le *berr* (B), la monnaie éthiopienne, valait officiellement jusqu'en 1991 0,5 $. Un dollar valait, au marché noir, 6,5 B, 8,5 en 2004 et, en 2017, 23 B et 1€ = 25 B.

En dépit de la volonté, affichée par le *Därg*, de combattre le fléau, la superficie en *tchat* progressa jusqu'à occuper 10 % de la SAU de 1974 à 1991. Entre 1980 et 1990, le *tchat* a rapporté à l'exportation 295 millions B, le café 143 millions et les légumes primeurs 37 millions. Dans le même temps, selon Clapham (cité par Ezekiel, 2004), les revenus du *tchat*, commerce légal et illégal confondus, atteignaient en réalité 1 milliard de *berr*. En 1987, 5 000 kg passaient chaque jour en contrebande et la moitié des saisies effectuées par les douanes éthiopiennes concernait le *tchat*. Les commerçants, à la tête de 1 000 à 1 500 employés et d'une nuée de passeurs clandestins (élèves, cheminots, femmes), souvent du clan somali Issa/*Ciise*, menaient la fronde contre le régime de Mängestu. Les autorités actuelles ménagent en conséquence les populations d'une région stratégique enfoncée en coin entre le Somaliland et la Somalie troublée. Impécunieuses, elles ne peuvent se priver de ressources fiscales de ce commerce officiel et clandestin. Le *tchat*, parce qu'il les assure contre l'adversité, fait désormais partie de l'identité des Oromo et des Somali (Beckerleg, 2010). Cette culture de rente envahissante fournit aux Qottu et aux Ittu le numéraire qui leur sert, aussi, à acheter les céréales qui leur manquent en cas de disette pendant la « soudure » estivale, comme je l'ai constaté en 2008 (Degol, 2010).

Morale, développement, urbanisation…

L'extension de la culture du *tchat* a accéléré l'urbanisation le long de la route des hautes terres du Harärgé : il occupe 50 % de la SAU à la périphérie de Harär, 25 à 50 % sur la crête, vers l'Ouest, et 10 à 25 % sur les flancs (Atlas, 2006). On assiste, à la fois, à une densification des districts ruraux et à l'essor des petites villes. Aw Wäday – où on échangeait 700 kg de tchat chaque jour – a pris l'aspect d'une ville-champignon, aux rues encombrées de camions et de camionnettes où s'édifient hangars, villas et les mosquées neuves (témoignage personnel en 2008 et 2009). On y comptait 6 716 h en 2004, mais les autorités en revendiquaient 20 350 h (Barjonet, 2005). Selon les recensements, le Harärgé est passé de 2,24 millions d'habitants en 1970, à 4,152 millions en 1984 et à 6,024 millions en 1994 (en reconstituant la région supprimée en 1991). Au recensement de 2007[14], la zone, plus restreinte, du Harärgé-Est abritait 2 739 390 h. Sur les hauteurs, il y a plus de 10 ans, les densités rurales atteignaient à l'Ouest, au Tchär Tchär : 225 h/km² dans le *wäräda* [district] d'Asbä Täfäri, 235 et 380 à Hirna. Au Nord, les *wäräda* de Kombolča (256), d'Ğersa Goro (239) et de Gursum (235) étaient dépassés par celui d'Haromaya (418) avec Aw Wäday. Faute de données précises, on ne peut les actualiser, mais d'après les estimations récentes la densité moyenne des hautes terres dépasse 250h/km² (P&S, 2015).

Les deux plus importantes villes de l'est de l'Éthiopie ne doivent pas leur fondation au tchat. Harär, cité sainte de l'islam et ville caravanière, était la ville la plus importante de la Corne au XIXe siècle selon la *GU* Reclus (1885). Dirré Dawa, qui l'a dépassée, doit sa fondation (1902) au chemin de fer. Elles sont des centres de

14 Les résultats ont-ils été minorés ? On le répète en Éthiopie.

consommation importante mais vivent chacune du commerce de l'or vert, mais pas exclusivement. Villes à statut fédéral, leur territoire a annexé les périphéries rurales proches si bien qu'on ne peut comparer les dénombrements d'avant 1991 avec les données actuelles. Selon les recensements de 1994 à 2007, Harär est passé de 76 378 habitants à 183 344 et Dirré Dawa de 251 864 h en 1994 à 342 827. Cette dernière regroupe l'aéroport, détrôné par la route pour Djibouti, une cimenterie et des industries mécaniques et alimentaires. L'essor d'Asbä Täfäri, au Tchär Tchär à l'Ouest, tient à la collecte du *tchat* tandis que Ǧigǧigga, à l'Est, le distribue comme tête des liaisons terrestres vers le Somaliland et siège de *Suhura Airways*.

Est-il moral, est-il sain, qu'une ville, qu'une région, qu'un État fondent leur activité économique et leur futur développement sur la production et la vente d'une drogue ? Rappelons que, de par le monde, le tabac et l'alcool ont fait vivre, et font encore vivre, des centaines de milliers de producteurs et que les taxes alimentent le budget des États qui n'ont pas hésité à imposer un monopole. Les *färänǧ* condamnent sans appel les producteurs, les commerçants et les autorités éthiopiennes et djiboutiennes qui laissent faire et en tirent profit. Seraient-ils plus indulgents s'ils savaient comment la démarche mystique liée à l'usage de la « feuille d'Allah » a été détournée ? Peu sont au fait de la baisse tendancielle des cours mondiaux du café, sur laquelle les Éthiopiens n'ont aucune prise et qui s'est traduite par une baisse significative de leurs revenus. La déferlante du *tchat* n'est pas retombée : à l'ouest d'Addis Abäba, les paysans, aux lopins minuscules (d'une superficie inférieure à la moyenne nationale : 0,8 ha), n'ont d'autre solution que d'en planter. Dans la zone Guragé, il couvre, selon les *wäräda* [districts] de 5 à 10 % et même 25 % de la SAU et dans le Sidama de 50 % (*wäräda* d'Awasa) à 25 % puis de 5 à 10 % en périphérie (Atlas, 2006). Ces deux zones produisaient déjà 206 000 t de feuilles en 2001-2002 (Hailu cité par Degol, 2010). Grâce à aux revenus tirés de la vente du *tchat* – qui échappent en grande partie aux évaluations – les paysans achètent des céréales, construisent des maisons au toit de tôle et font face aux aléas du quotidien. Les pistes et les routes, qui désenclavent la région, et les emplois nés de la collecte, du conditionnement et de l'expédition du précieux feuillage donnent du travail aux nombreux migrants ruraux qui seraient venus grossir les villes. L'or vert va-t-il enclencher la révolution verte prônée par les autorités ?

Les producteurs éthiopiens profitent d'une demande régionale solvable soutenue parmi les musulmans de la Corne et d'Afrique de l'Est. À Djibouti, où l'on ne peut le produire, l'importation procure des revenus à l'État et achète la paix sociale. En Somalie, le *tchat* est un enjeu pour les chefs de guerre au même titre que le trafic du charbon de bois, des armes et l'accaparement des terres. Partout le *tchat* progresse tant au Kenya (Meru) que dans le Nord de la Tanzanie, en Ouganda et à Madagascar (Beckerleg, 2010). En Europe, les douanes ont saisi du *tchat* d'Aw Wäday (Barjonet). Au Harär, l'ouverture aux échanges par le café et le chemin de fer, est relayée par le commerce semi-légal du *tchat* dans les circuits régionaux. L'achèvement d'un axe ferroviaire lourd avec Djibouti annonce, peut-être, une reconversion territoriale du développement du Harärgé. Moins dépendant de l'or vert et de la route des hauteurs – reconnue par « sieur Rimbaud se disant négociant » (Pourtier et Gascon,

2006) –, il redeviendrait la porte de l'Éthiopie industrielle de plus de 100 millions d'habitants, reliée à Djibouti, Hong-kong ou Singapour du lion éthiopien ?

Bibliographie

Atlas of the Ethiopian Rural Economy, Washington-Addis-Abeba, IFPRI-CSA, 2006.
Banque Mondiale, « Comprendre la dynamique du khat à Djibouti. Aspects sociaux, économiques et de santé », *Unité de Gestion Pays (Djibouti, Égypte, Yémen)*

MNCO3 Unité du Développement social – Département du Développement Durable – MNSSD Région Afrique du Nord et Moyen-Orient, mai 2011.
Central Statistical Office, *Results of the National Sample Survey*, Addis-Ababa, 1975.
Office of the Population and Housing Census Commission, *Ethiopia 1984. Population & Housing Census Preliminary Report*, Addis Ababa, vol. 1, n° 1, September 1984.
Central Statistical Authority, *The 1994 Population and Housing Census of Ethiopia*, Addis Ababa 1998.
ID., *Statistical Abstract 1999*, Addis Ababa, 2000 ; *Statistical Abstract 2003*, A-A, 2004 ; *Statistical Abstract 2005*, Addis Ababa, 2006.
ID., *The 2007 Population and Housing Census of Ethiopia*, Preleminary.pdf, Addis Ababa, 2007.
BARJONET C., *Aw Woday ou la ruée vers l'or vert : filières de distribution du* qat *et urbanisation au Harar*, Maîtrise de géographie, Paris 4, G. Fumey (dir.) et A. Gascon (co-dir.), 2005.
BECKERLEG S., *Ethnic identity and development: khat and social change in Africa*, New York, Palgrave Macmillan, 2010.
BOISSELET P., « Le *qat*, botte secrète de l'Éthiopie », *Jeune Afrique*, 24/05/2013.
DEGOL HAILU, "Supporting a nation: *khat* farming and livelihoods in Ethiopia", *Drugs and Alcohol Today*, Vol. 5, Iss: 3, 2005, p. 22-24
DJAMA M., « Trajectoire du pouvoir en pays somali », A. Gascon et M. Djama (dir.), *La Corne dans tous états*, *Cahiers d'Études Africaines*, *XXXVII (2), 146*, 1997, p. 403-428.
EL OUAAMARI S., *Paysanneries amères au berceau de l'or brun. Développement caféier et dislocation des sociétés paysannes dans le Sud-Ouest éthiopien*, thèse de Géographie, Université Paris-Ouest et Agro Paris-Tech, H. Cochet et F. Verdeau (dir.), 20/12/2014.
EZEKIEL GEBISSA, « Tchat », S. Uhlig (dir.), *Encyclopaedia Aethiopica*, Wiesbaden, Harrassowitz, vol. 1, 2003, p. 697-698.
ID., *Leaf of Allah. Khat and Agricultural Transformation in Harerge Ethiopia 1875-1991*, Oxford-Addis Ababa-Hargeisa-Athens, James Currey-AAU. Press-Btec-Ohio U. Press, 2004.
GASCON A., « Intégration économique, intégration nationale et irrédentisme : le Harär, la rivalité somalo-éthiopienne et l'emprise de Djibouti », *Northeast African Studies*, 1991, vol. 13, n° 2 et 3, p. 51-67.
ID., *La Grande Éthiopie, une utopie africaine. Éthiopie ou Oromie, l'intégration des hautes terres du Sud*, Paris, (Espaces et milieux), 1995.
ID., « Fin du chemin de fer, fin de la Grande Éthiopie. La mort annoncée du chemin de fer de Menilek », J.- L. Chaléard, C. Chanson-Jabeur (dir.) et C. Béranger, *Le chemin de fer en Afrique*, Paris, Karthala-Prodig-Sedet, 2006, p. 19-34.

ID., « Drogue « douce » et régionalisation au Harär (Éthiopie). Le rôle des réseaux officiels-clandestins dans la commercialisation du *tchat* », Festival international de géographie de St.-Dié-des-Vosges, 2005, 7 p.

Guida d'Italia della Consociazione Turistica Italiana, *Africa Orientale Italiana*, Milan, 1938.

HECHT E. D., « Tchat in Harär », S. Uhlig (dir.), *Encyclopaedia Aethiopica*, Wiesbaden, Harrassowitz, vol. 1, 2003, p. 698.

PISON G., « Tous les pays du monde (2015) », *Population & Sociétés*, n° 525, sept. 2015.

PITRON G., « Djibouti - Le *khat* dope et engourdit à la fois l'économie », *L'Express-L'Expansion*, 01/03/2010.

POURTIER R. et GASCON A., « L'Éthiopie telle que Rimbaud ne l'a pas vue », *La Géographie*, 2006, p. 65-74.

RENOUIL B., « Corne de l'Afrique : le khat et le territoire », *Libération*, 29/12/2017.

TESFAYE GEBRE SELLASSIE, « Harer Awraja », *Ethiopian Geographical Journal*, vol. V, n° 1, June 1967, p. 37-46.

Le qât au Yémen, profiteur de guerre

Franck Mermier, anthropologue, directeur de recherche au CNRS, Institut de recherche interdisciplinaire sur les enjeux sociaux

Carsten Niebuhr et Forskál auraient été les premiers Européens à décrire et à goûter le qât[1], cette plante euphorisante qui est aujourd'hui consommée, l'après-midi, par une grande partie de la population adulte du Yémen. Le botaniste Forskál qui mourut au Yémen en 1763 lui donna son nom scientifique de *Catha edulis* et en fit une étude détaillée dans son ouvrage posthume publié en 1775[2]. Cette plante revêt une importance sociale, économique, politique et culturelle cruciale dans la société yéménite. Le qât est ainsi devenu indissociable des représentations du Yémen tant son usage s'est répandu dans toutes les couches de la société durant ces dernières décennies, ainsi que dans toutes les régions du pays après la proclamation de l'unité des deux Yémen en 1990. Avant son décès survenu en 1964, le grand poète et homme politique yéménite, Mohammed Mahmoud al-Zubayri avait rédigé un texte intitulé « Le premier souverain du Yémen » pour désigner le qât. Une trentaine d'années plus tard, l'écrivain yéménite, Abd al-Karim Al-Razihi, lui faisait écho en écrivant que « le qât au Yémen est la clé de toute chose, c'est la clé verte du Yémen poussiéreux, la clé de toutes les portes, y compris des portes de la culture, de la littérature et de l'art »[3].

Si cette plante en est venue à se confondre avec le pays et à l'identifier, tant à l'intérieur qu'à l'extérieur, comme une sorte d'emblème national, c'est qu'elle a transformé, de manière radicale, autant les paysages du Yémen, étendant son emprise là où elle peut pousser, que son économie et sa vie sociale. Les arbres de qât ne poussent que sur les moyens et hauts plateaux du Yémen, à partir de 600 mètres. Il est à noter que le plus haut sommet du Yémen et de la péninsule Arabique est la montagne du Nabi Chu'ayb à 3666 mètres et que la capitale Sanaa se trouve à 2250 m d'altitude.

À la différence des autres pays de la péninsule Arabique, le Yémen est resté un pays majoritairement rural. Un Yéménite sur trois vivrait en ville, soit huit millions sur une population évaluée à vingt-cinq millions[4]. En 2011, le Secrétariat de la capitale estimait la population de Sanaa à trois millions d'habitants. Aden, Taez et Hodeida

---

[1] Ib Friis, « Coffee and qat on the Royal Danish expédition to Arabia – botanical, ethnobotanical and commercial observations made in Yemen 1762-1763 », *Archives of Natural History*, 42.1, 2015, p. 101-112.

[2] Petrus Forskál, *Flora Aegyptiaco-Arabica : sive descriptiones plantarum quas per Aegyptum inferiorem et Arabiam Felicem*, Hauniae [Copenhague], 1775.

[3] « 'an thaqâfat al-maqyal wa mu'assassat al-'Afif al-thaqâfiyya » [La culture du maqyal et la fondation culturelle Al-'Afif], *Al-Chûra*, 26 octobre 1997.

[4] Roman Stadnicki, « Le Yémen vers la transition urbaine », in Laurent Bonnefoy, Franck Mermier et Marine Poirier (dir.), *Yémen. Le tournant révolutionnaire*, Paris, Karthala/CEFAS, 2012, p. 201.

compteraient aujourd'hui plus de 600 000 habitants chacune tandis que la population de Mukalla, devenu le principal centre urbain du Hadramaout, se monterait à 400 000 habitants environ, ces données étant sans doute sous-estimées. Une des principales conséquences de cette pression urbaine est la raréfaction des ressources en eau, particulièrement à Sanaa où la nappe phréatique ne cesse de baisser. Le déficit alimentaire n'a cessé de se creuser ces dernières années alors que de plus en plus de terres agricoles ont été consacrées à la culture du qât, ce qui contribue à accroître le déficit en ressources en eau[5].

Le Yémen est un des pays les plus peuplés de la péninsule Arabique, mais surtout le plus pauvre, sa situation économique, sanitaire et sociale étant devenue dramatique depuis la guerre de 2015. Entouré de monarchies pétrolières appartenant au Conseil de coopération du Golfe, il en est la seule république dont l'instabilité chronique attire les inquiétudes et les convoitises de ses riches voisins qui souhaitent s'y tailler des sphères d'influence. Il se différencie en outre en autorisant la culture et la consommation de qât. Cette plante ne fait d'ailleurs pas l'objet d'interdit de type religieux aussi bien chez les zaydites[6] que chez les chaféites, la version locale du sunnisme, à l'exception des courants salafistes.

Dans les autres pays de la péninsule Arabique, son usage est puni de lourdes peines de prison. Dans cette contribution, je reviens principalement sur les aspects sociaux et culturels du qât, et particulièrement sur la forme de sociabilité que son usage massif et sa plasticité fonctionnelle ont institutionnalisée dans la société yéménite[7]. Les effets de la guerre sur la culture, le commerce et la pratique du qât seront aussi examinés en ce qu'ils révèlent la puissance des réseaux politiques et économiques que cet « imam vert » parvient à mettre au service de sa souveraineté.

Une expansion irrésistible

Dans son « Esquisse d'une monographie du qât »[8], Maxime Rodinson s'est penché sur l'origine du mot qât devenu tchat en amharique. Il supposait une antériorité du mot arabe sur le mot amharique qui, selon lui, pourrait se concilier avec le fait que le qât serait d'abord apparu en Éthiopie et aurait été diffusé au Yémen (première mention dans une chronique en guèze des guerres du roi éthiopien Amda

---

[5] Sur cette question, voir Sarah Morsi, « La crise de l'eau au Yémen » in Laurent Bonnefoy, Franck Mermier et Marine Poirier (dir.), *Yémen. Le tournant révolutionnaire*, Paris, Karthala/CEFAS, 2012, p. 225-228 et Frédéric Pelat, « L'État yéménite et la communauté internationale face à la crise de l'eau », in Laurent Bonnefoy, Franck Mermier et Marine Poirier (dir.), *Yémen. Le tournant révolutionnaire*, Paris, Karthala/CEFAS, 2012, p. 229-233.

[6] Le zaydisme tire son nom de l'imam Zayd b. Alî Zayn al-'Âbidîn, un descendant de Alî b. Abî Tâlib, le gendre du Prophète. Il se rattache au chiisme mais stipule que seuls les descendants de Fatima, une épouse de Alî, par ses fils Hasan et Husayn, peuvent prétendre à l'imamat, la direction spirituelle et temporelle de la communauté musulmane. Le premier imamat zaydite au Yémen a été fondé en 897 à Saada par l'imam Yahyâ b. al-Husayn al-Hâdî ilâ-l-Haqq.

[7] Il est aujourd'hui difficile d'écrire sur le qât au Yémen après la parution de l'ouvrage de Peer Gatter, *Politics of Qat. The Role of a Drug in Ruling Yemen*, Wiesbaden, Ludwig Reichert Verlag, 2012, et ma modeste contribution n'est qu'une note de bas de page ajoutée à cette étude monumentale.

[8] *Journal asiatique*, n° 265, 1977, p. 71-96.

Seyon (1314-1344) et sur le fait que les musulmans éthiopiens aiment beaucoup cette plante). Il note aussi que la consommation du qât était courante au Yémen au XVe siècle quand le café y fut introduit par le cheikh soufi Ali b. Umar Al-Chadhili, qui fut enterré à Mokha, le célèbre port d'exportation du café. Il est d'ailleurs intéressant de constater que ces deux plantes, le qât et le café, tous deux associés au soufisme et à la pratique de rituels religieux nocturnes, ont fait l'objet de textes littéraires mettant en scène leur rivalité et leurs vertus respectives.

Le qât a ainsi pénétré la vie culturelle yéménite depuis plusieurs siècles autant comme forme de sociabilité que comme source et vecteur d'inspiration[9]. L'expansion progressive de la culture et de la consommation n'a pas été documentée de manière systématique et il faut souvent nous contenter des relations de voyage épisodiques de quelques savants et voyageurs occidentaux qui ont réussi à pénétrer au Yémen. Plusieurs de ces témoignages attestent que la consommation de qât, aux XVIIIe et XIXe siècles, était une pratique courante, parfois érigée en trait différentiel de la société yéménite.

Le célèbre explorateur et arpenteur allemand Carsten Niebuhr mentionne, lors de sa visite de la ville de Taez en 1763, que le gouverneur et sa suite mâchèrent du qât après un déjeuner copieux[10]. Paul-Emile Botta rapporte, en 1837, que « la politesse exige qu'on distribue de cette plante non seulement aux personnes de sa maison, mais encore à celles qui viennent vous visiter, comme on offre le café dans le reste de l'Orient. Il en résulte que les personnes qui par leur position reçoivent beaucoup de monde ont bientôt leur appartement jonché des débris du repas [sic] »[11]. Décrivant les effets de la plante, il concluait « aussi n'y a-t-il pas d'hommes qui dorment aussi peu que les Yéménites »[12]. La consommation de qât, à l'exception des paysans qui le cultivaient, n'était pas accessible à tous, particulièrement dans les villes où elle était réservée aux catégories aisées de la population. Ainsi, von Maltzan avait-il noté qu'à Lahej, situé au nord d'Aden, seuls le sultan et sa suite s'y adonnaient lorsqu'il visita la région en 1872[13].

En 1887, le botaniste Deflers ne mentionnait la culture du qât qu'au Jabal Sabir, près de Taez, notant que « les plantations de Qât (*Celastrus edulis Forsk*) [...] sont la grande richesse de la contrée »[14]. Il relatait aussi l'attaque par des bandits d'une caravane d'une trentaine de chameaux transportant du qât à Aden, à une journée de marche de Rayda, la ville située à la frontière entre le Yémen sous contrôle ottoman et

---

9 Voir Ahmad 'Abd al-Rahmân al-Mu'allimî, *Al-qât fî al-adab al-yamanî wa-l-fiqh al-islâmî* [Le qât dans la littérature yéménite et la jurisprudence islamique], Beyrouth, Dâr wa maktabat al-hayât, 1988.

10 Carsten Niebuhr, *Travels through Arabia and other countries in the East*, traduit en anglais par Robert Heron, vol. 1, Londres, Garnet Publishing, 1994, p. 344 [1ère édition Edimbourg, R. Morison and Son, Booksellers, 1792].

11 Paul-Emile Botta, *Relation d'un voyage dans l'Yémen entrepris en 1837 pour le muséum d'histoire naturelle de Paris*, Paris, Benjamin Duprat, 1841, p. 83.

12 Paul-Emile Botta, *op. cit.*, p. 45.

13 Voir Charlotte Radt, « Contribution à l'histoire ethnobotanique d'une plante stimulante : le Kat. Le kat au Yémen (Note préliminaire) », *Journal d'agriculture tropicale et de botanique appliquée*, vol. 16, n°2-5, février-mars-avril-mai 1969, p. 236.

14 Albert Deflers, *Voyage au Yémen. Journal d'une excursion botanique faite en 1887 dans les montagnes de l'Arabie heureuse*, Paris, Paul Klincksieck, 1889, p. 90

les possessions britanniques du Sud[15]. Cinquante ans plus tard, les observations de l'entomologiste britannique Hugh Scott livrent des indications précieuses sur l'expansion de la culture du qât en 1937 : « À l'exception de la vallée abritée et irriguée de Wadi Dahr, au nord-est de Sanaa, nous ne vîmes pas de culture de qât aussi florissante que dans ces recoins du Jabal Sabir [surplombant la ville de Taez] durant tout notre voyage »[16]. Il s'attristait cependant du fait que tant de terres riches qui auraient pu être consacrées à la culture des caféiers, l'aient été pour « ce funeste petit arbre »[17].

La progression du qât sur les terrasses cultivées, particulièrement au détriment des caféiers, et la diffusion de sa consommation furent contenues tant que le pays restait à l'abri de l'invasion des produits importés, notamment alimentaires, et que le développement du réseau routier et de la motorisation restait limité, et ce au cours de la période imamite précédant l'instauration de la république en 1962[18]. Dans son état des lieux publié deux ans après, le Yéménite Mohamed Said El Attar s'inquiétait déjà de l'emprise de la culture et de la consommation du qât qu'il qualifiait de « fléau national »[19]. Durant les années 1970, la situation bascule de manière irréversible. La consommation de qât se répandit dans toutes les couches de la population et notamment au sein de la sphère féminine[20].

Dans un contexte de forte mobilité sociale, alors que l'instauration de la République n'a pas signifié la disparition totale des anciennes catégorisations statutaires en vigueur au temps de l'imamat[21], le rituel du qât est devenu la scène privilégiée des stratégies et des compétitions liées au positionnement dans l'échelle hiérarchique. Ainsi que l'écrivait l'anthropologue Shelagh Weir au mitan des années 1980 : « En participant fréquemment à des parties de qât et en consommant de grandes quantités de qât de bonne qualité, un homme peut montrer qu'il possède une forte assise financière et peut éventuellement améliorer son statut social de manière concrète »[22]. Dans les années 2000, pour les jeunes femmes célibataires appartenant aux classes moyennes supérieures de la capitale, l'usage du qât, censé être réservé aux femmes mariées, constituait un moyen de s'affirmer comme sujets indépendants

---

15 Albert Deflers, *op. cit.*,p. 93. Ses considérations sur le qât dans le lexique botanique placé en annexe de son récit de voyage sont à prendre avec précaution notamment lorsqu'il mentionne son usage massif dans la Hadramaout qu'il n'a pas visité (p. 121-122).

16 Hugh Scott, *In the High Yemen*, Londres, John Murray, 1941, p. 94.

17 Ibid., p. 95.

18 Voir notamment Blandine Destremau, « Le qat et la « narcotisation » de la société yéménite », *Revue du monde musulman et de la Méditerranée*, n° 55-56, 1990, p. 266-284 et « Les enjeux du qat au Yémen », *Tiers-Monde*, Tome 33, n° 131, 1992, p. 611-621.

19 Mohamed Said El Attar, *Le sous-développement économique et social du Yémen. Perspectives de la révolution yéménite*, Alger, Éditions Tiers-Monde, 1964, p. 124.

20 Voir Shelagh Weir, *Qat in Yemen. Consumption and Social Change*, Londres, British Museum Publications, 1985.

21 Sur cette question, je me permets de référer à mon étude sur la hiérarchie sociale yéménite à Sanaa : Franck Mermier, *Le cheikh de la nuit. Sanaa, organisation des souks et société citadine*, Arles, Actes Sud/Sindbad, 1997, chapitre 2.

22 Ibid., p. 167.

économiquement et exprimant, par leurs goûts consuméristes, un mode de vie moderne et cosmopolite[23].

Ce phénomène de grande ampleur donna lieu à de nombreuses recherches qui ont documenté les actualisations sociales, culturelles, économiques et politiques du qât et dont l'ouvrage monumental de Peer Gatter livre une bibliographie abondante[24]. Celui-ci a sillonné le Yémen pour réaliser des enquêtes de terrain commencées en 2000 et dont les premiers résultats furent publiés par la Banque mondiale en 2007 dans un rapport intitulé *Yemen-Towards Qat Demand Reduction*[25]. Il nous livre, dans son ouvrage, les estimations chiffrées les plus récentes :

« Dans certaines régions des hauts plateaux yéménites, 90 % des agriculteurs sont engagés dans la culture du qât qui occupe dans ces régions 80 % de la surface agricole. Selon le recensement agricole de 2003, 494 000 propriétaires terriens cultivaient du qât dans les régions de montagne. Ce qui représenterait 43,6 % de la population totale des agriculteurs yéménites, soit environ 3,9 millions de personnes. Les statistiques officielles estimaient qu'en 2009, 12% des surfaces agricoles yéménites étaient consacrées au qât, soit 153 500 hectares. On considère cependant que ce chiffre ne reflète pas la réalité et que les surfaces agricoles dédiées à la culture du qât représenteraient le double. Le qât constituerait aussi 6 % du produit intérieur brut et un tiers du produit intérieur brut agricole. Il a aussi été estimé que le qât représenterait 10 % des dépenses familiales, parfois 40 % avec les dépenses qui lui sont liées dans les familles pauvres. Le secteur du qât emploierait un Yéménite sur 7 et à Sanaa 13 000 personnes seraient employées dans le secteur de la vente de qât. Enfin, 72 % des hommes et 33 % des femmes âgés de plus de 12 ans mâcheraient du qât et 42 % des hommes consommeraient cette plante de 5 à 7 jours par semaine… »[26].

Au-delà de ces chiffres qui donnent la mesure de l'importance économique et sociale du qât dans la société yéménite contemporaine, on se doit de relever que son usage massif et collectif est structuré par des pratiques de sociabilité qui reflètent tout à la fois les hiérarchies et les aspirations sociales, en raison notamment du coût plus ou moins élevé de ses nombreuses variétés[27], les rapports de genre, les modes de relation entre public et privé et les rythmes sociaux.

---

[23] Irene van Oorschot, « Qat, Cosmopolitanism, and Modernity in Sana'a, Yemen », *Arabian Humanities* [En ligne], 1 | 2013, mis en ligne le 23 mars 2013, consulté le 27 juillet 2017. URL : http://cy.revues.org/2072 ; DOI : 10.4000/cy.2072.

[24] Peer Gatter, *op. cit.*

[25] Cet expert allemand a travaillé pour les Nations Unies et la Banque mondiale au Yémen, et a servi comme conseiller dans plusieurs ministères du pays. Dans le cadre ses fonctions au ministère du Plan et de la coopération internationale de 1999 à 2002, il aida à préparer la première conférence nationale sur le qât qui fut organisée en 2002.

[26] Peer Gatter, *op. cit.*, p. XXVII.

[27] Les variétés de qât sont habituellement nommées d'après les noms de régions dans lesquelles elles sont cultivées : matarî, hamdânî, ghaylî. L'une des moins chères est le qât sawtî consommé notamment par les camionneurs pour rester éveillés.

Au rythme du qât

Dans leur essai sur « la rythmanalyse des villes méditerranéennes », Henri Lefebvre et Catherine Régulier avançaient que « tout rythme social, c'est-à-dire collectif est déterminé par les formes d'alliances que se donnent les groupes humains » et ajoutaient que « les rites intervenant dans le temps quotidien, le scandent »[28]. Le qât, en tant que commerce et rituel social, illustre parfaitement ces assertions en ce qu'il rythme la vie quotidienne des villes et informe les pratiques de ses espaces privés et publics dans une grande partie du pays. La fréquence souvent journalière de la consommation de qât qui a lieu l'après-midi est précédée de son achat dans un laps de temps déterminé, généralement situé avant le déjeuner afin que la réunion de qât puisse se dérouler à sa suite.

Les rythmes urbains, particulièrement dans les grandes villes comme Sanaa, Aden, Taez et Hodeïda, sont ainsi régis par les injonctions commerciales et sociales du qât en concurrence avec les temps de la prière. Les mobilités urbaines connaissent ainsi des pics d'intensité aux alentours de midi lorsque les consommateurs se rendent sur les points de vente du qât. La circulation automobile ou piétonne perd ensuite en intensité en début d'après-midi lorsque les invités se sont répartis entre les différents salons de qât et se dédient à sa consommation. La frénésie circulatoire reprend ensuite à la tombée de la nuit, après une longue période d'accalmie qui aura duré tout l'après-midi. Durant le ramadan, les rythmes étant inversés, l'atmosphère urbaine nocturne est marquée par cette même succession de plages temporelles.

Souvent, la prière de l'après-midi, celle du *'asr*, est sautée pour être réunie avec celle du couchant (*salât al-maghrib*) et celle du soir (*salât al-'ichâ*), et ce pour ne pas empiéter sur l'ouverture de la séance de qât durant laquelle s'affiche et se met en scène l'hospitalité du maître ou de la maîtresse de maison. C'est donc l'obligation religieuse qui s'adapte au temps social du qât. Les polarités spatiales et temporelles de la population urbaine sont régies, entre autres, par deux formes de sociabilité collective, l'une ressortissant au collectif religieux islamique et l'autre à un collectif modulable selon les affinités et les intérêts qui le modèlent. Cette plasticité fonctionnelle et sociale du *maqyal*, nom donné à la réunion de qât, coexiste avec l'apparente fixité du lieu de consommation appelé *mafraj* au nord et *mabraz* au sud qui, au sein de la maison, possède un caractère public plus ou moins affirmé selon la surface sociale, politique et économique de l'hôte et l'étendue de son réseau de relations.

Le spectre des interactions sociales qui se déploient dans les salons de qât est très varié[29]. Les différentes formes de sociabilité des sphères masculine et féminine se déclinent selon les registres de l'intime et du public qui caractérisent les différents collectifs qui s'y rassemblent. Elles sont aussi marquées par des pratiques culturelles qui s'attachent autant à la sociabilité elle-même (formules de politesse, gestuelle, interactions verbales…) qu'aux formes d'expression dont elles sont les supports

[28] *Peuples méditerranéens*, n° 37, octobre-décembre 1986, p. 10-11.

[29] Voir Jean-Charles Depaule, « Si on commence à tout changer dans la maison… », *Peuples méditerranéens, Yémen-Sanaa*, n°46, janvier-mars 1989, p. 49-55.

privilégiés (musique, poésie...)[30]. Le qât peut ainsi être consommé au sein du cercle familial, entre amis, collègues, camarades de lycée et d'université durant les examens, ou entre membres de tribu et partisans d'un courant politique. Des personnalités influentes dans les domaines de la culture, de la politique et de l'économie organisent de manière régulière, souvent hebdomadaire, des réunions de qât.

On a pu assimiler ces salons à des espaces publics au sens habermassien. Ainsi, la politiste Lisa Wedeen a-t-elle qualifié la consommation de qât au Yémen de :

« forme d'activité quotidienne particulière de la sphère publique qui permet de connaître les nouvelles, les opinions et les intérêts d'autres personnes. Mais, en accord avec la conception habermassienne de la sphère publique, nous pouvons aussi parler d'un public plus large qui sert d'intermédiaire entre les diverses activités quotidiennes et informelles et les associations formelles, créant ainsi une arène discursive dans laquelle des personnes étrangères l'une à l'autre produisent des communautés argumentatives dont certaines jouissent d'une fréquentation et d'une diffusion assez importantes pour constituer des instances du sentiment d'appartenance nationale »[31].

Est-ce que la société ou la nation se construisent à partir de ces « petites sociétés » constituées par les groupes de consommateurs de qât ? C'est ce qui ressort, d'une certaine manière, de la conclusion de Lisa Weeden lorsqu'elle met en avant « le sentiment d'appartenance nationale ». Et l'on pense ici aux analyses anciennes de Gabriel Tarde, aujourd'hui redécouvertes[32], qui établissait un lien entre la lecture massive des journaux et l'existence d'un esprit public et d'une opinion nationale avec l'unification dans l'espace et la diversification dans le temps des conversations[33]. Ce lien social qui reposerait sur la conscience d'une même idée ou volonté partagée par le plus grand nombre, simultanément[34], s'est développé après la proclamation de l'unité du Yémen en mai 1990 dans un contexte politique marqué à la fois par le pluralisme et l'autoritarisme politique dont rend compte Lisa Weeden dans son ouvrage.

Mais de même que, selon Tarde, un fait social est « une adaptation toujours inventive »[35], le salon et le rituel du qât reconfigurent en permanence, et selon les circonstances, le lien social. Dans le contexte de guerre que connaît le Yémen depuis

---

30 Voir l'étude de Carla Makhlouf sur la consommation féminine de qât dans les années 1970, *Changing Veils: women and modernisation in North Yemen*, University of Texas Press, 1979 et les études de Jean Lambert sur les salons de qât masculins à Sanaa : « Le Magyal yéménite. Parole, jeux et rôles dans l'espace social masculin », in Hannah Davis Taïeb, Rabia Bekkar et Jean-Claude David (dir.), *Espaces publics, paroles publiques au Maghreb et au Machrek*, Paris/Lyon, L'Harmattan/Maison de l'Orient méditerranéen, 1997, p. 27-50, « Le mafraj et le maqyal : rite social et poétique de l'espace », in Paul Bonnenfant (dir.), *Sanaa. Architecture domestique et société*, Paris, CNRS Éditions, 1995, p. 155-163, « Le qat au Yémen : imaginaire d'une drogue imaginaire », *Psychotropes*, vol. VIII, n° 1 et 2, automne 1992-hiver 1993, p. 91-101.

31 Lisa Weeden, *Peripheral Visions. Publics, Power and Performance in Yemen*, Chicago, The University of Chicago Press, 2008, p. 132 (ma traduction).

32 Voir le remarquable article de synthèse d'Omar Carlier sur la sociabilité et sa reprise des analyses de Gabriel Tarde, « Sociabilité : concept, objet, problème. Du salon de Mme Du Deffan aux terrains africains », in Laurent Fourchard, Odile Goerg, Muriel Gomez-Perez (éd.), *Lieux de sociabilité urbaine en Afrique*, Paris, L'Harmattan, 2009, p. 7-38.

33 Gabriel Tarde, *L'opinion et la foule*, Paris, Éditions du Sandre, 2006, p. 67-68 [1ère éd. 1901].

34 Gabriel Tarde, *op. cit.*, p. 8-9.

35 Isaac Joseph, « Gabriel Tarde : le monde comme féerie », in Gabriel Tarde, *Les lois sociales*, Le Plessis-Robinson, Institut Synthélabo pour le progrès de la connaissance, 1999, p. 11.

février 2015[36], les séances qât, tout en restant des lieux de rencontre et d'échange, renforcent cependant une culture de l'entre-soi en cloisonnant, dans des espaces fermés, les modes de reconnaissance des affiliations politiques et communautaires, sans compter qu'elles continuent à instaurer une séparation des lieux de sociabilité selon les genres.

Tentatives de prohibition

Le qât est un enjeu politique majeur du fait qu'il constitue une source de revenus essentielle pour de nombreux agriculteurs et pour les propriétaires terriens qui, pour certains, sont des cheikhs de tribus, tandis que l'État en tire aussi des taxes substantielles. Le qât étant considéré comme un des maux principaux du pays par de nombreux organismes internationaux, et parce qu'il est prohibé dans la plupart des pays occidentaux, le traitement étatique du phénomène fluctue en fonction du degré de pression extérieure. S'attaquer au qât dans le Yémen du Nord (1962-1990) c'était s'en prendre directement à la classe dirigeante. C'est ainsi qu'en 1972, le Premier ministre Muhsin al-'Aynî qui avait tenté de mettre en place une politique restrictive, fut poussé à la démission[37]. Une grande part de l'économie du qât n'est pas comptabilisée dans les statistiques officielles. Il existe ainsi une contrebande lucrative avec l'Arabie saoudite qui condamne à de fortes peines de prison son usage, tandis qu'une proportion élevée des taxes irait directement dans les poches des percepteurs[38]. En 2014, selon des chiffres officiels du service des impôts yéménites, les taxes tirées du qât auraient représenté 3 milliards et 556 millions de riyals, soit environ 14 millions et 224 000 dollars[39].

Dans l'ex-Yémen du Sud, des tentatives pour interdire ou limiter le qât furent lancées durant la période coloniale et au temps de la République populaire et démocratique du Yémen. Les autorités coloniales promulguèrent un décret, le 1er avril 1957, pour prohiber la vente et la consommation de qât à Aden. Elles se rendirent rapidement compte que les habitants réussissaient à contourner cette interdiction en s'approvisionnant à la sortie de la ville. Face aux protestations mais aussi devant les effets limités de l'interdiction, le décret fut abrogé le 24 juin 1958. Vingt ans plus tard,

---

[36] Après la prise de Sanaa du 21 septembre 2014 par la milice des Ansar Allah (communément appelés Houthistes), appuyée par l'ex-Président Ali Abdallah Saleh, et la démission forcée du président Abd Rabbo Mansour Hadi suivie de la dissolution du parlement en janvier 2015, les Houthistes et les troupes fidèles à Saleh s'emparent en février 2015 des régions de l'ex-Yémen du Sud. Ils franchissent alors une ligne rouge qui suscite l'intervention d'une coalition arabe menée par l'Arabie saoudite et dans laquelle les Émirats arabes unis jouent aussi un rôle essentiel.

[37] Shelagh Weir, *op. cit.*, p. 67.

[38] Ali Shamsuldin, « Les effets négatifs du qât sur le développement économique et social du Yémen », *Cahiers du GREMAMO*, n° 11, 1993, p. 101-102.

[39] Fârûq Al-Kamâlî, « Al-qât al-mujaffaf : tijâra yamaniyya mahzûra taghzû al-'âlam » [Le qât séché : un commerce yéménite interdit qui conquiert le monde], *Al-Araby al-Jadeed*, 28 décembre 2016. Ce montant est à comparer avec ce qu'auraient rapporté les taxes sur le qât à l'État en 1994 en combinant deux impôts, celui de la zakat islamique sur la production de cette plante et celui sur la consommation, soit l'équivalent de dix millions de dollars, *La dépêche internationale des drogues*, n° 65, mars 1997, p. 4.

l'État socialiste du Yémen du Sud fit appliquer des mesures restrictives qui eurent plus de succès, en limitant la consommation de qât aux jeudis et vendredis. Cette restriction fut levée après la proclamation de l'unité yéménite le 22 mai 1990 et le qât se répandit même dans la région du Hadramaout, à l'est du pays. L'achèvement de la route Marib-Sâfir dans les années 2000, en reliant directement le Hadramaout à la région de Sanaa, a permis l'approvisionnement régulier et abondant en qât d'une région qui en était restée longtemps à l'écart.

Alors que l'ex-Président Ali Abdallah Saleh[40] avait pour habitude, comme les autres dirigeants politiques yéménites, de faire coïncider réunions politiques et parties de qât, il annonça à la chaîne satellitaire Al-Jazeera, le 9 octobre 1997, qu'il renonçait au qât pour s'adonner à des activités sportives et à l'apprentissage de l'anglais. Il critiqua le qât pour ses effets négatifs sur les revenus et la production nationale[41]. En 1999, après une réélection de Saleh à la présidence avec 96,3 % des bulletins de vote en sa faveur, des mesures furent prises pour restreindre la consommation de qât en l'interdisant aux forces armées et de police durant le service et en augmentant l'horaire journalier de travail pour les fonctionnaires jusqu'à 15h, cette augmentation étant compensée par l'octroi du jeudi comme jour de congé. Des mesures furent aussi prises pour empêcher la vente de qât dans les centres des grandes villes pour éviter les embouteillages et des emplacements extérieurs furent créés. Le président Saleh fit de la lutte contre le qât une priorité gouvernementale afin de réduire la pauvreté, les problèmes de santé et empêcher la réduction des nappes phréatiques[42].

Ces initiatives suscitèrent l'ire du président du Parlement, Abdallah al-Ahmar, chef de la confédération tribale des Hachid, dirigeant du parti islamiste Al-Islah, accessoirement grand propriétaire terrien, qui déclara à un journaliste que personne ne pouvait toucher au qât[43]. Une des explications données par Peer Gatter à cette soudaine conversion de Saleh à la lutte contre le qât, qui n'alla pas cependant jusqu'à une interdiction qui aurait été suicidaire, est qu'il visait à attirer les aides extérieures, des grands organismes financiers internationaux, dans un contexte de réduction des revenus de l'État (chute des prix du pétrole) et d'accroissement des sources d'instabilité politique (tensions avec l'Arabie saoudite, augmentation des attentats jihadistes), mais dès que la crise économique fut en partie résorbée, toute cette politique restrictive fut oubliée et la première conférence nationale sur le qât qui fut finalement organisée en 2002, ne déboucha sur aucune autre mesure[44].

Il est intéressant de constater que le premier parti islamiste du Yémen, le Rassemblement yéménite pour la Réforme, souvent qualifié de proche des Frères musulmans, et dont un des dirigeants principaux est Hamid Al-Ahmar, cheikh d'une tribu influente des hauts plateaux du Nord, ne s'est jamais opposé à la consommation

---

40 Il dirigea la République arabe du Yémen de 1978 à 1990 puis devint le Président de la République du Yémen, après la proclamation de l'unité le 22 mai 1990, jusqu'en novembre 2011.

41 Cela fut notamment rapporté dans le numéro zéro d'une revue militant contre le qât publiée à Sanaa : *Al-Yaman bila qât* [le Yémen sans qât], n°0, juillet 1998, p. 1. Elle publia une photographie du président en train de jouer au bowling.

42 Voir Peer Gatter, *op. cit.*, p.

43 Peer Gatter, *op. cit.*, p. 281.

44 Ibid.

de qât[45]. Cet emblème national, voire tribal, prend donc le pas sur le rigorisme religieux, sauf au sein des cercles salafistes qui lui vouent une forte hostilité. Quant aux jihadistes d'Al-Qaida dans la péninsule Arabique qui ont réussi à s'emparer de certains territoires dans le sud du pays, ils interdirent, en mai 2015, la vente de qât à Mukalla, ville du Hadramaout qu'ils avaient occupée un mois auparavant[46]. Cette interdiction fut évidemment levée après la reprise de la ville par les forces gouvernementales en avril 2016.

Dans les régions du Sud, qui dépendent théoriquement du pouvoir central représenté par le président Hadi qui réside à Riyad depuis février 2015, des initiatives ont été prises par les pouvoirs locaux, dans les circonstances de la guerre, pour restreindre ou interdire la vente de qât. Le gouverneur de Socotra décidait ainsi, en novembre 2015, de s'opposer à la vente du qât dans son île et de saisir les cargaisons qui y étaient importées illégalement[47]. La mesure d'interdiction de la vente du qât à Aden, à l'exception du jeudi et vendredi, fut prise le 14 mai 2016 pour des raisons essentiellement sécuritaires, mais aussi pour ses conséquences négatives sur la santé de la population. La « capitale provisoire » de la République du Yémen, aux yeux du président Hadi, est en effet la proie d'une insécurité chronique et fait l'objet de nombreuses attaques de la part de combattants d'Al-Qaida et de l'Organisation État islamique après sa libération en juillet 2015[48]. Le commerce du qât, depuis les régions de Dâli' et de Yâfi' (au nord d'Aden), provoque de nombreux embouteillages sur les routes conduisant à Aden, ce qui entraverait l'action des forces de sécurité. Cependant, les protestations des agriculteurs, des commerçants et des consommateurs ont eu vite raison de cette interdiction puisque, le 5 juillet 2016, le gouverneur d'Aden la leva en raison « de l'amélioration de la situation sécuritaire »[49].

Seule la région du Haraz qui se situe dans le nord du pays et où vit une communauté ismaélienne de Bohras a connu des tentatives d'éradication de la culture du qât à partir de 1999[50]. Les ismaéliens reprirent en août 2015 l'arrachage des plants de qât dans cette région. Un de leurs dirigeants religieux a expliqué que cette idée était née dans l'esprit du sultan des Bohras Mohammed Burhan al-Din lorsqu'il visita le

---

[45] Voir Franck Mermier, « L'islam politique au Yémen ou la "Tradition" contre les traditions ? », *Monde arabe Maghreb-Machrek*, *Yémen : l'État face à la démocratie*, n° 155, janv.-mars 1997, pp. 6-19.

[46] Voir « Tanzîm al-Qâ'ida fî madînat al-Mukallâ al-yamaniyya yamn'a idkhâl wa bî' al-qât » [L'organisation Al-Qaida dans la ville yéménite de Mukalla interdit l'importation et la vente de qât], *Al Araby al-Jadeed*, 14 mai 2015.

[47] « Jazîrat Suqutrâ al-yamaniyya tahriq tunnayn min al-qât » [L'île yéménite de Socotra brûle deux tonnes de qât], *Al-Araby al-Jadeed*, 22 novembre 2015.

[48] En février 2015, les troupes restées fidèles à Ali Abdallah Saleh alliées aux miliciens houthistes avaient tenté de s'emparer d'Aden.

[49] « Muhâfiz 'Adan : ilghâ qarâr man' al-qât fî aswâq al-madîna ba'd tahassun al-hâla al-amniyya » [Le gouverneur d'Aden : l'annulation de la décision d'interdire le qât dans les marchés de la ville fait suite à l'amélioration de la situation sécuritaire], *Al-Charq al-Awsat*, 6 juillet 2016, p. 8.

[50] Voir Peer Gatter, *op. cit.*, p. 540-561.

Yémen la première fois en 1961. Cette mesure à caractère religieux a permis à la culture du café et d'arbres fruitiers de s'étendre dans la région du Haraz[51].

En dépit de la guerre au Yémen, du blocus imposé dans certains endroits, des difficultés de ravitaillement, du manque d'électricité et d'essence, et de l'appauvrissement généralisé, le qât reste un produit de consommation présent dans les marchés. Il serait censé aider la population et les combattants à supporter les combats. Le qât en poudre est aussi devenu un produit d'exportation, souvent illégale. Ainsi, alors que le trafic aérien avec Sanaa a été quasiment interrompu depuis l'intervention de la coalition arabe en mars 2015, le qât conditionné dans des sachets en plastique ou des boîtes en métal, portant des étiquettes de henné, de thé ou de café, est transporté depuis les aéroports de Seyoun (Hadramaout) et d'Aden, notamment en Jordanie où vit une importante communauté yéménite[52]. La frontière du Yémen avec l'Arabie saoudite est une zone de conflit particulièrement active depuis 2015. Elle reste cependant très poreuse pour la contrebande de qât qui suscite d'importants revenus pour ceux qui contrôlent ce commerce dans la région de Saada[53].

De la même manière qu'en 1967, le qât parvenait quotidiennement à Sanaa en dépit du siège de la ville par les royalistes[54], il franchit aujourd'hui allègrement les multiples barrages qui parsèment un territoire divisé par de multiples pouvoirs. La fragmentation politique et géographique du pays a exacerbé la distanciation morale entre les différentes parties du Yémen, tandis que la dimension régionaliste du conflit a affaibli la perception du partage d'une même communauté de sentiment au niveau national. Une métaphore facile pourrait figurer le qât comme le seul lien d'une nation en voie de dislocation, si ce n'est qu'il a sans doute contribué à cet état de fait. Le style de vie et la forme de sociabilité dont il est le support, ont certes accru l'emprise d'une sphère publique nationale en certaines circonstances, mais ils l'ont plus sûrement minée en creusant les particularismes, et en exacerbant les clivages sociaux et la séparation des genres.

Références

Al-Hilâlî, Abd al-Rahmân et Fudaylât, Muhammad, « Al-qât fî al-Urdun. Tijâra al-kayf al-yamanî al-muharrab » [Le qât en Jordanie. La contrebande du plaisir yéménite], *Al-Araby Al-Jadeed*, 5 avril 2017.

Al-Kamâlî, Fârûq, « Al-qât al-mujaffaf : tijâra yamaniyya mahzûra taghzû al-'âlam » [Le qât séché : un commerce yéménite interdit qui conquiert le monde], *Al-Araby al-Jadeed*, 28 décembre 2016.

---

51 Abd al-Rahmân Chukrî, « Abnâ tâifat al-Buhra yaqtali'ûn âlâf achjâr al-qât fî al-Yaman » [Les membres de la secte des Bohras arrachent des milliers d'arbustes de qât au Yémen], http://raseef22.com/life/2015/08/01/bohras-uproot-thousands-of-qat-trees-in-yemen/, 1 août 2015.

52 Abd al-Rahmân al-Hilâlî et Muhammad Fudaylât, « Al-qât fî al-Urdun. Tijâra al-kayf al-yamanî al-muharrab » [Le qât en Jordanie. La contrebande du plaisir yéménite], *Al-Araby Al-Jadeed*, 5 avril 2017, p. 26.

53 Témoignage d'un résident étranger de cette région en 2016-2017 qui préfère garder l'anonymat.

54 Claude Deffarge et Gordian Troeller, *Yémen 62-69. De la révolution sauvage à la trêve des guerriers*, Paris, Robert Laffont, 1969, p. 243.

Al-Mu'allimî, Ahmad 'Abd al-Rahmân, *Al-qât fî al-adab al-yamanî wa-l-fiqh al-islâmî* [Le qât dans la littérature yéménite et la jurisprudence islamique], Beyrouth, Dâr wa maktabat al-hayât, 1988.
Al-Razihi, Abd al-Karim, « 'an thaqâfat al-maqyal wa mu'assassat al-'Afîf al-thaqâfiyya » [La culture du maqyal et la fondation culturelle Al-'Afîf], *Al-Chûra*, 26 octobre 1997.
Al-Yaman bila qât [le Yémen sans qât], n°0, juillet 1998.
Botta, Paul-Emile, *Relation d'un voyage dans l'Yémen entrepris en 1837 pour le muséum d'histoire naturelle de Paris*, Paris, Benjamin Duprat, 184.1
Carlier, Omar, « Sociabilité : concept, objet, problème. Du salon de Mme Du Deffan aux terrains africains », in Laurent Fourchard, Odile Goerg, Muriel Gomez-Perez (éd.), *Lieux de sociabilité urbaine en Afrique*, Paris, L'Harmattan, 2009, p. 7-38.
Chukrî, Abd al-Rahmân, « Abnâ tâifat al-Buhra yaqtali'ûn âlâf achjâr al-qât fî al-Yaman » [Les membres de la secte des Bohras arrachent des milliers d'arbustes de qât au Yémen], http://raseef22.com/life/2015/08/01/bohras-uproot-thousands-of-qat-trees-in-yemen/, 1 août 2015.
Deffarge, Claude et Troeller, Gordian, *Yémen 62-69. De la révolution sauvage à la trêve des guerriers*, Paris, Robert Laffont, 1969.
Deflers, Albert, *Voyage au Yémen. Journal d'une excursion botanique faite en 1887 dans les montagnes de l'Arabie heureuse*, Paris, Paul Klincksieck, 1889.
Depaule, Jean-Charles, « Si on commence à tout changer dans la maison… », *Peuples méditerranéens, Yémen-Sanaa*, n°46, janvier-mars 1989, p. 49-55.
Destremau, Blandine, « Le qat et la « narcotisation » de la société yéménite », *Revue du monde musulman et de la Méditerranée*, n° 55-56, 1990, p. 266-284.
Destremau, Blandine, « Les enjeux du qat au Yémen », *Tiers-Monde*, Tome 33, n° 131, 1992, p. 611-621.
El Attar, Mohamed Said, *Le sous-développement économique et social du Yémen. Perspectives de la révolution yéménite*, Alger, Éditions Tiers-Monde, 1964.
Forskål, Petrus, *Flora Aegyptiaco-Arabica : sive descriptiones plantarum quas per Aegyptum inferiorem et Arabiam Felicem*, Hauniae [Copenhague], 1775.
Friis, Ib, « Coffee and qat on the Royal Danish expedition to Arabia – botanical, ethnobotanical and commercial observations made in Yemen 1762-1763 », *Archives of Natural History*, 42.1, 2015, p. 101-112.
Gatter, Peer, *Politics of Qat. The Role of a Drug in Ruling Yemen*, Wiesbaden, Ludwig Reichert Verlag, 2012.
Joseph, Isaac, « Gabriel Tarde : le monde comme féerie », in Gabriel Tarde, *Les lois sociales*, Le Plessis-Robinson, Institut Synthélabo pour le progrès de la connaissance, 1999, p. 11-36.
Lambert, Jean, « Le qat au Yémen : imaginaire d'une drogue imaginaire », *Psychotropes*, vol. VIII, n° 1 et 2, automne 1992-hiver 1993, p. 91-101.Lambert, Jean, « Le mafraj et le maqyal : rite social et poétique de l'espace », in Paul Bonnenfant (dir.), *Sanaa. Architecture domestique et société*, Paris, CNRS Éditions, 1995, p. 155-163.
Lambert, Jean, « Le Magyal yéménite. Parole, jeux et rôles dans l'espace social masculin », in Hannah Davis Taïeb, Rabia Bekkar et Jean-Claude David (dir.), *Espaces*

publics, paroles publiques au Maghreb et au Machrek, Paris/Lyon, L'Harmattan/Maison de l'Orient méditerranéen, 1997, p. 27-50.

Lefebvre, Henri et Régulier, Catherine, « Essai de rythmanalyse des villes méditerranéennes », *Peuples méditerranéens*, n° 37, octobre-décembre 1986, p. 5-16.

Makhlouf, Carla, *Changing Veils: women and modernisation in North Yemen*, University of Texas Press, 1979.

Mermier, Franck, « L'islam politique au Yémen ou la "Tradition" contre les traditions ? », *Monde arabe Maghreb-Machrek, Yémen : l'État face à la démocratie*, n° 155, janv.-mars 1997, pp. 6-19.

Mermier, Franck, *Le cheikh de la nuit. Sanaa, organisation des souks et société citadine*, Arles, Actes Sud/Sindbad, 1997.

Morsi, Sarah, « La crise de l'eau au Yémen » in Laurent Bonnefoy, Franck Mermier et Marine Poirier (dir.), *Yémen. Le tournant révolutionnaire*, Paris, Karthala/CEFAS, 2012, p. 225-228.

Niebuhr, Carsten, *Travels through Arabia and other countries in the East*, traduit en anglais par Robert Heron, vol. 1, Londres, Garnet Publishing, 1994 [1ère édition Edimbourg, R. Morison and Son, Booksellers, 1792].

Pelat, Frédéric, « L'État yéménite et la communauté internationale face à la crise de l'eau », in Laurent Bonnefoy, Franck Mermier et Marine Poirier (dir.), *Yémen. Le tournant révolutionnaire*, Paris, Karthala/CEFAS, 2012, p. 229-233.

Radt, Charlotte, « Contribution à l'histoire ethnobotanique d'une plante stimulante : le Kat. Le kat au Yémen (Note préliminaire) », *Journal d'agriculture tropicale et de botanique appliquée*, vol. 16, n°2-5, février-mars-avril-mai 1969, p. 215-243.

Rodinson, Maxime, « Esquisse d'une monographie du qât », *Journal asiatique*, n° 265, 1977, p. 71-96.

Scott, Hugh, *In the High Yemen*, Londres, John Murray, 1941.

Shamsuldin, Ali, « Les effets négatifs du qât sur le développement économique et social du Yémen », *Cahiers du GREMAMO*, n° 11, 1993, p. 97-103.

Stadnicki, Roman, « Le Yémen vers la transition urbaine », in Laurent Bonnefoy, Franck Mermier et Marine Poirier (dir.), *Yémen. Le tournant révolutionnaire*, Paris, Karthala/CEFAS, 2012, p. 201-223.

Tarde, Gabriel, *L'opinion et la foule*, Paris, Éditions du Sandre, 2006 [1ère éd. 1901].

Van Oorschot, Irene, « Qat, Cosmopolitanism, and Modernity in Sana'a, Yemen », *Arabian Humanities* [En ligne], 1 | 2013, mis en ligne le 23 mars 2013, consulté le 27 juillet 2017. URL : http://cy.revues.org/2072 ; DOI : 10.4000/cy.2072.

Weeden, Lisa, *Peripheral Visions. Publics, Power and Performance in Yemen*, Chicago, The University of Chicago Press, 2008.

Weir, Shelagh, *Qat in Yemen. Consumption and Social Change*, Londres, British Museum Publications, 1985.

Une histoire au présent des drogues : opium, héroïne, méthamphétamines en Iran

Maziyar Ghiabi, politiste et anthropologue,
Wellcome Lecturer, Université d'Exeter

'Puis le monde est devenu industriel et il nous faut pactiser avec lui…
Passés sont les beaux vieux jours de l'opium, héroïne, passés sont les jeunes *bangi*, passé est le haschisch, la marijuana, et *geraas* [grass, herbe] ! Maintenant tout est *shisheh*, *blour*, *kristal* et *nakh*. Les hommes modernes sont devenus postmodernes'[1].

Iran (journal du gouvernement), 4 novembre 2009.

Prélude. Histoire de tous les jours et anthropologie historique

Dans le district sud du Bazar de Téhéran, entre la rue Mowlavi et Shoosh, il y a quatre jardins publics. Le plus grand et populaire entre eux est le Jardin Harandi, qui est situé au cœur du vieux quartier de Darvazeh Ghar. À partir de 2014, le Jardin Harandi, comme les autres jardins, est devenu le lieu de rencontre de groupes importants d'usagers de drogues, qui campent là-bas avec des *chador* (tentes), sacs de couchage, feux et piles de cartons par terre. Dans les saisons chaudes – entre mars et novembre –, le nombre d'usagers de drogues résidant dans le périmètre des jardins et les ruelles qui l'entourent s'élève à plus de trois à quatre mille personnes, incluant des visiteurs non-résidents avec le spleen du soir[2].

Me promenant sur la pelouse dans une tardive matinée, j'ai rencontré des collecteurs de déchets et des jardiniers qui se débrouillaient parmi les groupes d'usagers, bavardant avec eux ou juste circulant d'un groupe à l'autre (*doureh*). De temps en temps, une motocyclette de la police passait sur la rue principale délimitant le jardin ou le coupant au milieu, sans éveiller l'attention du public ou des officiers de la police à pied.

L'entrée d'une grande tente, proche d'une piscine vide et malodorante qui fonctionnait comme une toilette en plein air, était animée par des gens qui s'affairaient. L'un d'entre eux m'a dit plus tard que cette tente était le lieu principal de

[1] *Bangi* est le terme désignant les fumeurs de *hashish* en Iran. *Blour*, *kristal* et *nakh* sont les termes populaires donnés aux stimulants, comme la meth et l'ecstasy.

[2] Notes ethnographiques prises en septembre et octobre 2015. Tout cela est plus amplement discuté dans mon livre, Maziyar Ghiabi, *Drugs Politics: Managing Disorder in the Islamic Republic of Iran* (London: Cambridge University Press, 2019).

la distribution d'opium (*taryak*), d'héroïne (*gart*) et de métamphétamines (*shisheh*) dans l'espace Harandi[3].

Des jeunes filles se promenaient aux alentours de cette scène, avec des foulards lumineux, des cheveux teintés blonds et, certaines d'entre elles, avec des sacs à dos. En jugeant par leurs parures sophistiquées, elles n'étaient pas des filles de ce quartier pauvre, conservateur et populaire.

Le jardin Harandi et le *mahallé* de Darvazeh Ghar ne sont pas des sites souterrains, cachés, zones de criminalité, marginalité et désordre social. Rendez-vous des usagers de drogues, la zone se trouve au milieu d'un des quartiers les plus peuplés et populaires de Téhéran, qui est aussi le plus ancien de la capitale, avec une relation symbiotique avec son grand bazar, et elle se trouve toute proche de la ligne principale du métro (Ligne 1) qui connecte le riche nord avec le sud pauvre. Contrairement aux éternelles déclarations de « Guerre à la Drogue », guerre dans laquelle les autorités iraniennes sont historiquement engagées, le quartier ici montre une tolérance tacite aux drogues. C'est aussi que les drogues font partie de l'histoire quotidienne du peuple de Téhéran.

Qu'est-ce que nous dit l'histoire de la consommation de drogues de la vie des Iraniens et leur place dans le monde ? Dans ce cadre, les drogues sont un microcosme historique, un microphénomène[4], où peuvent se lire les trajectoires humaines, sociales et politiques d'une population. Les usagers de drogues sont des gens sans nom dans l'histoire moderne ; néanmoins, les élites et l'État les ont systématiquement convoqués dans le jeu politique pour discipliner, moderniser, et mettre de l'ordre dans la société. Donc les petites rapsodies et ruptures qui caractérisent l'histoire des drogues en Iran (et, en fait, aussi ailleurs) narrent un monde qui change et un flux nouveau du temps. C'est ce que le poète et intellectuel Piero Paolo Pasolini a défini comme « la mutation anthropologique » de la société de consommation (*civiltà dei consumi*)[5]. Ici, je tente une étude sur la micro-dimension de changement historique à

[3] Littéralement, *gart* signifie « poudre », « poussière », qui se réfère à la couleur brune de l'héroïne iranienne, par opposition à l'héroïne blanche nord-américaine.

[4] En persan, le mot utilisé pour « drogues » est *mavadd* et *mavadd-e mokhadder*, « substance » et « substance narcotique ». Dans cet article, j'utilise le mot « drogue » pour désigner une substance psychoactive narcotique considérée comme illégale. Cependant, il est impossible d'arriver à une définition de « drogue » dans le langage d'aujourd'hui. Les références linguistiques sont ambiguës et se réfèrent à plusieurs choses en même temps. Après tout, le « drug » en langue anglaise se réfère à une grande variété de « substances », qui ont ou n'ont pas d'effets thérapeutiques, alimentaires ou autres effets psychophysiques. En Iran, par exemple, les boissons alcoolisées sont interdites - et largement disponibles et consommées. J'évite de discuter de l'alcool dans cet article pour des raisons d'espace et de pertinence. Voir David Courtwright, *Forces of habit*, Harvard University Press, 2009, p. 2.

[5] J'adopte cette catégorie, « la mutation anthropologique », dans sa dimension historique qui encourage l'attention à la microdimension négligée de la vie humaine. Pasolini l'a mentionnée dans le cas particulier du monde rural italien, qui s'est révélé radicalement transformé après la Seconde Guerre mondiale et le changement socio-économique des années 1950 et 1960. Les fantaisies, les désirs, la langue, les peurs et les amours des plébéiennes, a-t-il soutenu, ont été mutés irrémédiablement par la création d'une « société consommatrice ». Il a soutenu que ce modèle de société, le consumérisme, était plus totalitaire que le fascisme. C'est le thème central de *Lettere Luterane*, Turin, Einaudi, 1976, et *Scritti corsari*, Milan, Garzanti, 1975. Il est aussi le *leitmotiv* de son cinema, voir *Trilogia della vita (Il Decameron-I racconti di Canterbury-Il Fiore delle Mille e una notte)*, Garzanti, 2014 [1970, 1972, 1974].

travers le prisme de l'usage de drogues, un prisme particulièrement significatif pour les Iraniens[6].

Les narcotiques, produits globaux par excellence, ont eu une place importante dans l'histoire de l'Iran. À l'origine était l'opium. Panacée analgésique, culture lucrative, intoxicant poétique et inhibiteur sexuel, au cours du XXe siècle les usagers d'opium se sont trouvés dans un paysage sémantique de la modernité. Une 'révolution psychoactive' est passée à l'échelle mondiale : les gens ont acquis le pouvoir d'altérer leur état d'esprit à leur gré, car la disponibilité de substances psychoactive était garantie par la nouvelle fabrique socio-économique, le marché[7]. Productivité plus importante et connexions mercantiles plus rapides, les narcotiques sont devenus largement disponibles. Au reste, dès la fin du dix-neuvième siècle, l'Iran a produit de grosses quantités d'opium entrant ainsi dans l'ère de la commercialisation de l'agriculture.

Les anciens rituels se transforment en consommation moderne, qui est technologique – avec l'utilisation des aiguilles hypodermiques et de produits chimiques raffinés –, plus forte – avec des substances plus puissantes – et, de manière cruciale, plus rapide[8]. Cette révolution psychoactive n'était pas passée inaperçue. À partir du début des années 1900, un régime nouveau de régulation des substances psychoactives a été mis en place, impulsé par l'élan–réformateur des États-Unis d'Amérique. L'objectif était de remodeler le monde qui devait être à la fois plus sobre et plus moral[9]. Et à partir des années cinquante, la consommation de psychotropes n'a plus trouvé d'espace légitime dans le domaine public et a commencé à être sanctionnée par la police. Orientalisé comme une pratique culturelle qui rend esclave et conduit à une dépendance pharmacologique, l'usage des drogues hors l'Occident devenait un conte d'imitation. Tout usage de drogues, écrivait Gilles Deleuze, est lié « aux vitesses, les modifications de vitesse, les seuils de perception, les formes et les mouvements, les micro-perceptions, la perception devenant moléculaire, les temps qui deviennent suprahumains ou surhumains »[10]. Ainsi, les drogues nous content une histoire de visions du monde qui changent, de codes de conduite qui se modifient, de peurs et désirs individuels. La consommation de drogues n'est pas imposée par un

[6] Ma recherche se fonde sur des documents d'archives, des articles de journaux, du matériel audio-visuel et des rapports médicaux du début du XXe siècle jusqu'en 2017. Cette combinaison d'histoire et d'ethnographie suggère que le monde quotidien est une sorte d'archive en plein air. En fait, Evans-Pritchard nous rappelle que « l'anthropologie doit choisir entre être histoire et ne rien être... L'histoire doit choisir entre être l'anthropologie sociale et ne rien être », voir Evans-Pritchard, Edward Evan, *Anthropology and history*, Manchester University Press, 1961, p. 20.

[7] Courtwright, *Forces of habit*, Introduction. Cela ne signifie pas que les substances psychoactives n'ont pas été utilisées avant le XXe siècle, mais leur consommation prend de nouvelles caractéristiques durant ce siècle.

[8] Le tabagisme (fumer) lui-même est une pratique qui nécessite une sophistication qui permet une consommation plus rapide de la substance. Plus technologiques sont les pilules et les aiguilles, qui apparaissent au cours du XXe siècle.

[9] Tyrrell, Ian, *Reforming the world: the creation of America's moral empire*, Princeton University Press, 2010.

[10] Deleuze, Gilles. *Due regimi di folli e altri scritti: testi e interviste 1975-1995*, Edited by Pier Aldo Rovatti, Torino, Einaudi, 2010, p. 118. Voir Châtelet, Deleuze, Genevois, Guattari, Ingold, Musard, Olievenstein, *Où il est question de la toxicomanie*, Bibliothèque des mots perdus, Alençon, 1978.

modèle de domination culturelle (de l'Occident). Les drogues sont plutôt toujours *indigénisées* et appropriées culturellement dans des termes nouveaux, qui, cela va sans dire, peuvent être néanmoins globalisées. « La drogue » a changé la perception du temps, y compris pour ceux qui ne l'utilisent pas.

L'Iran est un terrain privilégié pour étudier ces mutations. Si l'opium iranien était réputé pour son excellente qualité et si cette drogue participait de la convivialité quotidienne, les Iraniens n'en ont pas moins toujours expérimenté d'autres substances, démontrant un goût très marqué pour les drogues[11]. Haschisch, héroïne, alcool ont été plus récemment rejoints par de nouvelles drogues qui peuvent être qualifiées de « postmodernes », comme le *kerak* (base d'héroïne), le *shisheh* (meth) et le LSD. Parallèlement, le pays a vécu des révolutions (1906-1911 ; 1979), des guerres (1940-5 ; 1980-88), de longues périodes d'isolement (1951-53 ; 1979-2016), mais aussi de profondes réformes culturelles (années 1980 ; années 2000) qui ont influencé la place des drogues dans la vie des Iraniens.

Ces changements sont paradigmatiques des virages plus profonds dans la culture populaire. Ils sont significatifs de la place des Iraniens dans les tendances de la consommation globale, alors qu'ils étaient historiquement caractérisés par leur isolement et leur résistance à la globalisation capitaliste. En fait, l'Iran reste le plus grand pays qui n'a pas encore véritablement intégré le système mondial né après la Seconde Guerre mondiale. Aussi, l'étude des changements qui portent à la fois sur les goûts des usagers et sur l'offre du marché mondial, nous permet d'analyser les Iraniens et leur relation avec un produit globalisé, « la drogue »[12]. L'évolution du phénomène de « la drogue » en Iran suit le rythme de son histoire.

L'opium comme généalogie (1900-1955)

« J'ai de l'eau et de l'opium », criait dans les rues et en face des mosquées un jeune garçon. Vers la fin du mois du ramadan, des vendeurs ambulants fournissaient l'eau et en même temps pour ceux qui le voulaient, des pilules d'opium de différente taille[13]. Dans le nord de l'Iran, les mères donnaient des petits morceaux d'opium aux enfants avant de partir travailler dans les champs de riz. Plus tard, au moment de se coucher, les enfants buvaient le *sharbat-e taryak* (le sirop des enfants), produit avec un peu de pavot bouilli et du sucre. Le sirop garantissait un sommeil sain pour tous[14]. Le tranquillisant, appelé aussi *kif*, était également utilisé ailleurs. Des récits populaires du

---

[11] Cf. Matthee, Rudolph P., *The pursuit of pleasure: Drugs and stimulants in Iranian history, 1500-1900*, Princeton University Press, 2005.

[12] Cette « histoire du présent » résulte d'une rencontre ethnographique avec le phénomène de la drogue aujourd'hui pour comprendre les circonstances historiques par lesquelles le présent a vu le jour. Il ne faut pas la confondre avec le « présentisme », une tentative de lire le passé à la lumière d'aujourd'hui. L'objectif est de comprendre la situation actuelle à la lumière des trajectoires historiques. Voir Garland, David. "What is a "history of the present"?

[13] Jahan-'ali Azarkhosh, *Afat-e Zendegi*, Téhéran, Chapp-e Gohar, 1956 [1334]), pp. 367-8. Anthony R. Neligan, 'The Opium Question with Special Reference to Persia' (JSTOR, 1929), p. 25.

[14] Alemi, Naraghi, 'The Iceberg of Opium Addiction an Epidemiological Survey of Opium Addiction in a Rural Community', *Drug and alcohol dependence* 3, 2 (1978), p. 109; Elgin Earl Groseclose, *Introduction to Iran* (Oxford University Press, 1947), p. 198; Neligan, 'The Opium Question', p. 16.

Mezzogiorno en Italie évoquent l'usage de la *papagna*, un sirop produit avec le *papaverum somniferus* ; son équivalent était commercialisé en Grande-Bretagne sous le nom de « *Godfrey's Cordial* »[15].

Dans la ville de Kerman, les contrats de mariage stipulaient l'inclusion d'une dot de pipe à opium (*vafur*) ainsi que des attirails pour fumer (*manqal-o basat*)[16]. Ces données historiques confirment que la consommation de ce narcotique était devenue la norme dans la vie des Iraniens au début du XXe siècle. En fait, l'opium était le remède incontesté des classes populaires. Il était administré par les apothicaires (*'attari*) comme analgésique, comme sédatif, pour la diarrhée ou pour les problèmes pulmonaires, comme tonique universel ou simplement panacée pour tous ceux qui manifestaient des symptômes vagues de malaise physique ou psychologique. Le *hakim*, médecin traditionnel formé dans la science médicale d'Avicenne[17], le prescrivait « quand il était confronté à une maladie qu'il ne pouvait pas traiter »[18]. Cette pharmacologie indigène surprenait les docteurs européens qui voyageaient en Iran. L'un d'entre eux jugeait que « pratiquer la médecine parmi les Perses implique un constant contact avec la question de la toxicomanie à l'opium »[19].

Plutôt qu'être seulement un remède médical, l'opium avait sa place dans les rituels quotidiens et les pratiques culturelles. Fumer l'opium, en utilisant une pipe et un brasier à charbon, un mode de consommation influencé par la culture de l'opium en Chine, était une pratique habituelle en Iran. Dans l'interaction entre usagers, la récitation de poèmes était encouragée : Saadi, Ferdowsi et Khayyâm étant de grands classiques. Mais les convives pouvaient aussi se passionner pour des débats sans fin sur les particularités et l'histoire de l'Iran[20].

Ce cercle, *doureh*, que nous avons mentionné en introduction, facilitait les liens affectifs et communautaires, l'opium devenant un medium qui pouvait favoriser l'émergence et l'organisation de groupes[21]. Pendant le XXe siècle, on désignait de façon sarcastique les habitués de *pay-e manqali*, « ceux qui s'assoient aux pieds du brasier ». L'opium avait aussi la réputation de favoriser les capacités oratoires. Dans un vers très connu du poète Saadi de Chiraz, on peut lire « *l'opium fait parler la vérité dans la bouche du prophète* »[22]. Même les Shahs d'Iran étaient connus pour leur usage de

---

[15] Pignatti, S., and Flora d'Italia. "Vol. I–III." Edagricole, Bologna (1982), p 325. Berridge V. and Edwards G., *Opium and the People*, ABC, 1982, pp. 98-101 and 105.

[16] De Groot, Joanna. "Kerman in the late nineteenth century: a regional study of society and social change." PhD diss., University of Oxford, 1978, p. 195.

[17] Ebrahimnejad, Hormoz. "Religion and medicine in Iran: From relationship to dissociation." *History of science* 40, no. 1 (2002): 91-112.

[18] Amir Afkhami, 'Compromised Constitutions: The Iranian Experience with the 1918 Influenza Pandemic' *Bulletin of the History of Medicine* 77, 2 (2003), 386; Gerald T. McLaughlin and Thomas M. Quinn, 'Drug Control in Iran: A Legal and Historical Analysis' *Iowa Law Review* 59 (1973), 481.

[19] Anthony R. Neligan, 'The Opium Question with Special Reference to Persia' (JSTOR, 1929), 1. Voir aussi Hormoz Ebrahimnejad, *Medicine, Public Health, and the Qājār State: Patterns of Medical Modernization in Nineteenth-Century Iran*, vol. 4 (Brill, 2004), 154; and Shireen Mahdavi, 'Shahs, Doctors, Diplomats and Missionaries in 19th Century Iran' *British Journal of Middle Eastern Studies* 32, 2 (2005), 185

[20] Qahrfarkhi, Said Madani. *E'tiyad Dar Iran [Addiction in Iran]*. Tehran: Nashr-e Sales, 2011 [1390], pp. 5-12.

[21] Hamid Mowlana, 'The Politics of Opium in Iran: A Social-Psychological Interface' in Simmons and Said, *Drugs, Plitics, and Diplomacy* (1974), p. 79.

[22] Saadi Shirazi, *Boostan*. Tehran: Al-Khwarizmi Publication, 2003.

substances psychoactives, dont l'opium[23]. Reza Shah, le cadet militaire auto-proclamé roi en 1925, était un usager régulier de la substance, que selon la légende il utilisait deux fois par jour debout sur ses pieds, au contraire de ceux qui s'allongent par terre. Il déclamait alors des poésies ou était emporté par des rêves en plein jour[24].

Ce récit illustre la différence entre les Shahs traditionnels de la période prémoderne, dont plusieurs étaient notoirement des usagers d'opium, et le Shah modernisateur, arrivé au pouvoir avec un agenda de réformes, qui utilisait l'opium sans perdre sa vigilance mentale et son endurance corporelle. Ainsi, Reza Shah a prohibé l'usage de l'opium pour les militaires et les fonctionnaires, même si l'Assemblée nationale avait son salon où les députés pouvaient se relaxer et discuter en fumant une pipe d'opium[25].

Ce qui préoccupait le Shah, c'était la visibilité de l'usage de l'opium, surtout face aux observateurs occidentaux. Pour démontrer la volonté du gouvernement de s'aligner sur les modèles de gouvernance occidentale, en 1928, le Shah a signé l'Acte de « Restriction de l'opium », qui préparait le terrain du monopole du pavot[26]. Cette décision a permis à l'État modernisateur de concentrer les taxes générées par l'économie du pavot, ce qui incluait l'exportation de l'opium et sa consommation domestique[27]. Il a aussi puni ces catégories perçues par la nouvelle bourgeoisie comme antinomiques de l'esprit du temps, défini comme le temps de la modernisation sur le modèle occidental. L'opium est venu occuper le dernier bastion de résistance face au nouveau *zeitgast*.

Décrit par les observateurs contemporains comme une drogue sans classe sociale, l'opium faisait partie d'une économie de subsistance. Les riches propriétaires de terrains obtenaient un opium de première qualité fourni directement par les cultivateurs et ils le fumaient dans de longues pipes en bois, avec des décorations artistiques. Les plus modestes utilisaient des pipes à eau (narghilé, qaliyan), ou pipes pour tabac (chopoq) ou le mangeaient en petites pilules. Les plus pauvres mendiaient pour se procurer l'eau que les fumeurs utilisaient, une boisson réputée pour ses effets fortement intoxicants[28]. Ceux qui travaillaient directement dans la production de l'opium étaient souvent eux-mêmes des usagers. Les paysans qui oeuvraient dans les champs de pavot goûtaient avec leurs doigts le jus frais du pavot, coupé et séché sous le soleil du midi, ce qui pouvait provoquer une forte dépendance[29].

---

23 Matthee, *The Pursuit of Pleasure.*

24 'Alimardani, A. A., 'Mavadd-e Mokhadder va Rejim-e Pahlavi' in *Faslnāmeh-ye Motale'at-e Tarikh*, vol. 25, p. 114.

25 McLaughlin G. and T. Quinn, "Drug Control in Iran: A Legal and Historical Analysis" in *Iowa Law Review* vol. 59, 1973, p. 486; *New York Times*, February 11, 1973.

26 Maziyar Ghiabi, 'The Opium of the State' in Alvandi Roham, *Global History of Iran*, Gincko Press, forthcoming 2017.

27 Hansen, Bradley. "Learning to tax: the political economy of the opium trade in Iran, 1921–1941." *The Journal of Economic History* 61, no. 01 (2001): 95-113.

28 Regavim, Ram Baruch. "The Most Sovereign of Masters: The History of Opium in Modern Iran, 1850-1955." (2012), p 128.

29 Hossein Kuhi-Kermani, *Tarikh Taryak va Taryaki dar Iran*, Tehran, Elmi Zaban-e Ketab, 1955 [1324], pp. 1-73.

Ces usages très populaires allaient à l'encontre des exigences des conférences internationales organisées au début du XXe siècle avec l'objectif de contrôler le flux de l'opium dans le monde. Désireux de faire partie du club mondial des « nations civilisées » autoproclamées, le gouvernement iranien a été le premier pays producteur d'opium à introduire des mécanismes de contrôle et de limitation de la consommation domestique[30]. À partir de 1910, la condamnation de l'opium est devenue un trope du débat public. Mais c'était surtout à travers les récits des voyageurs occidentaux que l'opium et l'opiomane, *taryaki*, étaient perçus par les intellectuels locaux, les politiciens nationaux et les moralistes modernisateurs. Il s'agit de récits plutôt pittoresques mais qui ne comprenaient pas la place de l'opium dans la culture populaire.

En 1933, Sir Arnold Wilson, un officier civil de l'Empire britannique dans le golfe Persique, faisait état du nombre limité de toxicomanes dans les pays occidentaux pour justifier la mise en place de législations vexatoires qui visaient l'individualisme robuste de Perses, alors qu'il s'agissait d'un de leurs atouts les plus durables[31]. Selon les données de Conseil International de Contrôle de l'Opium, les Iraniens consommaient trente-sept fois plus d'opium que la quantité considérée comme nécessaire dans un objectif médical[32]. En dépit des engagements pris avec la loi de Limitation de l'Opium votée en 1909, les Iraniens restaient fortement dépendants de la substance, qu'il s'agisse de son commerce ou de sa consommation locale. Les exportations étaient une partie clé du budget national, mais la consommation locale était taxée, si bien qu'elle fournissait du cash dont profitait l'État, ce qui ne manquait pas de provoquer des débats publics. On rapporte qu'à la date du 11 octobre 1945, le Bureau de Taxation localisé dans la ville de Shoushtar contraignit les magasins de sucrerie à acheter avec le sucre « trois tubes d'opium », ce qui provoqua des protestations contre ce programme de distribution forcée d'opium par le gouvernement[33]. Rapidement, des magasins d'opium ont proliféré dans les villes iraniennes ; avec la libéralisation du marché de l'opium, les consommateurs urbains ont pu se procurer différentes qualités d'opium, qu'ils pouvaient acheter sous différentes formes. Dans les vitrines des magasins, on pouvait lire des publicités comme « Ici, le meilleur opium Shirazi et Isfahani est en vente »[34].

Propriétaires fonciers, cultivateurs, coupeurs de pavot (*tighzan*), laboureurs, marchands d'exportation, officiers chargés de collecter les impôts, agents de bazar, vendeurs, manipulateurs, packageurs, vendeurs de tapis, portiers, gérants de cafés, mendiants de résidu d'opium, tous participaient de l'économie du pavot, de la production à la vente. Autour de ce business gravitait une galaxie de derviches vagabonds, diseurs de bonnes aventures, musiciens, propriétaires d'animaux

---

[30] League of Nations, 'The Hague International Opium Convention, 1912), The Hague, 23 January 1912 : https://www.unodc.org/unodc/en/frontpage/the-1912-hague-international-opium-convention.html (last accessed on March 2, 2017).

[31] Groseclose, *Introduction to Iran*, 208.

[32] Richards, Fred. *A Persian Journey: Being an Etcher's Impressions of the Middle East, with Forty-eight Drawings*. J. Cape, 1931, p. 36.

[33] *Sazman-e Asnad-e Arshiv-e Melli*, 896/101002.

[34] *Sazman-e Asnad-e Baharestan*, 02-09278; Azarkhosh, *Āfat-e Zendegī*, p. 373.

performants, fumeurs de pipes, brasier et pilules (*chaqkon*, « ceux qui engraissent la pipe »), nettoyeurs de déchets de pipes[35]. Un observateur a comptabilisé entre trois et cinq mille étrangers pendant la période de récolte. En Ispahan, un quart des habitants travaillaient directement ou indirectement dans l'économie du pavot dans les années 1920[36].

L'État a pris le contrôle de ce marché. En 1921, il a introduit une loi qui faisait du Bureau des Taxes le seul acheteur du résidu de l'opium (*sukhteh-ye taryak*), résidu qui une fois cuisiné pouvait être revendu sous la forme de *shireh-ye taryak*, un dérivé de l'opium caractérisé par une haute teneur en morphine[37]. Cette substance était appréciée depuis longtemps par les usagers. La décision du gouvernement était justifiée car il voulait limiter l'usage de *shireh* à des locaux dévolus à cette consommation dans les centres urbains. À Téhéran, les espaces consacrés à cette activité étaient situés dans les environs du Jardin Ferdows, dans le quartier de Darvazeh Ghar. Là-bas, des groupes d'usagers étaient autorisés par l'État à établir des magasins-usines, appelés *shirehkesh-khaneh*, où la substance pouvait être cuisinée et vendue[38]. Dans les années 1940, le nombre de *shirehkesh-khaneh* a connu une forte augmentation et Téhéran en comptait plus de cent-soixante-dix.

Cette substance raffinée était un premier pas technologique dans la consommation de drogue en Iran. Dérivée du résidu de l'opium, elle encourageait la consommation fumée plutôt que mangée. Le processus de fabrication était relativement simple : il fallait cuisiner, sécher, préparer. Cette substance a fait la transition entre la fabrication manuelle traditionnelle et la production industrielle à l'origine des laboratoires de l'héroïne. Le lieu de consommation avait aussi changé. Le Shireh était fumé dans des endroits appelés dar-ol-'alaj, le terme arabe pour « clinique ». Ainsi, les shirekesh-khaneh annoncent un nouveau mode de consommation qui associe le plaisir et le soin, consommation autogérée, parfois avec le soutien de l'État[39]. Autre caractéristique de ce nouveau mode de consommation, la contestation populaire qu'il a suscitée tout au long du siècle. L'odeur nauséabonde de l'opium cuisiné dans les rues de ces quartiers et la débauche des usagers de *shireh* sont attestées par les témoignages des contemporains[40].

Tehran	175
Zahedan	142
Hamedan	37
Markaz-e Rasht	24
Sabzevar	23
Kermanshah	23
Qazvin	21

[35] *Sazman-e Asnad-e Baharestan*, 02-11831.

[36] Millspaugh, *The American Task*, p. 190. Neligan, "The Opium Question", p. 37.

[37] Qahrfarkhi, *E'tiyād*, p. 15.

[38] Qahrfarkhi, *E'tiyād*, pp. 190-191. Azarkhosh, *Āfat-e Zendegī*, p. 404.

[39] Azarkhosh, *Āfat-e Zendegī*, p. 373.

[40] *Sazman-e Asnad-e Baharestan*, 02-11831.

Gonabad	19
Qom	14
Yazd	9
Ahvaz	9
Khorramabad	8
Damghan	3
Sanandaj	3
Sari	2

Tableau 1 : Nombre de shirehkesh-khaneh (1940)[41]

Avec l'occupation anglo-soviétique du plateau iranien en 1941, Reza Shah fut contraint d'abdiquer. Le gouvernement se trouvait en grand désarroi. Dans ce désordre politique, le parlement a renforcé son contrôle sur le marché de l'opium et s'est efforcé de limiter la consommation auprès de la population. En réaction, on a pu observer des stratégies innovantes de résistance : tandis que la police pourchassait les opiomanes dans les rues (du moins les plus pauvres) et que les usagers étaient contraints de s'inscrire sur un registre, certains d'entre eux se sont regroupés dans des collectifs, tandis que d'autres se déplaçaient d'un lieu à l'autre. Ainsi, un bus a pu proposer un refuge mobile pour des fumeurs sur la route de Teheran-Karaj, ce qui permettait d'éviter les raids de la police qui pourchassait les porteurs de *shirehkesh-khaneh*. Selon les témoignages, l'assistant du conducteur de bus criait le slogan : « Nous emportons les morts, nous les ramenons en vie », évoquant ainsi les bénéfices régénérateurs d'une dose d'opiacés pour les usagers contraints à l'abstinence[42].

L'action la plus audacieuse a été menée par les auto-déclarés 'Toxicomanes d'Abadan', signataires d'une pétition pour leur « bien-être », remise le 10 octobre 1941 au ministère des Finances, organisme qui avait alors la charge des questions liées aux opiacés. Son responsable, le Dr Arthur Millspaugh, était un conseiller américain qui avait été le directeur des finances dans les années 1920 sous Reza Shah. Voici quel était le contenu de cette pétition :

« Avec tout le respect dû à vos excellences, nous nous adressons à vous au nom des 170 000 habitants de la ville de Abadan, dont 70 000 au moins sont toxicomanes, qui pour leur malheur sont des « brûle-les-familiers » [*khanemansuzi*] de l'opium. Ces derniers jours, les succursales de la vente de l'opium dans la ville ont été fermées par le Bureau des Taxes. Des vingt-quatre succursales de cette ville, il n'en reste plus qu'une seule. De plus, cette succursale ne donne qu'un demi-gramme d'opium à chaque toxicomane. Nous sommes sûrs que vous comprendrez aisément que la baisse de cinq grammes par jour à un demi-gramme provoque une extrême faiblesse physique qui empêchera de travailler, et par

[41] In Latifi Niya, M., "Taryak va Eqdamat-e Anjoman-e Mobarezeh ba Taryak va Alcol" en *Gangineh*, vol. 2, no. 3-4, 1992, pp. 111-112.

[42] Azarkhosh, *Āfat-e Zendegī*, p. 510.

conséquent détruira les familles nombreuses dont les ressources dépendent de ces travailleurs ».

La lettre énumère ensuite les causes de l'usage de l'opium, parmi lesquelles : « la location géographique », « le climat humide de Abadan », qui se trouve proche des marécages de la rivière Arvand Rud (Shatt-el-Arab), et « pour notre travail épuisant dans la Corporation anglo-iranienne ». Cette compagnie britannique exploitait alors le pétrole iranien dans le sud-ouest de la région de Khuzistan. La lettre était signée de Mohammad Roushandel [Mohammad clair-cœur], qui s'était fait porte-parole des 70 000 toxicomanes d'Abadan[43].

Arthur Millspaugh, est resté parfaitement indifférent à la revendication des « Toxicomanes d'Abadan ». Sa réponse est empreinte d'une austérité toute britannique : « Selon le règlement en vigueur... la consommation de l'opium doit progressivement diminuer. Le rationnement de l'opium répond à cet objectif, le bureau des impôts des municipalités étant chargé de distribuer un demi-gramme aux mangeurs d'opium et deux grammes à ceux qui le fument. Ainsi, les doléances des toxicomanes n'ont pas de justifications rationnelles »[44].

L'ambivalence envers la substance est caractéristique des tensions idéologiques qui marquent la vie politique et sociale du début de la modernisation. D'un côté, l'opium était un atout culturel et économique, la consommation domestique étant taxée. De l'autre côté, l'opium était perçu comme un obstacle à la modernisation de la nation. Tandis que la modernité accélère le flux du temps, avec des voitures de plus en plus rapides, une production industrielle lourde, des échanges multipliés, l'image publique de l'opium devenait celle d'un obstacle au travail, même si par ailleurs, l'effet tonique de l'opium était connu des travailleurs[45].

Ainsi, le gouvernement a commencé par supprimer la pause de quinze minutes allouée aux fumeurs d'opium, arguant que « les travailleurs ne doivent pas utiliser l'opium pendant leur travail ». Les fonctionnaires devaient s'abstenir, ou bien ils risquaient de perdre leur place[46]. Le toxicomane était associé au mensonge, il n'était donc pas fiable au travail, dans le contexte urbain ou rural. Cette posture idéologique et éthique était cohérente avec les prérogatives de la nouvelle bourgeoisie, qui voyait dans les vieux usagers d'opium et de *shireh*, leur Némésis[47].

En novembre 1955, le ministre de la Santé approuva la « Loi de Prohibition de la Culture du Pavot et de l'Usage de l'Opium », loi qui relevait toujours de la même ambition de *rattraper* les temps modernes : « La prohibition [de l'opium] était justifiée par des raisons de prestige. Alors que comme dans la plupart des

[43] *Asnad-e Arshiv-e Melli*, 13619, 22/6/1322.
[44] *Asnad-e Arshiv-e Melli*, 21480,17/7/1322.
[45] Schayegh C., *Who Is Knowledgeable Is Strong: Science, Class, and the Formation of Modern Iranian Society, 1900-1950*, University of California Press, 2009, pp. 186-7. Voire Courtwright, *Forces of Habit*, p. 136.
[46] *New York Times*, February 11, 1973. Groseclose, *Introduction to Iran*, p. 215; Azarkhosh, *Āfat-e Zendegī*, pp. 450-451.
[47] Schayegh, *Who Is Knowledgeable*, passim. Beck L., *Nomad: A Year in the Life of a Qashqa'i Tribesman in Iran*, University of California Press, 1991, p. 401.

pays, la modernisation impliquait l'imitation des modèles occidentaux, l'usage de l'opium était considéré comme un reste honteux d'un passé oriental. Il n'était pas adapté à l'image que le Shah voulait donner de l'éveil de l'Iran sur le mode occidental »[48]. Dans la vision des entrepreneurs moraux, la modernité impliquait l'éradication de l'opium. Toutefois, l'avènement de la modernité ne s'est pas accompagné d'une plus grande sobriété, il annonçait au contraire l'arrivée d'une nouvelle drogue plus merveilleuse encore, à savoir l'héroïne.

Héroïne et modernité (1955-1990)

En 1957, deux ans après l'entrée en vigueur de la prohibition de l'opium, un homme, trouvé dans le Jardin Merlan de Téhéran, est hospitalisé pour une overdose d'héroïne[49]. C'était le premier cas de « toxicomanie » à l'héroïne dans l'histoire de l'Iran, une vibration existentielle dans la phénoménologie des drogues. Le site de l'évènement était aussi significatif. Dans le nord-ouest de la ville, ces jardins faisaient partie d'un nouveau quartier de Téhéran, où s'installait une nouvelle classe moyenne travaillant dans les bureaux. Au contraire de l'opium dont la consommation s'inscrivait dans une longue tradition, l'héroïne était une substance exogène qui n'avait pas de place dans l'histoire iranienne. Suivant une tendance globale qui caractérise les années 1950, l'héroïne, d'abord fumée selon la technique dite « chasser le dragon » pratiquée à Hong-kong (*chasing the dragon*)[50], était devenue populaire en Iran dans les milieux des étudiants et des émigrés de retour au pays. L'héroïne était plus chère, donc moins accessible aux classes populaires, surtout hors de la capitale[51]. Mais dix ans après cette première overdose, on peut constater que l'héroïne s'est diffusée dans des milieux sociaux moins privilégiés, qui étaient historiquement familiers avec les rituels de l'opium. La modernisation se matérialisait aussi dans ce micro- phénomène.

Le 22 octobre 1969, un jeune homme, Hossein Larijani, est chassé de sa maison par ses parents qui vivaient dans le village rural de Larijani, proche de la mer Caspienne. Arrivé à Téhéran, il se retrouve au chômage et demande du travail dans un magasin de blanchisserie. Le patron, compatissant, lui enseigne le travail et l'embauche comme assistant. N'étant pas satisfait de son salaire, qui ne suffisait pas pour faire face aux lourdes dépenses de son nouveau style de vie, Hossein demande une augmentation. Le patron lui refuse et Hossein décide de laisser son boulot. Après quelques semaines, Hossein décide alors de tendre un piège contre son ex-patron. Il cache un peu d'héroïne dans une boîte d'allumettes qu'il dépose dans le magasin et informe la police en prétendant que son patron est un dealer. Les policiers, incapables de trouver ce que Hossein a caché,

---

[48] *New York Times*, February 11, 1973.

[49] Qahrfarkhi, *E'tiyād*, p. 157.

[50] Strang, John, Paul Griffiths, and Michael Gossop. "Heroin smoking by 'chasing the dragon': origins and history." *Addiction* 92, no. 6 (1997): 673-683.

[51] Central Treaty Organisation (CENTO), "*Seminar on Public Health and Medical Problems Involved in Narcotics Drug Addiction*", Teheran, April 8-12, 1972, pp. 25-26 : http://pdf.usaid.gov/pdf_docs/PNABI608.pdf (accessed on April 11, 2017).

abandonnent les poursuites. Mais Hossein persiste, il les appelle à nouveau et précise que l'héroïne se trouve dans une boîte d'allumettes. Le patron est donc arrêté par la police, mais en écoutant sa version, les policiers comprennent que Hossein était le véritable organisateur du complot avec l'aide d'un ami. Les deux sont incarcérés et condamnés à plusieurs années de prison[52].

Ce fait divers est révélateur de la rencontre traumatisante avec la nouvelle modernité urbaine, expérience qui se fait dans le contexte de la diffusion de l'héroïne. L'histoire qui suit illustre une autre de ses caractéristiques.

« Un homme poignarde le fils de son ex-patron », titre le quotidien *Etela'at* le 19 Août 1969. Mis à la porte de son boulot de chauffeur car accusé d'être un toxicomane à l'héroïne, Asadollah rend visite au fils de son patron alors âgé de dix-huit ans. Il lui demande de l'argent pour couvrir le prix de l'héroïne qu'il consomme et quand sa demande est refusée, Asadollah attaque le jeune garçon avec un couteau et le poignarde plusieurs fois[53]. Appauvri par la perte de son travail, Asadollah n'avait plus les moyens de payer sa consommation, aussi, dans une tentative désespérée, il décide d'utiliser la violence. Ces deux faits divers mettent en scène des hommes, jeunes et pauvres (au chômage), qui ont adopté cette nouvelle drogue en passant du milieu rural au milieu urbain. Ils sont exemplaires des difficultés d'intégration des nouvelles masses urbanisées des années 1960 avec les programmes de modernisation voulus par le Shah Mohammad Reza. Son projet, appelé « Révolution Blanche », signe un changement d'époque. Ces programmes ont contribué à l'acquisition de nouvelles formes de socialité, de nouveaux modes de consommation et de loisirs, substantiellement différents des communautés rurales. Inévitablement, l'usage de drogues faisait partie de ces transformations. Dans les villes, l'héroïne était devenue la nouvelle drogue, considérée comme la merveille du siècle, provoquant l'intérêt et la curiosité des populations nouvellement urbanisées et opposées à la pratique obsolète de l'opium.

Les femmes étaient également attirées par cette nouvelle substance. Ainsi, la gendarmerie impériale a pu découvrir de l'héroïne dans les sacs de deux femmes, Havà et Monavvar, qui décrivaient cette substance comme quasi-miraculeuse. Face au juge, Monavvar s'est défendue en disant que « le fils de Havà m'a donné ça. Je l'ai pris parce que ma fille a perdu ses cheveux, elle est chauve [*cachalè*]...Je voulais mettre cette drogue [*daru*] sur sa tête pour qu'elle ne perde pas sa beauté »[54]. Monavvar, qui avait manifestement surestimé les bénéfices anti-oxydants de l'opium, a été condamnée à six mois de prison, parce qu'elle croyait (ou prétendait croire) aux pouvoirs miraculeux de l'héroïne.

C'est aussi que l'héroïne présente plusieurs avantages : elle est plus difficile à détecter, plus facile à transporter sur de grandes distances, plus lucratives avec sa marge de profit plus élevée et, en même temps, elle était beaucoup plus forte comme narcotique. Il n'y avait pas besoin de lieux spéciaux pour son usage et, au

---

[52] *Ettela'at*, October 22, 1969.

[53] *Ettela'at*, August 19, 1969.

[54] *Ettela'at* Septembre 19, 1969.

contraire de l'opium, elle n'avait pas une forte odeur qui pouvait attirer l'attention. Cette nouvelle drogue était adaptée aux limitations de l'espace propres aux nouveaux centres urbains. Elle était aussi plus difficile à détecter par la police et répondait mieux aux techniques modernes d'enquête. Si l'opium tenait une place ambiguë dans la table des valeurs en Iran, avec son caractère traditionnel et médical, l'héroïne incarnait l'intrusion de nouveaux modes de consommation, en quête de modernité et de plaisir. Les choix des modernisateurs iraniens ont indirectement influencé le choix de cette drogue.

Un nouveau genre a surgi dans l'imaginaire collectif. Dans les films *La Plague de la Vie, ou Morphine* (*Afat-e Zendegi ya Morfin*), réalisé par Mohammad Ali Ja'fari (1960), un homme « riche et moderne », Hamid, respecté de sa famille et son entourage social, est victime d'une femme fatale, la chanteuse du cabaret (Shahla Raheli). L'homme, un musicien bien connu, rencontre la femme après un show dans sa chambre d'hôtel. Après quelques verres, elle invite Hamid à partager un « shoot » de morphine. Grâce à la substance, à force de cajoleries, elle convainc Hamid de collaborer à un réseau de trafic de drogue avec lequel elle travaille. Hamid, qui était un maître de piano classique et toujours habillé avec élégance (black suit man), se métamorphose soudainement dans un *luti* de Téhéran, avec ses chemises sales et ses attitudes burlesques[55]. Il perd son travail et se transforme finalement en un *baba karam*, qui boit du thé noir et joue de la musique folklorique dans les cafés traditionnels tout en portant le fardeau de sa dépendance (figure 1)[56].

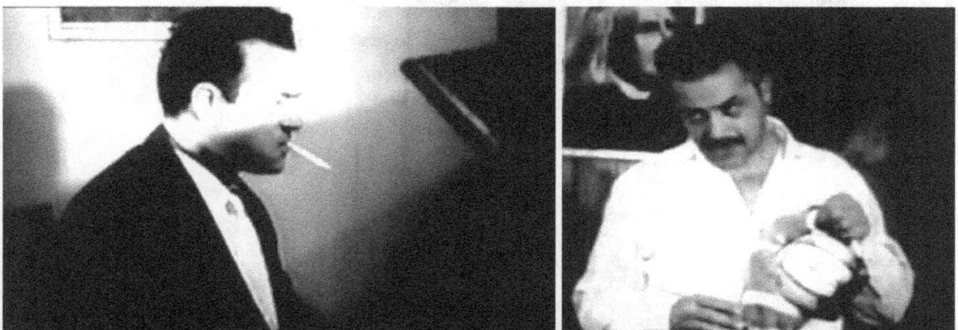

Figure 1 : Hamid avant la morphine (gauche) et après (droite)

[55] Sur ce qu'est un *luti*, voire Adelkhah, Fariba. *Being modern in Iran.* Columbia University Press, 2000, chapitre deux.

[56] Un *baba karam* est un personnage folklorique en vogue pendant la période Pahlavi, et depuis la fin des années 1990, qui tire sa notoriété d'une danse populaire (*raqs-e baba karam*) habituellement exécutée par des hommes moustachus dans le bazar ou autour d'une fontaine. Dans ce récit, l'héroïne incarnait la modernité chez les consommateurs iraniens de drogue, avec les cabarets, le whisky et la vie nocturne. Tous ces éléments allaient à l'encontre de la masculinité chevaleresque des fumeurs traditionnels d'opium. Cf. Najmabadi, Afsaneh. "Women with mustaches and Men without beards." *Gender and Sexual Anxieties of Iranian Modernity* (2005).

L'héroïne était au même niveau que la modernité en tant que substance capitaliste. Sa production exigeait l'investissement d'un capital initial ainsi que le recours à un réseau transnational pour obtenir les précurseurs chimiques nécessaires à sa production. Sa fabrication a pris place dans les laboratoires modernes où elle était synthétisée avec des produits importés, puis commercialisée avec des stratégies innovantes et passée en contrebande malgré les radars d'une police de plus en plus sophistiquée. L'héroïne était sniffée ou injectée par les Occidentaux[57]. Le lien entre la culture populaire des opiacés et les consommations globales de drogues est manifeste dans la production artistique de cette période. Dans les films « Marchands de mort » (*Soudogarn-e Marg*, 1962) et « Or blanc » (*Talay-e Sefid*, 1962), le monde des contrebandiers fréquentait les cabarets, qui affichaient des relations paraissant émancipées entre femmes et hommes, relations qui s'associaient à la consommation de drogues modernes, cocaïne, alcool et surtout héroïne[58].

La communauté américaine en Iran venait elle aussi de découvrir l'héroïne. Avec une haute qualité et un prix bas, la substance est devenue rapidement très populaire. En janvier 1977, un garçon américain de quinze ans est mort d'overdose. C'est le premier cas de « mort par drogue » rapporté dans la communauté américaine en Iran. Pour faire face à cette augmentation de la consommation de drogues par ses concitoyens, l'ambassade des États-Unis créa un centre communautaire (Community Development Center) dont l'objectif était d'aider à la réhabilitation des usagers américains en Iran[59].

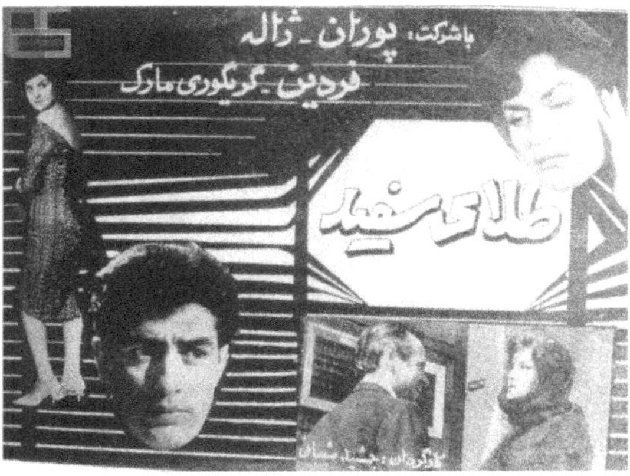

Figure 2 : 'White Gold'

[57] Sur le rôle des responsables américains de lutte contre les stupéfiants dans la formation de leurs homologues iraniens, voir Gingeras, Ryan. "Poppy Politics: American Agents, Iranian Addicts and Afghan Opium, 1945–80." *Iranian Studies* 45, no. 3 (2012): 315-331.

[58] Naser, Malek Moti'i, *Saodageran-e Marg*, 196; Jamshid, Shibani, *Tala-ye Sefid*, 1962.

[59] *Afsha-ye Emperializm*, Tehran, Daneshjuyan-e Peyrou-ye Khatt-e Emam, undated. Il s'agit d'une collection non systématique de documents classés, publiés par les étudiants iraniens qui ont repris l'ambassade américaine à Téhéran en 1979. Ils sont également disponibles à l'adresse https://archive.org/stream/DocumentsFromTheUSEspionageDen/Documents%20from%20the%20U.S.%20Espionage%20Den%20v07_djvu.txt.

Pendant les années soixante-dix, on comptabilisait entre 20 000 et 40 000 usagers d'héroïne à Téhéran. En 1962, quand l'intellectuel Jalal Al-Ahmad a fait circuler son pamphlet titré « *Occidentosis : La Plague de l'Occident* » (*Gharbzadegi*), la consommation de l'héroïne illustrait bien sa théorie. Un critique de l'État Pahlavi, Al-e Ahmad, considérait que la civilisation occidentale avait intoxiqué la culture iranienne ; l'Iran était dominé par l'Occident parce que ce pays ne produisait pas et consommait essentiellement des produits importés de l'Occident. Même si l'héroïne était produite en grande part dans le territoire national, elle était le symbole d'une intrusion étrangère, aliénant « l'authenticité » iranienne. Comme substance « *occidentoxifiée* », l'héroïne était accusée de provoquer indifférence politique et apathie sociale, ce qui faisait obstacle à la lutte anti-impérialiste. Jusqu'à la révolution de 1979, l'héroïne était devenue un *leitmotiv* révolutionnaire, incarnation de l'*Occidentosis* contre laquelle les révolutionnaires et les islamistes combattaient[60].

L'héroïne incarnait la modernité occidentale dans les peurs comme dans les aspirations du peuple. Elle coexistait avec le régime de Pahlavi, qui était aussi impliqué dans des relations illicites avec des contrebandes d'héroïne. Ce que dénonçait avec véhémence le nouveau cadre politique après la chute du Shah. La révolution islamique de 1979 a rompu avec l'exigence de modernisme politique du régime précédent. Dans une perspective internationale, la révolution iranienne est décrite comme antimoderne, une révolution qui a rejeté les idées et idéologies portées par le flux du modernisme. Le mélange de jurisprudence islamique et de pratique républicaine est allé à l'encontre des interprétations libérales du progrès politique ; en même temps, ce nouveau régime s'est voulu antithétique de l'historisation marxiste. Sa réponse à l'héroïne n'a pas été religieuse ou enracinée dans le *fiqh* islamique. Elle s'est voulue anti-impérialiste et le régime a adopté la grille de lecture de « l'*Occidentosis* » pour justifier sa logique.

En 1980, un sermon intitulé « Liberté et Westoxification » de Ali Khamenei, l'homme qui allait devenir le Leader Suprême de la Révolution à partir de 1989, a développé la position suivante :

« Cette liberté est une importation de l'Occident. C'est une liberté coloniale... Ainsi les pays colonialistes diffusent cette conception de la liberté en se servant de ceux qui trahissent le peuple. *C'est la liberté de fumer l'héroïne, quoi d'autre ?* C'est la liberté de fumer l'opium, d'aller au casino et jouer, aller au bordel, aller au cinéma. C'est quoi le résultat ? Le résultat est que les jeunes qui doivent être actifs et s'engager pour le pays sont indifférents à son destin »[61].

Avec l'armée irakienne de Saddam Hussein qui a envahi les régions riches en pétrole du sud-ouest, la guerre contre la drogue a pris une dimension eschatologique. On a décrit le peuple iranien comme objet de « deux guerres imposées », l'une par l'Irak et l'autre par le trafic international de drogues[62]. La

---

[60] Ghiabi, Maziyar. "Drugs and Revolution in Iran: Islamic Devotion, Revolutionary Zeal and Republican Means." *Iranian Studies* 48, no. 2 (2015): 139-163.

[61] Déclaration du Leader Suprême Ali Khamenei. 'Raha'i az Gharbzadegi [Freedom from Westoxification]', Qom, 8 September 1979. Disponible sur : http://farsi.khamenei.ir/sahifeh-content?id=14840 (last accessed on April 2, 2017).

[62] Ghiabi, 'Drugs and Revolution', p. 8.

connexion entre impérialisme et drogue était clairement mise en évidence : « Toute drogue et spécialement l'héroïne relève d'une stratégie à longue durée des ennemis de la révolution pour rendre les gens toxicomanes… », affirmait un article publié à la première page du *Jomhuri-ye Eslami* 5 Août 1986.

Cette ferveur a pris la forme d'une guerre violente contre les usagers de drogues, avec pour premières cibles l'héroïne et l'alcool. Mais avec la défense concentrée sur le front occidental, le flux de l'héroïne et de l'opium demeurait stable. Vers la fin des années 1980, le prix de l'héroïne avait diminué de cinq fois, devenant une substance « démocratisée » dans différentes classes sociales[63]. Des rapports cliniques font état d'un changement générationnel et géographique. Les populations nouvellement urbanisées par la guerre ont rejoint les citoyens qui avaient une expérience antérieure de la consommation de drogues[64]. Même dans de petits villages ruraux, traditionnellement caractérisés par la consommation de l'opium et du *shireh*, l'héroïne était devenue une substance ordinaire. Dans la région orientale de Khorasan, par exemple, un village « comptabilisait 118 familles dépendantes à l'héroïne sur 150 familles »[65].

La modernisation des comportements qui avait commencé avant la révolution de 1979 était rejetée par les nouveaux cadres islamistes. Sa révolution culturelle, initiée en 1980, allait à l'encontre du modèle occidental, en dénonçant la société de consommation capitaliste et son hédonisme que le régime du Pahlavi avait idéalisé. L'héroïne portant les valeurs de la modernité était aussi contre-révolutionnaire. La catharsis de la révolution assimilait la désintoxication de l'héroïne à la purification du corps politique. Mais les résultats se sont révélés déprimants. Vers la fin de la guerre, une nouvelle vague d'usage d'héroïne fit surface cette fois-ci comme dommages collatéraux des expériences traumatiques engendrées par la guerre. Presque un million d'Iraniens avaient perdu la vie ou avaient été blessés entre 1980 et 1988, dont des centaines de milliers par l'utilisation des armes chimiques utilisées par Saddam Hussein[66].

L'héroïne permet de maîtriser la douleur, elle facilite la suspension du temps pour ceux qui avaient laissé leurs villes au milieu de la joie révolutionnaire de 1979-80 et devaient faire face - s'ils avaient la chance de revenir chez eux – à une réalité totalement bouleversée. Le culte des martyrs et des vétérans promulgués par la République Islamique n'a pas été en mesure de surmonter les traumatismes engendrés par les destructions des infrastructures, les déplacements massifs ou les cicatrices physiques et psychologiques.

Vers la fin des années 1990, l'entreprise de la modernité occidentale visant à imposer l'abstinence s'avère être un échec. La République Islamique, comme État, était isolée du capitalisme global et de sa scène diplomatique et les Iraniens restaient fermement attachés à une culture globale des drogues. Une nouvelle drogue était

---

63 *Jomhuri-ye Eslami*, 5 August 1988.

64 Shahin Dalvand, Cyrus Agahi, and Christopher Spencer, 'Drug Addicts Seeking Treatment after the Iranian Revolution: A Clinic-Based Study', *Drug and alcohol dependence* 14, 1 (1984).

65 *Jomhuri-ye Eslami*, 10 May 1988.

66 Voir De Bellaigue, Christopher, *In the rose garden of the martyrs*, Harper Perennial, 2005.

paradigmatique de cette intégration : le *kerak* iranien[67]. Son nom était repris par la scène de la drogue du nord de l'Amérique des années 1980 – en référence à l'épidémie de crack sous la présidence de Ronald Reagan. Mais le *kérak* n'avait aucun lien avec le crack américain. Cette substance iranienne était une base d'héroïne, en poudre, avec une grande pureté comparée à l'héroïne de la rue (à Téhéran dans les années 1990) et elle était de couleur brune. En revanche, le crack américain, était une base de cocaïne de couleur blanche. Les deux peuvent être fumés ou injectés. Le nom-étiquette du *kerak* fonctionnait comme une marque qui liait les consommateurs iraniens à leurs semblables yankees[68]. Cette nouvelle tendance était plus sophistiquée car elle permettait de différencier ces nouveaux consommateurs des injecteurs stigmatisés de l'héroïne – pratiques de consommation qui, ces années-là, faisaient l'objet d'une campagne publique de lutte contre le SIDA– sans oublier les usagers d'opium parfaitement démodés à cette date[69]. En réalité, le *kerak* était un déguisement de l'héroïne, l'effet psychoactif étant très similaire. La drogue des miracles du nouveau millénaire ne fut cependant pas le *kerak*, mais la méthamphétamine, connue en Iran sous le nom de *shisheh*.

Méthamphétamines comme postmodernité

Début 2006, les fonctionnaires chargés des politiques des drogues commençaient à se préoccuper de la grande disponibilité des « substances psychoactives industrielles », *san'ati*, dont les réseaux informatiques, le satellite et l'internet se faisaient l'écho. Ces fonctionnaires n'avaient pas une idée claire de l'origine de ces substances ni de comment elles étaient distribuées[70]. L'ecstasy et les substances du type amphétamines (ATS) étaient présentes en Iran depuis plus d'une décennie, mais leur diffusion avait été limitée aux « scènes de fêtards » des classes riches de la capitale[71]. C'était la drogue des noctambules et de la musique underground[72]. L'arrivée de la méthamphétamine, sous le nom de *ice, crystal* et plus souvent le *shisheh* ('vitre', du fait de son apparence) dénotait un changement radical de relation au produit. Si on regarde l'utilisation de masse des antidépresseurs, comme le Prozac, qui dans les années 2000 est devenu le premier médicament prescrit et auto-prescrit en Iran, auquel il faut ajouter une augmentation impressionnante de substances psychoactives, stimulants et stupéfiants, comme le *shisheh*, on ne peut que

[67] Ali Farhoudian et al., 'Component Analysis of Iranian Crack; a Newly Abused Narcotic Substance in Iran', *Iranian Journal of Pharmaceutical Research* 13, 1 (2014).

[68] Entretien sur le terrain à Téhéran, juin-septembre 2012.

[69] Pour l'épidémie du SIDA, voir Behrouzan, Orkideh. "An Epidemic of Meanings: HIV and AIDS in Iran and the Significance of History, Language and Gender." *The Fourth Wave: Violence, Gender, Culture and HIV in the 21st Century*. Paris : UNESCO (2011).

[70] *Hamshahri*, 12 Juin, 2006 ; *Sharq*, 12 juin, 2006.

[71] Il a été signalé que plus de 16 000 sites de langue perse faisaient mention des ATS. *Hamshahri*, June 12, 2006.

[72] Voir Khosravi, Shahram. *Young and defiant in Tehran*. University of Pennsylvania Press, 2008; Mahdavi, Pardis. *Passionate uprisings: Iran's sexual revolution*. Stanford University Press, 2009; UNODC, 'A brief review of ATS in Iran' (Unpublished report, November 2010, [pdf]).

constater la transformation profonde du tissu social et de l'ordre culturel de cette période[73].

Le *shisheh* était arrivé en Iran à travers l'Asie sud-orientale. Il y a beaucoup de récits qui font référence à une emblématique femme malaisienne, dont on dit qu'elle aurait formé un groupe de trafiquants iraniens aux techniques de production de la méthamphétamine dans de petits laboratoires[74]. Dans un des premiers articles publiés sur le *shisheh*, un fonctionnaire avertit que les gens devraient faire attention à ceux qui proposent cette substance comme un remède médical, ou *daru*, car elle peut entraîner un manque d'énergie, une apathie et un état dépressif, sans oublier bien sûr la toxicomanie[75]. *Daru* était le terme qui s'appliquait à l'opium dans son usage traditionnel au cours des XIXe et XXe siècles ; plus tard, on a utilisé le terme argotique de « *dava* » pour l'héroïne, ce qui signifie « médicament ». En stimulant le cerveau avec une relance extraordinaire d'énergie et de sentiments positifs, le *shisheh* fournit une solution rapide et, apparemment, sans problème, au manque de satisfaction, de motivation et au moral défaillant. Cette nouvelle substance ne pouvait pas être saisie, puisqu'elle ne relevait pas des lois sur les stupéfiants jusqu'à son inclusion dans la liste des drogues illicites en 2010, lorsque les lois sur les drogues ont été mises à jour. Jusqu'à cette date, les infractions liées à sa production et à sa distribution ont été renvoyées au tribunal des infractions médicales passibles de sanctions pénales[76].

La façon la plus courante d'utiliser la méthamphétamine est de la fumer dans un tube de verre dans de courtes séances de quelques inhalations. C'est une fumée inodore et incolore qui peut être consommée en quelques secondes avec très peu de préparation nécessaire. La rapidité d'absorption a coïncidé avec une pratique moins collective, à la différence de l'opium et de l'héroïne (figures 3 et 4).

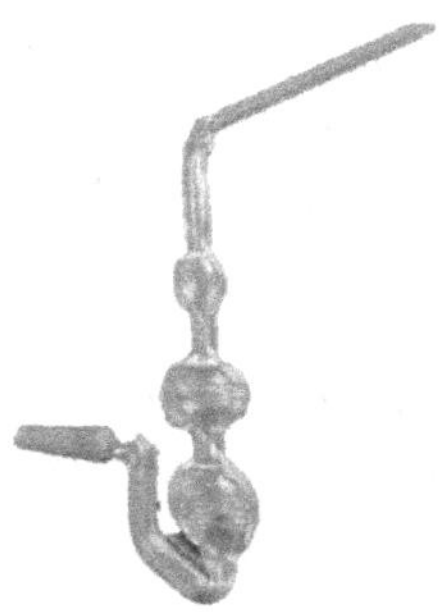

Figure 3. Une pipe à *shisheh* sophistiquée[77].

[73] En effet, on peut difficilement distinguer l'utilisation de médicaments prescrits par ordonnance, tels que *Tramadol*, *Prozac* ou *Morphine*, et celle des drogues illicites comme les méthamphétamines et l'héroïne. Voir *Hamshahri*, Septembre 17, 2008.

[74] Narrés par plusieurs utilisateurs de *shisheh* lors de ma recherche ethnographique en 2013-16.

[75] Ce *daru* avait la puissance de « rendre les gens heureux ». *Hamshahri*, June 10, 2006.

[76] *Etemad-e Melli*, April 14, 2009.

[77] Image aimablement offerte par Ernst Wisse, Directeur du MSF-Iran.

La disponibilité limitée du *shisheh* le rendait initialement trop cher pour le consommateur ordinaire, tout en engendrant la convoitise habituelle pour un produit considéré comme propre aux « classes supérieures », *kelas-bala*[78]. En tant que tel, le *shisheh* était au départ la drogue de choix chez les professionnels de Téhéran, qui, selon les mots d'un ingénieur en électricité, un « toxicomane récupéré », était utilisé « pour travailler plus et pour gagner plus d'argent »[79]. Puis lorsque son prix a diminué sensiblement, le *shisheh* est devenu populaire dans toutes les classes sociales, y compris les étudiants, les femmes autant que la population rurale. Jusqu'en 2010, on prétendait que 70 % des usagers de drogues utilisaient également le *shisheh* dont le prix avait diminué d'environ 400 % depuis sa première apparition sur le marché intérieur[80]. La diffusion de *shisheh* a pris la forme d'un véritable « tsunami » auquel les fonctionnaires de l'État et la communauté médicale n'étaient pas préparés, ce qui a incité certaines personnes sur le terrain à demander la création d'un quartier général national pour faire face à la *crise du shisheh*[81].

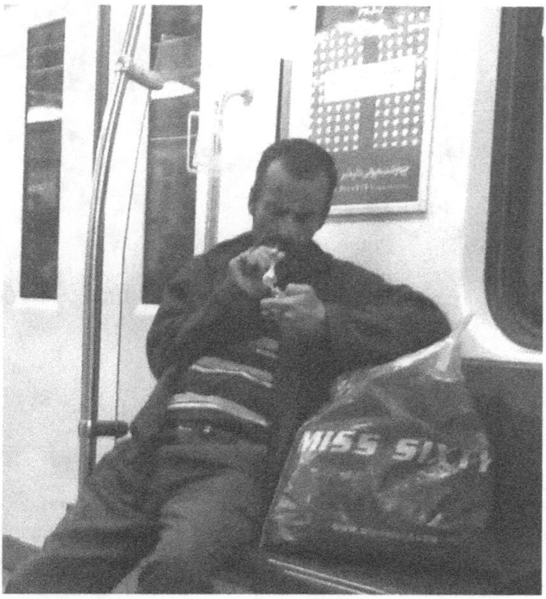

Figure 4 : En attendant dans le métro : un homme fume le *shisheh*[82].

Cette nouvelle substance différait considérablement des drogues connues et utilisées antérieurement en Iran. À l'inverse, l'opium et l'héroïne, qui ont tendance à « briser le flux du temps » et à diminuer l'anxiété, le stress et la douleur, ce qui amène

78 Note ethnographique à Téhéran and Arak, 2012-2015.
79 *Hamshahri*, June 25, 2006.
80 *Jam-e Jam*, October 27, 2009.
81 *Aftab-e Yazd*, June 28, 2010; *Salamat News*, August 28, 2011 : http://www.salamatnews.com/news/32808/.
82 Printemps 2016.

l'usager à se marrer sur sa chaise ou à se détendre sur le tapis, les méthamphétamines augmentent généralement l'activité des gens[83]. Ces stimulants les motivent à se déplacer et à travailler plus, éliminant ou bien diminuant le besoin de sommeil et de nourriture[84]. Dans une gamme incluant toutes les substances qui modifient les états de conscience, les opiacés et la méthyl seraient aux antipodes. Donc, le *shisheh* était devenue la nouvelle merveille du siècle ; avec sa vitesse et son rush physique, elle est devenue emblématique de la consommation (post) moderne.

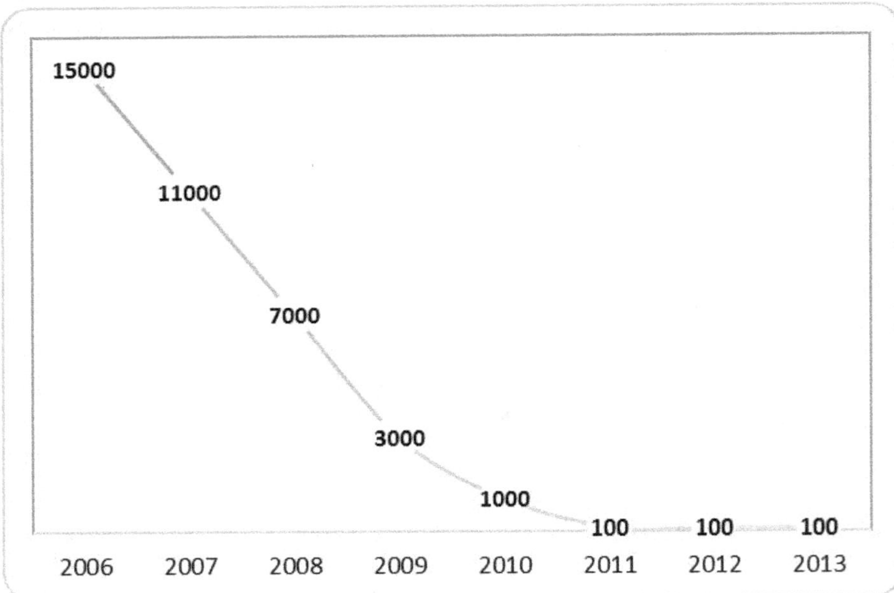

Tableau 2 : Prix d'un *sut* (1/10 de gramme) de *shisheh*[85]

---

[83] L'héroïne induit un calme corporel et ralentit considérablement le flux de pensées, créant une sorte de silence blanc dans l'esprit. L'utilisation de l'héroïne chez les personnes vivant dans des conditions très stressantes, que ce soit dû à une souffrance physique ou à une pression psychologique, a été observée dans l'histoire moderne, comme par exemple chez des soldats américains pendant la guerre du Vietnam. Ce fut aussi le cas des personnels militaires russes stationnés en Afghanistan dans les années 1980. On peut également mentionner les anciens combattants de la guerre Iran-Irak ainsi que les familles mexicaines appauvries vivant à la frontière entre les États-Unis et le Mexique. Pour une synthèse des travaux, voir Ann Marlowe, *How to Stop Time: Heroin from A to Z* (Basic Books, 1999). Michael W. Clune, *White Out: The Secret Life of Heroin* (Hazelden Publishing, 2013); Sturken, Marita. *Tangled memories: The Vietnam War, the AIDS epidemic, and the politics of remembering.* University of California Press, 1997; Sieca-Kozlowski, Elisabeth. "The Post-Soviet Russian State facing War Veterans' Psychological Suffering. Concept and Legacy." *The Journal of Power Institutions in Post-Soviet Societies. Pipss. org* 14/15 (2013); Christensen, Janne Bjerre. *Drugs, deviancy and democracy in Iran: The interaction of state and civil society.* Vol. 32. IB Tauris, 2011; Garcia, Angela N. *The pastoral clinic: Addiction and absolution along the Rio Grande.* Harvard University, 2007.

[84] Pour une histoire de la meth, voir Weisheit, Ralph, and Whilliam L. White. *Methamphetamine: Its history, pharmacology and treatment.* Simon and Schuster, 2009; Pine, Jason. "Economy of speed: The new narco-capitalism." *Public Culture* 19, no. 2 (2007): 357.

[85] Les données ont été extrapolées à partir de plusieurs articles de presse consécutifs entre 2005 et 2013. Le prix est indicatif d'une tendance plutôt que d'une estimation précise. Voir *Jam-e Jam*, February 7, 2010,

Sa gamme de production industrielle, très flexible et mobile, s'intègre parfaitement dans ce schéma. Les opiacés proviennent d'une culture agricole, le pavot, alors que les méthamphétamines sont synthétisées chimiquement dans les laboratoires et n'ont donc pas besoin de terres agricoles[86].

Alors que la stratégie anti-narcotique de l'Iran est fortement déséquilibrée par sa proximité avec l'Afghanistan et le Pakistan, la production de *shisheh* pourrait se faire avec peu d'expédients et de précautions à la « maison ». En fait, il n'a pas fallu longtemps avant que les petits laboratoires – version *ante tempore* de celle de Walter White dans la série télévisée américaine *Breaking Bad* – fassent leur apparition en Iran, ce dont le chef de la police anti-drogue a dû prendre acte : « aujourd'hui, un maître étudiant en chimie peut facilement mettre en place un laboratoire et, en utilisant la formule et quelques produits pharmaceutiques, il peut obtenir et produire du *shisheh* »[87]. En 2010, 166 laboratoires ont été découverts, leur nombre augmentant jusqu'à 416 laboratoires en 2014[88]. Les opérations de réduction de l'offre ne peuvent limiter la production nationale et privée de méthamphétamines, compte tenu des modes de gestion de cette nouvelle industrie qui peut fabriquer cette substance n'importe où.

L'emploi dans l'industrie du *shisheh* était garanti par la forte demande de méthamphétamines ainsi que par les sombres perspectives du marché de l'emploi[89]. Un propriétaire de « cuisine » qui a dirigé quatre unités productrices dans le sud de Téhéran a révélé que les prix de *shisheh* avaient diminué régulièrement en raison du potentiel élevé de production. Dans ses formulations plutôt conventionnelles, « les jeunes ingénieurs chimiques, qui ne peuvent trouver un emploi... travaillent pour le propriétaire de la cuisine à bas prix », et il ajoute que « les précurseurs et les équipements sont facilement disponibles dans le principal marché pharmaceutique de la capitale à des prix abordables »[90].

Le *shisheh* est vendu à l'échelle nationale ou dans des pays comme la Thaïlande, la Malaisie et l'Indonésie, où il existe une forte demande de meth. Le nombre d'Iraniens arrêtés dans les aéroports internationaux d'Asie de l'Est et du Sud-Est

disponible sur : http://www1.jamejamonline.ir/newstext2.aspx?newsnum=100835179647; *Khabaronline*, April 29, 2011 : http://www.khabaronline.ir/detail/147408/society/social-damage; *Fars*, July 7, 2014 : http://www.farsnews.com/media.php?nn=13920412001602.

[86] Même l'héroïne et la cocaïne, qui sont des drogues synthétisées, proviennent de cultures naturelles, du pavot et de la plante de coca. On peut cependant rappeler que la principale substance active de la méthamphétamine est l'éphédrine, qui remonte au *ma huang*, une herbe chinoise dont elle a d'abord été synthétisée en 1880. La pseudoéphédrine et l'éphédrine sont des précurseurs clés pour la production de méthanisation, le reste du produit chimique étant facilement disponible dans les magasins ordinaires et les supermarchés. Entre 2007 et 2010, l'Iran a dominé le marché international des importations légitimes de pseudoéphédrine et d'éphédrine, avec des quantités nettement supérieures aux niveaux prévus selon l'OICS. Selon les données officielles, l'Irak occupe la deuxième place en matière, dont une partie peut être considérée comme un exemple de la production du meth de l'Iran, compte tenu des liens historiques de la contrebande. Voir INCB, 'Precursors' (2011), voir : www.incb.org.

[87] *Jam-e Jam*, October 27, 2009.

[88] *Daily Mail*, February 12, 2015 : http://www.dailymail.co.uk/wires/ap/article-2950946/Drug-abuse-Iran-rising-despite-executions-police-raids.html.

[89] *Sharq*, August 5, 2006.

[90] UNODC, 'A brief review'. Voir aussi, *Jam-e Jam*, 27 October 2009.

illustre clairement ce phénomène[91]. Dans le même temps, alors que l'opium et l'héroïne étaient largement restés « les drogues pour les hommes » (bien qu'un nombre croissant de femmes les utilisent après 1979), le *shisheh* était très populaire chez les femmes. Par exemple, l'utilisation du *shisheh* a souvent été signalée dans les salons de beauté et chez les coiffeuses, prétendument en raison de sa vertu « minceur »[92]. Les propriétaires de ces centres encourageront leurs clients réguliers à faire connaître les effets miraculeux du *shisheh* à d'autres femmes[93]. D'une manière similaire, l'utilisation du *shisheh* se rencontre dans le monde du sport, aussi bien dans ses pratiques professionnelles (joueurs de football et lutteurs, par exemple), que traditionnelles et folkloriques (ex. *zurkhaneh*)[94]. Des rapports ont également émergé sur son utilisation chez les étudiants pour stimuler le rendement scolaire.

En facilitant les nuits de veille, en particulier lors de la préparation à l'examen d'entrée à l'université, le *konkur*, le *shisheh* a gagné en popularité dans les écoles secondaires et les universités[95]. L'utilisation de la drogue devenant plus fréquente chez les jeunes et les adolescents, le *shisheh* a été reconnu pour ses puissants effets de stimulation sexuelle, qui, comme me l'ont confié les personnes que j'ai rencontrées sur le terrain, « rendent le sexe [*seks*] plus amusant [*ba hal*] et plus agréable [*khoo*] ». De même, la quête de multiples partenaires est parfois liée à l'utilisation du *shisheh*, engendrant l'inquiétude (quand ce n'est pas les poursuites judiciaires) de l'État. Avec les codes moraux qui évoluent rapidement, tandis que l'âge du mariage s'élève à 40 ans pour les hommes et 35 pour les femmes, les rapports sexuels avant le mariage sont devenus un état de fait tout en restant *de jure* illégal[96]. Une multiplication par dix des maladies sexuellement transmissibles à la fin des années 2000 montre qu'un changement fondamental s'est produit au cœur de la société iranienne. Ces changements de comportement se sont accompagnés d'une profonde transformation de la phénoménologie des drogues[97]. Dans un éditorial publié dans le journal d'État, un humoriste a annoncé que, en Iran, « les gens modernes sont devenus post-modernes. », en exprimant sa nostalgie pour « les vieux bons jours du bangis [le fumeur de haschisch] »[98].

La consommation du *shisheh* a fait appel à tous ceux que séduit une conception de la vie comme entreprise hédoniste, ce qui peut être associé aux lois de la concurrence sociale, une vision qui diffère de manière ontologique et phénoménologique des principes de l'islamisation. Alors que la consommation d'héroïne peut se limiter à la sphère privée en maintenant une façade islamique – ce

---

91 Pierre-Arnaud Chouvy and Joël Meissonnier, *Yaa baa: Production, traffic, and consumption of methamphetamine in mainland Southeast Asia*, NUS Press, 2004. *Middle East Eye*, February 13, 2015 : http://www.middleeasteye.net/fr/in-depth/features/iranians-abroad-prison-life-terms-and-execution-925520961; *Asia Times*, June 5, 2011: http://www.atimes.com/atimes/Middle_East/MA05Ak01.html.

92 *Jam-e Jam*, 12 January 2010.

93 *Jam-e Jam*, 12 January 2010.

94 *Jam-e Jam*, May 18, 2008; *Jam-e Jam*, January 12, 2010; *Jam-e Jam*, April 16, 2009.

95 *Sharq*, June 11, 2014.

96 Mahdavi, *Passionate Uprising*, Chapter Six. Also, *Aftab Online*, October 28, 2012 : http://www.aftabir.com/news/view/2012/apr/28/c4_1335591599.php.

97 *Hamshahri*, July 24, 2009 : http://hamshahrionline.ir/print/86098.

98 *Iran*, November 4, 2009.

qui permet de ne pas heurter la subjectivité des gens – les méthamphétamines ont contribué à l'émergence de nouvelles subjectivités en contradiction avec le *Weltanschauung* aussi bien moderniste que traditionnel.

Le *shisheh* a symbolisé l'entrée dans le monde postmoderne, une époque - parce qu'elle définit les temps où elle vit – de « mutation anthropologique », un terme que j'ai repris dans l'introduction de cet article. Tandis qu'un nombre croissant de personnes se sont auto-diagnostiquées « dépressives » (*dépréshen*, selon le terme persan) au cours de cette période[99], le *shisheh* est apparu comme un remède immédiat en mesure de surmonter la fracture urbaine-rurale. J'en ai eu confirmation plus d'une fois pendant mon séjour dans un petit village du centre de l'Iran entre 2012 et 2015. Le berger qui avait été proche de ma famille depuis mon adolescence, est arrivé une nuit dans sa petite chambre, a préparé du thé, réchauffé son sikh (brochette courte) et fumé du résidu d'opium (*shireh*) qu'il avait soigneusement cuit dans les semaines précédentes. L'un des travailleurs d'une ferme voisine, un jeune homme d'environ vingt ans, est entré et, après les habituels échanges cordiaux, il s'est assis, a pris sa petite pipe en verre et a fumé un *sut* de *shisheh*[100]. Après un échange sur la baisse du prix de la viande de mouton, le berger a demandé conseil : « Vous voyez, il faut que je renonce à l'opium, parce que vous savez que c'est dur, j'ai fumé depuis trente ans et maintenant je me sens en panne, sans énergie [*bi hal am*] tout le temps. Pensez-vous que je devrais mettre cela de côté [en indiquant l'opium sikh] et plutôt essayer le *shisheh* ? J'ai entendu dire que cela vous ramène à la vie [*halet-o ja miyare*] ».

Dans cet échange, l'utilisation du *shisheh* répondait à la recherche d'adrénaline, de libido et d'échappée au rythme répétitif et mélancolique de la vie rurale. Beaucoup d'autres, contrairement à mon ami berger, se sont déjà tournés vers le *shisheh* dans les villages, que ce soit en raison de son prix inférieur, de sa plus grande pureté et de l'énergie physique qu'il donne, sans équivalent chez les opiacés[101].

Épilogue. Le temps, la vitesse et les drogues

L'histoire des drogues est une histoire d'une « mutation anthropologique », une histoire de temps et une perception du temps, une narration de désirs, de plaisirs, de tentatives de sauts mentaux et résistances habituelles, une adaptation culturelle et une reformulation. Dans cette tâche, l'historien ne peut se limiter à décrire la mutation, même s'il s'attache à le faire minutieusement et empiriquement ; il est essentiel d'essayer d'expliquer la mutation, sans tomber dans le piège de la téléologie[102]. L'évolution des modes de consommation des drogues n'est pas simplement due aux nouvelles importations de drogues et à l'action de réseaux lucratifs, bien qu'ils aient joué leur rôle en facilitant l'émergence de nouvelles cultures de drogue. Ce n'était pas non plus la quête incessante de nouveaux produits, comme le passage de l'opium à la meth peut le laisser penser. Il faut au contraire appréhender les changements dans la

---

[99] Voir Orkideh. *Prozak Diaries: Psychiatry and Generational Memory in Iran.* Stanford University Press, 2016.
[100] Un *sut* est une dose de *shisheh*, équivalent approximativement à 1/10 de gramme.
[101] *Hamshahri*, December 12, 2007; et dans les villages, cf. *Hamshahri*, May 1, 2007.
[102] Cf. Lüdtke, *The Everyday History*, p. 8.

consommation de substances psychoactives au regard de l'expérience physique et psychologique des personnes dans un temps historique donné. C'est la façon dont les gens se réapproprient l'histoire dans leurs existences quotidiennes, faites de chocs, de désirs, de souffrances et d'expédients. À leur manière, ces expériences changent leur monde[103]. La consommation de drogues se chevauche avec une mutation du temps historique. Dans leur quête de modernité et de modernisation, les Iraniens sont passés de l'utilisation de substances traditionnelles, telles que l'opium et le *shireh*, à l'adoption de nouvelles technologies de consommation comme dans le cas de l'héroïne. Ces changements de consommation ont contribué à relier les Iraniens au paysage mondial de la consommation, ce qui a donné un sens à une pratique, qui a été interprétée comme un signe de modernité et une adultération de celle-ci (*Occidentosis*). Les temps sont devenus technologiques. La mentalité économique imprègne toutes les sphères de l'être. L'immédiateté remplace les visions à long terme ; la fragmentation de la perception défie les expériences unitaires. Aucun moment décisif ne détermine ce qui est moderne et ce qui le suit.

Ainsi, la postmodernité est une expérience culturelle. Pourtant, comme dans l'expérience des Iraniens, plusieurs temporalités coexistent, celle de l'opium, comme celle de l'héroïne ou du *shisheh* comme au-delà des drogues, coexistent le temps de l'austérité publique de la République islamique, avec la culture consommatrice mondiale, sans oublier les traumatismes de la guerre. Ainsi, pourrait-on décrire la transition du temps moderne aux temps postmodernes.

Dès le début des années 1900, la consommation de drogues a connu de profondes mutations qui renvoient, reflètent et accompagnent des épisodes historiques majeurs, tels que les guerres et les révolutions, mais aussi les phénomènes sous-jacents tels que la modernisation, l'urbanisation, la consommation de masse qui, à différents titres, ont profondément bouleversé les codes économiques et éthiques. Une « mutation anthropologique » a radicalement changé la façon dont les gens ont imaginé leurs existences, dont ils ont vécu les évènements qui ont affecté leur vie quotidienne, et qui ont modelé leurs désirs et leurs satisfactions. Les drogues se sont associées à une nouvelle perception du temps. L'immédiat, la vitesse, la dispersion ont été des archétypes de cette époque, que la vie des drogues incarne pleinement. Du rassemblement lent et poétique des fumeurs d'opium, le temps suspendu des utilisateurs d'héroïne, les plaisirs frénétiques des méthamphétamines, l'histoire des drogues est une histoire du présent et une histoire d'une transformation (inlassable) de l'humanité. Les drogues sont ainsi à la fois une cause et un effet de ces transformations.

[103] Lüdtke, *The Everyday History*, p. 7.

La « mort blanche » : le parcours de l'héroïne en Grèce au XXe siècle

Kostis Gotsinas, historien, École Française d'Athènes

« La cocaïne ne me satisfait plus… Elle est devenue une drogue commune… Je voudrais de l'héroïne… Là oui, le poison est vraiment puissant et l'ivresse totale… Vous en voulez ? » C'est la question posée dans un salon de la « bonne société », toile de fond d'une série d'articles publiée en 1927 dans un quotidien grec sous le titre « Les gens de la cocaïne ». À l'origine de la question, un invité, poète de son état, sort de la chambre pour revenir quelques instants plus tard avec des tasses de café en annonçant à la compagnie : « J'ai fait bouillir le café avec de l'héroïne... Un délice... »[1]

Ce récit romancé atteste l'entrée sur scène d'une drogue encore « peu commune ». La description du mode de consommation inhabituel de l'héroïne (diluée comme du sucre dans du café) trahit l'ignorance du rédacteur quant à la substance et ses propriétés, visiblement inconnues à l'époque des non-initiés. En effet, les usages récréatifs de l'héroïne en Grèce se sont diffusés précisément à partir du milieu des années 1920, se sont multipliés au cours de la décennie suivante, pour marquer un recul dans les années 1940. Dans l'après-guerre, ce que les contemporains ont appelé « héroïnomanie » a régressé, au même titre que les discours alarmistes à ce sujet, avant de revenir en force au début des années 1980. Dans les pages qui suivent, nous retracerons les flux et reflux de cette substance qui au cours du XXe siècle s'est identifiée par excellence avec le concept de la dépendance, la figure du « toxicomane » et le danger de la « toxicomanie ».

La première vague

La diacétylmorphine, un dérivé de la morphine, a été lancée en 1898 par la compagnie pharmaceutique allemande Bayer sous le nom commercial « héroïne » (du mot grec « ἥρως » signifiant « héros »)[2]. Prescrite notamment comme médicament antitussif, elle a très vite intégré la pratique médicale de plusieurs pays occidentaux. C'est dans cet esprit qu'une revue médicale grecque de 1901 accueillait une annonce publicitaire où l'héroïne était qualifiée d'« excellent médicament sédatif contre toutes les maladies des organes respiratoires, remplaçant la morphine et la codéine, soluble dans l'eau et point irritante »[3]. Effectivement, jusqu'à la fin des années 1920 son usage

[1] N. Marakis, « Οι άνθρωποι της κοκαΐνης » [Les gens de la cocaïne], *Chronographos*, 29/07/1927, p. 1.
[2] M. de Ridder, *Heroin : Vom Arzneimittel zur Droge*, Frankfurt am Main-New York, Campus Verlag, 2000, pp. 33-34.
[3] *Iatriki Proodos*, t. 6, no 6, 1901, p. xxvi.

médical était conseillé contre la toux, les coliques, les névralgies et diverses autres douleurs, voire contre la mélancolie ou la carie, et dans un manuel de pharmacologie datant de 1925, la substance est encore qualifiée de « médicament véritablement héroïque »[4]. Or, très vite on s'est rendu compte des effets secondaires de la substance, notamment la création d'une dépendance chez le patient, et les premiers cas d'« héroïnomanie » iatrogène sont enregistrés[5]. Ainsi, l'usage médical de l'héroïne a été progressivement abandonné, en Grèce comme ailleurs, et en 1933 le comité des narcotiques du ministère de l'Hygiène décide que désormais le monopole étatique des stupéfiants cesse de fournir de l'héroïne, considérée beaucoup trop dangereuse[6].

En revanche, et en même temps, la consommation extramédicale, qualifiée « hédonistique » selon les termes de l'époque, se diffusait. Les premiers signes de cette évolution étaient perceptibles aux États-Unis ou en Chine avant la Grande Guerre et étaient associés aux restrictions imposées afin d'éradiquer les fumeries d'opium, restrictions qui avaient orienté les consommateurs vers des opiacés plus puissants et encore légaux. L'héroïne, par son prix modeste, s'avérait une solution attrayante, en particulier pour les usagers novices[7]. En Europe, cette tendance ne s'est manifestée que vers la deuxième moitié des années 1920 et la Grèce ne déroge pas à ce schéma : vers la fin de la décennie, on enregistre dans les hôpitaux psychiatriques les premiers cas de dépendance. Ainsi, dans l'hôpital psychiatrique *Dromokaïteion*, le plus ancien établissement d'Athènes, les premiers internements d'« héroïnomanes » dataient de 1928-1929 et concernaient des individus qui faisaient usage d'héroïne depuis deux, trois, voire quatre ans. Il en allait de même pour l'hôpital psychiatrique public d'Athènes, qui a accueilli, en 1928, cinq à dix « héroïnomanes » contre quelques dizaines les années suivantes[8].

Quant aux circonstances de la diffusion de la substance, un détenu interviewé en 1966 à l'hôpital pénitentiaire les décrivait ainsi : « En 1926 la schnouff est arrivée pour la première fois. Elle était vendue librement et pas cher du tout. [...] On l'achetait dans des petites fioles de cinq grammes, comme plus tard celles de la

---

[4] M. Sophroniadis, « Ηρωΐνη » [Héroïne], *Iatriki Proodos*, t. 4, no 4, 1899, pp. 195-196 ; « Ηρωΐνη » [Héroïne], *Iatriki Proodos*, t. 7, no 7, 1902, pp. 173-174. Cf. à titre indicatif la rubrique « Μία συμβουλή καθ' εκάστην » [Un conseil par jour] dans la page 2 du journal *Skrip* des dates : 13/03/1924, 22/07/1924, 27/10/1924 (p. 3), 12/06/1925, 09/02/1926, 21/05/1926, 15/02/1927, 06/06/1927, 03/07/1928 ; S. Dontas, *Φαρμακολογία* [*Pharmacologie*], t. A', Athènes, Typ. P. D. Sakellariou, 1925 [[1]1912], p. 206.

[5] D. Kourétas, « Οι τοξικομανείς εν τω στρατεύματι » [Les toxicomanes dans l'armée], *Helliniki Iatriki*, t. 6, no 5, 05/1932, p. 480 ; L. Kalampokis, *Τοξικομανίαι (όπιον, μορφίνη, ηρωΐνη, κοκαΐνη)* [Toxicomanies (opium, morphine, héroïne, cocaïne)], Athènes, s. n., 1936, p. 27.

[6] Ph. Kopanaris, « Η διεθνής προσπάθεια διά την καταπολέμησιν των ναρκωτικών φαρμάκων ως ηδονιστικών μέσων και αι προς τούτο ενέργειαι της Ελλάδος » [L'effort international pour lutter contre les médicaments narcotiques en tant que moyens hédonistes et les actions de la Grèce à cette fin], *Arkheia Hygieinis*, t. 1, no 3, 06/1937, p. 121.

[7] D. T. Courtwright, *Dark Paradise : A history of opiate addiction in America*, Cambridge, Massachusetts et Londres, Harvard University Press, 2001 [[1]1982], p. 93.

[8] N. Arkalidis, « Οι ηρωϊνομανείς εν Ελλάδι » [Les héroïnomanes en Grèce], *Kliniki*, t. 6, no 38, 20/09/1930, pp. 1157-1158 et 1160 ; D. Kourétas, « Οι τοξικομανείς και οι τοξικομανίες » [Les toxicomanes et les toxicomanies], *Vivliothiki Koinonikis Hygieinis*, no 1, 11/1932, p. 113 ; Ph. Kopanaris, *Η δημόσια υγεία εν Ελλάδι* [La santé publique en Grèce], Athènes, Typ. Chronopoulou, 1933, p. 293 ; Kourétas, « Οι τοξικομανείς εν τω στρατεύματι », p. 477.

pénicilline, et à l'extérieur on lisait "Made in Germany". Les gens s'y sont jetés à corps perdu, surtout la jeunesse »[9].

Les sources de l'héroïne

Cette dernière citation évoque la question de la provenance de l'héroïne qui circulait dans le marché illicite. Certes, l'État grec, qui avait gagné son indépendance en 1830, s'est retrouvé provisoirement parmi les pays producteurs d'opium, en annexant après les guerres balkaniques (1912-1913) une partie de la région de Macédoine, où l'administration ottomane avait introduit la culture du pavot[10]. Cependant, la production d'opium grec a rapidement dégringolé et de 23 tonnes en 1922 elle est passée à 16 kilos d'opium brut en 1934, en raison d'une part de la concurrence de l'opium turc et d'autre part de l'imposition d'un régime de contrôle strict avec plusieurs démarches administratives[11]. En effet, après la Première Guerre mondiale, le gouvernement grec s'est engagé à mettre en vigueur la convention de La Haye de 1912 et à soumettre la production et les transactions concernant les opiacés et la cocaïne au contrôle de l'État, prévoyant également des sanctions pour les usagers et les usagères.

À partir du moment où la production et la vente des opiacés étaient strictement encadrées, le seul moyen de se procurer de l'héroïne était la voie illicite, au moyen d'une fausse ordonnance, à l'aide d'un pharmacien véreux, ou bien en détournant des stocks officiels. Par exemple, une affaire qui a fait sensation après la Première Guerre mondiale concernait l'importation de morphine en quantités excessives depuis la France, qui avait déclaré dans ses rapports à la Société des Nations l'envoi à la Grèce de 1 700 kilos en 1923 et de 370 l'année suivante. De manière « assez étrange » selon les termes du représentant britannique à la Commission consultative du trafic de l'opium, Sir Malcolm Delevigne, la Grèce n'avait pas inclus ces quantités dans ses rapports[12]. Des fuites de ce genre pouvaient soit alimenter le marché noir, soit servir de matière première à des laboratoires illicites d'héroïne. Car, au fur et à mesure que la législation et les instances de contrôle des stupéfiants se développaient, tant au sein de la Société des Nations qu'au niveau national, les industries pharmaceutiques devaient se plier aux nouvelles règles du jeu, alors que certains fabricants de stupéfiants délocalisaient leurs activités chaque fois que l'intervention étatique contrariait leurs intérêts. Ils cherchaient alors soit des pays où le cadre législatif était plus souple, soit des pays dont les régimes avaient du mal à imposer leur autorité.

Au cours de cette migration des grandes fabriques de l'ouest vers l'est et pour alimenter les marchés locaux, un certain nombre de fabriques clandestines et de laboratoires artisanaux ont poussé aux Balkans. Les exigences d'un tel laboratoire

---

[9] S. Papaïoannou (dir.), *Ο Πειραιάς και το ρεμπέτικο τραγούδι : Ημερολόγιο 2006* [Le Pirée et la chanson rébétiko : Calendrier 2006], Le Pirée, To Limani tis Agonias, 2006, p. 103.

[10] « L'opium », *Bulletin Commercial de Macédoine*, no 4, décembre 1916, p. 58.

[11] *Ibidem*, p. 59 ; G. A. Welles, « The Opium Problem », *Annals of the American Academy of Political and Social Science*, vol. 122, « The Far East », novembre 1925, p. 148.

[12] Société des Nations [SdN], Commision consultative du trafic de l'opium et autres drogues nuisibles [CCO], *Procès-verbal de la 8e session tenue à Genève du 26 mai au 8 juin 1926*, C.393.M.136.1926.XI., p. 19.

étaient modestes : un local, un équipement d'usage plutôt commun (pots émaillés, tubes, ballons, fioles, balances, réfrigérants, entonnoirs), certains composants chimiques plus ou moins à portée de la main (eau distillée, ammoniaque, acide chlorhydrique, anhydride acétique, carbonate de soude, soude caustique, éthanol, acétone, charbon actif) et bien sûr de la matière première, de la morphine. Quant au savoir-faire, en règle générale on avait recours aux connaissances de quelque chimiste obligeant, et dont, à la rigueur, on pouvait se passer : lors d'une perquisition domiciliaire en juillet 1933, la police de Salonique avait découvert entre autres « un manuscrit expliquant, en grec et en français, la méthode à suivre pour extraire la morphine »[13].

En effet, pendant les années 1930, les forces de l'ordre ont découvert en Grèce au moins huit laboratoires clandestins dont la capacité de production s'élevait à quelques kilos d'héroïne par mois. Le plus important d'entre eux a été dévoilé en novembre 1936 au centre d'Athènes. Il aurait produit pendant les deux ans de son fonctionnement 300 kilos d'héroïne qui avaient alimenté non seulement le marché illicite intérieur, mais aussi des marchés voisins, notamment le marché égyptien[14].

Les modes de consommation

Dans la foulée de la diffusion de l'usage de l'héroïne, la façon dont celle-ci était consommée a également évolué. Une méthode courante était l'inhalation, attestée dans les écrits des contemporains, mais également suggérée par le nom communément employé pour désigner les consommateurs de la poudre blanche : *prezakides*, c'est-à-dire priseurs, appellation qui a perduré tout au long de l'entre-deux-guerres et jusqu'à nos jours[15]. Or, au tournant des années 1930, l'injection sous-cutanée ou intraveineuse, auparavant évitée, s'est popularisée[16]. Cette évolution dépassait largement les frontières de l'État grec. À ce propos, le chef de la police du Caire, Russell Pasha, écrit dans ses mémoires : « Autour de 1928, je commence à prendre conscience d'un développement favorisant l'apparition d'une nouvelle population dans les bas quartiers du Caire, quelque chose d'inédit. Pour la première fois, on entend parler de la méthode de l'injection intraveineuse de l'héroïne et à peine plus tard on décompte ses victimes ». Presque simultanément, l'injection intraveineuse

---

13 « Πώς ανεκαλύφθη το μυστηριώδες εργοστάσιον παρασκευής μορφίνης » [Comment a-t-on découvert la fabrique mystérieuse de morphine], *Fos*, 22/07/1933, pp. 1 et 3 ; SdN, CCO, « Aff. no 1047 : Fabrication clandestine de morphine à Salonique en 1933 », *Résumé des transactions illicites et des saisies [RTIS] du 1er janvier au 31 mars 1934*, O.C. 294 (s.), p. 8.

14 « Ανακάλυψις εργοστασίου παρασκευής ναρκωτικών » [Découverte de laboratoire de fabrication de narcotiques], *Eleftheros Anthropos*, 07/09/1936, p. 6 ; « Ανεκαλύφθη τεράστιον εργοστάσιον κατασκευής ηρωΐνης εν μέσαις Αθήναις ! » [Une immense fabrique d'héroïne fut découverte au milieu d'Athènes], *Kathimerini*, 26/11/1936, p. 3.

15 Arkalidis, « Οι ηρωϊνομανείς εν Ελλάδι », p. 1159 ; M. Triantafyllou, « Τοξικομανίαι και κίνδυνοι αυτών » [Toxicomanies et leurs dangers], *Néoi Kairoi*, 27/04/1933, p. 1 ; A. Koulatsos, « Ναρκωτικά : Εισαγωγή, πώλησις και χρήσις τούτων » [Narcotiques : Leur importation, vente et usage], *Iatriki Ephimeris*, no 505, 09/01/1938, p. 2.

16 X., « Μορφίνη, κοκαΐνη, αιθήρ… III. Τεχνάσματα τοξικομανών » [Morphine, cocaïne, éther... III. Ruses de toxicomanes], *Kathimerini*, 13/01/1928, p. 3 ; Kalampokis, *Τοξικομανίαι…*, p. 27.

commence à percer aux États-Unis et se propage lentement jusqu'au début des années 1930 pour devenir par la suite prépondérante. L'apparition et la diffusion presque simultanées de cette méthode dans des endroits aussi éloignés semblent indiquer qu'elle répondait au même désir chez les consommateurs et les consommatrices d'une action plus puissante de la drogue, dictée d'une part par le contexte législatif et d'autre part par le goût du jour[17].

Dans le cas grec, on peut affirmer que l'évolution des modes de consommation a suivi un parcours similaire. En 1932, un psychiatre de l'armée décrivait cette transition de la voie nasale à la voie sous-cutanée ou intraveineuse quand les effets de la substance s'estompaient au fur et à mesure que la tolérance se développait : « L'héroïne est consommée en prise, comme la cocaïne. En plus, ceux qui se sont habitués au médicament, au point que les prises par le nez cessent d'avoir d'effet sur eux, s'administrent eux-mêmes des piqûres d'héroïne dans la veine. De cette manière son effet est plus rapide et la stimulation passagère qu'elle provoque plus forte. »[18]

Héroïne et haschisch

Le psychiatre de l'armée cité plus haut constatait lors d'une conférence en décembre 1930 que le haschisch « depuis trois ans tend à être détrôné par l'héroïne »[19]. Jusqu'alors, la substance qui occupait le devant de la scène (sans compter l'alcool et le tabac) était la résine du chanvre indien. Selon les sources disponibles, la plante avait été introduite dans la région du Péloponnèse (au sud du pays) dans les années 1870 et dès les années 1880 on attestait des usages récréatifs du haschisch, surtout dans les ports, les centres urbains et les prisons, et essentiellement parmi les populations marginalisées. Ainsi, au début du XXe siècle on dénombrait plusieurs dizaines de fumeries dans les villes grecques où l'on consommait la substance en groupe, au moyen de pipes à eau, les narghilés, et souvent sous le son de chansons populaires dont les paroles se référaient au rituel de la consommation.

Les cas de polyconsommation ou de passage d'une substance à l'autre n'étaient pas exclus. Néanmoins, il semble qu'une partie des fumeurs de haschisch était méfiante envers l'aspiration ou l'injection d'héroïne et ses amateurs. Autrement dit, il pouvait y avoir une fine ligne de démarcation entre les deux groupes de consommateurs, exprimée par une attitude réprobatrice voire méprisante des usagers du chanvre indien envers ceux de l'héroïne. Cette opposition se greffe sur une antithèse plus vaste, entre tradition et modernité, qui pouvait prendre des traits générationnels, les connaisseurs aînés s'opposant aux jeunes profanes. Ainsi, sans être totalement étanches, ces deux groupes d'usagers de caractéristiques différentes (l'âge notamment), reflètent en quelque sorte une société partagée entre ses liens culturels orientaux et ses aspirations occidentales. Le psychiatre Mikhaïl Stringaris résumait ce

---

17 T. Russell Pasha, *Egyptian Service, 1902-1946*, London, John Murray, 1949, p. 223 ; J. O'Donnell, J. P. Jones, « Diffusion of the Intravenous Technique Among Narcotic Addicts in the United States », *Journal of Health and Social Behavior*, vol. 9, no 2, juin 1968, pp. 125-129 ; T. Carnwath, I. Smith, *Heroin Century*, Londres-New York, Routledge, 2002, pp. 40-41 ; Courtwright, *Dark Paradise*…, pp. 104-109.

18 Kourétas, « Οι τοξικομανείς και οι τοξικομανίες », p. 110.

19 *Ibidem*, p. 113.

contraste, assumé par certains membres de l'endogroupe des consommateurs de substances prohibées :

« Les plus anciens, authentiques buveurs de haschisch n'ont pas l'habitude de prendre de stupéfiants de ce genre [cocaïne, opium, morphine]. Au contraire, ils restent fidèles au haschisch et, à part le haschisch, seulement au vin, et ils méprisent comme indignes d'eux les autres substances et ceux qui s'en délectent. Au contraire, les plus jeunes et ceux qui s'adonnent depuis peu à la consommation de haschisch font aisément usage d'autres substances et, d'ailleurs, la plupart d'entre eux après à peine quelques mois succombent à la servitude de l'héroïne »[20].

Les statistiques policières illustrent cette évolution des goûts chez les consommateurs et consommatrices, à supposer qu'elles ne reflètent pas les priorités des forces de l'ordre, qui dans les années 1930 effectuent davantage d'arrestations pour consommation, détention ou trafic d'héroïne que pour des infractions impliquant le haschisch[21]. Les statistiques des internements dans les établissements psychiatriques vont dans le même sens, puisqu'elles indiquent une hausse des internements d'« héroïnomanes »[22]. Ces évolutions (la diffusion d'une nouvelle substance associée à l'Occident, le recours à des modes de consommation modernes, la hausse des internements) ont contribué à alerter les contemporains. Mais le facteur qui a marqué les esprits et a accentué la visibilité de l'héroïne, était l'enregistrement des premiers décès liés directement ou indirectement à la substance.

L'imagerie de l'« héroïnomanie »

La diffusion de modes de consommation à risque, la circulation d'un lot de stupéfiants plus puissants ou moins frelatés, voire des conditions météorologiques rudes pouvaient s'avérer fatales pour les consommateurs. Au milieu des années 1930, les journaux faisaient état de dizaines de décès dus aux stupéfiants et notamment à l'héroïne : environ 80 entre décembre 1934 et avril 1935, ou 162 au début de 1936[23]. Même si ces chiffres semblent assez élevés, le dépouillement systématique de la presse

---

20 M. Stringaris, *Χασίς : Ψυχοπαθολογική, κλινική, κοινωνιολογική μελέτη επί των συνεπειών του καννιβισμού* [Haschisch : Étude psychopathologique, clinique, sociologique sur les effets du cannabisme], Athènes, éd. M. Saliverou, 1937, p. 123.

21 N. Arkhimandritis, « Κίνησις του λαθρεμπορίου και της χρήσεως των ναρκωτικών κατά το έτος 1932 » [Mouvement du trafic et de l'usage des narcotiques au cours de l'année 1932], *Iatriki Ephimeris*, no 250, 05/02/1933, p. 4 ; Idem, « Στατιστικός πίναξ ναρκωτικών ετών 1932-1937 » [Tableau statistique des narcotiques des années 1932-1937], *Iatriki Ephimeris*, no 512, 27/02/1938, p. 1 ; Idem, « Κρατικός και κοινωνικός αγών εναντίον των ναρκωτικών εν Ελλάδι κατά το έτος 1938 » [Lutte étatique et sociale contre les narcotiques en Grèce au cours de l'année 1938], *Iatriki Ephimeris*, no 566, 21/05/1939, p. 1.

22 M. Yanniris, « Στατιστική μελέτη επί των νοσηλευθέντων εν τω Δρομοκαΐτείω ψυχοπαθών από της λειτουργίας αυτού » [Étude statistique sur les psychopathes traités dans le Dromokaïteion depuis le début de son fonctionnement], *Iatriki Proodos*, t. 30, no 30, 1925, p. 232 ; Arkalidis, « Οι ηρωϊνομανείς εν Ελλάδι », p. 1157.

23 I. Mét., « Οι τοξικομανείς πεθαίνουν σαν σκυλιά μέσα στους δρόμους » [Les toxicomanes meurent dans la rue comme des chiens], *Eleftheros Anthropos*, 19/01/1935, p. 2 ; « Λαθρέμποροι και τοξικομανείς εις τον Πειραιά » [Contrebandiers et toxicomanes au Pirée], *Echo tis Hellados*, 08/07/1935, p. 1 ; N. I. Marakis, « Το λαθρεμπόριον ναρκωτικών και οι γυναίκες » [Le trafic de narcotiques et les femmes], *Athinaïka Néa*, 15/04/1936, p. 3.

quotidienne de la période, sans doute pas exhaustif, confirme au moins 62 cas de décès attribués aux stupéfiants enregistrés entre 1929 et 1940, dont 30 en 1935. Dans tous les cas, il s'agit d'hommes, âgés de 17 à 45 ans, victimes de l'héroïne et plus rarement de la cocaïne, découverts dans la rue. Ces incidents et surtout les conditions dans lesquelles ces décès avaient lieu ont inspiré plusieurs articles de presse alarmistes et ont valu à l'héroïne le nom de « mort blanche »[24]. Dans la même veine, le terme « marchands de la mort blanche » fut consacré au cours des années 1930 pour désigner des personnes qui s'adonnent au commerce de stupéfiants[25]. Désormais, autour de la figure du trafiquant, se tisseront des stéréotypes mettant en scène un individu assez souvent d'origine étrangère, dépeint comme l'agent d'un syndicat international des narcotiques, toujours aux aguets de nouveaux initiés à la drogue. Ainsi, face au trafiquant sans scrupules, l'usager pouvait faire figure de victime innocente – mais toujours, certes, comme exemple à éviter.

Les descriptions de ce dernier, parfois assorties de dessins et de photographies, brossaient le portrait d'une personne émaciée, au visage décharné et livide, aux yeux cernés de noir. On lui attribuait une apparence caractérisée par la négligence et le manque d'hygiène personnelle. Vêtements en loques, cheveux crasseux et longue barbe complétaient pour les hommes l'image typique de la déchéance absolue : « Le visage de l'héroïnomane est tout pâle, son corps horriblement sale et courbé – les héroïnomanes n'ont pas envie de se laver », écrivait un journaliste en 1931[26]. À l'occasion, l'énumération des ravages provoqués par l'héroïne incluait l'action de cette dernière sur la sexualité, à savoir la baisse de la libido qui conduirait consommateur ou consommatrice à se désintéresser de l'acte sexuel – et par extension de la reproduction et de la vie familiale.

L'ensemble de ces caractéristiques traçant les contours d'un être dénué de chair, de couleurs, de force, de désirs, de vie, identifiait par son aspect et état l'héroïnomane à un cadavre. Dans un article de 1930 mettant en garde contre le « danger social grave » de l'héroïne, il était question de gens « immondes, dépenaillés, nu-pieds, avec des physionomies osseuses et des corps chétifs, pâles à cause de l'abus, proie

24 J. Kessel, « Λευκός θάνατος » [Mort blanche], *Eleftheron Vima*, 15/09/1932, p. 1 ; B. Bs., « Ο λευκός θάνατος : Μορφίνη, κοκαΐνη, ηρωΐνη » [La mort blanche : Morphine, cocaïne, héroïne], *Ethnos*, 25/09/1932, p. 3 ; B., « Εις το μυστηριώδες φρούριον των αδελφών Βουτσινά οπόθεν εξαπελύετο ο λευκός θάνατος προς χιλιάδας τοξικομανών » [Dans la forteresse mystérieuse des frères Voutsinas d'où la mort blanche se lançait contre des milliers de toxicomanes], *Eleftheros Anthropos*, 27/11/1936, p. 4.

25 Cf. « Μια έκθεσις του Διευθυντού της Αστυνομίας του Καΐρου διά το συνδικάτον ναρκωτικών » [Un rapport du directeur de la police du Caire sur le syndicat de narcotiques], *Iatriki Ephimeris*, no 255, 12/03/1933, p. 2 ; Th. Drakos, « Οι έμποροι του λευκού θανάτου και η αμείλικτος καταδίωξίς των » [Les marchands de la mort blanche et leur poursuite implacable], *Eleftheros Anthropos*, 20/07/1936, p. 5 ; « Μια ωραία Ιταλο-Ρωσσίς έμπορος του λευκού θανάτου » [Une belle Italienne-Russe marchande de la mort blanche], *Eleftheros Anthropos*, 01/08/1936, p. 2 ; G. Boukouvalas, « Ο πόλεμος των αστυνομικών με τους λαθρεμπόρους ναρκωτικών εισήλθεν εις την τελικήν του φάσιν ! » [La guerre des policiers contre les trafiquants des narcotiques entra dans sa phase finale !], *Chronographos*, 21/09/1936, p. 1 ; « Πώς διώκονται οι λαθρέμποροι των ναρκωτικών εις την Αμερικήν » [Comment persécute-t-on les trafiquants des narcotiques en Amérique], *Eleftheros Anthropos*, 18/01/1937, p. 7.

26 K. Faltaïts, « Άνω των χιλίων ηρωϊνομανών εις τας Αθήνας και τον Πειραιά » [Plus de mille héroïnomanes à Athènes et au Pirée], *Eleftheros Anthropos*, 04/05/1931, p. 5.

appropriée à la mort »[27]. En ce sens, sa figure peut être comparée à celle de l'opiomane chinois, qui au terme d'un procédé de stigmatisation visuelle associait, en la personne de l'« homme-crâne », maigreur, pauvreté, mort et opium, selon l'analyse de Xavier Paulès pour le cas de Canton[28]. En fait, les descriptions des adeptes de l'héroïne grecs évoluant autour des axes de la maigreur, de la pâleur, de la malpropreté et du désordre des vêtements, renvoient à la malnutrition et à l'indigence, que l'on peut attribuer aussi bien à l'action de la drogue qu'aux mauvaises conditions de vie. En outre, ces descriptions correspondent à des cas d'usages réguliers, fréquents et prolongés, couplés d'un manque de moyens financiers pour subvenir aux dépenses d'une consommation quotidienne. Elles illustrent, par conséquent, un extrême de l'usage de l'héroïne, l'« héroïnomanie », qu'elles érigent en règle générale.

Le recul et la réapparition de l'héroïne

L'Occupation et la Guerre civile après la Libération ont affecté entre autres le fonctionnement des mécanismes chargés de la répression ou du traitement de la « toxicomanie », et par conséquent la surveillance et l'enregistrement de la consommation des stupéfiants. Une source postérieure, concernant les internements dans les hôpitaux psychiatriques, indique une hausse dans la première moitié des années 1940, qui néanmoins semble liée non pas tant à une montée des consommations, mais à des opérations coup-de-poing des autorités (par exemple en août 1942) et à la tendance des usagers à chercher à être internés pour échapper à la famine et à la vie dans la rue[29].

Dans les faits, la population des consommateurs se présente décimée au cours des années 1940. Certains d'entre eux n'ont pas survécu aux adversités, comme le rude hiver 1942-1943, leur organisme étant déjà affaibli et vulnérable. On ne connaît pas combien parmi les nombreuses personnes mortes au cours de l'Occupation consommaient des drogues, mais on atteste quelques cas de poètes ou de musiciens célèbres, bien connus pour leur recours à l'héroïne, décédés, parfois suicidés, au cours de ces années. D'autres parmi les consommateurs se sont adaptés aux pénuries dans le marché, provoquées par la surveillance étroite des stocks des opiacés exercée par les belligérants d'une part et par la perturbation dans les voies du trafic, tant licite qu'illicite, due à la guerre d'autre part. Ainsi, dans les années 1950 et 1960, l'hôpital psychiatrique public d'Athènes accueillait d'anciens consommateurs d'héroïne reconvertis à l'alcool ou aux produits pharmaceutiques[30].

Dans ces évolutions on peut discerner un effet de fin de génération, la première génération des amateurs d'héroïne, apparue au milieu des années 1920, abandonnant soit la vie soit leur habitude. Sans doute, y avait-il aussi de nouvelles recrues ou des individus qui ont maintenu, tant bien que mal, leur consommation. Dans la presse des

[27] « Η ηρωΐνη : σοβαρός κοινωνικός κίνδυνος » [L'héroïne : danger social grave], *Néoi Kairoi*, 29/03/1930, p. 1.
[28] X. Paulès, *Histoire d'une drogue en sursis : L'opium à Canton, 1906-1936*, Paris, Éd. de l'EHESS, 2010, pp. 228-235.
[29] D. Yfantis, *Τοξικομανία δι' ηρωίνης: Η χρήση ουσιών στην Ελλάδα του Μεσοπολέμου* [Toxicomanie par l'héroïne : L'usage des substances en Grèce de l'entre-deux-guerres], Athènes, Agra, 2017, pp. 181-183.
[30] *Ibidem*, pp. 185-186.

années 1950 et 1960 on trouve des mentions d'arrestations ou de saisies d'héroïne, mais la plupart des fois il s'agit d'affaires survenues à l'étranger, en Europe ou le plus souvent outre-Atlantique. Malgré les découvertes occasionnelles de cas de contrebande ou de fabrication clandestine, on s'autorisait à déclarer que « les narcotiques sont inconnus aux Grecs » et pendant quelques décennies l'héroïne bat en retrait en s'éclipsant du paysage médiatique[31].

Elle a fait son retour au tournant des années 1980, tant sur la scène de la drogue que dans les pages des journaux. La tendance apparaît dans les données des saisies d'héroïne, assez rares dans les années 1970, ainsi que des arrestations encore limitées entre 1978-1981 (entre 130 et 200, dont une trentaine ou quarantaine de sujets étrangers)[32]. La même tendance est indiquée par le nombre des admissions dans les structures thérapeutiques qui sont créées justement ces années-là : en une décennie, elles passent de 8 à plus de 400[33].

Ces chiffres donnent l'image d'un départ quasiment de la case zéro. Et, dans ce cas aussi, les premières morts dues à l'héroïne déterminent cette évolution décisive : 5 cas en 1980 et environ une dizaine dans les années suivantes[34]. Certes, on est encore loin des chiffres de décès qu'on a enregistrés au milieu des années 1930 – notons à titre indicatif que, selon le rapport national de la Grèce à l'Observatoire européen des drogues et des toxicomanies, à la fin des années 1990 les décès relatifs aux stupéfiants ont dépassé les 200[35]. Mais l'impact et le tollé dans les médias ont dépassé, et de loin, la « panique morale » de l'entre-deux-guerres, d'une part parce que le profil sociologique des consommateurs avait entre-temps changé : dans un processus qui dépassait les frontières grecques, il ne s'agissait plus de personnes sans abri, marginalisées, en situation précaire, mais de jeunes gens de familles de la petite ou moyenne bourgeoisie[36]. D'autre part de nouveaux types de médias étaient apparus, qui relayaient la presse traditionnelle dans la dénonciation du danger de l'héroïne pour la jeunesse. À partir du début des années 1980, par exemple, une profusion de films et

---

31 « Πενταμελής σπείρα λαθρεμπόρων ναρκωτικών με αρχηγόν γυναίκα κατέκλυζε την "αγορά" με ηρωΐνη παρασκευαζομένην ενταύθα » [Bande de cinq trafiquants de narcotiques menée par une femme inondait le « marché » avec de l'héroïne produit ici], *Eleftheria*, 23/12/1964, p. 12 ; « Εργαστήριον ηρωΐνης ανεκαλύφθη εις Αθήνας » [Laboratoire d'héroïne découvert à Athènes], *Makédonia*, 04/07/1967, p. 3 ; F. Kavvadias, « Τα ναρκωτικά άγνωστα στους Έλληνες » [Les narcotiques inconnus aux Grecs], *Eleftheria*, 30/01/1966, p. 9.

32 Même des publications versant au sensationnalisme donnent des nombres très bas. Cf. S. Karatzaferis, *Αποκαλύπτω ό,τι κρύβουν για τα ναρκωτικά* [Je révèle tout ce qu'on nous cache sur la drogue], Athènes, Kaktos, 1982, pp. 242-245.

33 E. Andriakaina, « Θεραπευτικές κοινότητες » [Communautés thérapeutiques], in V. Vamvakas, P. Panagiotopoulos (éd.), *Η Ελλάδα στη δεκαετία του '80: Κοινωνικό, πολιτικό και πολιτισμικό λεξικό* [La Grèce aux années 1980 : Dictionnaire social, politique et culturel], Athènes, Epikentro, 2014, p. 228.

34 S. Tsili, « Τοξικομανία : μια άλλη προσέγγιση » [Toxicomanie : une approche différente], *Epitheorisi Koinonikon Erefnon*, no 66, 1987, p. 235.

35 University Mental Health Research Institute, *2007 National Report (2006 Data) to the EMCDDA – Greece*, Reitox, Athènes, 2007, p. 61. Disponible sur http://www.emcdda.europa.eu/system/files/publications/947/NR2007Greece.pdf (dernier accès : 13/03/2021).

36 E. Andriakaina, « Ναρκωτικά » [Drogues], in V. Vamvakas, P. Panagiotopoulos (éd.), *Η Ελλάδα στη δεκαετία του '80*…, pp. 355-357.

de téléfilms qui exploitaient la veine de la délinquance juvénile et des drogues a fait son apparition[37].

Ainsi s'est amorcée une campagne contre les drogues réunissant tous les partis politiques et l'Église[38]. Et, point intéressant à signaler, cette campagne avait recours au même vocabulaire et à la même imagerie d'il y a un demi-siècle. Il était à nouveau question de « mort blanche » et de « marchands de la mort », on employait le même type d'images suggestives et sensationnelles. Sauf que personne ne semblait se souvenir de la première vague d'héroïne à l'époque de l'entre-deux-guerres en Grèce. Bien au contraire, dans les analyses passionnées et paniquées, la situation était présentée comme inédite, ce qui rajoutait au sentiment d'une crise sans précédent.

Ce bref exposé d'un parcours qui en fin de compte n'était réservé ni à l'héroïne ni au seul cas grec privilégie la démarche inverse : en avantageant une approche historique, il vise à mettre en perspective la diffusion de l'héroïne dans la société grecque au cours du XXe siècle pour proposer un point de vue exempt de dramatisation, condition nécessaire pour un débat sur les substances psychoactives, aujourd'hui comme hier.

---

[37] Cf. les titres évocateurs des films « Τα τσακάλια: ένα κοινωνικό πρόβλημα » [Les chacals : un problème social] (1981), « Η στροφή » [Le tournant] (1982), « Πανικός στα σχολεία » [Panique dans les écoles] (1982), « Σατανάδες στα σχολεία » [Satans dans les écoles] (1982), « Τα βαποράκια » [Les mules] (1983) etc. Cf. aussi O. Kassaveti, « Από το φωτορεπορτάζ στη βιντεο-αναπαράσταση : ο οπτικός ηθικός πανικός γύρω από την τοξικομανία στη δεκαετία του '80 » [Du photoreportage à la vidéo-représentation : la panique morale visuelle autour de la toxicomanie dans les années 1980], in K. Katsapis (éd.), *Οι απείθαρχοι : Κείμενα για την ιστορία της νεανικής αναίδειας τη μεταπολεμική περίοδο* [Les indisciplinés : Textes sur l'histoire de l'insolence juvénile dans l'après-guerre], Athènes, Okto, 2018, pp. 121-145.

[38] A. Athanasiou, « 13.000 μελλοθάνατοι από ναρκωτικά » [13.000 futurs morts à cause des narcotiques], *Rizospastis*, 03/01/1982, p. 4. Pour une analyse du traitement médiatique de la question des drogues, cf. S. Tsili, *Η τοξικομανία ως ιδεολογικό διακύβευμα : Η περίπτωση της Ελλάδας* [La toxicomanie en tant qu'enjeu idéologique : le cas de la Grèce], Athènes, Ethniko Kentro Koinonikon Erefnon, 1995.

De la prohibition des drogues au Vietnam

Philippe Le Failler, historien, MC de l'École française d'Extrême-Orient

Le Vietnam n'occupe pas une place exceptionnelle dans l'histoire générale des drogues en Asie. Comme ses voisins, ce pays doit à l'intermède colonial l'imposition d'un usage, celui de l'opium, et une certaine accoutumance aux revenus qui en sont issus. Initialement conçu comme un outil financier au service du colonisateur français, le contrôle du marché des stupéfiants devint un enjeu de pouvoir en temps de guerre, soit de 1946 à 1975. Notons toutefois qu'en tant qu'État indépendant et unifié, c'est-à-dire avant l'arrivée des Français et après l'unification de 1975, le Vietnam s'est attaché à lutter contre l'opium et les stupéfiants en général, avec un certain succès. Dans les deux cas, c'est en s'appuyant sur un pouvoir fort, autocratique ou totalitaire, qu'il obtint ses meilleurs résultats.

Prohibition sous le régime monarchique

Il est probable que l'opium participait jadis de la pharmacopée traditionnelle vietnamienne (comme son homologue chinoise à qui elle doit tant). On en faisait mention pour attester de ses vertus dès lors qu'il s'agissait de soulager la douleur, combattre les désordres intestinaux ou encore comme abortif. Ce n'est que tardivement, au début du XIXe siècle, que les textes officiels vietnamiens attestent d'un nouvel usage de l'opium, récréatif et addictif, dont les incidences sociales et financières apparurent suffisamment préoccupantes et funestes qu'elles suscitèrent une vive réaction politique. Dès lors, archives et chroniques dynastiques évoquèrent régulièrement les difficultés rencontrées dans la mise en pratique d'une politique prohibitionniste.

La première mention relative à l'opium date de 1810 : elle est tirée de la Chronique officielle du règne de la dynastie Nguyên, qui est la source principale dont nous disposons afin de cerner le processus de prise de décision au sein du royaume[1]. En date du sixième mois, il est dit que dans la province de Hà-Tiên, le gouverneur militaire Mạc Tử Thiêm avait pris l'initiative de collecter des taxes sur la graisse de

[1] *Đại Nam thực lục* (大南寔錄) *(tiền biên, chính biên)* [Relation véritable du Đại Nam, parties préliminaire et principale]. Histoire officielle de l'État dynastique des Nguyễn, chroniques par règnes réalisées par le Quốc Sử Quán (Bureau d'Histoire de l'État) entre 1811 et 1939. C'est un ensemble de 584 volumes en caractères chinois ; nous disposons d'une traduction en *quốc ngữ* réalisée entre 1962 et 1978 par le Viện Sử học (Institut d'Histoire) de Hanoi (en 38 vol.) puis d'une réédition corrigée en 10 volumes parue à Hanoi de 2002-2007 et éditée, sans texte original, par NXB Giáo dục Việt Nam.

porc, l'opium et les tripots. Ce dernier venant de décéder, le souverain Gia-Long (嘉隆1762 - 1820) décida d'y remettre bon ordre : il intégra formellement la circonscription dans le royaume et abandonna ces contributions dérogeant à la règle commune. [ĐNTL, t. 1 : 788] Le territoire de Hà-Tiên était atypique à plus d'un titre. Située dans le golfe de Thaïlande, à cheval sur la frontière cambodgienne (sur le territoire de l'actuelle province vietnamienne de Kiên-Giang), cette petite principauté littorale fut fondée au début du XVIIIe siècle par des émigrés chinois fuyant la dynastie Qing. De cambodgienne, la principauté devint l'alliée des Vietnamiens avant d'être incluse dans leur royaume [Sellers 1983]. Dès le début, chez les autorités vietnamiennes, s'établit un lien entre population d'origine chinoise et usage de l'opium qui ne se démentira plus.

Cela faisait sans doute quelques années que l'opiomanie pénétrait la société vietnamienne. En provenance des ports d'Asie du Sud-Est, venue de la lointaine Inde ou de l'escale de Singapour, les navires chargés d'opium que les marchands chinois destinaient à leur marché intérieur faisaient parfois relâche sur les côtes vietnamiennes. D'abord limité aux ports, l'usage de l'opium à fumer, nommé *nha phiến* (鴉片) ou en vietnamien courant *thuốc phiện* (莱 片), se répandit dans les communautés chinoises du sud et du centre du Vietnam puis parvint à Huế, la capitale, où l'on note son usage chez des princes et des hauts-fonctionnaires.

En une courte phrase, les textes indiquent que le roi Gia-Long renforça en 1818 la loi interdisant l'usage de l'opium dans la province de Gia Định (soit Saigon) [ĐNTL, t. 1 : 965]. Carence ou omission des copistes, ni les annales ni les archives impériales ne livrent le texte fondateur de la prohibition, édit ou simple ordonnance, pas plus que sa date, tout au plus peut-on considérer qu'étaient visées la ville portuaire de Saigon et sa forte communauté chinoise.

En 1820, quelques mois après son accession au trône, le souverain Minh-Mệnh (明命, 1791 - 1841) aborda le sujet : « L'opium est un poison qui nous vient de l'étranger, des malandrins et vagabonds commencent à fumer tenant cela pour une manière raffinée, cela devient une habitude, puis une médiocre dépendance dont ils ne peuvent se défaire. Le fonctionnaire délaisse sa charge, l'homme du peuple y laisse ses biens, se décharne au fil du temps jusqu'à devenir invalide, ruinant les forces vitales de son organisme. Aussi faut-il débattre d'une stricte interdiction. » [ĐNTL, t. 2 : 77].

En conséquence, les dignitaires de la Cour rédigèrent un texte établissant la prohibition de l'opium. « Sans distinguer le fonctionnaire du manant, quiconque osera fumer l'opium, en dissimulera, en préparera ou en vendra sera puni de la déportation. Celui qui attrapera ou dénoncera [un opiomane] sera gratifié de 20 taëls d'argent. Aux parents qui l'ignoreraient, il importe de mettre en garde leurs enfants. Les voisins qui auraient connaissance et ne dénonceraient pas [un opiomane] seront aussi punis de bastonnade. » [ĐNTL, t. 2 : 77] Minh-Mệnh entérina le texte, se bornant à ajouter la révocation des fonctionnaires fautifs. Dès lors, un édit suivant l'autre, le principe d'une interdiction stricte fut régulièrement réitéré et ses modalités d'exécution renforcées.

Dans la pratique, les visites domiciliaires étaient généralement opérées sur dénonciation, plus rarement le fruit du zèle des policiers. Les aviseurs (proche, voisin, concurrent...) étaient rémunérés au prorata des saisies effectuées. Pris sur le fait, fumeurs d'opium, vendeurs et tenanciers de fumerie voyaient leurs biens saisis. Après un passage devant le juge du district, ils étaient passibles de la bastonnade (de 60 à 300 coups) selon des barèmes en accord avec la quantité d'opium et encouraient le bannissement parfois assorti de l'incorporation forcée dans les rangs de l'armée dans un poste éloigné des régions frontalières. Les ascendants, voisins et autorités villageoises qui, ayant connaissance du fait, ne l'avaient pas dénoncé, encouraient des peines importantes, quoique moins sévères, mais en pratique celles-ci n'étaient guère appliquées, sauf si la personne en question se trouvait être fonctionnaire. L'opium saisi ainsi que le matériel afférent était détruit par incinération. Enfin, lorsqu'un opiomane se dénonçait, pour peu qu'il fasse la preuve d'avoir abandonné la pratique, ses biens lui étaient restitués. On pouvait cependant douter de caractère amendable de l'opiomane. À de nombreuses reprises, comme ici en 1832, le souverain fut amené à revenir sur le caractère presque irrémédiable de l'intoxication. « Nous savons que ce poison envoûte l'homme, on peut craindre que ceux qui en sont épris depuis longtemps ne puissent se soustraire entièrement à ce vice invétéré. » [ĐNTL, t. 3 : 452]

Le législateur était particulièrement sévère pour tous les agents porteurs de l'autorité publique. Outre ceux qui étaient convaincus d'opiomanie, dont le sort était scellé à moins qu'ils ne fussent princes de sang, dès lors qu'il était question d'officiers prévaricateurs, de douaniers indélicats et d'édiles arrangeants, la loi s'exerçait dans toute sa rigueur. Les cas les plus importants étaient rapportés au souverain. À cet égard, une plongée dans les archives impériales est particulièrement édifiante car si ces sources primaires dévoilent le quotidien d'une politique répressive, elles dressent en creux le constat d'une carence en personnel compétent sur des territoires trop légèrement administrés[2]. Remontaient des divers degrés administratifs une foule de rapports alarmants évoquant les mille et un moyens de la contrebande, les sommes considérables en jeu et la vénalité des notables, des fonctionnaires et des soldats.

Nonobstant l'interdiction royale, il semble bien que l'opiomanie ne cessât de s'étendre. Or la Cour se trouvait confrontée à un mal dont elle peinait à cerner l'étendue et dont la nature lui échappait. Toujours plus nombreux, les Chinois, immigrants ou commerçants, s'installaient dans le royaume. Leurs qualités d'entrepreneurs, dont le souverain n'entendait pas se priver, étaient vantées, autant qu'était décriée leur propension à fumer l'opium.

Le commerce de l'opium se trouvait être le corollaire d'un mouvement plus vaste lié à l'ouverture du pays au commerce extérieur. Pour résumer, la règle voulait que le riz vietnamien ne sortît pas du pays (hors du contrôle de l'État), tout comme l'opium ne devait pas y entrer du tout. Or la Chine et Singapour demandaient du riz,

[2] Les archives impériales de la dynastie Nguyễn sont conservées au centre n°1 des Archives nationales du Vietnam à Hanoi. Rédigées en caractères chinois, ces archives qui restent partielles, sont peu accessibles si ce n'est dans leur traduction en vietnamien. Il ressort d'une recherche par occurrences effectuée à l'été 2017 que plus de 300 documents traitent de questions relatives à l'opium.

et les bateaux ne rentraient pas les cales vides [Dương Văn Huy 2011]. Soucieux de ne pas renoncer aux échanges commerciaux par voie maritime, le Vietnam devait renforcer les inspections douanières des navires chinois. Dans le même temps, à l'instar de ce qui se passait en Chine, l'opium se réglant en argent-métal, la fuite du précieux métal présentait un péril pour l'économie nationale. L'interdiction de l'opium semblait répondre à une exigence morale doublée d'une nécessité financière. Néanmoins, l'extension des réseaux marchands chinois, tout autant que le défaut de maîtrise de l'appareil gouvernemental qui avait crû en proportion des conquêtes territoriales, aboutissaient à une contrebande envahissante que le pouvoir s'efforçait d'entraver sans toutefois y parvenir.

Légalisation et affermage dans le royaume

En 1860, les Français obtinrent par traité de s'implanter sur une partie de la Cochinchine. Les autorités instaurèrent un monopole de l'opium dès 1861 dans les trois provinces de Gia-Định, Định-Tường et Biên-Hòa. Cet affermage pour un montant total de 90 000 piastres revint à deux adjudicataires français. L'objectif était certes de taxer la communauté chinoise réputée opiomane, mais aussi de se substituer à elle dans les secteurs économiques les plus profitables. En effet, la majorité des impôts indirects du royaume étaient déjà affermés à des Chinois par voie d'adjudication (plus rarement de gré à gré), et notamment la perception des taxes indirectes.

La Cour vietnamienne prit rapidement la mesure des inconvénients de ce voisinage imposé. Fallait-il poursuivre la prohibition au nom de la morale ou céder au pragmatisme et opérer un changement radical de politique en légalisant et en taxant ? À l'automne 1864, les dignitaires de la Cour avaient fait valoir qu'un certain nombre d'imbéciles s'étaient entichés de l'opium, que l'interdiction était difficile à mettre en œuvre et que la situation ne profitait qu'aux trafiquants. Ils préconisèrent de frapper les vendeurs de fortes taxes afin que les gens fument peu. Les fonctionnaires seraient exclus de ces dispositions et sommés de s'amender. Les hauts dignitaires Nguyễn Tri Phương, Hoàng Tá Viêm et Vũ Trọng Bình s'élevèrent contre cette option, arguant de la dangerosité de l'opium et préconisant le maintien de l'interdiction. Ils ne furent pas entendus et les considérations financières primèrent. On commença immédiatement à escompter, province par province, les revenus que cette nouvelle taxe procurerait au Trésor pour un total de 382 200 ligatures (soit environ 75 000 piastres, moins que ce qui était perçu par les Français). Sans surprise, la répartition calque fidèlement les implantations chinoises, avec une prédilection pour les provinces du Sud, du moins celles dont la France ne s'était pas rendue maître.

Au fil de 18 ans de règne, le souverain Tự Đức (嗣德1829 - 1883) n'avait cessé de réaffirmer son credo anti-opium. Pourtant, le premier mois de l'année 1865, l'opium sortit de l'illégalité et devint un objet fiscal. Il était demandé aux commerçants chinois de s'enregistrer et de demander une licence, avec déclaration du prix de vente. Les Chinois importeraient l'opium qui serait comptabilisé à son arrivée au port, enregistré et frappé d'une taxe de 1/40 kg [ĐNTL, t. 7 : 898]. Les taxes à l'importation rapportant peu, et étant aisées à contourner, le principe de l'affermage l'emporta, qui présentait l'avantage de faire peser sur l'adjudicataire la charge de lutter contre la contrebande. Un an plus tard, le grand mandarin Phan Thanh Giản jugeant les provinces du Sud trop fortement taxées, constatait que les commerçants y saignaient la population. « On rappelle que le principe de la taxation vise à endiguer l'opiomanie, pas à favoriser l'extorsion. En conséquence, plutôt que de contraindre, il convient de poursuivre le travail d'information sur les dangers de l'opiomanie ». Il fut convenu de poursuivre l'expérience un an de plus pour en mesurer les effets » [ĐNTL, t. 7 : 976-977].

Pendant près de 20 ans, soit jusqu'à l'instauration du protectorat, le pouvoir impérial engrangea les bénéfices de l'affermage de l'opium sur l'ensemble du territoire qu'il contrôlait encore, jusqu'à la frontière chinoise. Presque toujours, les adjudicataires étaient chinois et la Cour portait une grande attention au réajustement des droits dus par les fermiers, vérifiant les comptes et les quantités écoulées, faisant jouer la concurrence. Alors que pendant la première moitié de son règne, le roi Tự Đức ordonnait que soient fouillés les navires à la recherche de produits prohibés, opium et bibles, c'est désormais au service des fermiers, donc du Trésor, qu'opéraient les agents de l'État, traquant les contrebandiers et, le cas échéant, les fermiers indélicats. Bien qu'on ne dispose d'aucune étude spécifique, il semble bien que les revenus considérables tirés de l'opium étaient seuls capables de maintenir à flot le budget du royaume. Les opiomanes n'étaient plus poursuivis lorsqu'il s'agissait de gens du commun mais fonctionnaires, militaires et aristocrates ne trouvaient pas grâce auprès du souverain qui les châtiait durement.

Monopole colonial et vœux de prohibition

L'expansion de l'opiomanie dans toute l'Asie a fidèlement suivi l'essor des colonisations. Son exploitation au bénéfice des occidentaux fut portugaise à Macao, britannique en Inde, à Hong-kong et en Malaisie, espagnole aux Philippines, hollandaise à Java et enfin française en Cochinchine, puis dans l'ensemble de l'Indochine. L'installation dès le XIXe siècle des monopoles étatiques visait à drainer les capitaux des Chinois émigrés, supposés opiomanes par nature, pour l'établissement de finances coloniales autonomes. L'instauration d'un monopole sur l'importation, la transformation et la vente d'opium fait figure de dénominateur commun du système d'exploitation coloniale en Asie. On le considérait alors comme financièrement indispensable et moralement justifié. Avec le recul, il est concevable d'admettre qu'il s'agissait du « most long-continued and systematic international crime ». [Trocki 1999 : 160].

Dans un premier temps, le monopole colonial sur l'opium opéra d'abord indirectement, par affermage, d'abord en Cochinchine à partir de 1861, puis au Tonkin après l'instauration du protectorat en 1885 [Descours-Gatin 1992]. Le système péchait par manque de fiabilité des fermiers, les adjudicataires français n'étant souvent que les prête-noms d'organisations chinoises. C'est lors de la refonte des finances indochinoises opérée en 1897 par Paul Doumer, nouveau gouverneur général, que furent créées les régies de l'opium, de l'alcool et du sel. Elles contribuèrent pour 90 % d'un budget général voué à autofinancer le développement de la colonie. Les lourds emprunts de 200 millions de francs-or contractés en métropole pour financer la construction des infrastructures et du chemin de fer furent gagés sur les revenus des régies et le système devint durablement irréformable.

L'opiomanie restait une pratique récente en Indochine et, hormis chez quelques groupes montagnards, elle n'était guère perceptible dans les campagnes où la colonisation n'avait pas entraîné de modifications manifestes dans la structure sociale du village. Contrairement aux régies de l'alcool et du sel qui affectaient la population dans son ensemble, celle de l'opium présentait l'avantage insigne de viser la minorité marchande chinoise, le paysan vietnamien étant trop pauvre. Cette contribution indirecte non obligatoire épargnait les masses rurales pour ne toucher qu'une minorité urbaine, étrangère de surcroît, et à ce titre ne présentait, pensait-on, qu'un risque politique minime.

Comme le souligne Carl Trocki, les Chinois émigrés n'étaient en rien les acteurs passifs d'une taxation qui les visait au premier chef. Partout en Asie du Sud-est, le jeu des licences d'importation et de transformation qu'ils obtenaient faisait d'eux les chevilles ouvrières d'un système aux revenus partagés [Trocki 2002]. En Indochine, ils restaient des intermédiaires obligés, dont le Protectorat ne put se défaire, et qui trouvèrent leur place comme débitants d'opium patentés ou tenanciers de fumeries.

La production locale étant modeste et d'une qualité aléatoire [Rapin, 2000], l'opium brut provenait du monopole britannique de l'Inde et était acheté aux enchères à Calcutta. Entre 100 et 200 tonnes d'opium étaient traitées annuellement dans la bouillerie de Saigon. Conditionné en boîtes d'étain selon diverses qualités, le produit fini, appelé *chandoo*, était ensuite diffusé par un réseau étendu de détaillants et de fumeries payant patentes (1513 en l'année 1918, 1224 en 1929)[3]. L'opium contribuait pour environ 50 % des revenus du budget général de la colonie et supportait à lui seul la charge de la dette. Les quantités vendues par la régie commencèrent à décroître vers 1920, lorsque la contrebande en provenance de Chine du Sud submergea le Vietnam. Quoique profitable, ce « monopole » restait largement virtuel tant qu'il ne captait pas plus que 20 à 30 % du marché, le reste revenant au marché clandestin [Le Failler 2000].

En 1920, le nombre des fumeurs était estimé à 58 000, soit 3 % de la population totale et 9 % de la population adulte mâle. L'excuse d'un impôt ethnique ne tenait plus, l'opiomanie ne se limitait pas aux 6% de Chinois que comptait l'Indochine (soit 402 000 personnes, chiffre de 1926). S'ils

[3] D'après Albert Sarraut, en 1912, 4 746 licences annuelles auraient été délivrées pour la vente d'opium contre 40 105 pour celle de l'alcool. Sarraut à Lebrun, ministre des Colonies, 13.11.1912, ANOM INF. c4065 d4037.

représentaient environ 15 % des fumeurs, la grande majorité des opiomanes était vietnamienne[4]. L'opium leur était vendu sans restriction ; en revanche, une circulaire de 1907 en interdisait l'usage aux fonctionnaires européens. Comme un tiers des 22 000 Européens que comptait l'Union indochinoise était alors agents publics, cela revenait peu ou prou à prémunir l'ensemble des Français au nom des impératifs de santé publique – mais aussi de la préservation d'une certaine image de marque –, quand la population était laissée à son sort[5]. Rapidement, des voix s'élevèrent pour demander l'extension de la mesure aux fonctionnaires indigènes[6]. Or nul n'entrevoyait de moyens adaptés pour débusquer les fumeurs alors que la colonie comptait environ 16 000 débits et fumeries, patentés ou illégaux. Arguant d'une cohérence du discours, certains administrateurs préconisèrent, en pure perte, l'interdiction des importations et la suppression pure et simple de la Régie.

Faute de solution alternative, les autorités coloniales ne concevaient pas de renoncer aux revenus de l'opium, alors même que les idéaux prohibitionnistes gagnaient du terrain. Initiées par la conférence de Shanghai en 1909, un cycle de réunions se poursuivit à La Haye, où furent posés les jalons d'un contrôle international. Soutenue par les USA, la Chine sommait Britanniques et Français de renoncer aux monopoles de production, d'exploitation et de transit. De mauvaise grâce, ces derniers en admirent le principe sans pour autant souscrire d'engagement formel. Tout au plus l'opium fut-il interdit en métropole en 1916[7]. Dès lors, l'opinion indochinoise commença à s'émouvoir de la vente d'opium sous le sceau de l'État dans la colonie.

« *C'est une opinion universellement accréditée que la consommation de l'opium est un vice inné chez les Chinois comme celui de l'alcoolisme chez les Européens : ainsi à chacun ses vices propres, à la race blanche l'alcoolisme, à la race jaune l'opiumisme, si j'ose employer ce néologisme. Mais il paraît établi aujourd'hui que c'est notre race qui est responsable des deux fléaux à la fois et que les Chinois ont joué seulement le rôle de victimes, complaisantes, il est vrai* »[8].

Après la Première Guerre mondiale, les conférences reprirent sous la houlette de la Société des Nations. Plus que jamais sous pression, les puissances coloniales multiplièrent les manœuvres dilatoires. Incapable de réformer la structure de ses finances mais néanmoins soucieuse de son image, l'Indochine participait à toutes

[4] En 1907, en prélude à la conférence de Shanghai, la première véritable étude sur l'opiomanie fut menée en Indochine. La colonie comptait alors 254 085 fumeurs, dont 33 567 Chinois et 218 628 Vietnamiens. Rapport Hardouin 1908, ANOM GG 43018

[5] « Il ne saurait être permis aux représentants du Gouvernement français de donner l'exemple d'une habitude funeste, qui est condamnée à juste titre dans tous les pays civilisés. J'ai en conséquence, d'accord avec le Département, arrêté les dispositions suivantes : l'usage de l'opium est formellement interdit à tous les fonctionnaires, employés et agents européens de tout rang et de tous services relevant de mon autorité ». Circulaire du Gouverneur général Paul Beau au sujet de l'interdiction faite aux fonctionnaires de l'usage de l'opium. *Bulletin officiel de l'Indo-Chine française* n°10, 1907, p. 802.

[6] Monsieur Valentin, administrateur de la province de Long Xuyên à Lt-Gouverneur, en réponse au questionnaire de la commission Hardouin, 26.11.1907. ANOM, GG 43008

[7] Alors qu'un décret du 11 octobre 1908 se limitait à réprimer la détention et la facilitation d'usage des opiacés, le12 juillet 1916, le Parlement français adopta à l'unanimité la loi proscrivant l'usage de substances vénéneuses à des fins récréatives.

[8] Comité consultatif des affaires indigènes, rapport Charles Gide, 1913, ANOM, AP 2418 d1.

les commissions de la SDN, fournissant statistiques et rapports en usant au mieux de ses relais diplomatiques pour obtenir un statut dérogatoire. À cet égard, l'instabilité politique de la Chine toute proche, où la lutte contre l'opiomanie était très inégalement poursuivie, constituait le meilleur atout de son immobilisme. Ne pouvant désormais se fournir en Inde, l'Indochine se lança dans la promotion de la culture du pavot, au Laos notamment. La France n'hésita pas à contourner les traités, s'approvisionnant en opium persan ou turc et menant des accords occultes avec les seigneurs de la guerre du Yunnan. Acheminé par chemin de fer, l'opium des généraux, dûment visé par les agents consulaires, sortait de la province chinoise en wagons plombés pour rejoindre Haiphong quand de l'armement empruntait le chemin inverse.

Pour autant, on ne saurait parler de duplicité tant semble limpide la politique d'atermoiements poursuivie jusqu'en 1945. Faite de menues concessions sur le nombre de débits autorisés (-20 %), d'arrangements cosmétiques lorsque les fumeries furent transformées en autant de « cliniques de sevrage », elle se distingue par une absence de volonté politique susceptible de mener à une véritable prohibition. De guerre lasse, l'administration s'en remettait à une hypothétique « évolution des mœurs » [Le Failler 1995].

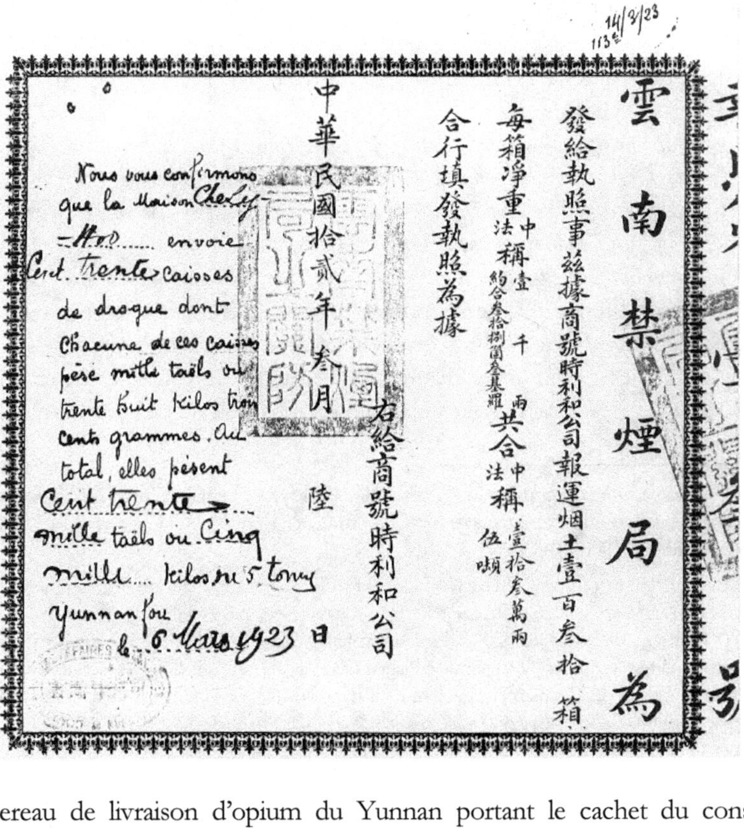
14/3/23
113
雲南禁煙局為
發給執照事茲據商號時利和公司報運烟土壹百叁拾箱
每箱淨重中稱壹千兩法稱約合叁拾捌啓叁基羅共合中稱壹拾叁萬兩法稱伍噸
合行填發執照為據
右給商號時利和公司
中華民國拾貳年叁月 日
陸
Nous vous confirmons que la Maison Cheli-Ho ...... envoie Cent trente caisses de drogue dont chacune de ces caisses pèse mille taëls ou trente huit kilos trois cents grammes. Au total, elles pèsent Cent trente .... mille taëls ou Cinq mille .... kilos ou 5 tonnes
Yunnanfou le 6 Mars 1923

Bordereau de livraison d'opium du Yunnan portant le cachet du consulat français à Yunnan-fou, ANOM GG 42972.

La guerre d'Indochine, instrumentalisation de la drogue sur fond de velléité prohibitionniste

Les temps de guerre, qui s'étendent de 1946 à 1954, opposèrent le corps expéditionnaire français et les communistes du Việt-Minh. C'est surtout au nord du pays que les combats allaient décider du terme de l'épisode colonial. Le contrôle de la production locale et du commerce de l'opium y a joué un rôle particulier. On estimait en 1948 à 1 000 le nombre de "cliniques" traitant l'opiomanie en Indochine, et le nombre de fumeurs d'opium à 100 000 [Fay 1947]. Du côté français, sans conviction, on se donnait 10 ans pour parvenir à la prohibition, l'opium étant vendu « aux intoxiqués pouvant produire une attestation médicale ». Pour soutenir l'effort de guerre, les douaniers poursuivirent les campagnes d'achat d'opium auprès des minorités montagnardes jusqu'en 1950. Puis, suite à la ratification par la France de la convention des Nations Unies sur les stupéfiants, le monopole de l'opium disparut. De légal sous l'égide des services financiers de la colonie, le trafic devint occulte entre les mains des services de renseignements militaires qui intégrèrent l'opium, de l'achat aux minorités ethniques à son envoi vers les réseaux criminels de Saigon ou d'ailleurs, au sein de leur politique générale de lutte contre le Việt-Minh.

De leur côté, les nationalistes vietnamiens n'avaient de cesse de pourfendre les symboles les plus honnis du système colonial dans des termes similaires à ceux contenus dans la déclaration d'indépendance de la République démocratique du Vietnam proclamée le 2 septembre 1945 à Hanoï : « ... *pendant plus de quatre-vingts années, les colonialistes français, abusant du drapeau de la liberté, de l'égalité, et de la fraternité, ont violé notre terre et opprimé nos compatriotes. Leurs actes vont directement à l'encontre des idéaux d'humanité et de justice. (...) Ils ont jugulé l'opinion publique et pratiqué une politique d'obscurantisme. Ils nous ont imposé l'usage de l'opium et de l'alcool pour affaiblir notre race* » [Nguyễn Khắc Viện, 1974 : 283-284]. L'abolition du monopole était d'ailleurs un des cinq points clés que l'on trouvait dans le projet de Hồ Chí Minh parvenu à la légation militaire française de Kunming lors des négociations de 1945. Le Journal officiel de la République démocratique du Vietnam du 12 janvier 1946 nous éclaire sur les premiers actes du Việt-Minh. Le 17 décembre 1945, Phạm Văn Đồng, ministre des Finances, signait un décret instituant trois catégories de débitants d'opium [Niollet 1998 : 616.]. Un mois auparavant, le comité populaire de la province de Nghệ An s'adressait au ministre de l'Intérieur pour lever une taxe de 100 piastres par an sur les villages producteurs d'opium[9].

Le retour des Français fin 1946 avait contraint le Việt-Minh à prendre le maquis, mais aussi à adapter sa politique. Il réaffirmait une ferme opposition au monopole considéré comme un élément du complot colonial visant à affaiblir le peuple vietnamien. Mais si l'interdiction de l'opium restait un objectif, les nécessités de la guerre et le simple pragmatisme commandaient de temporiser et de se procurer des fonds pour acheter armes et médicaments. Le Việt-Minh se résolut à vendre aux

[9] UBND Nghệ An gửi cho Bộ Nội Vụ, INF, Gouvernement de Fait, GF73, Bộ Nội Vụ, Đổng Lý Văn Phòng, Những phiến gửi, Tập 1 (17 oct.- 31 déc. 1945).

opiomanes du delta, c'est-à-dire chez l'adversaire, l'opium acheté aux montagnards [Marr 1997 : 185], engrangeant ainsi les bénéfices d'un système déjà effectif pour financer l'effort de guerre et repousser à plus tard des mesures plus drastiques. Il y avait donc chez les protagonistes vietnamiens et français une attitude similaire, tendant à contrôler le marché pour ne pas le céder à l'adversaire et financer en toute discrétion les opérations de guerre.

Dans le sud du Vietnam, au cours des années qui précédèrent leur départ en 1954, les Français avaient largement abandonné toute velléité de policer le marché des stupéfiants. Dans Saigon et ses environs, crime et vice – racket, jeu, prostitution, drogue – étaient dans les mains de Bảy Viễn (Lê Văn Viễn), un métis chinois, ancien évadé du bagne de Côn Sơn, chef des Bình Xuyên, un gang de Cholon, mi-mafia mi-milice. Cet abandon du monde interlope à un gangstérisme en uniforme était la contrepartie d'un accord datant de juin 1948, lorsque le Deuxième bureau français avait fait appel aux Bình Xuyên pour se débarrasser des communistes et d'autres groupes armés. Les méthodes mafieuses réussirent là où la police avait échoué. Les bénéfices considérables des fumeries d'opium étaient partagés entre les différents acteurs, y compris les services secrets français et le gouvernement de Bảo Đại, l'ancien souverain devenu chef de l'État [McCoy 1972 : 118.]. Dès lors, plus que de véritables affrontements idéologiques, les jeux politiques au Sud furent largement subordonnés à une lutte pour le contrôle des opiacés, condition de l'argent, donc du pouvoir, créant cette atmosphère de corruption et de vice qui devait caractériser une partie de la vie saïgonnaise jusqu'en 1975.

Le Vietnam indépendant

Volonté prohibitionniste au Nord

Par la décision du 12/3/1952 (150/TTg), le gouvernement de Hồ Chí Minh, encore dans le maquis, avait promulgué l'interdiction de fumer l'opium. En vertu des accords de Genève, les dernières troupes françaises quittèrent le nord Vietnam en mai 1955. Les lois de la République démocratique du Vietnam s'appliquaient sur la portion du pays située au nord du 17e parallèle et l'appareil juridique contre les stupéfiants fut renforcé par un décret gouvernemental de septembre 1955[10]. Y étaient spécifiés les différents types d'infractions considérées (contrebande, recel, réseaux de vente, récidive), les peines encourues, de 3 à 5 ans de prison, pour un trafic d'une valeur supérieure à un million de đồng (ce qui était alors une somme modeste, un timbre postal intérieur valait 100 đồng) et le traitement particulier qu'auraient les prévenus s'il s'agissait de fonctionnaires ou de soldats. Un ensemble de textes vint en 1958 compléter ces dispositions[11].

---

[10] Décret (Nghị định) du Premier ministre (Thủ tướng Chính phủ) n°580-TTg, 15/9/1955.

[11] Circulaires (Thông tư) du ministère de la justice (Bộ Tư pháp) n°635-VHH/HS du 29/3/1958 et n°33-VHH/HS du 7/5/1958.

Sur la politique de prohibition qui s'ensuivit, marquée par la fermeture des fumeries d'opium, nous savons peu de choses. Dans le Vietnam utile, celui des plaines de peuplement Kinh où la réforme agraire avait achevé d'éliminer les derniers propriétaires fonciers, même modestes, l'encadrement plus que rigide de la société par le Parti des Travailleurs s'exerçait dans tous les domaines, laissant peu de latitude aux dérives individuelles. Il en allait autrement dans les montagnes, où le Parti peinait parfois à assurer sa mainmise sur des territoires faiblement peuplés de minorités, parfois productrices d'opium, peu réceptives aux mots d'ordre de la capitale, et promptes à migrer. Précisément celles sur lesquelles s'étaient jadis appuyées les forces spéciales françaises dans leurs opérations de contre-guérilla. Or l'effort qu'exigeait la guerre au Sud imposait une certaine cautèle car il n'était point question de risquer un soulèvement des montagnards. Alternant la carotte et le bâton, le pouvoir central entreprit de les amadouer, quitte à fermer les yeux sur leurs champs de pavot. Dans le même temps, Hanoi favorisait une migration intérieure de Kinh venus du delta surpeuplé, en vue de les réinstaller dans les régions montagneuses, renforçant d'autant sa base politique. On peut raisonnablement penser qu'une partie de l'opium produit dans le Nord à cette époque trouvait son débouché dans les fumeries de Saigon. L'intérêt bien compris de Hanoi résidait autant dans les ressources financières que procuraient ces filières que dans l'empoisonnement de l'adversaire, qu'il soit GI ou toxicomane du Sud.

Laisser aller au Sud

Après le départ des Français et le renversement de Bảo Đại en mai-juin 1955, un discours moralisateur et prohibitionniste prit le dessus, pour un temps, au sud du 17ᵉ parallèle. Afin de satisfaire des mentors américains soucieux de se démarquer des dérives françaises, le nouvel homme fort, le président Ngô Đình Diệm, se débarrassa des Bình Xuyên (Bảy Viễn fut exfiltré vers la France par le Deuxième bureau), interdit l'opium et fit fermer les fumeries. Le discours officiel affirmait qu'aucune production locale ne subsistait. Trois ans plus tard, Ngô Đình Nhu (frère de Diệm), chef de la police secrète, réactiva les réseaux français, corses notamment, et le commerce reprit. L'opium était acheminé du Laos par avions privés, puis après élimination des mercenaires français, par avion militaire pour être livré aux mafias chinoises de Cholon ; les nombreuses fumeries de Saigon rouvrirent leurs portes. De putsch en coup d'État, les généraux qui se succédèrent à la direction de la République de Vietnam entre 1965 et 1975 étaient pour la plupart liés au trafic des stupéfiants, aussi la lutte contre l'usage n'était-elle point menée avec un zèle excessif. Tout juste opérait-on quelques descentes de police médiatisées pour donner le change, mais les procès faisaient long feu, tant il n'était dans l'intérêt de personne, Américains compris, de connaître l'étendue des trafics.

En dépit d'une approche moraliste de la question des stupéfiants, l'implication politique et militaire croissante des Américains au Vietnam les conduisit rapidement à calquer leur action clandestine sur les pratiques anti-insurrectionnelles mises au point par les services français. Le financement des maquis Hmong (Méos) du nord Laos par la CIA s'opérait par l'achat de la récolte d'opium et la fourniture d'armes. Cette drogue, principalement de la morphine base, alimentait le marché sud-vietnamien mais aussi les réseaux internationaux et en particulier la *French connexion* basée à Marseille, seule à même de transformer de l'héroïne n°4. Outre un usage extensif de la marijuana, le corps expéditionnaire américain était quant à lui gangréné par la toxicomanie au point qu'en 1971 on estimait que 11 % des libérés étaient héroïnomanes et que 22 % avaient essayé au moins une fois. En service actif, entre 1 000 et 2 000 soldats étaient renvoyés dans leur foyer chaque mois pour ce motif. Les programmes d'amnistie et de réhabilitation n'eurent pas le succès escompté.

Entre-temps, l'héroïne avait envahi les rues américaines ; on comptait environ 500 000 héroïnomanes aux USA. Le retour au pays des GI avait eu comme corollaire une baisse de la demande en Asie et une augmentation aux États-Unis. Les arrangements, voire la complicité du gouvernement américain dans la genèse d'un marché global des stupéfiants, furent mis en évidence par la parution en 1972 de l'ouvrage d'Alfred McCoy *The politics of Heroin in Southeast Asia* qui, preuves à l'appui, détaillait les rouages de cette mécanique. L'ironie d'un tel système est qu'aux yeux de leurs fournisseurs sud-vietnamiens, les soldats américains toxicomanes représentaient un marché considérable, quand bien même leur inaptitude au combat se faisait au détriment des intérêts généraux de ces mêmes fournisseurs. Finalement, le départ des derniers GI en 1973 ne devait pas clore le chapitre, l'épidémie d'héroïnomanie qui les frappait fut ramenée aux USA. Quant aux Sud Vietnamiens, ils furent laissés à eux-mêmes, face à la guerre civile qu'ils allaient perdre, encombrés qu'ils étaient par une toxicomanie de masse. En 1974, pour la seule ville de Saigon, on estimait le nombre d'héroïnomanes à 150 000.

Réunification du Vietnam, prohibition et désintoxication forcée

Suite à la réunification du pays en avril 1975, il revint au gouvernement vietnamien de Hanoi de gérer les séquelles de la « guerre américaine », c'est-à-dire, en vrac, les victimes de l'agent orange, les millions de déplacés, les bataillons de prostituées et, bien entendu, les 200 000 à 300 000 toxicomanes que comptait la moitié sud du pays. Pour ces derniers, la méthode employée fut des plus frustre : le sevrage forcé et l'enfermement, bref, le cabanon. Cette politique, en tous points similaire à celle employée par Mao en 1949, se trouvait renforcée par l'isolement que connut le Vietnam à partir de 1975 qui entraînait une rupture des flux d'approvisionnement en opium et autres substances. La prohibition ne fut jamais absolue mais, à tout le moins, la toxicomanie résiduelle et clandestine devenait négligeable car, socialement et idéologiquement réprouvée, elle faisait de son adepte un parasite, donc un ennemi du régime, et à ce titre dénoncé et pourchassé.

Ce faisant, c'est toute la société du Sud Vietnam qui fut remise au pas. Militaires et fonctionnaires de l'ancien régime furent expédiés en camps de rééducation (parfois pour 10 ans), les réfugiés renvoyés à la campagne ; les commerçants chinois poussés à la faillite fournirent un gros contingent de boat-people et l'ensemble de la population se retrouva encadré par un contrôle social des plus stricts. Le gouvernement avait beau jeu d'opposer la « vertu socialiste » aux errements qui avaient précédé. Sans pour autant devenir un pays ermite, le Vietnam s'enfonça dans la pauvreté et se ferma aux influences étrangères de 1975 à 1986.

Le primat policier, un regard des autres désormais lié à l'habitus de la dénonciation, les déplacements d'une province à l'autre entravés par des passeports intérieurs, c'est un contexte entier qui œuvrait à l'extinction des dérives asociales. Si l'on ajoute la pénurie généralisée, avec des tickets de rationnement suppléant un numéraire sujet à inflation galopante, nul n'avait les moyens d'un luxe ou d'une addiction, seul restait le café du pauvre.

On s'accorde à considérer que la toxicomanie était alors à son plus bas. En milieu urbain, seules subsistaient, à Hanoi et ailleurs, quelques rares fumeries, bien connues des services de police, qui accueillaient de vieux opiomanes dont on redoutait qu'un sevrage hâtât la fin. Cette tolérance ne s'appliquait qu'à eux seuls, les jeunes et les étrangers étant proscrits. Dans les régions montagneuses, certaines ethnies, les Hmong et les Yao en particulier, continuaient de planter du pavot et les plus âgés à faire usage de l'opium. Tant que la pratique ne dépassait pas le cadre villageois, les autorités fermaient les yeux.

À la fin des années 1970, opéra dans les montagnes du Nord une compagnie d'État de spécialités pharmaceutiques (biệt dược) du nom de Công ty một cây - cây thuốc phiện, chargée d'effectuer des plantations de pavot et d'acheter de l'opium brut destiné à alimenter les pays du COMECON pour la fabrication de dérivés opiacés. Le Vietnam, en dette envers les pays de l'Est, trouvait ainsi un produit d'échange de quelque valeur. Même si nous ne disposons que de peu d'informations, on peut néanmoins considérer que certains cultivateurs bénéficiaient d'autorisations quand d'autres tombaient sous le coup de la loi. Suite à l'intervention soviétique en Afghanistan, le COMECON trouva alors une source d'opium à la fois plus commode et plus abondante. Dans le même temps, dans une pure alliance de circonstances, le Vietnam fut accusé par le Congrès américain ainsi que par les médias chinois de promouvoir la culture de la drogue[12]. En conséquence, la compagnie pharmaceutique vietnamienne fut dissoute au début des années 1980, l'État vietnamien ne tenant plus aucun rôle dans le marché des produits stupéfiants.

Lors de la guerre patriotique pour l'unification du pays, certains soldats de l'armée populaire, comme ceux qui survivaient sous les bombardements constants de l'aviation américaine, avaient parfois cédé à la tentation de l'oubli que procure la fumée de la *rosa canina (hoa hồng ma)*, comme le raconte l'écrivain Bao Ninh[13]. Depuis 1979, les troupes de Hanoi occupaient le Cambodge ; elles y restèrent 10 ans. Cette fois, par inversion des rôles, c'est le corps expéditionnaire vietnamien au Cambodge qui était confronté aux affres de la guérilla, au ressentiment sourd de la population, au sentiment d'abandon et à la tentation des trafics. Pourtant, rien n'indique que ces

---

[12] BBC World Broadcasts. (1982). 'China accuses Vietnam of encouraging opium traffic to bolster economy'. BBC Summary of World Broadcasts. August 12 1982, cité par Windle 2012.

[13] Dans son premier chapitre du Chagrin de la guerre (*Nỗi buồn chiến tranh*), Bao Ninh, qui fut soldat pendant 6 ans, explique comment les fleurs et les racines de l'églantier du chien *rosa canina* furent séchées puis fumées avec du tabac, et comment le commissaire politique prohiba rapidement cette pratique. Bao Ninh, *The Sorrow of War*, New York: Riverhead Books, 1996, p. 10

troupes furent sujettes à une épidémie toxicomaniaque, en tout cas rien de comparable à celle qui avait touché les GI. Il est vrai qu'hormis quelques rares témoignages [Nguyễn Thành Nhân, 2012], on sait peu de choses des conditions de leur vie quotidienne. Tout au plus peut-on noter que le retour des troupes en 1989 coïncida avec l'ouverture du pays et, peut-être fortuitement, avec le regain de toxicomanie qu'enregistra le Vietnam.

Regain des toxicomanies, santé publique et politique répressive dans le Vietnam contemporain

Avec l'abandon de l'économie planifiée et l'instauration en 1986 d'une politique de "renouveau" (*Đổi mới*), le Vietnam s'est progressivement ouvert aux investissements étrangers alors que s'est graduellement relâchée l'emprise qu'imposait le Parti communiste sur la vie quotidienne de la population. Une certaine latitude en termes de libertés personnelles lui fut restituée (abandon des visas intérieurs, droit d'établissement, commerce) et le contrôle social sur les activités de chacun disparut. C'est dans ce contexte capitalistique nouveau que réapparurent les phénomènes de toxicomanie et de prostitution qui prirent tout de suite une ampleur telle que les autorités vietnamiennes entamèrent les premières campagnes contre les « fléaux sociaux » (*tệ nạn xã hội*). L'honnêteté oblige à ajouter que certains cadres du régime, policiers, douaniers, caciques locaux et autres se sont accommodés dans bien des cas des trafics et de la corruption. Ces errances, que la presse évoque peu, sont de notoriété publique, au point qu'on les retrouve dans la littérature [Ma Văn Kháng 1999].

Avant tout présentée comme un outil destiné à préserver la morale publique, s'ancrant sur un fond confucéen renforcé par les préceptes socialistes, la politique gouvernementale restait aux mains des forces de police et ne laissait aucune place au moindre discours compassionnel, pas plus qu'à une analyse des causes. Toxicomanes et prostituées étant jugés responsables de « désordres sociaux », ils s'étaient d'eux même exclus de la société [Le Failler 2017]. Parallèlement, et après avoir un temps nié la réalité du phénomène, les autorités prirent conscience qu'une épidémie d'infection par le HIV touchait le pays. Au Vietnam comme ailleurs, cette variété de châtiments divins touchant principalement toxicomanes et prostituées ne faisait que renforcer leur ostracisation et ce jusqu'à ce que des voix s'élèvent pour signaler qu'à l'instar de la Thaïlande, la séropositivité s'étendait dans la population générale. Jusqu'en 2005, la réaction gouvernementale privilégia une approche répressive avant de se résoudre à aborder l'aspect préventif. L'internement des toxicomanes et des prostituées dans des camps de rééducation[14] visait plus à les mettre temporairement hors circuit qu'à les amender. Le traitement carcéral qui était dispensé dans ces camps a suscité bien des critiques au point qu'en 2013 les prostituées furent libérées, mais les toxicomanes restèrent dans les quelque 110 camps (chiffre de décembre 2016). On note toutefois quelques changements notables : dans le camp de réhabilitation pour drogués de

---

[14] Il s'agit de « Centres d'éducation et de travail social » (Trung tâm giáo dục lao động xã hội).

Sóc Sơn (n°6), implanté dans un district rural du nord de Hanoi, l'arrivée de jeunes héroïnomanes volontaires ou conduits par leur famille, et non point placés par décision de justice, a depuis quelques années entraîné un assouplissement réel des conditions de vie.

Entre les seules années 1993 et 1996, le nombre de toxicomanes avait progressé de 50 %, une progression menant le Vietnam à l'orée d'une catastrophe nationale. Aussi, rompant avec sa politique isolationniste, le Vietnam se soucia de coopération internationale. Il a ratifié en 1997 les trois conventions des Nations Unies contre le trafic illicite de stupéfiants (DCCs) et des experts internationaux des Nations Unies s'établirent sur place [Nguyễn Thị Phương Hoa 2008]. En conséquence, la lutte contre la toxicomanie fut élevée au rang de priorité nationale (juste après la réduction de la pauvreté) par le Premier ministre Phan Văn Khải en 1999.

L'opium fut longtemps l'unique substance tombant sous le coup de la loi. Le terme « stupéfiant » (*chất ma túy*) n'apparaît qu'en 1985 dans l'article 203 du Code pénal vietnamien. L'usage des drogues a depuis considérablement évolué. Alors que l'opium était préféré pour 92,7 % des toxicomanes en 1995, ce chiffre n'a cessé de baisser au point de ne plus représenter que 6,4 % en 2012. Dans le même temps, l'héroïne est passée de 1,4 % à 84,7 % [National Commission on AIDS, Drugs and Prostitution, 2012]. La grande nouveauté de ces dernières années tient à la très forte poussée des drogues de synthèse. Aux dires de Đào Ngọc Dung, ministre du Travail, des Invalides et des Affaires sociales (MoLISA), le nombre de toxicomanes recensés en 2017 s'élèverait à 210 751 personnes, soit un doublement depuis 2000 ; 60 % d'entre eux feraient usage de stimulants du type amphétamines (ATS) [Le Minh Giang e al. 2013][15]. Si l'on indique que 50 663 toxicomanes participent à un programme de traitement à la méthadone distribué dans 274 centres, soulignons pour notre part que la pratique est nouvelle tant le Vietnam est longtemps resté sourd aux expériences étrangères avant d'y souscrire devant le peu de résultats de ses pratiques répressives[16].

Sans surprise, un grand nombre des toxicomanes vietnamiens se trouvent dans les principaux centres urbains, Saigon, Hanoi, Haiphong, etc. mais pas seulement. Les provinces montagneuses et rurales du nord, notamment celles de Lai-Châu, Sơn-La et Điện-Biên-Phủ jouxtant le Laos, sont particulièrement touchées. Sans doute doit-on voir ici un effet de l'histoire, car la région fut jadis plantée de pavot, sans négliger la proximité de la frontière et des filières clandestines.

C'est en mars 1991 que l'éradication des plantations fut décidée par une directive signée du président du conseil des ministres Võ Văn Kiệt, prônant la mobilisation populaire contre la culture du pavot[17]. Au maximum de son extension, en 1985-1986, la culture du pavot au Vietnam couvrait 19 000 ha. Alors qu'en 1990

[15] Le nombre de toxicomane avérés (ayant un dossier) est passé de 101 036 en 2000 à 200 134 en 2015. Source : Rapports du ministère du Travail, des Invalides et des Affaires sociales (MoLISA) de 2000 à juin 2015

[16] Allocution de Đào Ngọc Dung (Bộ trưởng Bộ Lao động – Thương binh và xã hội) devant la commission de l'assemblée nationale le 18/4/2017, repris dans http://www.baomoi.com/ca-nuoc-co-den-210-000-nguoi-nghien-ma-tuy-co-so-cai-nghien-qua-tai/c/22045577.epi, consulté le 27/9/2017

[17] Directive (Chỉ thị) n°99/CT, *Về việc vận động nhân dân không trồng cây anh túc*, 08/4/1991.

on estimait encore la production vietnamienne d'opium à 90 tonnes, ce chiffre fut ramené à 15 tonnes en 1994 puis à 2 tonnes en 1999 [UNODC Drug Statistics Viet Nam, 2005 : 8]. Sur les 12 119 ha plantés de pavot en 1992 (soit trois fois moins qu'au Laos), il en restait 32,4 en 2004 et 19ha furent détruits en 2014. Pour procéder à l'arrachage, souvent dans des zones montagneuses reculées, on eut recours aux forces armées.

Autant la criminalisation des toxicomanes était établie de longue date (une loi prévoit la peine de mort pour possession de plus de 100 g d'héroïne ou 5 kg d'opium dès 1985), autant celle des cultivateurs de pavot fut progressive et entourée de précautions à partir de 1992. Il s'agissait de ne point s'aliéner une population montagnarde composée d'ethnies minoritaires, généralement pauvres et parfois analphabètes, qui, privées de leur seule production de valeur, risquaient fort de s'exiler au Laos voisin. Des textes volontairement flous laissèrent aux autorités locales toute latitude pour l'appréciation des faits et leur traitement judiciaire. De fait, seuls les planteurs récidivistes furent sévèrement frappés [Windle, 2012]. L'interdiction culturale dans des zones rurales frappées d'une pauvreté chronique devait être expliquée et, surtout, s'accompagner d'une promotion des cultures de substitution au pavot. Or, mal menées et faute d'investissement dans les infrastructures, ces dernières restèrent presque sans effet. Seul l'essor du tourisme vint à point nommé apporter aux paysans ce supplément de revenus qui leur était nécessaire.

Les statistiques indiquent que le Vietnam ne produit plus d'opium depuis 2004, un succès avéré par les observateurs. Les autorités centrales s'enorgueillissent d'être parvenues en une dizaine d'années à une prohibition stricte menée à l'encontre des montagnards pratiquant l'écobuage sur les reliefs escarpés de la zone frontière. La reconversion des anciens planteurs importe peu, seul compte l'assurance de se démarquer des pays voisins. Subsiste une production résiduelle, de l'ordre de quelques centaines de kg d'opium brut par an, mais elle est en partie autoconsommée par les producteurs et reste marginale même si la presse célèbre des saisies de-ci de-là[18].

En revanche, et comme l'attestent régulièrement les rapports de l'UNODC, le Vietnam reste un important point de passage pour le transit de drogue en provenance du Triangle d'Or. Le trafic s'opère le long des 2 067 kilomètres de frontière commune avec le Laos voisin, dont le relief particulièrement tourmenté constitue un obstacle au contrôle gouvernemental. La contrebande alimente le marché clandestin vietnamien, mais une partie est réexportée, ce qui explique la grande fréquence des saisies opérées sur des voyageurs en partance pour l'Australie ou d'autres destinations occidentales.

Rançon de la libre circulation des hommes et des marchandises, la criminalité induite a décuplé en vingt ans. Les statistiques criminelles de la période 1981-1990 comptent 1 698 crimes relatifs aux stupéfiants ; pour la décennie suivante, de 1991 à

[18] Un article de presse nous signale qu'en décembre 2016, dans la province de Lạng Sơn (thôn Kha Hạ, xã Vũ Lễ, huyện Bắc Sơn), 9 familles ont été convaincues d'avoir planté 10 000 pieds de pavot, lesquels ont été arrachés. Mais on parle ici d'une très faible surface, 101 m². www.baomoi.com/lang-son-pha-nho-hang-nghin-cay-thuoc-phien-dot-giap-tet/c/21392998.epi, consulté le 4/10/2017. À la même époque, ce sont 250 m² de pavot qui furent arrachés dans la province de Lào Cai (xã Trung Chải et Sa Pả, huyện Sa Pa) www.nhandan.com.vn/phapluat/thoi-su-phap-luat/item/32316602-lao-cai-triet-pha-cay-thuoc-phien-trong-trai-phep.html, consulté le 4/10/2017.

2000, le chiffre s'établit à 43 211 cas [Vũ Quang Vinh 2005]. Ces chiffres sont obsolètes, on compte désormais environ 20 000 condamnés par an. Avec raison, la législation vietnamienne passe pour l'une des plus sévères en matière de répression du trafic de drogue. Toute personne trouvée en possession de 600 grammes d'héroïne ou de 20 kilos d'opium est passible de la peine de mort (l'injection létale a remplacé le peloton d'exécution en juillet 2011). Le 20 janvier 2014, au terme d'un procès géant impliquant 89 accusés et portant sur un trafic de près de deux tonnes d'héroïne, pas moins de 30 condamnations à mort furent prononcées par le tribunal de la province de Quảng Ninh. Sur la centaine de condamnations à la peine capitale prononcées chaque année dans le pays, 90 % le sont pour trafic de stupéfiants.

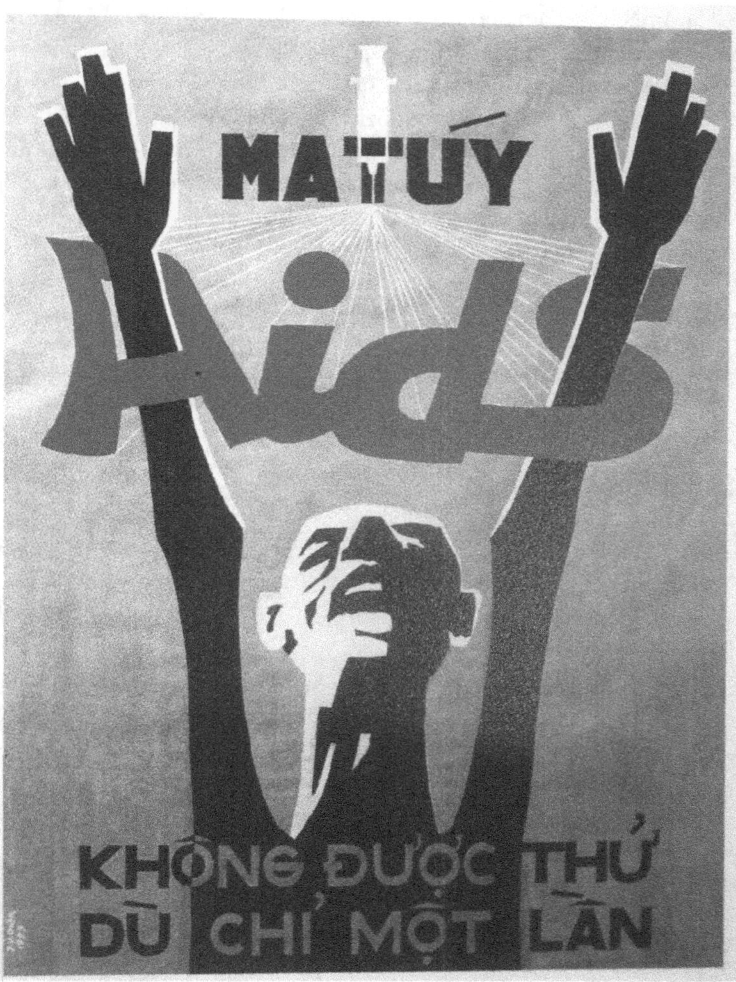

Affiche de propagande, Trần Văn Quân 1999, *Ma túy - Aids. Không được thử dù chỉ một lần* « Drogue – Sida. Ne pas essayer fut-ce une seule fois »

Pour ne pas conclure

Depuis 1994, les changements socio-économiques marqués par la prédominance du secteur privé et l'élévation indéniable du niveau de vie ont profondément changé la vie quotidienne de la population vietnamienne dans son ensemble. Cette société plus riche, moins soumise au contrôle de l'État, est aussi sujette à des dérives : outre la répression des opposants politiques qui reste forte, le niveau atteint par la corruption reste préoccupant (Transparency International classe le pays 113e sur 176), tout comme l'essor de la toxicomanie. Comme par réflexe, l'État socialiste avait répondu à cette dernière par la manière forte en emprisonnant. Vingt ans plus tard, la sécheresse des statistiques met en évidence les faiblesses de cette seule approche sécuritaire du problème des stupéfiants. Alors que les toxicomanes sont de plus en plus jeunes, que se diversifient les substances et que l'épidémie de HIV impose d'inciter plus que de contraindre, les acteurs sociaux comme les médecins sont désormais appelés à contribuer par leur expérience à l'élaboration d'une politique de prévention et de réhabilitation. C'est une nouveauté. L'ensemble de la société est régulièrement mobilisé par voie d'affiches, la presse (contrôlée par l'État) fourmille désormais d'articles explicatifs, les enfants des écoles y vont de leurs dessins et l'on somme les étudiants de signer une profession de foi. Pour maladroites qu'elles puissent parfois paraître, ces incitations visent à sortir les toxicomanes de la marginalité, à favoriser la rédemption et la réintégration dans le corps social quand, il y a encore dix ans, le drogué n'était qu'un réprouvé dont la société se désintéressait. En soi, ce renouvellement dans l'approche est une révolution.

Bibliographie sélective

Bao Ninh (1990), *Nỗi buồn chiến tranh*, trad. de Frank Palmos et Phan Thanh Hảo *The Sorrow of War*, New York: Riverhead Books, 1994.

Descours-Gatin, Chantal (1992), *Quand l'opium finançait la colonisation en Indochine*. Paris : L'Harmattan.

Dương Văn Huy (2011), "G□ o và thuốc phiện: nghiên cứu về hoạt động mậu dịch của người Hoa ở Việt Nam nửa đầu thế kỷ XIX" [Grain et opium : étude sur l'activité commerciale des Chinois au Vietnam un début du XIXe siècle], *Nghiên cứu Lịch sử*, 2011/2, pp. 46-62.

Fay, Pierre (1947), "L'opium", *Revue des troupes coloniales*, n°290, 1947, pp. 52-59.

Le Failler, Philippe (2001), *Le pilori des chimères. Monopole et prohibition de l'opium en Indochine*, Paris, L'Harmattan.

Le Failler, Philippe (1995), « Le coût social de l'opium au Viet Nam. La problématique des drogues dans le philtre de l'histoire », *Journal Asiatique*, n°283, I 1995, pp. 239-264.

Le Failler, Philippe (2017), « Le renouveau des lentilles d'eau : De la prostitution à Hanoi à la toute fin du XXe siècle » in *Moussons*, n°29, n° thématique sous la direction de Laurence Husson. « Le commerce du sexe en Asie du Sud-Est. Approches pluridisciplinaires », pp. 127-142.

Le Minh Giang, Lung Bich Ngoc, Vu Huy Hoang, Kevin Mulvey, Richard A. Rawson (2013), "Substance use disorders and HIV in Vietnam since Doi Moi (Renovation): an overview". *J Food Drug Anal.* 2013 December ; 21(4): S42–S45.

McCoy, Alfred W. (1972), *The politics of Heroin in Southeast Asia*, New York: Harper and Row.

Marr, David G. (1997), *Vietnam 1945, The Quest for Power.* University of California Press.

Ma Văn Kháng (1999), *Ngược dòng nước lũ*, nouvelle traduite par Phan Thanh Hảo et Wayne Karlin sous le titre "Against the Flood", *Critical Asian Studies*, 33:1 (2001), 120-35.

Niollet, Dominique, (1998), *L'épopée des douaniers en Indochine, 1874-1954*, Paris : Kailash.

Nguyễn Thị Phương Hoa (2008), *Legislative Implementation by Vietnam of Its Obligations under the United Nations Drug Control Conventions*, PhD diss., University of Wollongong, Australia. http://ro.uow.edu.au/theses/30/

Nguyễn Thành Nhân (2010), *Away from Home Season - The story of a Vietnamese volunteer veteran in Cambodia.* Fichier ePub Lulu.com. http://www.lulu.com/shop/nguyen-thanh-nhan/away-from-home-season-the-story-of-a-vietnamese-volunteer-veteran-in-cambodia/ebook/product-20703368.html

Nguyễn Phong Hoà, Đặng Ngọc Hùng (eds.) (1994), *Ma túy và những vấn đề về công tác kiểm soát ma túy* [Narcotiques et questions relatives au contrôle des narcotiques], Hà Nội: Nxb Công an nhân dân.

Nguyễn Xuân Yêm, Phan Đình Khánh, Nguyễn Thi Kim Liên (2003), *Mại dâm, ma túy, cờ bạc, tội phạm thời hiện đại* [Prostitution, narcotiques et jeu, crimes des temps présents], Hanoi : Nxb Công an nhân dân.

Nguyễn Khắc Viện (1974), *Histoire du Vietnam*, Paris : Éditions Sociales.

Quốc Sử Quán (Bureau d'Histoire de l'État), *Đại Nam thực lục* (**大南寔錄**) *(tiền biên, chính biên)* [Relation véritable du Đại Nam, parties préliminaire et principale]. Trad. Viện Sử Học (Institut d'Histoire) de Hanoi, réédition 2002-2007 Hanoi : NXB Giáo dục Việt Nam, 10 vol.

Rapin, Ami-Jacques (2000), 'L'introuvable promotion culturale du pavot à opium au Tonkin et au Laos, 1886-1903'. *Péninsule*, n°41, XXXIe année (2000/ 2), p.137-164.

Rush, James R. (1990). *Opium to Java: Revenue Farming and Chinese Enterprise in Colonial Indonesia, 1860-1910.* Ithaca, NY: Cornell University Press.

Sellers, Nicholas (1983). *The Princes of Hà-Tiên (1682-1867): The last of the philosopher-princes and the prelude of the French conquest of Indochina: a study of the independent rule of the Mac dynasty in the principality of Hà-tiên and the establishment of the empire of Viêtnam.* Bruxelles: Thanh-Long, Études orientales no. 11.

Trocki, Carl A. (2002) "Opium and the beginnings of Chinese capitalism in Southeast Asia". *Journal of Southeast Asian Studies, 33*(2), pp. 297-314.

Trocki, Carl A. (1990), *Opium and Empire: Chinese Society in Colonial Singapore, 1800-1910*, Ithaca, NY: Cornell University Press.

United Nations Office on Drugs and Crime (UNODC), *Drug Statistics Viet Nam*, 2005.

Ủy ban Quốc gia phòng, chống AIDS và phòng chống tệ nạn ma túy, mại dâm (Comité national de prévention et de lutte contre le SIDA et contre les fléaux de la drogue et de la prostitution), 2012, *Báo cáo tiến độ phòng chống AIDS, Việt Nam Năm 2012*. [rapport préliminaire de prévention et de lutte contre le SIDA, Vietnam année 2012] http://unaids.org.vn/wp-content/uploads/2015/08/Global-AIDS-response-VN-13_7-final.pdf, consulté le 13/3/2017.

Vũ Ngọc Bừng (1997), *Phòng Chống Ma Túy Trong Nhà Trường*, NXB Giáo D□ c.

Vũ Quang Vinh (2005), *Tội phạm về ma túy, thực trạng, nguyên nhân và giải pháp*, Hanoi, Nxb Thanh niên.

Windle, James (2012). "The Suppression of Illicit Opium Production in Viet Nam: An Introductory Narrative". *Crime, Law and Social Change*, 57(4), pp. 425-439.

Ganja à la montagne, crystal meth à la mer : le paysage rural des drogues en Aceh, Indonésie

Silvia Vignato, anthropologue, professeure à l'Università de Milano-Bicocca

L'imaginaire des drogues, en particulier des drogues synthétiques de dernière génération, est souvent associé à l'urbanité, aux endroits de luxe et de divertissement ainsi qu'aux zones délaissées des grandes villes ou des villes de frontière. On sait toutefois que la consommation de psychotropes en milieu rural et agricole est tout aussi importante (Gfroerer, Sharon et Colliver, 2007).

Dans ce chapitre, je décrirai quelques éléments du paysage rural de production et d'utilisation de psychotropes dans la province indonésienne d'Aceh. Pour ce faire, je me servirai de la notion de continuum psychotropique pour mettre en relation l'utilisation de cristaux de méthamphétamine (*sabu-sabu*) et de cannabis (*ganja*)[1], avec l'absence généralisée d'autres psychotropes comme l'alcool, mais avec l'acceptation du tabac comme qualification de genre.

Je montrerai que le trafic et la consommation de drogues s'agencent à la vie du village où j'ai enquêté, au point d'être considérés à la fois comme un vice et comme une ressource appartenant à tout le monde. "La drogue" (en indonésien : *narkoba*) fournit aux villageois un langage d'échanges matériels et symboliques très efficace, permettant la constitution d'un imaginaire novateur face aux temps du conflit civil[2]. Pour montrer la construction historique de cet imaginaire au fil de deux générations, je décrirai la carrière de deux petits dealers. Il apparaîtra en outre que dans le milieu considéré, la drogue, en particulier les *sabu-sabu*, ouvre un espace de contestation et de manipulation du genre : alors qu'elle construit une double image de masculinité à la fois violente et malade, elle définit une féminité immorale et, par là même, sexuellement déchaînée. Tout au long de l'essai, je garderai à l'esprit la liaison entre les attitudes, les perceptions locales et les politiques nationales et internationales.

La normalité de la drogue

J'enquêtais sur les demandeurs d'emploi à Banda Aceh lorsqu'un jeune homme, un serveur de café rêvant d'une carrière entrepreneuriale, me confessa qu'il était parti

---

[1] Dans cet écrit, j'utiliserai de préférence les mots vernaculaires *sabu* (*sabu-sabu* au pluriel) et *ganja*, car c'est sous ces noms que ces drogues sont connues dans la plupart de l'Asie du Sud-Est.

[2] Entre 1975 et 2005 (Helsinki MoU) Aceh a connu un état de conflit permanent entre les membres du Mouvement pour la libération d'Aceh (Gerakan Aceh Merdeka, GAM, avec son armée résistante, TNA) et l'armée Indonesienne (TNI). Les abus (tortures, viols, assassinats, enlèvements, destructions…) ont atteint des pics entre 1998 et 2004 (Aspinall 2005; Reid 2006).

de son village, SP, car autrement, il serait certainement condamné à devenir dealer "comme tout le monde". Il parlait de l'activité de commerce de drogue comme d'un fait connu et inévitable, ce qui a titillé ma curiosité. Il faut dire qu'enquêtant en milieu de jeunes, je m'étais souvent confrontée à des histoires de psychotropes, mais c'était toujours en milieu urbain. Dès ma première approche de ce village, qui a par la suite constitué le centre de mon terrain de recherche, j'ai été frappée par la franchise des discours sur tout ce qui concernait la drogue, tant par les autorités que par les habitants. Même le chauffeur de *becak*[3] nous conduisant, mon assistant et moi, du car au village, lorsqu'il entendit notre destination, réagit en disant "Ah SP, le village de la drogue (*kampung narkoba*)".

Pensant à l'économie de la drogue comme à une économie de marginalité, je m'étais figuré SP comme un endroit isolé et pauvre, peinant à trouver sa place dans l'essor post-catastrophe. C'était au contraire un village bien ordonné, entouré de champs et d'élevages de crevettes, à 5 kilomètres de voie goudronnée de la route nationale côtière. Je m'attendais, en outre, à devoir dissimuler la raison de notre visite, mais à notre arrivée, une fois que le *sekretaris desa* (*sekdes*), l'autorité administrative du village, se fut offert de nous héberger, on s'aperçut qu'il parlait volontiers et ouvertement du sujet. Il confirma d'emblée que SP était vraiment une base de trafiquants (*basis pengedar*) : le chef du village (*pak geuchik*) et lui calculaient que sur deux cents jeunes hommes y résidant, au moins 150 étaient impliqués dans le trafic et dans la consommation de drogue. Chaque famille avait le sien.

"En ce moment", dit le *sekdes* ce premier soir, "nous en avons trois qui sont recherchés (Daftar Pencarian Orang) et une dizaine en prison". Et il m'en détailla les histoires.

Et pourtant, souligna-t-il, le village n'était pas dépourvu de possibilités pour ses habitants, au contraire. D'abord, il y avait un terrain de golf qui faisait travailler, bien qu'à tour de rôle, environ 75 jeunes hommes en tant que caddies. Ensuite, la rivière permettait l'installation d'élevages de crevettes, pour laquelle avec un peu de chance et de débrouillardise on peut recevoir un financement gouvernemental. De plus, certains habitants avaient une petite plantation de durians, avocats, caoutchouc et palmiers à huile, et quelques chèvres. Dans le temps, ceux qui avaient de bonnes connaissances pouvaient travailler dans les entreprises exploitant les gisements de gaz naturel et à l'usine de fertilisants, toutes situées à proximité ; bien qu'aujourd'hui, les gisements s'acheminent vers l'épuisement, cela constituait toujours une source de bons emplois. Finalement, comme dans tous les villages d'Indonésie, on pouvait aspirer à entrer dans la fonction publique : en 2014, il y avait déjà un policier et trois militaires, mais il en faudrait davantage dans le futur car on prévoyait l'installation d'une école. Ceux qui choisissent la drogue, termina le *sekdes*, ne peuvent pas prétexter le manque d'opportunités comme ceux de tel ou tel village, où manquent les ressources. Ici, c'est bien leur choix moral : ils veulent de l'argent facile.

Le fait que SP soit devenu le quartier général du commerce de drogue, selon le *sekdes* et le *pak geucik*, posait un vrai problème de sécurité. Le soir, dans les cabanes sur pilotis en marge des champs, il y avait souvent des *pesta sabu*, "fêtes des crystal meth"

[3] Le *becak* est un sidecar pour le transport public de passagers.

et les gens arrivaient des villages voisins, certes, mais surtout de la ville et des résidences militaires pour y participer. C'étaient tous des hommes et en grande partie des militaires et policiers. De rares fois il y avait une femme d'un autre village (d'autres me dirent : de Medan, grande ville de la province de Sumatra-Nord), dont la description était imbibée de clichés. On aurait dit un homme, en short, sans *jilbab*[4], les cheveux courts, dit le *sekdes*. Une fille qui s'agrippait chaque fois à un motard différent, échevelée, collée à lui sur la mobylette, dit le *pak geuchik*. Les gens ne savaient plus qui circulait dans le village, nous dirent tous deux, ils ne se sentaient plus à l'aise, c'est pourquoi ils avaient institué un système de patrouillage (*ronda*), avec deux postes de contrôle (*poskamling*, "*pos keamanan lingkungan*") à l'entrée et à la sortie du village. Les hommes patrouillaient la nuit à tour de rôle. Dès lors, les *pesta sabu* avaient diminué. En outre, ils avaient travaillé de concert avec la police et le BNN (Badan Narkotika Nasional, Corps National Narcotiques) pour faire en sorte que les maisons des individus soupçonnés soient fouillées par la police et que des criminels soient arrêtés.

D'emblée, j'ai ainsi constaté qu'à SP il y avait un discours explicite sur la circulation de la drogue dans le village et qu'il suivait trois narrativités divergentes mais bien consolidées. D'abord, les autorités inséraient le commerce de drogue dans la normalité économique et domestique. Toute famille avait "son" dealer. Ils parlaient de ceux qu'"ils" avaient en prison ou ailleurs, comme s'il s'agissait de figures caractéristiques de leur communauté. Le problème, de ce point de vue, semblait concerner surtout la circulation d'étrangers attirés par les fêtes, venus déranger la paix du village, plutôt que l'intime constitution des familles. C'était une attitude pragmatique car, comme on le verra par la suite, cela correspondait au quotidien du village. En même temps, cela mettait en avant comment le village filtrait les actions de la police régionale (*polda*).

Sur un autre plan, le *sekdes* et le pak *geuchik* semblaient marquer une différence entre leurs dealers, vus finalement comme de petits commerçants, et les gros consommateurs de l'*aparat*, c'est-à-dire les représentants des forces armées ou d'autres charges étatiques. Comme il m'a été répété par la suite par bien d'autres personnes (un enseignant, un journaliste local, une sage-femme, pour donner des exemples), les *sabu* seraient trop chers pour les jeunes villageois et le commerce restait en place parce qu'il y avait des *aparat* avec de l'argent à mettre dans l'achat. J'entendais là la plainte du petit peuple vis-à-vis des privilégiés appartenant à un État corrompu, qu'ils condamnaient et par rapport auquel ils prenaient distance. Le *sekdes*, d'ailleurs, lui-même un fonctionnaire, était, par d'autres, accusé de faire partie du groupe d'utilisateurs/profiteurs.

Sur un plan opposé, les deux hommes se rattachaient au discours moralisateur étatique de la prévention terrorisante : la drogue est une maladie infectieuse menaçant la jeunesse et un crime horrible et inexcusable, contre lequel il faut s'unir (à ces mêmes personnes de *l'aparat*) et lutter, faire justement la "guerre". Si cette "guerre"

[4] Aceh est la seule province d'Indonésie où la loi islamique est aussi loi commune. Les femmes ont donc l'obligation de respecter les principes d'*aurat* et ne sont pas censées sortir en public ou rester en compagnie des hommes sans porter un voile (*jilbab*).

implique une guerre intradomestique, frère contre sœur, mari contre femme, enfant contre parents, ce n'était pas dit : comme elle est décrite dans les médias, c'est une guerre armée entre la police/l'État et les criminels. Et elle était décrite comme telle par les autorités.

Les trois niveaux discursifs sont ancrés dans le genre car il s'agit bien, dans les paroles des autorités de SP et en ce qui concerne leur village, d'un problème d'hommes géré par des hommes. D'abord parce qu'il s'agit de la consommation d'un psychotrope. D'une façon générale, en Aceh, l'intoxication est en quelque sorte légitimée, encore que normée, pour les hommes, au-delà de l'interdit islamique sur l'alcool. Bien qu'en ville se multiplient les personnes redoutant le danger lié à la consommation de tabac, à la campagne le tabac est considéré comme une nécessité tellement naturelle pour les hommes qu'il est inclus dans les calculs des salaires au même titre que la nourriture. La sortie collective aussi, en milieu rural, est considérée comme une activité récréative masculine : dans les cafés, les soirs, il est rare de trouver des femmes. Les *pesta sabu* troublant l'ordre public étaient perçues et présentées, aux yeux des autorités villageoises, comme des rencontres d'hommes où les femmes, éventuellement, participaient pour les satisfaire en dehors de toute morale.

Lorsqu'elles parlent de drogue, les autorités laissent apparaître, à la fois, un discours sur l'économie domestique post-conflit, une idée du village, du territoire et de moralité, partagée et gérée en autonomie par rapport à l'État, et une relation aux politiques étatiques ; finalement, une idée de masculinité sous-jacente à tout cela. La coexistence entre la certitude que la drogue contribue à tout foyer et l'attitude d'opposition féroce se comprend, d'ailleurs, en allant fouiller au-delà de ces discours collectifs, dans les expériences individuelles.

Géosymbolique des psychotropes

La drogue qui posait officiellement problème au "village de la drogue" était le *sabu*. Or, la ganja ne manquait pas dans la région ni, comme j'eus à le constater rapidement, dans le village non plus, mais à SP, elle n'était pas considérée comme faisant partie du "problème de la drogue" (*masalah narkoba*). Cela s'explique d'un côté, par l'attitude des personnes vis-à-vis de la substance et de l'autre, par l'emplacement du village.

En Aceh, la ganja est souvent présentée comme un trait spécifique de la culture locale. À SP, on m'a dit, comme ailleurs, que la ganja est naturelle (*alami*) et qu'en Aceh elle pousse spontanément, c'est pourquoi les grands-mères en mettaient dans la *plik u* (une recette traditionnelle), qu'on la mélangeait au café (une plante traditionnelle), ou aux *jamu* (des boissons médicamenteuses traditionnelles). Elle aurait en outre, selon la tradition, un usage thérapeutique : les racines feraient notamment du bien pour l'arthrite et le diabète et la tisane calmerait et purifierait le foie[5]. Une telle

[5] Il existe des références à l'utilisation médicale du cannabis dans des textes tels *Mujarabat* (un livre d'enchantements et de remèdes javanais, aujourd'hui en vente sur Amazon) et *Tajul Muluk*, une épopée qui a été écrite et stabilisée dans les années 1980 par une équipe nationale d'historiens de la littérature orale (Putri and Blickmann 2016). Mais je n'ai jamais rencontré personne, dans les villages, se référant

narration sur la culture différencie cette ganja un peu archaïque et désuète de celle "mal utilisée" (*salahguna*) comme drogue intoxicante. En effet, mes interlocuteurs, une fois le discours culturel achevé, s'empressaient d'ajouter que fumer de la ganja était très dangereux (ça abîme le cerveau, "*merusakkan otak*") et de souligner que la police et le BNN avaient bien fait d'identifier les champs de la région par hélicoptère et les détruire, et d'encourager les paysans à planter des aubergines ou des choux à la place. À SP, personne n'admettait avoir vu ni entendu parler de champs de ganja dans les alentours.

Cependant, en établissant une relation plus approfondie, plusieurs interlocuteurs divergeaient de la narration officielle. De fait, la plupart de ceux n'occupant pas de positions officielles, tous âges confondus, considéraient la ganja comme un intoxicant récréatif, qu'ils en consomment ou pas. Certes, c'était à condamner car pour l'islam, l'état de *khamar* qu'elle induit est interdit ; en outre, consommée en quantités excessives, elle est nocive pour la santé psychique : on m'a plusieurs fois répété que si on en fume trop, on devient idiot (*bodoh*) – bien que, comme le disait mon assistant, cela ne pose pas un gros risque car il fallait déjà être idiot pour vouloir le devenir davantage. Toutefois, l'état d'ivresse procuré par la ganja était compréhensible et normal, pour les hommes au moins. Dans les villages de la région que j'ai visités, il y avait toujours une personne pour m'indiquer quelqu'un d'autre, jamais elle-même, comme exemple de paysan qui le soir, pour se détendre, fume un petit joint.

Pour expliquer pourquoi à SP la ganja ne prenait pas l'allure d'une affaire, plusieurs de mes interlocuteurs, y compris quelques dealers de *sabu*, m'ont dit que c'était une question d'économie. Les jeunes de SP, m'a-t-on dit, se mettent à dealer pour se faire de l'argent rapidement et la ganja est néanmoins une culture comme une autre : il faut avoir de la terre, savoir la cultiver, compter sur de la main-d'œuvre, avoir un transport car c'est volumineux – bref, il faut avoir un gros capital à investir. Si on l'a, le risque est élevé mais les gains aussi. La ganja d'Aceh est très renommée pour son taux élevé de THC, le principe actif. Aceh fournit toute l'Indonésie et d'autres pays aussi comme le Nigéria, l'Inde voire le Pakistan, où l'herbe non transformée est recherchée (Putri and Blickmann, 2016). C'est donc une affaire lucrative, mais ce ne sont pas les petits revendeurs qui en profitent réellement. Le commerce sur petite échelle ne rapporte pas assez d'argent tout en étant très dangereux : en Indonésie, les prisons sont pleines de personnes condamnées à de longues peines pour avoir été dealers ou coursiers de ganja.

Il existe en outre une géographie du commerce et de la production des psychotropes qui tient à la matérialité des substances et à la topographie. À SP, il serait impossible de mettre en culture des champs de cannabis, de récolter, sécher, emballer et dispatcher à grande échelle. Les villages producteurs de cannabis sont au fond des vallées, en hauteur. Les champs sont proches de la lisière de la forêt (ceux que j'ai pu voir moi-même, qui étaient les plus accessibles) ou, le plus souvent, dans la forêt elle-même. Souvent, les premières phases de la réimplantation se font en conjonction avec une autre culture, soit les clous de girofle, soit le tabac. Dans un

---

explicitement à ces deux textes, chers, en revanche, aux promoteurs contemporains de la légalisation de la *ganja* (http://www.lgn.or.id).

mémoire de maîtrise il est reporté qu'un "vieux" appelait la ganja "épouse du tabac", "inon bakong" pour dissimuler les plantes, car le cannabis pousse plus lentement (Zaman 2006). En remontant la vallée qui aboutit à SP, j'ai pu constater, dans mes conversations, qu'il existe une connaissance diffuse de la culture : comment séparer les semences noires, adaptées aussi bien à la cuisine qu'à être implantées, des blanches, riches en THC, comment sécher les plantes avant de les récolter, comment transplanter les pousses depuis les sacs en plastique. Quand, pour vous expliquer comment tout cela se passe, des personnes se prétextant ignorantes, souvent des femmes, miment les gestes, ce sont des gestes experts de jardinier. À la question "Mais vous, vous en avez déjà planté donc ?", j'ai souvent eu en réponse un grand sourire. "Avant, oui, au temps du conflit" (*Dulu, pada masa konflik*), ce qui reléguait cette activité illégale au temps de l'illégalité diffuse et correspondait certainement à un moment où la culture du cannabis ne pouvait pas être détectée par la police ; mais quelques-uns indiquaient par le menton une direction – après les bananiers, au-delà des arbres à caoutchouc désormais inutiles, vers les sommets. Planter le cannabis équivaut, en somme, à exploiter une ressource locale selon ses possibilités. Comme le disait un jeune dealer, si ceux qui se font de l'argent avec la terre sont les grands propriétaires, beaucoup de personnes y travaillent, payées à la journée, ou y contribuent avec des bouts de champs, pensant courir un risque pour un gain somme toute limité, certes, mais pas un si grand risque après tout.

Les discours sur la ganja étaient des discours d'agriculteurs évoquant les temps et les soucis des agriculteurs. Le *sabu* avait une tout autre valeur. Non seulement c'est léger, petit et prisé, mais encore, c'est chimique, artificiel. Autant la ganja était censée "pousser spontanément", autant le *sabu* était importé. Pour le fumer, les gens se fabriquaient un *bhong* en assemblant des bouteilles en plastique et en cherchant un élément rare en cet environnement rural, le tuyau en verre nécessaire pour fondre les cristaux avec un briquet. Tout le processus de fabrication de la pipe à eau est d'ailleurs raconté comme un rituel dont chacun vante sa propre variante. Le *sabu* vient de l'extérieur et, dans les villages, nécessite un intermédiaire, alors que la ganja, avec un peu d'attention, on peut la planter soi-même pour une consommation personnelle. Du point de vue des dealers, comme les consommateurs de *sabu* en général ont des moyens de transport, les villages de *sabu* doivent être bien connectés, mais pas trop en vue. SP, de ce point de vue, est idéal. En d'autres mots, chaque village a ses ressources à exploiter.

Tous les dealers que j'ai rencontrés, sans aucune exception, m'ont expliqué l'interaction entre ganja et sabu en Aceh en paraphrasant une célèbre chanson des années 1970, *Asam di gunung, garam di laut*, "Le tamarin à la montagne, le sel dans la mer", où les deux goûts fondamentaux de la cuisine indonésienne se rencontrent dans l'amour formant un couple inséparable[6]. "*Ganja di gunung, sabu di laut*", "Ganja à la montagne, cristal meth à la mer" : on a tout ce qu'il faut en Aceh, une conjonction parfaite.

[6] La chanson de Ona Sutra reprend un dicton courant, *Asam di gunung, garam di laut bertemu dalam satu belanga*, « le tamarin à la montagne, le sel à la mer, vont se rencontrer dans la même casserole ».

Il ne s'agit donc pas de tradition contre modernité, de drogue endogène contre drogue exogène, mais d'aspects végétaux contre aspects chimiques d'un même monde rural qui se conçoit comme une conjonction des deux sur bien d'autres plans aussi. L'agriculture dépend massivement de la chimie bien au-delà des quelques fragments de méthamphétamine : les fertilisants contenant des pesticides et les lobbies de fabricants sont un sujet de débat. D'ailleurs, depuis SP on voit, sur la côte, les usines de fertilisants, aujourd'hui moins actives.

On peut donc dire qu'en dépit de l'illégalité clairement perçue et connue des deux psychotropes, les personnes à qui j'ai eu affaire situent les deux drogues dans un continuum de ressources typiques d'Aceh, où une terre traditionnellement riche et toute à exploiter – "ouvrir un champ" en défrichant la forêt est une pratique toujours courante, voire encouragée par des plans gouvernementaux – devient plus riche grâce à l'intervention de la chimie.

L'expérience de la drogue : illégalité, transformation

À SP, la relation aux drogues se situe au croisement de deux continuums : l'environnement des ressources, que nous venons de voir, et celui des substances actives pour le corps. Mais le continuum de ces dernières, les drogues au sens propre (en indonésien, comme en anglais, un seul et même mot désigne les médicaments et les drogues, *obat*), est par ailleurs plutôt pauvre. En Aceh, la plupart des gens ne vivent pas une vie pleine de médicaments. Les maisons n'ont pas de placard à médicaments. Lorsqu'ils se sentent malades, les villageois achètent un de ces mélanges de paracétamol et antihistaminique appelés "obat flu" ("médicament contre la grippe"), existant maintenant aussi dans la version "obat batuk" ("médicament antitussif"). Parmi les personnes qui m'ont hébergée, que j'ai interrogées systématiquement à ce sujet, la grande majorité ne prenait aucun médicament ou intégrateur quotidien, à l'exception de deux personnes utilisant des pilules contre l'hypertension. En cas de maladie plus grave, l'accès à une pharmacologie spécifique, biomédicale ou traditionnelle, est considéré de toute façon comme exceptionnel. Il n'y a pas d'anxiolytiques ni d'antidépresseurs en vente dans les pharmacies et j'ai eu du mal à expliquer de quoi je parlais lorsque j'interrogeais les personnes du village. En dehors du secteur médical, comme nous l'avons déjà dit, l'alcool n'est pas vendu en observance de la loi islamique. Avec le tabac, la ganja et les sabu sont non seulement les seuls psychotropes, mais encore parmi les rares substances actives que les gens de SP ont à leur disposition. Cela rend l'expérience de leur consommation plus claire et moins superposable à d'autres, à la différence de ce que j'ai pu constater dans la grande ville de Medan, où les anxiolytiques sont vendus au marché noir, les MDM sont répandus et les pratiques de humer la colle voire même les pesticides sont connues. Lorsque dans la région que j'ai étudiée, un toxicomane traverse une crise de manque de *sabu* (*sakau*), il n'a que le tabac ou la *ganja* comme psychotrope de substitution.

Il ne faut pas, toutefois, sous-estimer la conscience de l'illégalité du commerce ou de la production de psychotropes en Aceh. Au niveau national, en Indonésie, les campagnes anti-drogue commencent à être visibles jusque dans les endroits les plus reculés et les informations télévisées sont constamment en train de montrer les images de sachets ou gros emballages confisqués par la police et de coupables emmenés, hommes et femmes, en menottes. Les drogues sont unifiées sous un seul et même discours, de même que le sont les peines, toujours très longues pour les trafiquants. Récemment, la distinction entre consommateurs et dealers a acquis un statut légal, étant donné que les consommateurs ne sont pas condamnables mais doivent se soumettre à une thérapie de réhabilitation[7]. Une des premières décisions du Président Joko Widoyo après son élection a été de rendre exécutives les condamnations à mort d'un groupe de 9 trafiquants de diverses nationalités connus comme les "Bali 9". Un de mes informateurs principaux, un dealer assistant et ami, lors d'un retour sur le terrain, m'a dit vouloir abandonner le métier car il avait trop peur (il ne l'a pas fait).

Les personnes à qui je parlais dans la région de SP négociaient ainsi des principes moraux et légaux panindonésiens et emprunts de l'iconographie nationaliste de la guerre à la drogue, avec une culture locale prévoyant une connaissance et une utilisation de principes psychoactifs, et une vision des ressources comme appartenant de droit aux membres de la communauté. Ce qui différencie Aceh de nombreuses autres parties de l'Archipel est une économie où légalité et illégalité ont été si longtemps brouillées à cause du conflit, qu'aujourd'hui on peut avoir l'impression que certaines personnes et actions, une fois enfouies dans le maquis, ne sont plus vraiment soumises à jugement. Comme nous allons le voir à travers la biographie de deux dealers, l'union entre ganja, sabu et armes est aussi due aux activités d'armement de l'armée rebelle du GAM (*Gerakan Aceh Merdeka*, Mouvement pour la libération d'Aceh). La *ganja* était cultivée à grande échelle et exportée en Thaïlande à bord de motovedettes qui traversaient le détroit de Malaka illégalement, puis elle était troquée contre des armes (Schulze 2007, p. 92). Les colporteurs de ces dernières, soumis à un stress et à une excitation extraordinaire, prirent l'habitude d'utiliser des *sabu*. Les vedettes clandestines étaient d'ailleurs un excellent vecteur pour des quantités à revendre aussi.

Deux carrières

Pin Cahaya, 37 ans en 2014

Au bout de nombreuses tentatives, j'ai pu rencontrer Pin dans une cabane de plantation, dans la montagne, sur un terrain qu'il possédait lui-même, comme mes accompagnateurs s'empressèrent de m'expliquer, bien qu'il soit recherché par la police. Après s'être enfui de l'infirmerie de la prison, il habitait donc plus ou moins chez lui. Il avait un AK 470 à côté de lui et n'a pas arrêté ses commerces pendant notre premier entretien. Les jeunes hommes qui grimpaient dans la cabane et en redescendaient, souvent en tenue de camouflage, me dévisageaient avec méfiance,

[7] J'ai constaté, toutefois, que comme les centres de réhabilitation en Aceh sont très peu répandus, les personnes "condamnées" à la réhabilitation vont dans la même prison que les autres mais mettent un t-shirt différent où est écrit "*pembinaan*", "en rééducation".

bien que tout le monde au village savait qui j'étais. Je compris vers la fin de notre entretien qu'ils s'attendaient à ce que je mette un *jilbab*, mais qu'ils ne craignaient nullement ma présence.

Pin, au début de notre entretien, se présentait comme un méchant, un criminel.

"*Saya paling suka bermasalah dengan negara*", j'aime bien créer des problèmes avec l'État, me dit-il d'emblée. Il était d'une famille de neuf frères, dont deux furent tués (l'un torturé : ils ont retrouvé le corps) par les militaires indonésiens lors du conflit. À 10 ans, lorsqu'il était encore en troisième classe élémentaire, bien en retard sur les autres, la police l'a arrêté "pour un truc horrible qu'il avait fait" et l'a passé à tabac à un tel point qu'il en a eu les deux bras cassés. Ses parents lui interdirent d'aller à la mosquée ; il y alla quand même et en fut chassé. À 14 ans, il émigra illégalement en Malaisie, mais en 2000, "pour se venger" (*untuk balas dendam*), il entra dans le GAM, le Mouvement pour la Libération d'Aceh. "Je pensais à commettre des méchancetés 24h/24", dit-il, "je voulais tuer". Quand je lui demandai combien de *anak buah*, "filleuls" il avait à présent, il s'emporta, prit le fusil et hurla qu'il n'avait pas de *anak buah* : ce sont des "*anggota*", des "membres", car ils sont tous égaux dans l'affaire, comme à l'armée (l'armée des résistants, TNA). Il prépara une pipe et se calma (j'eus souvent à compter sur l'utilisation de drogue comme facteur permettant ma recherche). C'est un oncle, ancien capitaine du GAM, qui l'a initié au commerce des *sabu*, m'expliqua-t-il. Il les connaissait car il avait passé un an à Cipinang, une énorme et légendaire prison de Java, mais jusque-là, il n'avait pas disposé du capital initial nécessaire pour se mettre en affaires sérieusement. C'est grâce à ce bon départ, et au réseau de gens fiables hérité de cet oncle, qu'il lança ses affaires à SP. Il parlait des autres dealers à qui j'ai eu affaire dans le village, plus jeunes, comme de petits minables à qui il avait tout appris et qui s'étaient ensuite retournés contre lui, pensant pouvoir agir seuls. Le résultat était qu'ils étaient tous en prison ou en passe d'y échouer. Lui pensait que personne n'oserait le dénoncer. J'ai appris par la suite qu'il avait été incarcéré car il avait diffusé sur YouTube une vidéo érotique tournée avec la femme d'un fonctionnaire, ce qui est beaucoup moins grave, devant la loi, que le trafic de drogue.

À un certain point de ce premier entretien, il changea soudain de ton et me parla de son sens de la responsabilité vis-à-vis de sa femme et de ses enfants (j'appris par d'autres sources que sa femme aussi fut incarcérée pendant deux ans). Il souligna son rôle important dans le village, où on le respectait, ainsi que sa famille, pour le rôle joué dans le conflit. Et il me chassa rapidement, le *Maghreb* approchant, car il ne voulait pas qu'on le voie le soir tombant seul dans une cabane avec une femme.

J'ai revu Pin Cahaya à l'occasion de la fête de la Libération de la drogue du village, dont je parlerai en conclusion.

Jack, 23 ans en 2014

Jack est l'une des premières personnes recherchées dont on m'a parlé lors de mon arrivée à SP. Il m'a fallu un moment avant de réussir à le rencontrer et quand une jeune femme m'emmena en moto dans une des baraques sur pilotis en lisière des champs où il recevait, comme Pin mais sans être sur ses propres terres, il était toujours au pouvoir. Il n'était pas ce que les autorités m'avaient dit, "*pengedar bukan permanai*", "dealer non-utilisateur", le grand fantasme des petits dealers toxicomanes et la définition du vrai criminel pour la loi. Il consommait et il s'en vantait. Forcément, me dit-il, il faut connaître sa marchandise. Comme il se passe pour les visites en prison, que par la suite je lui ai rendues, il m'avait obligée de laisser mon sac avec mon carnet de notes, mon appareil photo et mon téléphone avec les jeunes femmes qui discutaient entre elles en bas de la cabane.

Il me raconta que pour lui, commencer à dealer a été une nécessité. "Plutôt que voler", *daripada mencuri*, était son leitmotiv, le même que celui d'autres dealers que j'ai rencontrés (et de nombreuses travailleuses du sexe, d'ailleurs). Il a un iPhone dont il se sert très souvent pour chercher des renseignements sur les *sabu* – les effets, les utilisations mystiques, etc. – pendant qu'il envoie des SMS sur un autre téléphone, un vieux Nokia 52, comme c'est typique des dealers acihais qui pensent ainsi ne pas laisser de traces.

Il a fait tout cela pour la famille, dit-il, bien que sa mère, qui m'a par la suite raconté avoir construit sa nouvelle maison en bois avec de l'argent provenant de sa propre famille, déclare qu'elle n'a jamais rien reçu de lui. Jack argumentait, comme beaucoup d'autres, que la différence entre travailler et dealer est que pendant qu'on dort, dans le travail on ne gagne rien, tandis que dans le deal on continue de se faire de l'argent. C'est donc une idée économique de bon investissement qui le soutenait. Il était devenu dealer quatre ans auparavant, rejoignant le groupe de Pin Cahaya, plus âgé. Puis il s'est séparé et a construit son propre groupe. Pendant notre premier entretien, et grâce à la suite de doses qu'il consomma, il devint plus bavard. Il dit qu'il a été identifié par la police car il a été dénoncé, ce qui est normal. Bien qu'il ait commencé pour l'argent, continua-t-il, désormais il "croyait" dans le pouvoir des *sabu*. C'est un pouvoir sexuel, me dit-il. La fille qui fréquentait les *pesta sabu*, qu'on m'avait décrite comme une femme immorale, était sa copine. Les *sabu*, affirmait-il, ne sont pas comme la *ganja*, qui est de "la pisse du diable" (*kencing seitan*) et rend "naze". Les *sabu* sont arrivés pendant le conflit et étaient la drogue de "ceux qui osent" (*yang berani*). Les siens arrivaient d'Iran et n'entraient pas par les ports officiels mais étaient importés par des vedettes, pilotées par des types qui connaissaient la route du temps du trafic d'armes. De temps en temps, pendant l'entretien, une main se glissait à côté de lui, passant par le bas de la cabane, et lui remettait de l'argent, comme c'est le système : les *sabu* sont cachés dans la nature au moment de la distribution pour éviter qu'en cas de descente de police, ils soient rattachés à une maison spécifique.

Par la suite, j'ai eu les détails des histoires ayant mené Jack à être dénoncé (*dikibusin*). C'étaient des histoires d'argent et d'amour impliquant plusieurs jeunes femmes, dont quelques-unes mariées à des dealers et d'autres divorcées ou veuves, consommatrices plus ou moins occasionnelles de *sabu* et complices dans le silence entourant les mouvements de leurs hommes. Elles travaillaient toutes et se connaissaient bien. La plus âgée avait alors 23 ans.

J'appris aussi que le village était partagé en deux : la partie des "originaires", qui ne l'étaient pas tant que ça, car l'installation datait des années 1950, mais qui étaient propriétaires du terrain, parmi lesquels Pin et sa famille. Et les autres, qui habitaient sur le terrain "acheté par Tommy", c'est-à-dire appartenant à Tommy Suharto, fils de l'ancien dictateur et propriétaire d'une partie des usines de transformation du pétrole et d'extraction de gaz à proximité. Ces derniers, comme Jack et les jeunes femmes de son groupe, possédaient les maisons mais non pas le lot sur lequel elles étaient bâties. Techniquement, ils peuvent être virés du jour au lendemain.

J'ai revu Jack lors de son procès, à Lhok Sukon, quelques mois plus tard. J'étais avec sa mère et sa sœur et lorsqu'il avait appris que j'y serais, il avait eu très peur qu'on me prenne pour quelqu'un "des droits de l'homme" (*orang HAM*) et que cela suscite une rétorsion de la part des juges. Tout le procès avait été une forme de mise en scène du pouvoir étatique contre les pauvres gens. Depuis la convocation à 9h et l'arrivée du juge, en Mercedes, vers 11h30, et la première partie des auditions suspendue au bout d'une heure pour le déjeuner. La juge principale et l'adjointe se moquaient de Jack et quand les "preuves" (*barang bukti*) lui furent montrées, il eut une lumière désespérée. Il me dira ensuite que de tout le procès, voir les sachets fut le moment saillant car la drogue lui manquait énormément. Il a été condamné en première instance à 5 ans, et "si tu veux bien essayer de recourir en appel (*banding*), vas-y". Le recours est découragé mais sa mère a utilisé ce qui restait de son argent pour payer à nouveau l'avocat (pas assez pour le juge, me dit-elle). Comme cela arrive souvent, il a eu sa peine augmentée de deux ans. Sa mère, au procès, était anéantie. Non pas tant pour son fils, qu'elle voyait, d'un certain point de vue, plus calme, moins agité (*deh doh*), comme ils disent. Ce qui l'avait frappée était le jugement précédent. Une femme ne parlant pas indonésien et peu Aceh, de langue kluet, déchaussée, fut condamnée à 9 ans, peine réduite à 7 ans car elle était veuve et mère de 5 enfants : elle avait transporté (ce rôle s'appelle "supir", coursier) 30 kg de ganja.

Le village libre de drogue

Les biographies des deux dealers résument et éclairent les éléments que j'ai présentés dans la première partie de cet essai. En premier lieu, on comprend que les discours des autorités, si explicites sur plusieurs plans, occultaient néanmoins les tensions domestiques et intra-villageoises qui étaient le fondement et l'ancrage de l'activité de commerce de drogue dans la région. Pin et Jack se cachaient chez eux et tout le monde le savait. Demander l'intervention de la police, toutefois, était impossible sans un filtre social car la solution, si tant est qu'elle existait et devait vraiment être trouvée, devait l'être dans le village, notamment pour les personnes qui faisaient valoir le fondement politique de l'après-conflit comme les anciens du GAM. Le but du village était de cesser d'être représenté comme le lieu immoral par excellence.

En deuxième lieu, dans ces biographies exemplaires, on retrouve l'agencement entre le trafic de *ganja* et celui de *sabu* tel qu'il s'est déployé au fil des années au passage des générations de dealers. Pin, l'homme au fusil, représente ceux qui ont en effet utilisé les gains tirés de la ganja comme capital relationnel et parfois, économique aussi (d'autres dealers m'ont dit explicitement avoir accumulé le capital pour démarrer le commerce de *sabu* grâce aux surplus de la vente de *ganja* aux temps du conflit). Il incarne également une image masculine militaire et violente, qui se rallie à une iconographie historiquement très enracinée en Indonésie, à partir des héros de la libération contre la domination hollandaise. Finalement, il incarne l'initiation et l'apprentissage au commerce de drogue et à l'illégalité se déroulant dans les grandes prisons, en particulier à Cipinang.

Jack, le garçon à l'iPhone, s'oppose à cette capitalisation du conflit et aux personnes s'en faisant porteuses – il les défie. Avec les *sabu*, il découvre un monde alternatif où il n'est ni soumis à une hiérarchie précédente, ni borné par son statut de villageois non propriétaire, dépendant des aléas d'une propriété totalement aliénée – impliquant, de plus, une figure de pouvoir générationnel, de richesse et de grande corruption comme Tommy Soeharto. Il "croit" dans le pouvoir sexuel et de vie des *sabu*, par opposition à l'obnubilation de la *ganja*, et inclut explicitement les femmes dans ses discours et pratiques, contrairement à Pin qui, tout en ayant impliqué sa jeune et nouvelle femme dans ses activités illégales, l'exclut de ses narrations.

En 2015, je suis retournée à SP pour la fête sacrificielle pour "célébrer la libération du village de la drogue". Un des sponsors et officiants était Pin Cahaya, appelé en l'occasion par son vrai nom. Quand en tombant des nues, je dis "mais c'est bien Pin celui-là ?", plusieurs personnes me confirmèrent "certes, Pin Cahaya". Son identité de guerre/de trafic était bien présente aux consciences des participants. On m'expliqua qu'après une longue lutte à laquelle avait participé toute la population, finalement le village n'avait plus de dealer. Étaient présents les chefs de la branche locale du BNN, de la police et d'autres notables (mais non le *sekdes* – ce qui ouvrirait la porte à des considérations sur les différentes relations entre pouvoirs villageois et pouvoirs étatiques). Les rares femmes présentes à la fête servaient à manger et quand je demandai pourquoi à une fête de village les femmes n'étaient pas conviées, il me fut répondu que tout ça – la drogue, le patrouillage, la police – était une affaire d'hommes (*urusan agam*).

À ma connaissance, Pin a continué ses affaires pendant que Jack purge sa peine en prison, entretenu par sa mère et sa sœur et visité par quelques copines.

Conclusion

Dans le village d'Aceh que j'ai étudié, la présence de psychotropes est insérée dans le paysage rural par une pénétration économique assez capillaire et par une forte association de la consommation de psychotropes à une masculinité agressive et militarisée. Les canaux consolidés du trafic de drogue sont ceux du passage illégal du détroit de Malaka au temps du conflit. Les capitaux investis, au moins sur une petite échelle, étaient, dans les villages comme SP, très liés aux dynamiques du conflit. L'insertion dans le paysage s'effectue aussi par les modalités du commerce lui-même, notamment en ce qui concerne les *sabu*, car la distribution et la consommation de cette drogue se passent dans la campagne, et grâce à ses caractéristiques (possibilité de cacher la marchandise, absence de population résidente témoignant des rencontres). Le milieu villageois, en outre, pose un écran entre les actions entreprises au niveau national et le tissu social, car une attention à la préservation de la communauté, qui ne serait pas concevable en ville, y est présente.

La nouvelle génération de dealers ruraux, pourtant, tout en ayant reçu en héritage de ses initiateurs l'amour des armes et de la violence, s'oppose à l'image militaire que les plus vieux chérissent. Le langage de leur opposition passe par la description de l'expérience de la drogue, où la ganja qui a fait la fortune du conflit est vue et ressentie comme un instrument de soumission et renonciation (« la pisse du diable ») et le *sabu* comme un accès à un nouveau pouvoir jeune, moderne et indépendant de l'agriculture et des propriétés. Il se structure aussi autour d'une reconnaissance de genre, car les femmes agissent dans le milieu et y sont reconnues.

En d'autres mots, par la drogue s'impose une incorporation de la violence structurelle ancrée dans le genre du conflit, ainsi que s'effectue une résistance, notamment pour les femmes (et je pourrais ajouter, à en juger d'après d'autres informateurs et parties du terrain, les transgenres), aux pouvoirs économiques instaurés lors du conflit même. Si l'économie post-guerre a été définie « prédatrice » (Kirsten 2007 ; Aspinall 2009), on est là dans une forme de résistance à la prédation qui se passe totalement dans l'illégalité. C'est une résistance peu productive. L'utilisation de *sabu* est en elle-même porteuse d'autodestruction, à la fois par la dégradation physique qu'elle implique (mais qui n'est jamais admise par mes interlocuteurs) et par une incarcération quasiment inévitable.

Évidemment, "le problème de la drogue" est la catégorisation facile, aux usages politiques variés, d'une multiplicité d'états de violence et d'inégalités qui se ressemblent d'une part et d'autre de l'Indonésie, mais sont issus de situations particulières. Le langage de la guerre à la drogue occulte les histoires locales au profit d'un renforcement des hiérarchies existantes.

Bibliographie

Aspinall, E., (2005). Aceh/Indonesia Conflict Analysis and Options for Systemic Conflict Transformation. Berghof Foundation for Peace support, retrieved http://www.fba.or.id/uploads/6/8/1/4/6814337/root_of_aceh_conflict_final-_20_version.pdf

Aspinall, E., (2009). Combatants to contractors: the political economy of peace in Aceh. *Indonesia*, (87), 1-34.

Dew, B., Elifson, K. and Dozier, M. (2007), Social and Environmental Factors and Their Influence on Drug Use Vulnerability and Resiliency in Rural Populations. *The Journal of Rural Health*, 23: 16–21. doi:10.1111/j.1748-0361.2007.00119.x

Gfroerer, J. C., Larson, S.L., and Colliver,J. D., (2007). Drug use patterns and trends in rural communities. *The Journal of Rural Health* 23.s1 (2007): 10-15.

Putri, D., and Blickman, T., (2017). Cannabis in Indonesia: Pattern of Production, Consumption and Policies, TNI, https://www.tni.org/files/publication-downloads/dpb_44_13012016_map_web.pdf, retreived on 10th april 2017.

Reid, A., (2006). *Verandah of Violence: The Background to the Aceh Problem*, Singapore, NUS Press.

Schulze, Kirsten E. (2007) GAM: Gerakan Aceh Merdeka (Free Aceh Movement). In: Heiberg, M., O'Leary, B. and Tirman, J. (eds.) *Terror, Insurgency, and the State: Ending Protracted Conflicts*, Philadelphia, the University of Pennsylvania Press.

Zaman, Kh., (2006). *Tanaman ganja dalam konteks budaya masyarakat Subussalam*, Skripsi, Program Studi Antropologi Sosial, FISIP, Universitas Surabaya.

Une drogue « pacifique » ?
Le kava du Vanuatu à l'assaut du marché américain

Éric Wittersheim, anthropologue, IIAC à l'EHESS

Le kava est une » plante originaire du Pacifique Sud[1]. Sa racine, après avoir été broyée, est consommée sous forme d'infusion, ce qui donne à la boisson qu'on en tire – également appelée kava – un goût et une consistance un peu terreux. Ni psychotrope, ni hallucinogène, le kava n'entraîne ni accoutumance ni dépendance. Sa consommation altère légèrement la perception et les sens, provoquant une sensation d'engourdissement et de bien-être, associée à un état propice au calme et à la discussion. Le kava constituait l'une des seules drogues connues dans cette région (avec la noix de bétel notamment), et n'était connu nulle part ailleurs dans le monde. Il jouit d'un prestige social très élevé en Océanie. La plante et sa consommation, qui entraîne des effets relaxants et légèrement euphorisants, sont présentées comme des symboles incontournables de l'art de vivre des peuples océaniens et de leur tradition d'accueil.

Du fait de sa place centrale dans l'histoire et le renouveau contemporain du kava, le Vanuatu, qui est mon principal terrain de recherche depuis vingt ans, sert de fil rouge à cette présentation des enjeux majeurs qui entourent la plante, sa consommation et sa commercialisation aujourd'hui. Le Vanuatu a en effet joué un rôle central dans le développement d'un marché du kava, grâce à la qualité de ses plants comme à sa longue culture des *kava bars*. Mais c'est d'abord à l'échelle globale, et de ses nombreuses ramifications diasporiques, qu'il faut appréhender le succès actuel de cette « renaissance » du kava.

Boire du kava à New York

Le 20 avril 2018, Ralph Regenvanu, ministre des Affaires étrangères du Vanuatu, de passage à New York, twittait : *« Delighted to be drinking kava at* Kavasutra *in New York with Vanuatu's Ambassador to the UN H.E. Odo Tevi… »*[2]. Accompagnant ce message explicite, trois photos : l'une montre le menu du *Kavasutra*, un bar branché qui propose des cocktails à base de kava, la nouvelle boisson tendance et « naturelle » à la mode à New York et dans le reste des États-Unis ; une autre montre un portrait en pied de Monsieur l'Ambassadeur du Vanuatu aux Nations Unies posant devant l'entrée du bar ; enfin la dernière est un gros plan d'un bol rempli de cette boisson

[1] *Piper methysticum* en latin, kava, kawa, kava-kava ou kawa-kawa (ces deux derniers termes étant surtout employés en Occident, dans une adaptation approximative visant sans doute à accroître l'effet d'exotisme).

[2] « Ravi de boire du kava à *Kavasutra* à New York en compagnie de l'ambassadeur du Vanuatu aux Nations Unies, Son Excellence Odo Tevi. » (ma traduction).

brunâtre, délicatement présenté avec une tranche d'ananas destinée à chasser l'amertume caractéristique du kava, mais pas ses effets.

La mode du kava et des kava bars s'est développée depuis déjà plusieurs années aux États-Unis. En septembre 2016, le magazine économique *Forbes* titrait : « What's Behind The Intoxicating Rise Of Kava Bars In The U.S. ? »[3]. Et juste avant la visite du ministre Regenvanu à New York, en avril, 2018, *Rolling Stone* consacrait un long article au kava : « Kava: Inside the All-Natural High That's Sweeping America[4] ». Le magazine musical américain (qui figure souvent en bonne place au domicile du ministre Ralph, artiste et anthropologue de formation), y interroge notamment Vincent Lebot, un biologiste français bien connu au Vanuatu, où il consacre une grande partie de ses recherches au kava.

Le kava et ses effets commencent donc à être bien connus en dehors du Pacifique, aux États-Unis notamment, où environ deux cents « kava bars » de ce type ont ouvert en quelques années. *Kavasutra* est un des lieux-phares de cette nouvelle tendance régulièrement évoquée par les journaux, y compris en France[5]. Dans ces lieux conçus comme des endroits branchés, le kava se consomme sous des formes tout à fait autres que dans le Pacifique (cocktails aromatisés au kava, etc.), mais ils s'inspirent tout de même de la « culture » océanienne du kava et non des seules vertus de la plante. Pour la plupart très récents, ces bars à kava sont pour la plupart situés à New York, sur la côte ouest ainsi qu'en Floride, où ils s'inscrivent dans une longue histoire locale de pratiques récréatives associant la consommation de produits alternatifs, alimentant le marché bien établi de la contre-culture, qui n'a d'ailleurs plus grand-chose de « nouveau » ni d'alternatif[6]. Avant de devenir la nouvelle tendance festive à la mode, le kava était déjà connu en Occident comme antidépresseur « bio ». En plus de ses effets supposés sur l'anxiété, le kava est donc désormais commercialisé avec son cérémoniel et ses vertus sociales.

Cette présence du kava du Vanuatu au cœur de New York a pourtant de quoi réjouir Ralph Regenvanu et les autres défenseurs de la particularité du Vanuatu et du Pacifique en général. Pied de nez sympathique à la globalisation, le succès actuel du kava aux États-Unis s'appuie sur l'image originale que l'archipel du Vanuatu est parvenu à conquérir sur le plan international. Le pays ne compte que 270 000 habitants et il figure tout en haut de la liste des États les moins avancés économiquement et les plus vulnérables[7]. Mais du fait de l'atmosphère sociale très

---

[3] *Forbes*, 15 septembre 2016 : https://www.forbes.com/sites/christinatroitino/2016/09/15/whats-behind-the-intoxicating-rise-of-kava-bars-in-the-u-s/ consulté le 18 mars 2021.

[4]https://www.rollingstone.com/culture/culture-news/kava-inside-the-all-natural-high-thats-sweeping-america-125828/ consulté le 18 mars 2021.

[5] Cf. un article de l'édition française du magazine *Vogue* – avril 2018 – qui évoque « cette nouvelle tendance qui agite l'Amérique (…) et fait des ravages sur la scène sociale à New York et en Californie. »

[6] Cf. Joseph Heath et Andrew Potter, *Révolte consommée : Le mythe de la contre-culture* (Paris, Naïve, 2005), qui démontent « les mécanismes de récupération par le capitalisme de ces mouvements anti-consommation dont l'émergence a eu pour résultat de créer de nouveaux marchés et de renforcer le système, au lieu de combattre ses perversions et ses excès. » Cf. aussi : Andy Bennett, « Pour une réévaluation du concept de contre-culture », *Volume !* 9(1) : 19-31, 2012.

[7] Selon les classements de l'Université des Nations Unies (*Environment and Human Security*) et de la Banque mondiale.

positive qui y est attachée, symbolisée par le rapport harmonieux des habitants à leur environnement naturel, il est devenu célèbre au sein des réseaux et organisations de citoyens associés à la lutte contre le changement climatique. Le Vanuatu a ainsi été élu il y a quelques années « pays le plus heureux au monde » par la *New Economics Foundation*, un « think tank » anglais qui remet en question les critères habituellement employés pour évaluer la richesse ou l'avancement d'un pays, en privilégiant la notion de bonheur humain.

Le rapport étroit qu'entretiendraient les habitants du Vanuatu avec leurs traditions et leurs coutumes, apparemment inchangées depuis des siècles, contribue à réhabiliter ce vieux slogan des années 1970 et des débuts de l'idéologie de la décroissance : « Small is beautiful ». Tout en menant une politique culturelle de soutien à ses traditions et usages locaux (sans ignorer les réalités de l'économie de marché), le Vanuatu s'est bâti sur le plan international une image de pays authentique, naturel, harmonieux, mais également « eco-friendly ». Le kava occupe une place importante dans ce tableau, qu'il s'agisse de l'économie, de la vie sociale, ou de ce que les anthropologues hésitent maintenant à appeler la « culture » des habitants. Mais qu'est-ce donc que le kava ?

Cet article, le premier d'une recherche en cours sur le développement du marché du « bio » et du « naturel » au Vanuatu, vise à apporter quelques éléments de réponse en réinscrivant l'histoire du kava et de sa consommation dans une perspective de longue durée, englobant les périodes coloniale et postcoloniale. L'objet de cet article est de montrer par quels processus le kava est devenu un exemple de la réussite du Vanuatu et d'autres pays océaniens dans leur effort pour se voir reconnaître une place et une voix singulières sur le plan international. Avec un poids certes modeste, mais avec une image sociale clairement identifiable sur le plan culturel et sur le plan politique.

La première partie de l'article explique la place importante qu'occupe aujourd'hui le kava dans le Pacifique sur le plan symbolique et social, après avoir été pratiquement éradiqué lorsque la domination européenne fut parvenue à son comble, au début du XXe siècle. Le kava, drogue longtemps interdite par l'administration coloniale et par les missions, en est venu à incarner la « renaissance océanienne » soutenue par les leaders de la région depuis les années 1970. La deuxième partie décrit la forte aura symbolique du kava dans l'histoire contemporaine du Vanuatu, et le rôle de certains acteurs culturels dont Ralph Regenvanu dans le développement de cette renaissance au Vanuatu. Il revient sur les conditions sociales et intellectuelles qui ont permis l'émergence au Vanuatu d'un marché spécifique, misant à la fois sur la qualité et sur l'origine, à la croisée de l'agriculture biologique, de l'ethnique, du bon goût et du terroir[8]. Un marché qui s'est en partie construit sur le travail de revalorisation des coutumes, dont il se veut une sorte de prolongement dans le secteur économique, clé d'une indépendance réelle. La toute dernière partie du texte s'intéresse à l'exportation croissante de kava vers le marché international (et américain en particulier), et évoque

[8] Cf. Jean-Pierre Hassoun, « Moderniser "l'ethnique" pour développer l'urbain. La venue d'une industrie de la feuille de brick dans une ville de banlieue », *Genèses*, 76 : 52-75, 2009.

les conséquences potentielles de ce développement sur l'économie et sur la population du Vanuatu en particulier.

Une plante traditionnelle dans le Pacifique contemporain

Consommé autrefois de manière rituelle, médicinale et – parfois seulement – festive, le kava était toujours entouré d'un certain cérémoniel, et on continue par exemple à le consommer pour célébrer un évènement marquant, l'arrivée d'étrangers ou un accord de réconciliation. Mais sa consommation s'est largement banalisée de nos jours. Si, dans de nombreux pays du Pacifique Sud, la consommation de kava est une pratique attestée de manière très ancienne, elle fait surtout aujourd'hui l'objet d'une consommation routinière et non rituelle, lors de moments conviviaux en fin de journée. On va « boire un shell » de kava entre amis ou collègues après le travail, généralement entre hommes (la fréquentation des kava bars a commencé à se féminiser depuis quelques années) pour échanger sur différents sujets, dans une atmosphère paisible. Le terme « shell » en anglais (ou « sel » en langue Bislama[9]) désigne une demi-coquille d'une noix de coco polie utilisée comme bol pour servir le kava. Cette pratique s'est particulièrement développée en ville à partir des années 1970, qui amorcent le début d'une forte urbanisation[10].

À Samoa, à Fidji, au Vanuatu, mais aussi parmi les diasporas océaniennes de grandes villes occidentales comme Auckland et Honolulu, dans la région de San Francisco également, la consommation de kava est parfois quasi-quotidienne. Bien qu'elle demeure le plus souvent modérée et cadrée, la consommation de kava vient chez certains compléter un usage large de drogues diverses dans une véritable culture de la défonce. Comme souvent dans ces cas, là où l'on a tendance à distinguer, voire à opposer, drogues légales et illégales, c'est au contraire leur association qui est recherchée. Ce que certains consommateurs nomment par exemple avec humour « trithérapie » ou « triathlons », à propos de l'association alcool-cannabis-kava en Nouvelle-Calédonie.

À Port-Vila, la capitale du Vanuatu, s'est développé depuis l'indépendance (1980) un réseau de « kava bars » ou « nakamals » [11], qui sont des lieux dédiés et adaptés à sa consommation : cabanes rudimentaires ouvertes sur l'extérieur, aménagées de manière simple à partir de quelques matériaux naturels et importés (bois, bambou, tôle ondulée, sol en terre battue), où dominent une lumière faible et une atmosphère calme. Vers 16-17h, les kava bars allument à l'extérieur une petite lumière qui permet de les repérer dans le soir tombant, et surtout de savoir que la potion fraîchement mixée est prête à être servie aux employés quittant le travail et à tous ceux, nombreux, qui ne travaillent pas et qui s'emploient à tuer le temps à Port-

[9] Pidgin dans lequel communiquent les habitants du Vanuatu, qui parlent 110 langues vernaculaires différentes, au côté des deux langues coloniales, le français et l'anglais.

[10] Cf. Dorothée Dussy et Eric Wittersheim (dir.), *Villes invisibles. Anthropologie urbaine du Pacifique*, Paris : L'Harmattan, 2013.

[11] Du nom autrefois employé pour désigner la maison où se réunissaient les hommes.

Vila[12]. La couleur des ampoules qui tiennent lieu d'enseigne donne parfois leur nom au kava bar : *Grin laet* (« green light »), *Red laet*... Les consommateurs, réunis par petits groupes, boivent un premier shell à 150 vatus (env. 1,20 €), suivi de plusieurs autres plus petits. L'ingestion des bols de kava, qui se fait d'un trait, est espacée par des moments de conversation et par une attention à l'environnement accrue aux éléments et à l'environnement, provoquée par les effets du kava. Certains préfèrent le boire sur place, faisant du kava bar un lieu fortement dissocié du domicile. D'autres achètent du kava déjà mixé, qu'ils emportent dans une bouteille de plastique vide, car ils préfèrent le boire tranquillement chez eux. Les contenants des marques de soda les plus connues sont ainsi associés à des montants précis, calculés non en fonction de leur contenance en millilitres, mais du nombre de shells qu'on peut y verser : telle bouteille contient 500 vatus de kava, telle autre 1000 vatus (7,70€).

Piper methysticum (« poivre enivrant » en latin) est une plante qui n'existe pas sous cette forme à l'état naturel. Il s'agit d'une plante greffée, obtenue par sélection, ce que les botanistes nomment un *cultivar*[13]. Le kava aurait ainsi été domestiqué puis amélioré par les Océaniens depuis au moins deux mille ans[14] ; les espèces utilisées pour la consommation sont toutes issues de variétés cultivées de *Piper wichmannii*. Chez ces horticulteurs méticuleux, le kava sauvage a été domestiqué et greffé durant des siècles pour en augmenter les capacités de résistance et d'adaptation, mais aussi le goût et les effets. Le Vanuatu est considéré par les scientifiques comme le berceau probable de l'histoire multiséculaire du kava. Plus de 80 des 118 cultivars ou morphotypes connus en sont originaires.

Durant la période coloniale, le kava fut ardemment combattu et même interdit par les missionnaires chrétiens dans la plupart des pays océaniens. Alors que sa consommation avait pratiquement cessé, il a cependant commencé à représenter une alternative aux problèmes causés par l'abus d'alcool dans les années 1970. Au Vanuatu par exemple (alors appelé Nouvelles-Hébrides), pour contrer les effets ravageurs des boissons alcoolisées sur la population masculine, et notamment le nouveau prolétariat urbain, le mouvement indépendantiste, mené par les leaders du *Vanua'aku Pati* (formés eux-mêmes par les missions chrétiennes), commença à promouvoir le kava en tant que « boisson traditionnelle ». L'alcool est importé, l'alcool est cher, l'accord rend violent et avilit le peuple colonisé ; alors que le kava, produit localement, demeure abordable et induit des comportements paisibles, tout en favorisant l'économie rurale locale. Le kava est, en outre, valorisé socialement et associé à des comportements positifs et pacifiques dans tous les sens du terme.

---

[12] Cf. Jean Mitchell, « *'Tuer le temps'* dans une ville postcoloniale : les jeunes et les quartiers à *Port-Vila*, Vanuatu », in Dorothée Dussy et Eric Wittersheim (dir.), *op. cit.*, pp. 247-284.

[13] Cf. André-Georges Haudricourt et Louis Hédin, 1987 [1943], *L'Homme et les plantes cultivées*, Paris, A.M. Métailié.

[14] Les travaux les plus documentés sur le kava (origines, espèces, mythes d'origines, diffusion) sont sans doute : Vincent Lebot, « L'histoire du kava commence par sa découverte », *Journal de la société des océanistes*, 88-89 : 89-114, 1989, et Lamont Lindstrom, Vincent Lebot, and Mark David Merlin. Kava: *The Pacific Elixir – The Definitive Guide to its Ethnobotany, History and Chemistry*. New Haven, Conn.: Yale University Press, 1992.Voir aussi, d'Annabelle Chanteraud et Gilbert David, « Le kava au Vanuatu, des rites ancestraux aux bars à kava de l'urbanité domestiquée : une lecture diachronique », *Journal de la société des océanistes*, 133: 267-283, 2011.

Boire un *shell* de kava plutôt qu'une bière, ce serait donc à la fois soutenir le projet économico-politique indépendantiste, et assurer la continuité de l'ordre social, incarné par cette notion diffuse qu'on appelle au Vanuatu la « coutume » (ou *kastom*). Bien que généralement, on fasse les deux, le kava étant fréquemment suivi d'une bière ou deux. La renaissance du kava, qui a accompagné la renaissance politique des peuples océaniens, a donc joué un rôle symbolique, mais aussi économique important. Dans certaines anciennes colonies comme le Vanuatu, la promotion par les Églises et les indépendantistes du kava et d'autres produits agricoles locaux a même contribué à mettre en faillite les comptoirs économiques coloniaux tenus par les Européens, et à fédérer la population indigène dans le projet commun d'indépendance nationale, notamment à travers les coopératives agricoles autogérées.

L'histoire de la renaissance du kava et celle du Pacifique évoluent ainsi en parallèle, bien que tributaires en chaque endroit de contextes nationaux très spécifiques. Les nombreuses circulations qui ont relié les îles, à l'époque précoloniale comme à l'époque coloniale, ont contribué à créer une culture océanienne commune, dont le kava est devenu l'une des bases. La réputation actuelle du kava s'est ainsi construite autour de l'idée de « Pacific drug », jouant sur le double sens du mot *pacifique*. Par la rencontre et l'influence de plusieurs groupes d'intérêt aux objectifs divergents (économiques et culturels, locaux et internationaux, publics et privés), le kava est devenu un élément important de cette identité culturelle régionale nouvellement formée, qui fait de l'Océanie un ensemble aux caractéristiques culturelles aisément identifiables, au même titre que le haka ou le tatouage par exemple. Il serait par conséquent inexact de présenter le kava uniquement comme une plante ancestrale dont la recette et le cérémoniel se seraient transmis de manière inchangée, depuis le Pacifique ancien jusqu'aux kava bars d'aujourd'hui.

La première rencontre des explorateurs hollandais Le Maire et Schouten avec le roi de Wallis, il y a plus de quatre siècles (1616), nous gratifie du récit d'une cérémonie de kava en signe de paix pratiquement identique à celles que l'on peut observer de nos jours. Cela devrait nous inviter à voir le kava comme une pratique atemporelle, dont l'usage se perpétuerait depuis des temps immémoriaux. Mais bien que dans de nombreuses îles du Pacifique, la culture et la consommation du kava n'aient jamais été oubliées ou même arrêtées (malgré leur interdiction), la place sociale et économique qu'occupe actuellement cette drogue est en réalité le produit d'une histoire tout à fait récente.

Le kava, symbole de la renaissance du Vanuatu

La construction de ce statut de « plante traditionnelle », devenue symbole d'une identité nationale et régionale, puis remède miracle et naturel en Occident, relève d'un ensemble de dynamiques sociales et historiques plus ou moins liées : tout d'abord la renaissance culturelle et politique au Vanuatu des années 1970 (comme dans le reste de la région océanienne), où le mouvement indépendantiste s'est essentiellement appuyé sur la culture et l'identité pour rassembler la population contre les spoliations foncières d'abord, puis contre la domination coloniale[15]. Ensuite, cette histoire procède également de la démarche active et concrète du *Vanuatu Kaljoral Senta* ou VKS (Centre culturel du Vanuatu, dirigé pendant 12 ans – 1994-2006 – par Ralph Regenvanu) pour revitaliser les pratiques culturelles, une cause que le gouvernement indépendant du Vanuatu avait quelque peu abandonnée après 1980. Elle procède enfin de la formation d'un marché de produits de qualité, à la croisée de l'ethnique et du bio, qui répond à une demande locale et internationale croissante.

Le rôle important joué par les leaders indépendantistes dans la re-légitimation des pratiques et des croyances mélanésiennes s'est largement estompé une fois qu'ils furent parvenus au pouvoir. La *kastom* est devenue un idéal, un discours, une ressource symbolique aussi, allègrement utilisée lors des rituels politiques, mais peu soutenue sur le plan concret. Ralph et le Centre culturel du Vanuatu (ou VKS), reprenant en quelque sorte le flambeau laissé de côté par les pères de l'indépendance[16], n'ont pas fait que soutenir, au fil des ans, les pratiques artistiques du Vanuatu (chants, danses, récits…) : ils ont étendu leur mission, d'eux-mêmes, à toutes celles qui touchent à la vie quotidienne des hommes et des femmes, sur le plan matériel comme spirituel. Tout en demeurant une institution culturelle et un lieu de recherche indépendant, le VKS a conduit jusqu'à aujourd'hui un patient effort pour faire connaître et reconnaître la *kastom* comme l'image sociale la plus communément associée à l'État du Vanuatu.

Cet effort de revitalisation culturelle, étendu à tous les domaines de la vie, fait du Vanuatu un réservoir de pratiques agricoles anciennes possédant un fort potentiel commercial. Les discours, publics ou populaires, présentent régulièrement le Vanuatu comme un pays « naturellement » bio. Cette coïncidence heureuse est évidemment un bon moyen d'optimiser le rendement d'une économie structurellement et démographiquement trop faible, notamment du fait de son isolement. L'économie du Vanuatu, où la majeure partie de la population vit largement en autarcie, est trop peu monétisée pour être rentable sans la création d'une forte valeur ajoutée aux produits d'exportation. Il a donc fallu tout un travail symbolique pour produire l'image du kava comme plante traditionnelle et drogue bonne pour la santé : celle des hommes, et celle de l'économie.

Le travail de fond mené par le VKS a directement participé à cette évolution. Tout en restant indépendant du secteur économique, le centre culturel, sous l'impulsion de Ralph, a imposé la notion de kastom. 2007, puis 2008, furent déclarées « année de l'économie traditionnelle » par le gouvernement de Ham Lini (frère cadet de Walter Lini, « père » de l'indépendance). Dans un texte programmatique, diffusé sur Internet en 2007, Regenvanu a défini ce qu'était selon lui l'économie traditionnelle : « L'économie traditionnelle ("kastom ekonomi" en Bislama) fait référence à la manière dont les sociétés indigènes du Vanuatu sont organisées et prennent en charge les besoins de leurs membres. (…) L'économie inclut également,

---

15 Cf. Eric Wittersheim, *Après l'indépendance. Le Vanuatu, une démocratie dans le Pacifique*, La Courneuve, Éditions Aux lieux d'être, 2006.

16 Son propre père, Sethy (né en 1945), pasteur presbytérien originaire de l'île de Malakula, fut ministre des Terres, puis vice-premier ministre au sein du gouvernement de Walter Lini. Ralph est quant à lui né en 1970.

par conséquent, la gouvernance – la manière dont les besoins de la communauté sont traduits en termes de règles et de procédures, et la manière dont les ressources sont gérées et allouées pour répondre aux besoins de la communauté » [17].

L'économie traditionnelle concerne tous les aspects de la vie sociale : l'horticulture, l'élevage de porcs, la pêche, l'architecture, mais aussi toutes les règles sociales explicites et implicites qui guident ces pratiques. C'est en 2008, soit deux ans après avoir quitté la direction du Centre culturel et avoir repris des études de droit, que Ralph, déjà très populaire, a entamé une carrière politique en devenant député de Port-Vila, puis en 2010 ministre, pratiquement sans discontinuer jusqu'à 2020[18]. Je dois préciser ici que Ralph est pour moi un interlocuteur direct sur le terrain, puisque c'est déjà lui qui délivrait les permis de recherche lors de mes premières enquêtes au Vanuatu (1997), et qu'il est depuis devenu un ami proche, avec qui j'ai eu de longs et fréquents entretiens et discussions. Quoiqu'intéressé philosophiquement par le socialisme et ses liens avec le « communisme primitif » associé aux sociétés mélanésiennes souvent considérées par les anthropologues comme égalitaires, Regenvanu a toujours fait preuve d'un certain pragmatisme et soutenu l'artisanat et la petite entreprise parmi les ni-Vanuatu.

Le Vanuatu est un État qui ne disposait depuis son indépendance que de peu de ressources économiques propres, principalement le tourisme, le secteur agricole (exportation de bœuf et de coprah) et les revenus (au demeurant assez faibles) du centre financier offshore qu'il abrite et des nombreux navires marchands auxquels le Vanuatu prête un pavillon de complaisance. S'agissant ici des ressources propres, c'est-à-dire ce qui constitue le Produit intérieur brut (PIB), il n'est pas fait mention de l'aide internationale conséquente que reçoit le Vanuatu d'une multitude de bailleurs qui constituent autant de pays « amis », malgré leurs relations réciproques très contrastées : l'Australie, la France, la Nouvelle-Zélande, les États-Unis, mais aussi la Chine et le Japon.

La véritable richesse du Vanuatu résiderait plutôt, selon les principes énoncés par la *kastom ekonomi*, parmi les habitants et la terre de ce pays, et dans le lien très fort qui les unit. Qu'elles soient propres au Vanuatu (kava, huile de Tamanou), ou importées (cacao, café, vanille), ces cultures ont d'abord formé un marché local, initié par de petites entreprises pionnières comme Lapita Café et Charlot Store, puis ont intégré un marché de niche global et émergent, où l'histoire et l'origine du produit ainsi que sa qualité occupent une place centrale, et peuvent entrainer une plus-value conséquente. Ne pouvant lutter à armes égales, du fait de leur petite taille et des surcoûts énormes entraînés par les transports d'île en île, les pays insulaires du Pacifique ont cherché à développer la qualité, ou à développer des produits nouveaux, à partir de plantes qui possèdent cependant une histoire très longue.

---

17 Cf. http://milda.aidwatch.org.au/resources/documents/traditional-economy-whats-it-all-about, consulté le 16 mars 2021 (ma traduction).

18 Tout d'abord ministre des Coopératives et de l'Entreprise ni-Vanuatu, puis ministre des Terres et des Ressources naturelles, ministre de la Justice et enfin ministre des Affaires étrangères de 2017 à 2020, après un bref retour au ministère des Terres.

Le coprah (chair de la noix de coco séchée, utilisée notamment dans l'industrie cosmétique, la margarine et le savon), fut ainsi l'un des premiers produits à changer de statut et par conséquent de marché : il est passé progressivement de matière première de base de destination de l'industrie de la beauté, vendue à la tonne pour l'export, à celle de produit fini à forte valeur ajoutée avec l'apparition de l'« huile de coco vierge », très raffinée et vendue au détail comme une recette traditionnelle, bien plus délicate que l'huile de coco classique. Le cours du coprah fluctue beaucoup, et souvent à la hausse, mais dans une bouteille d'un litre d'huile de coco vierge, le prix au kilo peut-être jusqu'à trente fois supérieur à son prix à la tonne. Contrairement à l'huile de coco, le kava du Vanuatu est rare et n'a pas de véritable concurrent (l'Indonésie et les Philippines dominent actuellement le marché du coprah). En outre, il n'a jamais été concrètement soutenu par le gouvernement ni par les bailleurs de fonds internationaux. C'est donc grâce à la reconnaissance de la culture et des savoir-faire indigènes que le coprah, comme d'autres ressources locales, a acquis une valeur marchande inédite.

Il ne faudrait pas croire pour autant que la coutume défendue par le Centre culturel du Vanuatu serait devenue une marchandise ou un discours aisément traduit en stratégie de marketing. L'inspiration que la revalorisation de la coutume a insufflée dans certains secteurs de la société (la culture, l'éducation, l'alimentation ou les institutions comme le Conseil national des chefs), s'est également diffusée dans le secteur économique. Ces efforts ont contribué à accompagner les changements d'horizons, d'attitudes et de modes de consommation de la population entraînés par ce sens moral profond que procure la *kastom* à la nation ni-Vanuatu. Ce processus doit également beaucoup au soutien d'ONG et de consommateurs, souvent occidentaux, qui résident localement et attachent beaucoup d'importance au fait de manger et de vivre bien, et pour cela apprécient et valorisent l'offre alimentaire proposée par le Vanuatu : des produits uniques et de qualité (kava, chocolat, café, coco), des légumes (ignames, taros, manioc, fruit à pain, choux...) et des fruits également locaux, des produits sains et respectueux de l'environnement, issus d'un savoir-faire séculaire, que l'on désigne aujourd'hui par le terme de « aelan kakae » (la nourriture des îles).

Cette continuité apparemment naturelle entre le « traditionnel » et le « bio », entre la « nature » et le « naturel », qui permet d'associer sans problème les pratiques ancestrales du Vanuatu au marché des produits alternatifs, ne s'est évidemment pas imposée d'emblée. Elle est le produit d'une construction, qui relève à la fois de discours (sur le bien-être et le bien-manger, le bio, etc.) et de pratiques, qui conduisent à adopter de nouveaux produits, de nouvelles attitudes introduisant des changements de comportement. À Port-Vila, les expatriés, notamment ceux qui travaillent dans des ONG et le secteur culturel, ont ainsi contribué à revaloriser l'usage de paniers et de récipients recyclables fabriqués à partir de feuilles végétales.

Cette pratique de la vannerie est encore très courante dans les îles, où l'argent et les objets manufacturés demeurent relativement rares ; mais elle était devenue quasi-invisible en ville. C'est désormais une obligation légale, car le pays vient d'interdire l'importation et la distribution de sacs et d'ustensiles en plastique jetable, sous l'impulsion de Ralph (ministre des Affaires étrangères, mais également du Commerce extérieur) et d'un groupe de citoyens mobilisés notamment autour de la pétition « No plastik bag plis ». Derrière cette initiative, on trouve des citoyens, des Européens ouverts à la culture du Vanuatu dont Georges Cumbo, directeur depuis plus de vingt ans de l'Alliance française de Port-Vila, des ni-Vanuatu jeunes, plutôt éduqués et sensibles aux discours sur l'environnement, des associations de femmes, et des leaders soucieux de leur population, dont Ralph est proche depuis son long passage au Centre culturel, mais du fait également de sa participation active à l'organisation du plus grand festival de musique populaire au Vanuatu, *Fes Napuan*, qui rassemble chaque année des milliers de personnes à Port-Vila depuis 1996.

C'est aussi dans ce type de configurations que se créent les dynamiques sociales propices à la diffusion d'idées nouvelles sur la consommation, l'environnement, l'engagement. L'emploi, depuis des années, de matériaux « traditionnels » (végétaux, donc recyclables) pour la construction de stands, de sièges (bancs, nattes), d'assiettes et de paniers utilisés lors des grands rassemblements festifs ou des concerts a considérablement aidé à populariser ces usages. Spontanément associées à une forme d'engagement politique, ces pratiques dites *eco-friendly* ont été depuis longtemps initiées lors de certains rassemblements militants ou festifs en Occident, par la promotion de matériaux recyclables ou la prise de conscience individuelle sur l'impact environnemental laissé par les festivaliers. Elles contribuent à donner un sens et un style à l'évènement (politique, culturel, social, religieux) et au message qu'il véhicule, et nous renseignent aussi sur l'existence d'une contre-culture mondialisée, qui engloberait donc un certain nombre de valeurs communes malgré les importantes spécificités locales. La promotion sans précédent de l'économie traditionnelle au Vanuatu, en 2007-08, a par ailleurs coïncidé avec l'éclatement de la bulle immobilière américaine, qui allait conduire à une crise économique mondiale et susciter de nombreux espaces de réflexion autour des alternatives au modèle économique libéral, dans le sillage de l'anthropologue anarchiste David Graeber ou de l'essayiste Naomi Klein notamment.

L'enquête de terrain localisée et de longue durée révèle cependant les dimensions sociales et historiques multiples, et souvent uniques, de chacune de ces situations. À condition cependant de prendre en compte la dimension économique globale et d'analyser de manière critique les airs de famille qui peuvent exister entre les pratiques locales et les formes de mobilisation à l'échelle mondiale. En effet, si la création de ce marché global accrédite l'idée que le libéralisme impose – d'en haut – ses critères et ses codes aux produits locaux subitement mondialisés, la dynamique décrite ici tend au contraire à montrer que la rencontre entre les deux est sans doute beaucoup plus équilibrée. L'histoire longue dans laquelle s'inscrit l'économie du kava au Vanuatu incite donc à défendre une analyse de la globalisation « par le bas », ancrée dans les réalités de ceux qu'elle affecte et qui sont les premiers créateurs des produits happés ensuite par le marché. Une analyse de la globalisation qui, depuis les quelques lieux phares où émerge l'industrie naissante du kava, suit avec précision les nombreux rhizomes de ce marché international en formation rapide.

La capacité du Vanuatu à incarner aujourd'hui une forme d'idéal type romantique de la décroissance, du développement durable et d'une alimentation équilibrée, permet au secteur en plein développement des produits locaux, sains et de qualité de se saisir du travail de reconnaissance culturelle mené auparavant par d'autres, et sans doute à d'autres fins. Ces stratégies pour se positionner, ou au moins devenir identifiable à l'échelle mondiale, relèvent de ce que Joseph Nye nomme le *soft power*, compris comme un ensemble de ressources utilisées pour convaincre et accroître l'influence d'un pays lorsque son poids politique tangible (militaire, démographique, territorial) est négligeable, comme c'est le cas du Vanuatu, ou lorsque son image politique est par trop négative (comme la Chine, qui pratique le *soft power* par la diffusion de la culture et de la médecine chinoise[19]).

La naissance d'un marché

L'émergence au Vanuatu d'un marché spécifique, entre bio et ethnique, de produits de haute qualité et au fort potentiel d'authenticité, ne doit semble-t-il rien au hasard. Dans une vision à la fois égalitariste et conservatrice, la défense des traditions et des modes de production « traditionnels » constitua après l'indépendance du Vanuatu l'un des fers de lance du gouvernement du père Walter Lini, qui fut durant onze ans le Premier ministre du pays. Durant les années 1980, le soutien à l'économie rurale, y compris sur le plan financier à travers un organisme d'État, le VCMB (*Vanuatu Commodities Marketing Board*), qui compensait la chute des cours des cultures commerciales de base, s'inscrivait dans un projet d'utopie politique nommé « socialisme mélanésien ». Cette idéologie généreuse fut assez vite limitée à certains domaines de la vie sociale, notamment à travers la glorification de « la coutume » en système philosophique fondateur du Vanuatu. L'égalitarisme, toujours affirmé, s'est ainsi accommodé d'une économie de marché créatrice d'inégalités et de disparités régionales.

Le développement économique, qui a dominé les différentes politiques menées depuis l'indépendance, a amélioré le secteur des transports (et notamment les réseaux routiers), raccourcissant les distances pour les habitants et les marchandises, mais il a plutôt vu le fonctionnement des principaux services publics (école, santé) se détériorer. La qualité de vie des urbains (de plus en plus nombreux) s'est également nettement dégradée. Face à ces problèmes, un vaste « Programme de réforme globale », imposé par les bailleurs et par la Banque asiatique de développement, fut lancé à la fin des années 1990. Indépendamment des résultats mitigés de ce programme de réajustement structurel, le développement de Port-Vila, dont la population a été multipliée par cinq depuis l'indépendance, a grandement contribué à créer une demande en produits frais à des prix abordables (donc non importés). Certaines couches de la population comme les expatriés et les ni-Vanuatu plus éduqués et intéressés par la cuisine et l'alimentation, elles aussi plus importantes en nombre, ont suscité une demande nouvelle, celle de produits « bio ».

L'accroissement rapide de la population urbaine a considérablement réduit les terrains disponibles, rétrécissant les espaces de vie et faisant disparaître la plupart des jardins vivriers alors qu'ils sont de plus en plus nombreux à vivre en ville (en nombre

---

[19] Cf. Beston Husen Arif, « The Role of Soft Power in China's Foreign Policy in the 21st Century », *International Journal of Social Sciences & Educational Studies*, 3(3), 94-101, 2017.

et en proportion de la population totale). La configuration de Port-Vila, créée au début du XXe siècle pour être un simple QG de l'administration coloniale, sur une étroite bande de terre entre des collines pentues et une baie bien protégée, lui cause aujourd'hui des problèmes de croissance importants. Des problèmes de circulation et de pollution, et plus généralement de planification urbaine, celle-ci n'ayant jamais fait l'objet d'une véritable réflexion depuis l'indépendance.

La densification urbaine a provoqué un déboisement massif des terres autrefois recouvertes de végétation sur lesquelles s'est bâtie la ville, entraînant de nombreux problèmes d'inondation comme dans le quartier de *Manples* avec sa désormais fameuse « Seven Star river », une rue perpétuellement inondée que les habitants du quartier doivent parfois franchir en pirogue. La baisse des ressources foncières a également entraîné une dégradation de la qualité de l'alimentation, avec une consommation accrue de produits importés à bon marché, conduisant une hausse de l'obésité et du diabète notamment, des maladies qui atteignent des degrés de prévalence records dans le Pacifique. Reconnaître les qualités environnementales et nutritionnelles de l'agriculture d'autosubsistance, ainsi que son rôle économique, tous défendus de longue date par le VKS, tombait alors à pic pour le pouvoir en place.

Encenser l'« économie traditionnelle », c'est-à-dire tout simplement le mode de vie, en partie autarcique, de la population rurale (environ 75 % de la population totale), vingt-cinq ans après l'indépendance, constitue bien sûr une caution facile pour le gouvernement en fin de cycle du Premier ministre Ham Lini (2004-08). Cela peut aussi être interprété comme une forme de reconnaissance, et comme une volonté diffuse du gouvernement du Vanuatu (sans doute pour ne pas effrayer les investisseurs et les bailleurs de fonds internationaux) de soutenir ce mouvement au moment où celui-ci peut donner naissance à un marché qui garantirait la pérennité du mode de vie dit « traditionnel », puisque celui-ci deviendrait l'une des bases de l'économie. Un mouvement qui n'a cessé de prendre de l'ampleur localement, depuis longtemps déjà soutenu par le Centre culturel et d'autres acteurs (associations, conseils des chefs, sociétés de microcrédit…). Comme si les politiciens pouvaient enfin reconnaître le potentiel commercial de cet or vert que possède le Vanuatu, cette nature luxuriante si bien connue et maîtrisée par ses habitants et qui forme la *kastom*.

Cette promesse de développement du secteur économique par le soutien à l'activité rurale a été officiellement mise en pratique dans le secteur du cacao depuis une dizaine d'années[20], avec un programme de formation auprès des producteurs pour les aider à améliorer la qualité et mieux revendre ainsi leur production. Cette politique vise à répondre à un aspect précis de la demande internationale. Le marché est à la recherche de produits qui soient à la fois d'origine spécifique et de très bonne qualité. Des caractéristiques qui, associées à une histoire ancestrale chargée d'authenticité, se traduisent par une forte plus-value due également à leur rareté. Et ce marché-là, proche des principes de *Slow Food* (qui milite pour « l'éco-gastronomie » et

20 Cf. « La petite agriculture fait des vagues dans le Pacifique », https://www.wipo.int/ipadvantage/fr/details.jsp?id=5552, consulté le 21 mars 2021.

« l'alter-consommation »)[21], qui réunit à la fois le « bio » et le marché des produits de qualité, a également besoin de renouvellement. Le kava, plante méconnue hors du Pacifique, mais fortement chargée de tradition océanienne, est d'autant plus intéressant qu'il arrive sur le devant de la scène alors que le Vanuatu figure déjà sur la carte, et se présente comme une nouveauté, mais une nouveauté chargée d'ancienneté. Les logiques de sa production comme celles de sa diffusion diffèrent en cela de celles du *matsutake*, le « champignon de la fin du monde », décrit par Anna Lowenhaupt Tsing[22], qui prospère quant à lui au contraire sur les « ruines » du capitalisme.

À travers des produits comme le « café de Tanna », le chocolat d'excellence *Aelan* (« île »), produit par l'association *Activ*, déjà plusieurs fois primé, et désormais à travers le kava de l'île de Pentecôte notamment, c'est tout le Vanuatu, sa culture, ses savoir-faire, et son histoire que l'on vend également. Cette présence nouvelle du kava sur le marché international en tant que boisson « ethnique » n'a en soi rien de nouveau ni d'original. Elle témoigne de la capacité du capitalisme occidental à puiser dans le répertoire des pratiques indigènes pour entretenir le besoin de consommer, y compris bien sûr dans le secteur des pratiques alternatives.

La diffusion du kava s'inscrit donc dans un ensemble d'initiatives de toutes natures, qui ont pour but de faire connaître et apprécier un art de vivre ancestral riche et méconnu, de créer véritablement une « ethnicité » particulière, traduite dans des produits et des discours adaptés au marché des produits alternatifs[23]. C'est ce qui avait manqué jusqu'ici au kava pour percer sur le marché mondial. Depuis, le Vanuatu est bien mieux connu sur le plan international, à la fois pour les qualités évoquées plus haut, toutes en relation avec la recherche d'un nouveau modèle de développement, et du fait de la vulnérabilité de ce mode de vie ancien et durable face au réchauffement climatique.

Le kava, qui occupe aujourd'hui une place importante sur le plan social, politique et économique au Vanuatu, illustre bien les processus de revitalisation culturelle qui se sont développés en Océanie pour faire face aux enjeux du monde contemporain au cours des dernières décennies. Mais les qualités sociales remarquables du kava ont longtemps moins compté en Occident que ses effets cliniques supposés pour traiter des grands maux de l'Occident contemporain : l'anxiété et la dépression.

Le kava à l'assaut du marché occidental

Consommé aujourd'hui légalement sous forme de boisson dans de nombreux pays du Pacifique, le kava est demeuré jusqu'à une période récente relativement méconnu en Europe et dans le reste du monde, bien qu'il soit assez connu dans le

---

[21] Cf. Valeria Siniscalchi, « Slow versus Fast. Économie et écologie dans le mouvement Slow Food », *Terrain*, n° 60, pp.132-147, 2013.

[22] Cf. Anna Lowenhaupt Tsing, *Le Champignon de la fin du monde : sur la possibilité de vivre dans les ruines du capitalisme*, Paris, La Découverte 2017.

[23] Cf. Jean-Pierre Hassoun, « Le patrimoine alimentaire dans la grande distribution : la marque « Reflets de France », https://foodherit.hypotheses.org/180, consulté le 21 mars 2021.

secteur des alternatives naturelles aux antidépresseurs comme un « Xanax bio »[24]. Connu de longue date par l'industrie pharmaceutique, il n'y a cependant jamais véritablement trouvé sa place ; le kava – et ses fameux agents appelés « kavalactones » – a été commercialisé dans le secteur parapharmaceutique comme alternative aux anxiolytiques, sous forme de gélules ou de gouttes à diluer dans de l'eau. Si les qualités vantées pour le commercialiser dans le secteur des remèdes alternatifs revendiquent les bénéfices des effets traditionnels de la plante (relaxation, calme…), en revanche elle perd, sous ces différentes formes paramédicales, tout le contexte qui en font une plante symbole de la sociabilité océanienne. Sa consommation se développait rapidement, en Occident, dans le secteur de la parapharmacie et dans le cadre des pratiques d'automédication[25] jusqu'à un brutal coup d'arrêt dont les véritables raisons, plus de quinze ans après, demeurent encore complexes, entre méconnaissance du produit et pressions de l'industrie pharmaceutique.

En 2002-03, le kava est en effet successivement interdit dans plusieurs pays européens à la suite de cas d'hépatotoxicité et de possibles décès liés à son absorption régulière sous forme paramédicale, et donc très concentrée. Une décennie plus tard, on assiste à la levée quasiment définitive de ces restrictions suite à des essais cliniques poussés. L'Agence canadienne de santé, par exemple, recense plus d'une centaine d'études scientifiques minimisant la dangerosité du kava, et affirme que celui-ci ne présenterait aucun danger pour la plupart des individus. Considéré comme moins dangereux que l'alcool, le kava devrait pouvoir être commercialisé avec un simple avertissement. Ceci va permettre au marché du kava de reprendre son développement hors du Pacifique.

Depuis quelques années, un marché international a donc recommencé à se développer, aux États-Unis notamment. Le kava, déjà connu comme la boisson de la diaspora océanienne, commence à y connaître un succès considérable au sein de la population, urbaine et éduquée le plus souvent, qui est ciblée par le marché des produits alternatifs. Le kava du Vanuatu y est particulièrement prisé, ce qui entraîne une croissance forte et soudaine du secteur au niveau local : la plante est devenue la première ressource agricole, et même la première source d'exportation du pays. Ceci n'est pas sans soulever des questions : sur les conséquences, par exemple, du développement de la culture du kava sur l'économie vivrière dont elle rétrécit les espaces (comme c'est le cas avec la culture du quinoa dans les Andes). Mais également sur l'approvisionnement local : la demande à Port-Vila, la capitale, n'a jamais été aussi forte, pour les mêmes raisons qui ont entraîné l'émergence d'un marché de produits frais de qualité. Mais les sirènes du marché américain sont d'autant plus difficiles à ignorer que la balance commerciale du Vanuatu est toujours largement déficitaire[26]. L'histoire de la possible conquête du marché américain par le kava nous renseignera sur ce « ethnofutur », ce concept que les Comaroff utilisent

---

24 https://blog.bulletproof.com/hack-your-anxiety-and-muscles-with-kava/ consulté le 21 mars 2021.

25 Sylvie Fainzang, *L'automédication ou les mirages de l'autonomie*, Paris, Presses Universitaires de France, 2012.

26 En 2016, le Vanuatu a exporté pour 51 millions USD et importé pour 424 millions USD, soit un déficit commercial de 374 millions USD. Le pays exporte principalement des produits agricoles (kava, noix de coco, bœuf, café et cacao), et importe des matériaux de construction, des véhicules, des hydrocarbures et de la nourriture (source: OMC).

dans *Ethnicity, Inc.* [27], pour décrire le devenir imprévisible et surprenant de ce secteur en pleine croissance qu'est l'« économie identitaire ». Dans le cas du marché du kava, il ne s'agissait pas seulement d'exporter un produit dont la renommée serait déjà faite, ou qui se rattacherait à une tradition nationale déjà bien connue : il faut faire connaître le produit comme le pays, en l'occurrence ici, un peuple indigène et ses savoir-faire.

Comment une boisson peu ragoûtante, quasiment inconnue hors du Pacifique, est-elle devenue la dernière drogue – légale – à la mode ? Le kava, longtemps interdit, renaît, s'étend et devient un symbole du Pacifique et de la diaspora océanienne, puis il commence ensuite à pénétrer le marché occidental. Cette histoire colle un peu trop avec celle que racontent les différents acteurs de ces idéologies et de ces secteurs économiques en pleine effervescence. Appréhender la complexité du succès de l'économie du kava au Vanuatu suppose de penser plus largement les conséquences qu'il a sur d'autres aspects sociaux. Tout autant qu'ils doivent soutenir et encourager le développement de ces nouvelles économies rurales en accord avec l'image sociale du Vanuatu, le gouvernement comme les groupes qui ont encouragé ces processus doivent aussi tenir compte de leurs possibles conséquences : les effets, déjà évoqués, sur l'économie vivrière ; les problèmes entraînés par la polytoxicomanie et le désordre social qui lui est inévitablement associé ; les problèmes, connus de longue date, de la surconsommation de kava en général, notamment en ville, qui entraîne des conséquences sur la santé, les budgets familiaux et leur équilibre, le kava bar éloignant les hommes de leur foyer pour tout ou une partie de la soirée ; les risques sanitaires liés au partage des bols de kava mal lavés, le plus souvent simplement rincés dans un seau en plastique, et plus encore ceux qu'entraînent les innombrables crachats que les buveurs de kava lâchent dans un concert incessant de raclements de gorge. Mais l'une des questions qui intéressent le plus les habitants du Vanuatu est de savoir quels seraient les effets sur l'économie locale d'une délocalisation de la production de kava hors du Vanuatu. Qu'est-ce qui empêcherait de produire, à terme, du très bon kava ailleurs que dans le Pacifique, à part une fétichisation excessive du caractère authentique et ancestral du kava, et que deviendrait alors une économie rurale fondée sur l'exportation de kava, et qui aurait largement tourné le dos à l'agriculture d'autosubsistance ?

Conclusion : un pays « authentique » et « bio » ?

En commercialisant cette plante aux effets apaisants et une partie du cérémoniel qui l'entourent, les kava bars américains prolongent la longue histoire de la fascination de l'Occident pour le Pacifique Sud. Mais s'il surfe volontiers sur de précédentes « modes » océaniennes en Occident[28], l'essor du kava constitue en revanche une nouveauté sur le plan économique, car il semble échapper aux logiques habituelles de prédation des ressources et des matières premières. Au Vanuatu, de nombreux

[27] Cf. John. L. Comaroff & Jean Comaroff, *Ethnicity, Inc.*, Chicago, University of Chicago Press, 2009.

[28] De la culture « Tiki pop » en passant par le surf, jusqu'aux nombreuses réalisations hollywoodiennes consacrées au Pacifique : Cf. Jessica De Largy Healy & Eric Wittersheim (dir.), *Filmer (dans) le Pacifique*, numéro spécial du *Journal de la société des océanistes*, 148, 2019.

habitants des zones rurales, simples paysans, gagnent de l'argent grâce au kava, et plusieurs acteurs majeurs du secteur de l'export, vers les États-Unis, sont des Mélanésiens, voire des Mélanésiennes. Dépassant une vision quelque peu naïve de rapports qui seraient là encore unilatéralement dominés par l'Occident, et décrits de son seul point de vue, les anthropologues Jean et John Comaroff montrent dans *Ethnicity, Inc.* la capacité de certaines populations indigènes (certains Amérindiens et des Zoulous en Afrique du Sud par exemple) à s'adapter à la marchandisation du monde, en jouant au mieux des rapports entre culture, capitalisme, et ethnicité.

Pour comprendre ce marché global émergent, le cas du Vanuatu, le pays d'où le kava est probablement originaire, est assez exemplaire. C'est notamment là que se constitue le marché mondial qui est en train de se développer rapidement. Un travail exigeant sur la sélection des variétés y a été mené, le soin apporté au produit ainsi que la régularité d'approvisionnement (les deux plus grandes faiblesses du marché du kava jusqu'ici) étant la condition pour s'assurer de manière durable une part de choix d'un marché américain en pleine expansion. En injectant, par un travail à la fois symbolique sur le plan culturel, et technique sur la qualité des produits, de la *valeur* à la culture du Vanuatu au sens large, les acteurs du secteur culturel comme ceux du marché ont contribué à produire une image sociale et une « marque » Vanuatu aujourd'hui reconnue et respectée, sans que les grandes agences de notation et de contrôle économique (FMI, Banque mondiale, Banque asiatique de développement) soient véritablement engagées dans ce processus. C'est donc par une association informelle entre ce qu'on appelle communément la « société civile » et le marché, la culture et le business, le public et le privé, que le Vanuatu a aujourd'hui acquis, avec son kava, une place économique originale à l'échelle globale.

Les élans utopistes – et les promesses aussi – du « socialisme mélanésien » des années 1970-80 annonçaient une indépendance viable, fondée pour une large part sur l'autosubsistance et sur la commercialisation maîtrisée d'une partie de la production agricole. Mais la formation d'un marché économique spécifique, qui comprenne et valorise le potentiel des productions du Vanuatu, attendra la fin des années 2000. Attirés d'un côté par les sirènes des « investisseurs », les leaders socialistes du Vanuatu indépendant ont longtemps oscillé entre ce discours pro-*kastom* et une envie sincère de voir leur pays se « développer ». Cette illusion du « développement » devait certes s'accommoder d'une forte dépendance vis-à-vis de l'aide internationale (et des contraintes politiques qui l'accompagnent) et par un soutien au secteur libéral, mais elle n'était pas sans lien avec certaines tendances modernistes propres au communisme, et à un certain élan révolutionnaire qui souhaite malgré tout guider le peuple, pourtant érigé en modèle pour son attachement à des modes de vie précapitalistes, vers une autre forme d'égalité avec les Blancs, au-delà de la question du statut politique[29] : l'égalité économique.

Il faut insister sur les profondes transformations sociales et politiques survenues depuis le XIXe siècle dans ces régions « découvertes » et colonisées sur le tard par les Occidentaux, qui demeurent méconnues du fait de notre incapacité à décentrer notre

[29] Voir à ce sujet le récent ouvrage d'Isabelle Merle et Adrian Muckle, *L'indigénat. Genèses dans l'empire français. Pratiques en Nouvelle-Calédonie* (Paris, CNRS Éditions, 2019).

regard sur cette histoire[30]. J'ai insisté également, après d'autres anthropologues spécialistes de cette région, sur le fait que certaines pratiques culturelles anciennes avaient pu perdurer malgré, et parfois même grâce à la colonisation. Il est difficile de considérer toute référence à des pratiques dites « traditionnelles » comme étant purement et simplement « inventée », dans le sens où c'est bien parce qu'elle entretient un lien avec un passé patrimonialisé (et donc, en partie au moins, idéalisé) qu'elle possède une forte dose d'authenticité[31]. Il est par conséquent illusoire de dissocier ce qui serait véritablement « traditionnel » de ce qui ne l'est pas dans les pratiques culturelles océaniennes ; il est plutôt question ici de montrer comment une pratique ancienne, telle que la consommation rituelle de kava, est saisie et travaillée par des enjeux actuels, qui en redéfinissent les codes aussi bien que les usages.

---

[30] Cf. l'ouvrage majeur de l'historien Nicholas Thomas, *Islanders. The Pacific at the Age of Empire* (Yale University Press 2010), récemment traduit en français : *Océaniens. Le Pacifique à l'âge des empires*, Toulouse, Éditions Anacharsis, 2020.

[31] Cf. Eric Wittersheim, « Les Chemins de l'authenticité. Les anthropologues et la renaissance mélanésienne », *L'Homme*, 151 : 181-206, 1999.

DEUXIÈME PARTIE

La guerre à la drogue : un fléau humanitaire

Les logiques punitives dans les législations antidrogues à la lumière du droit international

Renaud Colson, juriste, MC à l'Université de Nantes

Le consensus qui a longtemps prévalu en matière de lutte contre la drogue se fissure[1]. Depuis quelques années, les coups de canif portés au régime prohibitionniste se multiplient : légalisation de la feuille de coca en Bolivie et du cannabis en Uruguay, mise en œuvre de programmes de distribution contrôlée d'héroïne en Suisse et au Canada, dépénalisation de l'usage de drogues dans un nombre croissant d'États… Le principe posé par la communauté internationale, en vertu duquel doivent être universellement prohibés l'usage récréatif et le commerce à des fins non scientifiques ou médicales d'un certain nombre de substances psychoactives, demeure néanmoins solidement établi. Inscrite dans trois conventions internationales[2], cette interdiction est au cœur du régime de contrôle des drogues dont les linéaments furent posés sous l'égide de la Société des Nations, et qui fut consolidé dans le cadre de l'Organisation des Nations Unies.

Les traités aujourd'hui en vigueur invitent les États parties à pénaliser le commerce et l'usage illicite de drogues. Cette obligation de recourir au droit pénal s'est trouvée amplifiée, à partir des années 1980, à la faveur du tournant sécuritaire qui a caractérisé les politiques criminelles de nombreux pays occidentaux[3]. Pourtant, la philosophie pénale de la stratégie de lutte contre la drogue menée à l'échelle mondiale reste largement impensée[4].

---

[1] Pour une analyse fine et exhaustive du processus en cours, v. David Bewley-Taylor, *International Drug Control : Consensus Fractured*, Cambridge, CUP, 2012. Et pour un état des lieux plus récent, voir Neil Boister, « Waltzing on the Vienna Consensus on Drug Control ? Tensions in the International System for the Control of Drugs », *Leiden Journal of International Law*, 2016, vol. 29(2), pp. 389-409.

[2] La Convention unique sur les stupéfiants (1961), la Convention sur les substances psychotropes (1971) et la Convention des Nations Unies contre le trafic illicite de stupéfiants et de substances psychotropes (1988) sont toutes trois disponibles en ligne sur le site de l'Office des Nations Unies contre la drogue et le crime à l'adresse suivante : http://www.unodc.org/unodc/fr/treaties/index.html?ref=menuside.

[3] Pour une fresque générale de ce tournant sécuritaire et quelques perspectives sur les liens qu'il entretient avec la « guerre à la drogue », v. David Garland, *The Culture of Control : Crime and Social Order in Contemporary Society*, Oxford, OUP, 2006 ; rappr. Lucia Re, *Carcere e globalizzazione*, Roma, Laterza, 2011.

[4] Il convient ici de distinguer les théories du droit de la drogue, qui sont clairement conceptualisées (v. not., pour un exposé critique des différents modèles de régulation juridique envisageables, Francis Caballero et Yann Bisiou, *Droit de la drogue*, 2e éd., Paris, Dalloz, 2002, spéc. pp. 95-164), et la justification philosophique de l'usage de la sanction pénale dans le cadre de ces modèles, qui, elle, est très peu formalisée, le questionnement en la matière étant neutralisé par « la dimension naturalisante de la loi pénale » (Yves Cartuyvels, « Droit pénal et drogues illicites : un rapport de nature en question », in *Les traitements des toxicomanies*, Colfontaine, Les cahiers de l'IOS, 1993, spéc. pp. 86-87).

Au comparatiste qui interroge la manière dont la répression imposée par le droit international est mise en œuvre localement, il apparaît que les rationalités punitives[5] à l'œuvre varient considérablement d'un pays à l'autre. Ainsi, la lutte policière et judiciaire contre les drogues suit-elle des voies bien différentes selon les cultures juridiques nationales. Intensité de la répression et finalité de la punition varient en fonction de la tolérance, plus ou moins grande, à l'égard de certaines formes d'usage récréatif et dépendent plus généralement des représentations collectives et des pratiques institutionnelles qui donnent sens à la peine[6]. À s'en tenir à l'espace européen, on constate que la France, les Pays-Bas et la Suède, qui sont toutes parties prenantes du régime international de lutte contre les drogues, conçoivent sa mise en œuvre de manière radicalement différente[7]. Au point que l'on peut s'interroger sur l'existence d'une rationalité punitive commune à ces trois pays et plus généralement aux États de la communauté internationale qui, dans leur immense majorité, ont adhéré à un ensemble de textes les engageant à recourir à l'arme pénale dans la gestion du problème des drogues.

En quête de principes d'intelligibilité susceptibles de rendre compréhensibles les injonctions répressives établies par le droit international en matière de drogues, l'observateur peut opter pour une lecture interne des normes constitutives du régime prohibitionniste[8]. Dans cette perspective, il éclairera, à l'aide des ressources de l'interprétation juridique, les dogmes et les finalités revendiquées du droit en vigueur. S'il opte au contraire pour une analyse externe des règles posées par la communauté internationale, scrutant leur origine historique et les usages sociaux dont elles font l'objet, il en découvrira les ressorts et les effets politiques. On ne sera pas surpris que les rationalités punitives ainsi mises en évidence expriment des logiques radicalement différentes. La première, déduite de sources juridiques formelles, reflète la logique officielle des textes internationaux. La seconde, produite des sources réelles du droit, rend compte de ses déterminants sociaux fondamentaux. Leur analyse successive fait apparaître des contradictions que l'on ne peut espérer dépasser qu'en se livrant à un travail d'interprétation critique du droit en vigueur.

Les fondements dogmatiques du recours au pénal

Au XXe siècle s'est progressivement élaboré, dans l'ordre juridique international, un droit du marché fixant les règles d'une économie dirigée des stupéfiants au niveau

---

[5] La notion de rationalité punitive s'entend ici « des principes de cohérence et d'intelligibilité des divers discours sur la peine », conformément à la définition qu'en donne Pierrette Poncela, *Droit de la peine*, Paris, PUF, 1995, p. 51.

[6] Sur l'impossibilité de saisir les pratiques punitives en dehors de leur contexte culturel local, v. David Nelken, *Comparative Criminal Justice: Making Sense of Difference*, London, Sage, 2010.

[7] Tim Boekhout van Solinge, *Dealing with Drugs in Europe. An Investigation of European Drug Control Experiences: France, the Netherlands and Sweden*, La Haye, BJu Legal Publishers, 2004.

[8] Sur la notion de point de vue dans la science du droit, et sur la distinction entre point de vue interne et point de vue externe relatifs au droit, v. François Ost et Michel van de Kerchove, *Jalons pour une théorie critique du droit*, Bruxelles, FUSL, 1987, pp. 25-51.

mondial[9]. Cette réglementation, dont l'objet est de limiter la fabrication de drogues à la stricte satisfaction des besoins médicaux et scientifiques, vise à en restreindre la disponibilité aux usages légitimes. L'institution de ce marché de produits contrôlés, qui détermine et réglemente un champ d'activités licites, ne s'accompagne, dans un premier temps, d'aucune obligation à la charge des États de recourir au droit pénal. L'élaboration de normes internationales prévoyant l'incrimination et la répression de comportements en infraction aux règles en vigueur ne s'est pas imposée immédiatement[10]. De sorte que la dimension pénale du droit international en matière de drogues apparaît chronologiquement seconde. Elle constitue le versant sanctionnateur d'un régime[11] dont la justification positive est à rechercher dans l'institution d'un marché contrôlé.

Plusieurs aspects techniques, propres au mode de définition des infractions et des peines établi par les textes internationaux, rendent difficile l'identification de leur rationalité punitive. Puisque les conventions internationales ne sont pas auto-exécutoires, elles n'interdisent ni ne pénalisent la commission d'actes particuliers. Ces textes se contentent d'imposer aux États l'obligation d'incriminer et de sanctionner certains comportements, décrits en termes généraux, c'est-à-dire de les élever au rang d'infraction pénale passible d'un « châtiment adéquat »[12], référence expresse étant faite aux peines privatives de liberté, mais sans aucun ordre de grandeur car « le degré de sévérité nécessaire pour qu'une sanction remplisse son rôle social peut varier dans des proportions considérables selon les pays »[13]. En droit international, clauses de sauvegarde et flou des dispositions conventionnelles se combinent pour offrir aux États une réelle discrétion, sinon dans les modalités d'incrimination, du moins dans la nature des sanctions. Les traités autorisent par ailleurs expressément les parties à prévoir « au lieu d'une condamnation ou d'une sanction pénale, des mesures d'éducation, de réadaptation ou de réinsertion sociale, ainsi que, lorsque l'auteur de l'infraction est un toxicomane, des mesures de traitement et de postcure »[14].

Il n'est pas surprenant que les obligations pénales des États soient ainsi exprimées de manière vague et générale. Loin de constituer un défaut rédactionnel,

---

[9] François-Xavier Dudouet, « La formation du contrôle international des drogues », *Déviance et Société*, 1999, vol. 23(4), pp. 395-419.

[10] L'invitation à utiliser les systèmes nationaux de droit criminel afin de réprimer les actes directement liés au trafic de stupéfiants apparaît pour la première fois dans la Convention pour la répression du trafic illicite des drogues nuisibles signée à Genève en 1936. Il s'agit à l'époque du 6e accord international en matière de drogues, la première Convention internationale de l'opium ayant été signée en 1912 à La Haye.

[11] Pour une analyse juridique détaillée et une mise en perspective historique de la dimension pénale du régime international de contrôle des drogues, v. Neil Boster, *Penal Aspects of the UN Drug Conventions*, La Haye, Kluwer, 2001.

[12] Art. 36 (par. 1, al. a *in fine*) de la Convention unique sur les stupéfiants. Le *Commentaire sur la Convention unique sur les stupéfiants de 1961* (New York, Nations Unies, 1975, p. 411) relève qu'une proposition « tendant à exiger un châtiment 'sévère' » n'a pas été adoptée par la Conférence de plénipotentiaires, n'ayant pas obtenu la majorité requise des deux tiers. Les adversaires de l'adjectif 'sévère' ont fait valoir que le mot (…) évoque la notion de 'punition', qui est l'un des objectifs du droit pénal sur lequel il ne convient pas de mettre l'accent ».

[13] *Commentaire officiel*, *op. cit.*, p. 411.

[14] Art. 3 (par. 4 al. c) de la Convention des Nations Unies contre le trafic illicite de stupéfiants et de substances psychotropes.

cette tournure est la condition d'une adhésion facilitée à un projet punitif qui, s'il était trop détaillé, risquerait de heurter les caractères idiosyncrasiques des droits des États signataires. Ainsi, le constat d'une rationalité punitive mal définie pour justifier la montée en puissance de l'outil pénal dans la lutte contre la drogue doit s'interpréter fonctionnellement non comme une faiblesse, mais comme un atout. Ainsi que l'expliquent les commentaires officiels des instruments internationaux qui régissent la matière, il convient de laisser aux parties « une latitude considérable pour ce qui est de décider quel est, à la lumière de (leurs) traditions morales, culturelles et juridiques, le meilleur moyen de parvenir à l'objectif recherché »[15]. Expliciter une fois pour toutes la rationalité punitive de la « guerre à la drogue » risquerait de fragiliser le consensus construit autour des mots d'ordre, aussi vides que généreux, énoncés dans les préambules des textes internationaux, et qui servent de guides d'interprétation à leurs dispositions pénales[16].

De sorte que les fondements juridiques et les objectifs officiels des infractions et des peines en matière de drogues édictées à l'échelle supranationale se limitent à exprimer un souci partagé « pour la santé physique et morale de l'humanité »[17] et « la stabilité, la sécurité et la souveraineté des États »[18]. Ces formules officielles se révèlent de peu d'utilité pour qui chercherait à identifier la philosophie pénale devant gouverner le régime punitif établi par le droit en vigueur. Pour dissiper l'insatisfaction intellectuelle légitime qu'elles peuvent faire surgir, il est nécessaire de changer de perspective et de se pencher sur les ressorts sociaux à l'origine de l'escalade pénale à laquelle a donné lieu la « guerre à la drogue ».

Les ressorts sociaux d'une stratégie punitive

Si l'on tourne le regard vers l'histoire diplomatique du régime international de contrôle des drogues[19], le tableau est bien différent. Destiné à susciter une adhésion universelle, le flou maintenu sur sa rationalité punitive se révèle être le produit juridique d'une stratégie d'entrisme menée par les États-Unis au sein des Nations Unies, afin d'exporter un modèle prohibitionniste à l'ensemble de la planète[20]. Ce projet politique, produit de la rencontre entre une corporation médicale naissante, désireuse de réglementation, un puritanisme prosélyte prônant la tempérance, et un racisme atavique stigmatisant les drogues des minorités ethniques, se métabolisa dans

[15] *Commentaire de la Convention des Nations Unies contre le trafic illicite de stupéfiants et de substances psychotropes*, New York, Nations Unies, 2000, p. 55, faisant écho au *Commentaire officiel sur la Convention unique sur les stupéfiants de 1961* (*op. cit.*), p. 408.

[16] Art. 31 de la Convention de Vienne sur le droit des traités (1961).

[17] Préambules de la Convention unique sur les stupéfiants de 1961 et de la Convention sur les substances psychotropes de 1971.

[18] Préambule de la Convention des Nations Unies contre le trafic illicite de stupéfiants et de substances psychotropes.

[19] Pour un panorama, v. William McAllister, *Drug Diplomacy in the Twentieth Century: An International History*, London, Routledge, 2002.

[20] Sur les modalités de ce processus, v. David Bewley-Taylor, *The United States and International Drug Control: 1909-1997*, London, Continuum, 2001.

la seconde moitié du XIXe siècle[21]. Il fut exporté aux Philippines, tombées dans l'escarcelle américaine en 1898, où le Congrès américain imposa la prohibition de l'opium, avant d'être mis en œuvre à l'échelon fédéral par le Harrison Narcotics Tax Act (1914). Dans le même temps, les États-Unis s'engageaient sur la scène internationale pour promouvoir leur projet prohibitionniste, animés par une haute conscience morale et une compréhension aiguë de leurs intérêts géopolitiques[22].

L'édification d'un droit international des drogues conforme aux représentations américaines dominantes a indubitablement bénéficié de la position hégémonique des États-Unis au sortir de la Seconde Guerre mondiale. Le nouvel équilibre des forces a épuisé les résistances des puissances coloniales européennes qui avaient, jusqu'alors, défendu avec succès leurs « régies d'opium »[23]. Le succès de l'influence américaine sur la construction de ce régime, et notamment sur sa dimension punitive, doit aussi à certaines contributions individuelles[24], notamment celle d'Harry Anslinger, qui cumula pendant de longues années la responsabilité du Bureau fédéral des stupéfiants *(Federal Bureau of Narcotics)* et la charge de représentant des États-Unis au sein de la Commission des stupéfiants de l'ONU. Influençant durablement le régime de contrôle des drogues, la conception américaine s'illustre autant dans l'accent placé sur la lutte contre le trafic illicite de drogues que dans le classement des drogues contrôlées. Les traités actualisent, à l'échelle internationale, l'idée selon laquelle le problème des drogues résulte de l'offre extérieure de produits allogènes, et non de la demande intérieure de substances autochtones[25].

Le régime international de contrôle des stupéfiants s'est ainsi construit en frappant d'illégalité un nombre croissant de substances, dont certaines étaient inscrites depuis des siècles dans le patrimoine culturel des pays du Sud, tout en laissant aux parties le soin de gérer la réponse à apporter à l'usage illicite. À la lumière de ce processus, l'objectif du droit international en matière de drogues ne serait pas de supprimer la toxicomanie ou de venir en aide aux usagers de drogues, mais plutôt de protéger des intérêts économiques et défendre certaines valeurs sociales et culturelles[26]. Radicalisant cette opinion, certains considèrent que la fonction anthropologique du régime international de contrôle des stupéfiants réside

---

21 Cette histoire a été écrite par David Musto, *The American Disease: Origins of Narcotics Control*, 3e éd., Oxford, OUP, 1999. V., pour une perspective synthétique en français, Christian Bachmann et Anne Coppel, *La drogue dans le monde, hier et aujourd'hui*, Paris, Albin Michel, 1989, pp. 253-274

22 Ainsi, la posture moraliste américaine adoptée lors de la conférence de Shanghai (1909) n'était pas dénuée d'arrière-pensées. À l'époque, la perspective d'une amélioration des relations commerciales entre les deux pays a puissamment contribué à souder l'alliance entre les États-Unis et la Chine en faveur d'une prohibition du commerce de l'opium, contre les puissances européennes qui s'enrichissaient de ce commerce aux dépens de la population chinoise (David Bewley-Taylor, *op. cit.*, pp. 18-19).

23 V. pour le cas français, Olivier Ménard, « Le monopole étatique de la vente de drogue : le cas de la régie de l'opium en Indochine. Un exemple de prophylaxie budgétaire », in Renaud Colson (dir.), *La prohibition des drogues : Regards croisés sur un interdit juridique*, Rennes, PUR, 2005, pp. 27-33.

24 Sur le poids des contributions individuelles dans la construction du régime international de contrôle des drogues, v. William McAllister, « Reflections on a Century of International Drug Control », in John Collins (dir.), *Governing the Global Drug Wars*, London, LSE Ideas, 2012, pp. 10-12.

25 David Bewley-Taylor, *op. cit.*, p. 48 et pp. 168-169.

26 William McAllister, *op. cit.*, pp. 13-14.

fondamentalement dans une mécanique sacrificielle. Par la stigmatisation d'un bouc émissaire (*pharmakos*), les sociétés contemporaines seraient en quête d'une improbable purification[27].

Il n'est pas nécessaire d'adhérer à cette thèse audacieuse pour reconnaitre, dans la convergence normative encouragée par les dispositifs conventionnels en vigueur, une forte potentialité répressive qui autorise le développement de politiques criminelles autoritaires et menace les droits fondamentaux[28]. La charge punitive des conventions internationales est susceptible de justifier une répression féroce qui, sous une rhétorique universaliste de façade, relève de logiques souvent moins avouables. Aux États-Unis, elle nourrit l'industrie carcérale et perpétue, par la gestion différentielle des illégalismes des minorités ethniques, une ségrégation raciale pourtant interdite en droit[29]. En Amérique latine, elle justifie l'entretien d'armées locales et la militarisation de l'appareil d'État[30]. En Asie, elle permet la mise en scène d'une justice implacable pour mieux faire oublier la corruption de certaines élites[31]. De manière plus générale, et indépendamment des motivations cachées des gouvernants, la définition d'un champ d'activités illicites produit des effets systémiques sur les institutions policières et judiciaires qui y trouvent l'occasion d'étendre et de justifier leurs activités répressives, fussent-elles contre-productives au regard des objectifs du droit en vigueur.

Les objectifs du droit de la drogue contre le recours au pénal ?

La perplexité qui nait du décalage entre la rhétorique humaniste et universaliste du régime prohibitionniste et ses dérives punitives s'accroit devant le constat d'échec de la lutte contre la drogue. Force est de constater que, loin d'être « le prix de l'efficacité », la valorisation de la dimension pénale du contrôle des stupéfiants au cours de ces trente dernières années se solde par un échec patent sur le terrain des résultats. L'objectif d'éradication des drogues illicites, un temps brandi comme une perspective crédible par la bureaucratie onusienne, n'est plus à l'ordre du jour[32]. Les observateurs officiels du phénomène, qui s'accordent à reconnaitre les limites des

---

[27] Thomas Szaz, *Ceremonial Chemistry: The Ritual Persecution of Drugs, Addicts, and Pushers*, New York, Anchor Press, 1974, spéc. chap. 2. La thèse mérite d'être lue à la lumière des travaux de René Girard, not. *La violence et le sacré*, Paris, Grasset, 1995.

[28] V. en ce sens l'ouvrage de Pejman Pourzand, *L'internationalisation pénale en matière de trafic de drogue : Étude critique de l'enchevêtrement des espaces normatifs*, Paris, LGDJ, 2008.

[29] La thèse, bien documentée par les criminologues nord-américains (v. p. ex. Doris Marie Provine, « Race and inequality in the war on drugs », *Annual Review of Law and Social Science*, 2011, vol. 7, pp. 41-60) a récemment été portée à l'attention du plus grand nombre par Michelle Alexander dans son best-seller : *The New Jim Crow: Mass Incarceration in Colorblindness*, New York, The New Press, 2010.

[30] Pierre-Aranud Chouvy, Laurent Laniel, « De la géopolitique des drogues illicites », *Hérodote*, 2004/1, n° 112, spéc. p. 29.

[31] Arnaud Dubus, « Commerce et trafic : répression et corruption en Thaïlande », in Guy Debrel (dir.), *Géopolitique de la drogue*, Paris, La Découverte, 1991, pp. 218-224. Rappr. Alain Labrousse, « Limites et effets pervers de la « guerre à la drogue », in Renaud Colson, *op. cit.*, p. 101 *in fine*.

[32] David Bewley-Taylor, *International Drug Control: Consensus Fractured*, *op. cit.* pp. 11-18.

résultats obtenus sur le terrain[33], laissent présager une « guerre à la drogue » qui sera sans fin[34].

Si certains développements politiques régionaux laissent envisager à moyen terme une possible légalisation du cannabis à l'échelle mondiale[35], la remise en question de la logique qui préside aujourd'hui au contrôle international des drogues n'est pas à l'ordre du jour[36]. Elle suppose une évolution du droit international que les rapports de force politiques au sein de l'Organisation des Nations Unies ne laissent pas entrevoir à court terme, malgré la pertinence des initiatives internationales appelant à la fin de la « guerre à la drogue »[37]. Dans ce contexte, le juriste engagé dans l'amélioration du droit en vigueur doit dévoiler ses failles et exposer ses effets pervers[38]. Mais il peut aussi mobiliser les ressources de l'interprétation, « la forme intellectuelle de la désobéissance »[39], pour réduire les contradictions existant entre les objectifs du droit et les dispositifs répressifs qu'il établit, et ainsi contribuer à l'amélioration du droit de la drogue. Certes, les marges de manœuvre au sein des textes en vigueur sont limitées. Les dispositions pénales des conventions internationales font peser des contraintes sur l'interprète, lequel ne saurait sérieusement remettre en question la criminalisation du trafic et l'illicéité de la détention de stupéfiants[40]. Ces instruments laissent néanmoins la voie ouverte au développement d'une vigoureuse politique sanitaire. L'Union européenne est, à cet égard, un laboratoire exemplaire. Si son approche juridique en matière de lutte contre la drogue est inspirée par une logique essentiellement répressive[41], sa stratégie

---

33 Cf. les rapports annuels de l'Office des Nations Unies contre la drogue et le crime (*Rapport mondial sur les drogues 2017*, accessible en ligne : http://www.unodc.org/wdr/) et de l'Observatoire européen des drogues et des toxicomanies (*Rapport européen sur les drogues 2017*, accessible en ligne : http://www.emcdda.europa.eu/publications/edr/trends-developments/2017).

34 Sur la lutte contre la drogue comme guerre sans fin, v. Franco Corleone et Grazia Zuffa (dir.), *La guerra infinita: le droghe nell'era globale e la svolta punitiva in Italia*, Ortona, éd. Menabo, 2003.

35 Cf. notamment les développements juridiques sur le continent américain, en Uruguay et dans plusieurs des États fédérés des États-Unis, où la production, le commerce et l'usage du cannabis récréatif sont désormais autorisés par la loi.

36 Voir en ce sens le *Document final de la session extraordinaire de l'Assemblée générale des Nations Unies sur le problème mondial de la drogue tenue en 2016*, New York, Nations Unies, 2016 : https://www.unodc.org/documents/postungass2016//outcome/V1603302-F.pdf (consulté le 9 août 2017).

37 V. par exemple les travaux de la Global Commission on Drugs Policy <http://www.globalcommissionondrugs.org/> (consulté le 9 août 2017), qui réunit un certain nombre d'anciens chefs d'État et de haut responsables internationaux ; ou la Déclaration de Vienne <http://www.viennadeclaration.com/> (consulté le 9 août 2017) rendue publique par un collège international d'experts en santé publique au terme de la XVIIIe Conférence internationale sur le Sida.

38 Renaud Colson, « L'engagement de la doctrine : l'exemple du droit de la drogue », in Emmanuel Dockès (dir.), *Au coeur des combats juridiques. Pensées et témoignages de juristes engagés*, Paris, Dalloz, 2007, pp. 61-69.

39 Jean Carbonnier, *Droit civil. Introduction*, 27e éd., Paris, PUF, 2002, p. 315.

40 Krzsztof Krajewski, « How flexible are the United Nations drug conventions? », *International Journal of Drug Policy*, 1999, vol. 10, pp. 329-338.

41 Christine Guillain, « Droit pénal européen et lutte contre le trafic de stupéfiants: mythe ou réalité? », *Sécurité Globale*, 2010, vol. 13, pp. 93-108.

générale apparaît plus nuancée[42]. En effet, elle promeut également le développement de dispositifs orientés vers la réduction des risques sanitaires et sociaux liés à l'usage de drogues[43]. Cette dimension de la politique européenne suppose une reconnaissance de l'usage de stupéfiants comme un fait anthropologique qu'il serait vain de prétendre éradiquer et que l'on doit appréhender comme un problème de santé publique[44].

C'est à un renversement de perspectives de ce type qu'une interprétation critique du droit international doit inviter[45]. La réduction des risques est absente des objectifs fondamentaux des traités internationaux en matière de drogues, mais leurs préambules permettent de mobiliser un certain nombre de valeurs pour promouvoir une politique alternative. Si l'on admet que « la toxicomanie est un fléau pour l'individu et constitue un danger économique et social pour l'humanité »[46], si l'on reconnaît « le problème de santé publique et le problème social qui résultent de l'abus de certaines substances psychotropes »[47], et si l'on projette « d'éliminer les causes profondes du problème de l'abus des stupéfiants et des substances psychotropes »[48], alors il convient de réévaluer sérieusement, à la lumière de l'expertise scientifique aujourd'hui disponible, les vertus et les effets pervers du recours au droit pénal dans la réalisation de ces objectifs ambitieux. S'il devait apparaître que, loin de garantir la sécurité sanitaire, le traitement répressif du problème des drogues contribuait à la mettre en péril, il conviendrait alors de s'engager, à l'échelle nationale, sur la voie d'une désescalade pénale au nom des objectifs mêmes du droit international[49]. Limité à une dépénalisation franche dans le cadre du régime prohibitionniste en vigueur, l'abandon du paradigme punitif réclamerait sans doute, pour être mené à son terme, une légalisation contrôlée qui passera nécessairement par un amendement des traités, ou par leur dénonciation[50].

---

42 *Stratégie antidrogue de l'UE (2013-2020)*, publié au JO de l'UE le 29/12/2012 et disponible en ligne à l'adresse suivante : http://eur-lex.europa.eu/LexUriServ/LexUriServ.do?uri=OJ:C:2012:402:0001:0010:fr:PDF .

43 Henri Bergeron, « Europeanisation of drug policies: from objective convergence to mutual agreement », in Monika Steffen (dir.), *Health Governance in Europe: Issues, Challenges and Theories*, Londres, Routledge, 2005. De manière générale, sur la sanitarisation de la politique des drogues, v. du même auteur, *Sociologie de la drogue*, Paris, La Découverte, 2009, spéc. pp. 97-104.

44 Pour une perspective générale sur les politiques des drogues en Europe, voir Renaud Colson, Henri Bergeron (dir.), *European Drug Policies : The Ways of Reform*, Oxon, Routledge, 2017.

45 V. en ce sens l'article de Damon Barrett et Manfred Nowak, « The United Nations and Drug Policy: Towards a Human Rights-Based Approach », in Aristotle Constantinides et Nikos Zaikos (dir.), *The Diversity of International Law: Essays in Honour of Professor Kalliopi K. Koufa*, Brill/Martinus Nijhoff, 2009, pp. 449-477.

46 Préambule de la Convention unique sur les stupéfiants de 1961.

47 Préambule de la Convention sur les substances psychotropes de 1971.

48 Préambule de la Convention des Nations Unies contre le trafic illicite de stupéfiants et de substances psychotropes de 1988.

49 En ce sens, v. Renaud Colson « Une politique de sécurité peut-elle accroître les libertés individuelles ? Le cas des infractions à la législation sur les stupéfiants », *in* Karine Parrot et Olivie Cahn (dir.), *Le principe de nécessité en droit pénal*, Paris, Lextenso, 2013.

50 Exemplaire de cette technique, la Bolivie a dénoncé la Convention unique de 1961 le 29 juin 2011, avant d'accéder de nouveau à cet instrument en soumettant son adhésion à une réserve relative à la feuille de coca.

De la prison à la peine de mort : la violation des droits humains dans la guerre à la drogue

Sonny Perseil, chercheur HDR au Lirsa (EA 4603) / Cnam

La violation des droits humains dans la guerre à la drogue relève d'une situation complexe, internationale, impliquant de nombreux acteurs, facteurs et concepts. Nous nous consacrerons ici plus particulièrement à l'aspect sans aucun doute le plus important en tant que répercussion sur la vie des personnes concernées, la peine de mort. Cela étant, une première précision doit être apportée quant à ce que l'on a appelé rapidement, en reprenant la terminologie employée, à travers le monde, par les autorités répressives (États, mais aussi certaines organisations internationales visant notamment à la coopération des forces de l'ordre contre les organisations criminelles) la guerre à drogue. Il ne s'agit en fait pas d'une guerre à la drogue - celle-ci étant d'ailleurs, partout sur la planète, en progression dans les usages, les trafics, la diversification des substances, etc. – mais d'une guerre contre des individus, usagers et trafiquants, privés de droits fondamentaux notamment, justement, par l'utilisation de cette expression qui semble justifier tous les excès.

Les droits humains concernés

Si l'on se donne la peine de réfléchir, les droits impactés par les diverses législations contraignantes sur les stupéfiants sont relativement nombreux. En reprenant, par exemple, la Déclaration des droits de l'homme et du citoyen de 1789, le principe d'égalité (art. 1) – droit fondamental à valeur constitutionnelle - est ainsi contrarié régulièrement dans les pratiques répressives, comme l'a récemment dénoncé la Commission consultative des droits de l'homme qui a mis en évidence une certaine forme d'arbitraire et de discrimination, ainsi d'ailleurs que nous l'avions remarqué il y a déjà plus de quinze ans (Perseil, 2003). La liberté (art. 2), y compris de pouvoir faire tout ce qui ne nuit pas à autrui (art. 4), est très évidemment atteinte, par les peines de prison, mais aussi, dès l'intervention des forces de l'ordre, par les interpellations ou les gardes à vue, qui sont également constitutives de privations de liberté. La propriété (art. 2 et art. 17) des substances, des plantes voire des terrains est également limitée par ces pratiques répressives, tout comme la sûreté (art. 2). L'article 8 indique que la loi ne doit établir que des peines strictement et évidemment nécessaires ; on peut estimer que ce n'est pas le cas de la loi française de 1970 (toujours pas abrogée en dépit des nombreuses démonstrations de son inefficacité et de son inadaptation) et des autres textes similaires adoptés à travers le monde, qui prévoient des peines d'emprisonnement pour de simples usagers. L'article 10 et l'article 11, sur la liberté d'opinion et de communication de ses pensées, sont aussi en contradiction avec la définition du délit « de présentation sous un jour favorable de stupéfiants », qui peut avoir pour conséquence de remettre en cause l'idée même d'un débat sur le sujet. Le droit au travail, reconnu par le préambule de la constitution du 27 octobre 1946, auquel se réfère la constitution de la Ve République, se retrouve également limité quand il s'agit d'emplois liés aux drogues. Dans la même perspective, mais sur le plan international cette fois, on pourrait aussi citer des extraits de la Déclaration universelle des droits de l'homme de 1948, l'article 1er sur la liberté, l'égalité en dignité et en droits ; l'interdiction d'arrestation arbitraire (art. 9), etc. On pourrait également évoquer la liberté d'aller et venir, la liberté de circulation (vs. peines privatives de liberté, peines de prison), le droit à un procès équitable, avec un juge impartial, des droits pour la défense et le respect du contradictoire, droits constamment bafoués dans les dictatures ou les régimes (trop) autoritaires, où les infractions à la législation sur les stupéfiants visent fréquemment des opposants. Et même la liberté d'entreprendre ou encore la liberté d'association (par exemple de consommateurs ou de cultivateurs regroupés dans des coopératives ou des clubs).

D'une manière beaucoup plus générale, sur un plan philosophique, on peut également se poser tout simplement la question du droit à se droguer, voire du droit à se faire du tort (du mal) à soi-même, en reprenant les interrogations notamment portées par la Ligue des droits de l'homme (Coppel, Tubiana, 1996). Ces droits pourraient être compris comme conséquences des droits à l'intégrité physique et morale, et notamment de la libre disposition de soi (et de son corps), ici encadrés (pour ne pas dire malmenés) par les dispositions incriminant la consommation de drogues qui entendent imposer une vision extérieure (sociale) de l'intégrité à l'individu. Des problématiques similaires existent d'ailleurs pour d'autres sujets, par exemple le droit de se prostituer.

Le débat reste ouvert. Quoi qu'il en soit, force est de reconnaître que les normes bafouées par les réglementations et les pratiques de répression en matière de stupéfiants sont donc très nombreuses, souvent en opposition avec d'autres textes (constitution, déclarations des droits, lois organiques, traités internationaux). Cependant, s'il est une violation de droit qui interpelle plus que les autres, c'est bien celle du droit à la vie. Et l'on rappellera à toutes fins utiles l'article 3 de la déclaration universelle de 1948, qui se propose de protéger le droit à la vie, à la liberté et à la sûreté de sa personne (art. 3) et stipule l'interdiction de peine ou traitements cruels, inhumains ou dégradants (art. 5).

L'état des lieux : les pays les plus durs

Aujourd'hui, on n'a sans doute jamais autant privé d'individus de liberté, souvent pour cause d'infraction à la législation sur les stupéfiants, comme vient de le démontrer Didier Fassin dans une recherche comparative qui n'épargne pas les démocraties occidentales, et notamment les États-Unis (2017).

Cependant, c'est la peine capitale qui retiendra ici plus particulièrement notre attention, en ce qu'elle peut être considérée comme la violation la plus importante - car irréversible - des droits humains. Et si le droit international ne l'exclut pas complètement parmi les sanctions pénales que peuvent se choisir les États, il tend à son abolition et à la limiter aux agissements les plus graves (ce qui est considéré en général par la jurisprudence comme les faits susceptibles de provoquer la mort), ainsi que le précise le Pacte international relatif aux droits civils et politiques de 1966 dans son article 6, alinéa 2 : « *Dans les pays où la peine de mort n'a pas été abolie, une sentence de mort ne peut être prononcée que pour les crimes les plus graves* ». Depuis, les Nations Unies interviennent régulièrement pour faire admettre que les infractions aux législations sur les stupéfiants ne peuvent pas être assimilées aux crimes les plus graves et, dans la pratique, on constate finalement que peu de pays, y compris parmi ceux qui appliquent encore la peine de mort, exécutent pour ce motif.

Pour saisir la réalité des exécutions motivées par la drogue, le premier problème auquel nous sommes confrontés, à travers le monde, est l'obtention d'informations précises et fiables sur le sujet. En effet, il s'agit souvent de terrains difficiles pour les chercheurs et les journalistes ; les données sont fréquemment accessibles grâce au travail délicat des associations de défense des droits de l'homme, et tout particulièrement Amnesty International. Les chiffres qui suivent doivent donc être utilisés avec précaution et l'on considérera qu'il s'agit d'estimations basses.

Actuellement (*texte rédigé en 2017)*, 33 pays appliquent la peine de mort pour trafic de drogue, parfois seulement pour détention de stupéfiants (Patrick Gallahue, Rick Lines, 2015) et au moins 1 634 personnes ont été exécutées dans 25 pays en 2015 (Amnesty International), ce qui constitue un chiffre record depuis 1989. À contrecourant du mouvement abolitionniste général, de nombreux pays ont en effet ajouté la peine de mort pour trafic de drogue dans leur arsenal juridique depuis les années 1980. Ainsi, un petit nombre d'États exécutent un grand nombre de personnes accusées d'infractions relatives aux drogues. Cependant, le bilan chiffré exact est impossible à déterminer, d'une part car il y a de nombreuses exécutions extrajudiciaires dans certains pays où la violence fait loi, parfois encouragée par les autorités (comme aux Philippines, depuis l'élection du président Rodrigo Duterte), mais surtout car les condamnations à mort ne sont pas toujours publiques ; c'est en particulier le cas en Chine ou au Vietnam. De façon synthétique, en reprenant à notre compte certaines analyses comparatives, on peut dire qu'il existe aujourd'hui sept pays particulièrement sévères en matière de répression pour des questions de drogue : l'Arabie saoudite, la Chine, l'Indonésie, l'Iran, la Malaisie, Singapour et le Vietnam, où les exécutions sont fréquentes. Suit un groupe de cinq États moins durs, où la peine de mort est prévue, mais quasiment pas appliquée pour ce type de motifs : l'Égypte, le Koweït, le Pakistan, Taiwan et la Thaïlande. On notera que pour dix pays, la peine de mort pour crime lié à la drogue est une sanction obligatoire (*mandatory sanction*) même si elle n'est pas systématiquement exécutée : Brunei, l'Iran, le Koweït, le Laos, la Malaisie, Myanmar (Birmanie), Singapour, le Soudan, la Syrie et le Yémen. Par rapport à ces différences quant au degré de sévérité et d'application de la sentence, on se doit néanmoins d'acter que la condamnation à mort constitue en elle-même un traitement inhumain et dégradant, créant un traumatisme indéniable chez la personne qui la subit, même en l'absence d'une exécution. Dans le détail, pour revenir sur les pays les plus durs :

- L'Arabie saoudite fait partie des États les plus répressifs : sur 158 personnes exécutées en 2015, 64 ont été condamnées pour trafic de drogue ; on a assisté ces dernières années à une augmentation sensible de ces peines.

- La Chine est sans doute le pays où l'on tue le plus, avec la légitimité de l'État, pour des raisons liées aux stupéfiants ; des centaines d'exécutions ont en effet eu lieu, mais beaucoup dans le plus grand secret, d'où la difficulté de chiffrer précisément ce désastre humain. Il semblerait cependant que la tendance actuelle soit plutôt à la baisse du nombre d'exécutions (pour tous les crimes, y compris ceux relatifs aux stupéfiants), mais cela n'est pas encore rigoureusement établi.

- L'Indonésie, qui a renoué, en janvier 2015, avec les exécutions - en partie pour faire face au trafic de drogue, que le président a qualifié d'« urgence nationale » - est l'un de ces États emblématiques qui a évolué récemment vers une répression accrue, y compris pour des ressortissants étrangers.

- L'Iran, qu'on dit pourtant aujourd'hui dirigé par les « modérés », est avec la Chine le pays qui exécute le plus ; ainsi, en 2015, 394 exécutions (sur 570) ont été enregistrées pour motifs liés aux drogues. Il convient aussi de noter le régime particulier de l'alcool : en juin 2012, la Cour suprême iranienne a confirmé la condamnation à mort de deux hommes reconnus coupables pour la troisième fois de consommation de boissons alcoolisées. Ce type de condamnation reste toutefois très rare et, à la connaissance d'Amnesty International, aucune exécution n'a eu lieu pour cette infraction pendant la dernière décennie.

- En Malaisie, on a constaté une baisse sensible des exécutions et des condamnations ; mais la condamnation à mort est toujours prévue pour la détention de 200 grammes ou plus de stupéfiants (y compris le cannabis) et au moins 229 pendaisons ont eu lieu pour ce type de « crimes » depuis 1960.

- Singapour, petit État, exécute beaucoup et semble reprendre cette pratique : deux étrangers ont en effet été tués en novembre 2016, alors que 110 exécutions avaient été comptabilisées entre 1999 et 2003.

- La Thaïlande, puissance touristique, n'exécute plus depuis 2009 (comme la Birmanie et le Laos).

- Le Vietnam pratique comme la Chine le secret d'État pour les exécutions ; on pense qu'après un nombre important d'exécutions dans les années 2000 (sans doute entre 80 et 100 par an), une baisse de ces châtiments est actuellement probable.

Les explications possibles : pourquoi ces pays ?

Après avoir proposé ce panorama macabre des États qui punissent le plus sévèrement les infractions à la législation sur les stupéfiants, on peut légitimement se poser la question de la cause d'une telle répression, en évitant au préalable de reprendre à notre compte les premières explications liées aux dégâts considérables que peut provoquer la drogue sur les populations, justification première des pays qui exécutent. Dans cette logique, l'affichage de la lutte contre le trafic est cependant à prendre au sérieux : « *La Chine et l'Iran célèbrent chaque année la journée de lutte contre la drogue du PNUCID par des centaines d'exécutions publiques* » (Caballero et Bisiou, 2000,

p. 786). Pourtant, cela ne fonctionne pas, puisque ces pays ne cessent de voir augmenter trafic et consommation.

Une raison plus profonde tient sans doute à la nature du régime de ces États. La plupart, pour ne pas dire la quasi-totalité, sont des dictatures ou des régimes - très - autoritaires. Et ce n'est pas parce que les démocraties occidentales entretiennent, voire développent, des relations diplomatiques et commerciales assez importantes avec des pays tels que la Chine, l'Arabie saoudite ou encore l'Iran, qu'il faudrait oublier que la violation des droits humains est courante, pour motifs liés à la drogue comme pour bien d'autres sujets (opinions politiques et religieuses, orientation sexuelle, etc.). Lors de la soixantième session de la Commission des stupéfiants des Nations Unies à Vienne en mars 2017, dans le cadre de l'atelier « Droits de l'homme et système de contrôle des drogues : hiérarchie des normes et flexibilité pour les États membres », organisé par le *Think & do tank* Fondation pour des approches alternatives des addictions (FAAT), Robert Husbands, en mission auprès du Haut Commissariat des droits de l'homme des Nations Unies, insista d'ailleurs sur le fait que les violations des droits de l'homme constatées n'ont pas de rapport direct avec les traités internationaux sur les drogues et sont le fait d'États qui bafouent ces droits de façon beaucoup plus générale.

Justement car il s'agit de dictatures où l'état de droit n'est manifestement pas instauré, l'instrumentalisation de la justice paraît aussi être un facteur à prendre en compte pour expliquer la sévérité de ces régimes. « *L'arbitraire des sanctions contre les usages et trafiquants est une caractéristique des législations du tiers-monde.* » (Caballero et Bisiou, 2000, p. 785). Nombreux sont les cas où les stupéfiants constituent ainsi un moyen de condamner et de détenir arbitrairement des opposants politiques, si ce n'est de les supprimer. Dans la jurisprudence du droit d'asile, de nombreux dossiers impliquant des policiers, qui déposent une quantité de drogue au domicile ou dans les affaires de la personne victime de persécutions, ont d'ailleurs été examinés. Cette pratique concerne des pays aussi différents que le Bangladesh, la Guinée Bissau ou le Nicaragua.

Enfin, on peut aussi penser à des explications d'ordre religieux. Si tous les pays les plus durs ne sont pas musulmans (Chine, Vietnam, Thaïlande), la majorité le sont et peuvent parfois motiver les condamnations en se référant à l'islam, comme c'est le cas pour l'alcool, drogue ô combien particulière.

Le combat contre la peine de mort

Les démocraties et les démocrates du monde entier ne restent pas inactifs face à cette tragédie humaine et se saisissent de plus en plus de ces atteintes aux droits humains justifiées par une prétendue guerre à la drogue. Le cadrage « droits humains » est ainsi un peu plus souvent réalisé, ces dernières années, quand on parle de drogues, ce qui constitue une évolution par rapport au traitement du sujet sous un angle uniquement répressif (faire obstacle à la criminalité organisée) ou dans une optique sanitaire de réduction des risques, ces deux façons d'aborder le sujet restant cependant largement prépondérantes.

Les associations de défense des droits de l'homme tentent ainsi de mobiliser les opinions publiques pour faire évoluer le droit international et les pratiques répressives. On notera tout particulièrement l'initiative récente prise dans le cadre de la journée internationale contre la peine de mort, qui le 10 octobre 2015 a été dédiée aux condamnations pour motifs liés à la drogue.

On songera également aux nombreuses mobilisations, qui passent souvent par les médias, mais aussi par le recours à la diplomatie, pour tenter de sauver, au cas par cas, des condamnés à mort, souvent des occidentaux arrêtés, jugés et détenus dans des pays asiatiques où ils se sont rendus coupables d'infractions à la législation sur les stupéfiants. Le cas du français Serge Atlaoui, qui survit dans les couloirs de la mort d'une prison indonésienne, a ainsi récemment retenu l'attention, ce qui a peut-être contribué au sursis de son exécution.

Il existe aussi un moyen de lutte très particulier contre ces violences : le droit d'asile par la protection subsidiaire, qui en France (d'autres États démocratiques prévoient des dispositions similaires) se manifeste par l'application de l'article L 712-2 du CESEDA (Code d'entrée et de séjour des étrangers et demandeurs d'asile). Le bénéfice de la protection subsidiaire est accordé à toute personne qui ne remplit pas les conditions pour se voir reconnaitre la qualité de réfugié (Convention de Genève : motifs d'ordre politique, religieux, ethnique, appartenance à un groupe social) et pour laquelle il existe des motifs sérieux et avérés de croire qu'elle courrait notamment dans son pays un risque réel de subir la peine de mort, une exécution, la torture ou des peines ou traitements inhumains ou dégradants. La Cour nationale du droit d'asile (CNDA), dans une formation de jugement présidée par Michelle Sanson, a ainsi adopté une décision de protection, le 8 septembre 2011, pour une ressortissante vietnamienne qui pouvait être considérée comme exposée dans son pays à des traitements inhumains ou dégradants, l'article 194 du Code pénal vietnamien énonçant vingt-deux crimes pour lesquels la peine capitale peut être prononcée, l'usage de drogue étant susceptible d'en faire partie.

En conclusion, force est de constater que... la drogue tue ! Mais pas toujours de la manière que l'on croit. Aujourd'hui, à travers le monde, ce sont en effet des milliers de personnes qui voient leurs droits fondamentaux bafoués par les autorités de leur pays, qui souffrent dans leur chair de traitements inhumains ou dégradants, voire qui perdent la vie, à cause de ces politiques répressives légitimées par une guerre à la drogue qui n'en finit plus et qui ne donne pourtant pas les résultats escomptés. Poser le débat en termes de droits fondamentaux apparaît ainsi plus que jamais nécessaire en vue de protéger tous ces individus, parfois de leur sauver la vie.

Bibliographie

- Amnesty International : rapports, documentations en ligne, dont :
* https://www.amnesty.org/fr/latest/campaigns/2015/10/is-the-death-penalty-the-answer-to-drug-crime/
* https://www.amnesty.org/en/latest/news/2016/04/death-penalty-2015-facts-and-figures/

* https://www.amnesty.org/fr/latest/research/2016/04/death-sentences-executions-2015/
* https://www.amnesty.org/fr/press-releases/2015/11/iran-death-penalty-facts/
- Henri Bergeron, *Sociologie de la drogue*, La Découverte, 2009.
- Francis Caballero, Yann Bisiou, *Droit de la drogue*, Paris, Dalloz, 2ème édition, 2000.
- Anne Coppel, « Drogues et droits de l'homme », http://www.annecoppel.fr/drogues-et-droits-de-lhomme/, 22 mars 1996.
- CNCDH, *Usages de drogues et droits de l'homme*, 8 novembre 2016 - https://www.legifrance.gouv.fr/affichTexte.do?cidTexte=JORFTEXT000034134859
- Didier Fassin, *Punir, une passion contemporaine*, Paris, Le Seuil, 2017.
- Patrick Gallahue, *Drugs and the death penalty*, Open Society Foundations, 2015.
- Patrick Gallahue, Rick Lines, *The Death Penalty for Drug Offences: Global Overview 2015*, International Harm Reduction Association, 2015.
- Richard Lines, *Drug Control and Human Rights in International Law*, Cambridge University Press, 2017.
- Sonny Perseil, Séverine Rinck (dir.), *Le cadrage politique de la drogue - autour de Howard S. Becker*, ouvrage collectif, Éditions Pepper, 2004.
- Sonny Perseil, *Politique, mœurs et cannabis, rétablir le droit ?*, Le Médiateur, 2003.
- Sonny Perseil, « Le droit français entre visibilité et transparence » (avec Marielle Martin) et « Les forces de l'ordre et du désordre », in : S. Perseil, Y. Pesqueux (dir.), *Faire l'économie de la dénonciation*, Paris, L'Harmattan, 2015, pp. 53-65 et 149-161.
- Michel Tubiana, « A-t-on le droit de se droguer ? », http://cannabis.free.fr/analyses/drogues_droit_de_l%27homme.html, "Drogues et droits de l'homme" (mai-juin 1996).

- Sites :
http://www.acatfrance.fr
http://www.peinedemort.org
http://www.worldcoalition.org/fr/Explaining-the-Death-Penalty-for-Drugs-Offences-the-Best-Reports-.html

Les drogues comme armes de la subversion : forger l'ennemi intérieur au Brésil au croisement de la guerre révolutionnaire et de la guerre aux drogues

Mariana Broglia de Moura, anthropologue, doctorante à l'EHESS

Introduction

Aujourd'hui, au Brésil, la guerre aux drogues se présente comme une lutte militarisée où le trafiquant est envisagé par le système judiciaire comme ennemi de la nation, au même titre que le terroriste et le tortionnaire. Le crime de trafic de stupéfiants est ainsi associé, dans la constitution fédérale de 1988, aux crimes « énormes », non-susceptibles de grâce, d'amnistie ou de caution[1]. Cette constitution, en vigueur aujourd'hui, a été élaborée à la fin de la dictature militaire qui a régné au Brésil de 1964 à 1985, et se présente comme en rupture par rapport à elle. Mais elle garde néanmoins une certaine continuité avec la dictature : cette catégorie de crime énorme, qui désigne dans le droit brésilien une qualification juridique précise, a le statut de crime de lèse-nation ; statut hérité de la loi de sécurité nationale promulguée pendant la dictature. Si la qualification de la torture comme crime énorme est une nouveauté intégrée pour faire rupture avec la dictature, l'alignement du trafic de drogues et du terrorisme, présentés tous deux comme des menaces à la sécurité nationale, s'inscrit au contraire en pleine continuité avec elle. Cela donne au trafiquant un statut d'ennemi intérieur, radicalement distinct des autres acteurs de la chaîne de la circulation de drogues, en particulier le consommateur.

Ce statut particulier se trouve relayé aussi dans les lois visant spécifiquement les drogues et qui orientent les politiques publiques les plus contemporaines, puisque le trafiquant ne fait pas l'objet, contrairement au consommateur ou au producteur, de toutes les politiques publiques innovantes de réinsertion, qui se développent au Brésil comme dans d'autres pays de l'Amérique latine. Au contraire, leur efficacité est souvent mesurée en fonction de la capacité qu'elles ont d'éliminer les trafiquants du champ de leur intervention. En dépit de tout un effort récent de différenciation dans la qualification juridique des conduites concernant les drogues (des partages entre dépendant, consommateur-porteur récréatif, trafiquant…) ; malgré les tentatives de développement de nouvelles politiques publiques depuis 2011, notamment pour les dépendants au crack qui vivent dans la rue, le trafiquant demeure cette figure

[1] « XLIII – La loi considérera comme étant des crimes non sujets à caution et non susceptibles de grâce ou d'amnistie la pratique de la torture, le trafic illicite de stupéfiants ou d'autres drogues, le terrorisme et tous ceux définis comme crimes énormes ».

marginale qui fait obstacle au bon déroulement des programmes médico-sociaux et qui doit être éliminée par une force aussi militarisée que la sienne. Cette situation présente son histoire et cet article vise à contribuer à sa généalogie. Il s'agira, en particulier, de voir comment l'appareil répressif actuel hérite d'une problématique plus ancienne, qui se développe depuis les années 1960-1970 - au croisement de la dictature militaire brésilienne, de la guerre aux drogues et de la guerre froide - où les drogues vont être considérées au Brésil comme une menace vis-à-vis de la sécurité nationale et où s'établit un lien entre drogues et « ennemi intérieur » ou « agent subversif ». Autrement dit, où les drogues deviennent, à l'intérieur d'un modèle belliciste, un problème total, qui justifie une approche guerrière et mobilise la nation tout entière.

Une militarisation très ancienne de la question des drogues au Brésil

Il faut commencer par préciser que, s'il faut attendre les années 1960-1970 pour que les drogues soient caractérisées comme armes de l'agent subversif à l'intérieur d'une stratégie de guerre révolutionnaire, la militarisation de l'appareil répressif en matière des drogues est, quant à elle, plus ancienne et suit une logique propre. Cette militarisation ne date pas de la dictature militaire : elle est contemporaine de la mise en place d'un système de contrôle et de répression autour des drogues au Brésil. Ce système, qui a été implanté au Brésil par la Commission nationale de contrôle des stupéfiants (créée en 1936)[2], s'inscrit à l'intérieur d'un double contexte, international et national, qu'il convient de rappeler. D'une part, au niveau international, les années 1930 voient le renforcement des dispositifs de contrôle de stupéfiants, notamment à travers le Comité central permanent de l'opium de la Société des Nations. Ces dispositifs se solidifient au niveau normatif et mettent en place un véritable contrôle statistique sur la production, la distribution et la consommation des stupéfiants[3]. À partir des recommandations faites par ce Comité à toutes les parties signataires lors de la Conférence préparatoire à la Convention pour la répression du trafic illicite des drogues nuisibles, la Commission nationale de contrôle des stupéfiants (CNFE)[4] est créée au Brésil. Cette dernière a une double fonction : à la fois contrôler et réguler la circulation *légitime* des stupéfiants (en particulier leurs usages médicaux) et réprimer leur circulation *illégitime*. Cette commission est créée sur recommandation du ministère

---

[2] *Comissão Nacional de Fiscalização de Entorpecentes* (CNFE) (1936-1976). Sur la naissance de cette institution, cf. De Carvalho, J. C., *Regulamentação e criminalização das drogas no Brasil: a comissão nacional de fiscalização de entorpecentes, 1936-1946*, Rio de Janeiro, Multifoco, 2013.

[3] Pour une analyse plus détaillée de la formation internationale du contrôle et de la régulation de stupéfiants, cf. Dudouet, F-X., *Le grand deal de l'opium*, Paris, Syllepse, 2009.

[4] La nécessité de créer la CNFE commence à être discutée au Brésil en 1935 lors des échanges diplomatiques entre le représentant brésilien dans la Conférence préparatoire pour la Convention de 1936 et le gouvernement brésilien autour des recommandations internationales en matière de développement d'un cadre institutionnel et législatif renforçant le contrôle légitime de la commercialisation des stupéfiants. Ces recommandations se traduisent dans l'art. 11 de la Convention de 1936 qui établit entre autres que « chaque Haute Partie contractante devra instituer, dans le cadre de sa législation nationale, un office central chargé de surveiller et de coordonner toutes les opérations indispensables pour prévenir les faits prévus par l'art. 2 ».

des Affaires étrangères et hébergée dans et sous la tutelle de ce ministère et celles de l'Éducation et de la Santé. Ce lien avec le ministère des Affaires étrangères ne sera pas sans effets : il facilitera l'association du problème de la drogue à la doctrine de la guerre révolutionnaire mondialisée dans les années 1960.

L'émergence de la CNFE est donc pour partie déterminée par les évolutions des politiques internationales en matière de drogues. Elle s'intègre pleinement dans les dispositifs internationaux, en fournissant des statistiques sur la consommation des stupéfiants au Brésil et en créant un appareil législatif national en matière de drogues, permettant aux dispositifs internationaux de fonctionner. Mais elle est bien plus qu'une simple institution passive obéissant aux exigences internationales : la CNFE prend appui sur ces exigences à la fois pour renforcer son pouvoir au niveau national et pour développer toute une expertise spécifiquement brésilienne sur les drogues (notamment le cannabis) qui sera ensuite exportée dans les dispositifs internationaux. Il faut souligner que les activités de la CNFE, et notamment ce rôle de médiateur entre les instances internationales et nationales, ne seront pas perturbées lorsque le Brésil entrera dans la période dictatoriale. Tant au niveau de l'envoi des rapports concernant le trafic illicite qu'au niveau de la représentation brésilienne dans les instances internationales de contrôle de stupéfiants (comme la Commission des stupéfiants (CND) et l'Organe international de contrôle des stupéfiants (OICS)), la participation brésilienne demeure forte.

L'émergence de la CNFE ne peut pas être dissociée, d'autre part, du contexte national des années 1930, marqué par une configuration politique très particulière, déclenchée par un coup d'État, en 1930, porté par une branche « révolutionnaire » de l'armée brésilienne[5]. Cette branche va se décomposer ensuite en groupes ayant des intérêts divergents, qui vont des « communistes » aux « fascistes », et le gouvernement, notamment après la Révolte communiste de 1935, va instaurer en 1937 un régime d'exception, appelé l'État nouveau, qui durera jusqu'en 1945. Ce contexte est marqué par un effort considérable de transformation de la politique brésilienne, menée par Getúlio Vargas, qui aura des effets sur la plupart des activités de la CNFE : effort de centralisation, « modernisation » du pays et militarisation des institutions[6]. Au point de vue des drogues, le Brésil se dote à cette époque d'un arsenal législatif important, doublé du développement considérable d'organismes de contrôle et des normes administratives. Ce sont plus de neuf décrets-lois qui organisent les pratiques légitimes ayant trait aux stupéfiants et font basculer du même coup du côté de l'illégalité toute une série de pratiques qui étaient auparavant tolérées.

La centralisation se traduit par un ensemble de pratiques de contrôle menées par la CNFE dans les pharmacies, les hôpitaux ou les cabinets médicaux, c'est-à-dire tous les lieux où la circulation des stupéfiants est légitime, mais contrôlée et fait l'objet de prélèvements fiscaux et de régulations. Le renforcement de ce système suppose la

---

[5] Cf. sur ce point, par exemple, Da Cunha, P. R.,*Militares e militância: umarelaçãodialeticamenteconflituosa.* São Paulo, UNESP, 2014 ; McCann, D. F., *Soldados da patria : Historia do Exército Brasileiro 1889-1937*, São Paulo, Companhia das Letras, 2007, pp. 470-507.

[6] Fico C., « Les régimes autoritaires au Brésil durant l'ère Républicaine » in *Brésil(s). Sciences humaines et sociales : Ouverture*, Ed. MSH, nov. 2011.

délivrance de diplômes et d'autorisations pour détenir le pouvoir de prescrire, vendre, importer ou exporter les stupéfiants, ainsi que le paiement de taxes (et d'amendes, en cas de non-respect des obligations). Mais ce système de contrôle implique aussi, immédiatement, un dispositif répressif, visant à réprimer la production, la circulation et l'usage illicites des stupéfiants. Le terme même de «*fiscalização*», qui désigne l'activité de la CNFE, résume bien la complexité des pratiques en jeu : il désigne à la fois une activité de formalisation et de régulation de pratiques qui sont dès lors soumises à prélèvements et autorisations ; une activité de contrôle, qui vise à départager les activités licites et illicites et s'assurer du respect des normes en vigueur ; mais aussi un pouvoir de police, visant à réprimer les activités illicites. Ces procédures de contrôle et de répression se focalisent notamment sur les frontières extérieures et internes du Brésil, pour éviter la circulation illicite des drogues ; elles visent aussi, on va le voir, les foyers illégitimes de production et de consommation localisés notamment dans le nord et le nord-est du pays. À travers la *fiscalização*, les pratiques de contrôle et de répression de la circulation des stupéfiants s'inscrivent dans des dispositifs plus larges qui visent la population dans son ensemble, à travers par exemple l'élaboration de statistiques, le contrôle des mœurs et des coutumes ou du déplacement des populations sur le territoire, etc.

Ces évolutions vont de pair avec une forte militarisation des institutions, caractéristique de la période Vargas. Elle se traduit nettement dans la CNFE, dont le directeur est, lui-même, un médecin militaire, et qui compte plusieurs militaires en son sein. Cette militarisation est ce qui permet de donner une certaine cohérence et coordination aux diverses activités de la CNFE. Et surtout, lorsqu'il s'agit, par exemple, de mener des expéditions répressives sur le territoire, visant en particulier à détruire des plantations illicites de cannabis ou mettre fin à des trafics, ces opérations sont généralement menées avec l'appui de l'armée.

Il faut néanmoins souligner deux points. D'une part, si, dès cette époque, la question des drogues implique la coordination et la centralisation – à travers les militaires – d'un ensemble de secteurs : agriculture, santé, éducation, affaires étrangères et police, le problème des drogues n'apparaît pas comme un problème *total*, mettant en jeu la sécurité nationale et menaçant la nation dans son ensemble, comme il le sera ensuite dans la période dictatoriale. Au contraire, les drogues apparaissent d'abord comme un problème très localisé, « territorialisé » dans certaines zones du pays. Le principal souci de la CNFE est à la fois d'éradiquer ce foyer et d'éviter sa dissémination, la circulation des drogues. La CNFE va ainsi identifier un problème du cannabis localisé au nord et au nord-est du Brésil ; et se concentrer sur le danger de sa dissémination sur le territoire, notamment par la diffusion des pratiques culturelles liées à l'usage du cannabis au nord et nord-est dans le reste du Brésil. Son autre problème central, on l'a vu, est le contrôle des professions ayant un accès légitime aux stupéfiants (notamment aux opiacés), là encore avec un souci d'éviter la circulation des drogues et de les réguler au maximum. Second point notable : en dépit du fait qu'il existe dès cette époque à la fois une politique nationale fortement anticommuniste, et, d'autre part, une politique de régulation et répression des drogues, à aucun moment ces deux problèmes (celui de l'« agent subversif », ennemi de la nation, et celui des « drogues ») ne vont se croiser à l'intérieur d'une politique nationale de lutte contre l'ennemi intérieur. La militarisation des institutions visant les drogues ne signifie pas nécessairement leur orientation vers une stratégie guerrière où le trafiquant apparaît comme « ennemi de la nation » : il faut attendre, pour cela, l'arrivée en terres brésiliennes de la doctrine de la guerre révolutionnaire et son accrochage avec la question des drogues dans un contexte de guerre froide.

De la guerre infiniment grande à la guerre infiniment petite : les drogues et la doctrine de l'ennemi intérieur

Importation au Brésil de la « guerre révolutionnaire »

À la fin des années 1950, l'armée brésilienne est en quête de nouvelles perspectives stratégiques et en train d'ajuster sa doctrine de guerre. À la même époque, les Français, marqués par l'expérience de la guerre d'Indochine et les débuts de la guerre d'Algérie, commencent à élaborer la thématique de la « guerre révolutionnaire », ce qui permet à certains militaires brésiliens, en contact avec cette doctrine, de penser un nouveau type de guerre[7] : une guerre infiniment petite, insurrectionnelle, qui se joue dans le territoire brésilien, au sein de la population même, à travers un ensemble d'armes non conventionnelles et de stratégies subversives, parmi lesquelles, on va le voir, les drogues. Les militaires brésiliens ont été séduits par certaines caractéristiques de cette forme de conflit[8], notamment l'indistinction entre militaires et civils et l'articulation entre politique, idéologie et opérations guerrières. Par ailleurs, le combat contre un tel ennemi ne saurait se faire sans la centralisation et le contrôle des informations sur la population nationale, ce qui exigeait un commandement politique et militaire unifié, capable d'articuler civils et militaires : toute intervention dans la société devait être militaire et les militaires avaient un rôle fondamental à jouer dans l'espace civil, pour protéger et transformer la nation. À partir de là, les officiers brésiliens ont formulé leur propre doctrine de la guerre révolutionnaire, qui a abouti au coup d'État de 1964[9].

Rappelons ici quelques caractéristiques de la guerre révolutionnaire telles qu'elles ont été formulées par les militaires brésiliens, afin de comprendre comment les drogues vont pouvoir être ensuite inscrites dans cette stratégie. Selon l'intervention que le colonel Augusto Fragoso fait à ce sujet en 1959 dans un cours à l'état-major et au Commandement de l'École Supérieure de Guerre de Rio, la guerre révolutionnaire a un caractère essentiellement *insidieux et subliminal*, en présentant comme élément clé l'influence sur les idées, c'est-à-dire *l'action psychologique*. La guerre révolutionnaire est

---

7 Martins Filho, J.R.,« A influência doutrinária francesa sobre os militares brasileiros nos anos de 1960 », in *Revista Brasileira de Ciências Sociais*, 2008, vol. 23, no 67. Cf. aussi De Arruda A., *A Escola Superior de Guerra. Historia de sua doutrina*, São Paulo, GRD/Brasilia, INL, 1983.

8 Pour plus de précisions sur les échanges militaires entre le Brésil et la France, voir la thèse de Nabuco de Araujo, R. *Conquêtes des esprits et commerce des armes. La diplomatie française au Brésil (1947-1974)*, thèse de doctorat d'histoire, Université Toulouse II – Le Mirail, 2011.

9 Pour une analyse plus fine et détaillée sur les processus de résistance politique à l'intérieur de l'armée pendant la période de la dictature militaire, voir Chirio, M., *La politique en uniforme : l'expérience brésilienne 1960-1980*, PUR, Rennes, 2016.

une combinaison entre *guerre des partisans et guerre psychologique*. Elle serait une guerre particulière, dans la mesure où *son moyen principal, son objectif et son arme la plus importante porteraient sur la propre population du pays cible*. En ce sens, il n'y aurait pas de guerre révolutionnaire sans l'intervention d'une minorité militante et organisée et, en général, sans un soutien venant de l'extérieur. La guerre révolutionnaire a deux phases : une *destructrice, centrée dans la dissolution physique et morale du corps social* ; et une constructrice, dans laquelle émerge la société totalitaire[10].

On verra comment les drogues vont être intégrées dans un tel schéma et vont être présentées comme des armes particulières de la guerre révolutionnaire, visant à la dissolution du corps physique et social de la nation. Dès lors, le trafiquant, mais aussi, on va le voir, toute personne impliquée dans la question des drogues, peuvent être vus comme des agents de l'étranger et une menace à la sécurité nationale. Le modèle belliciste en matière de lutte contre la drogue repose initialement sur une doctrine spécifique, historiquement déterminée, qui ne peut pas être réduite à la seule militarisation de l'appareil répressif. Cette doctrine présuppose, d'une part, que la société, la population nationale, héberge tout un ensemble d'ennemis dissimulés et organisés qui visent à la subversion radicale de la nation pour ensuite prendre le pouvoir. D'autre part, elle insiste sur le fait que ces actions obéissent, *in fine*, à une stratégie déterminée de l'extérieur, mais qui ne peut pas être vaincue sur un champ de bataille externe, la cible dernière étant la population nationale. L'ennemi doit être reconnu et, pour ce faire, il doit être aussi dénoncé par la société : cela impose de mobiliser la société tout entière contre la subversion, en particulier contre les drogues.

Application aux drogues

L'une des forces de ce type de discours est sa capacité de généralisation : puisque les frontières entre civil et militaire, armes conventionnelles et non conventionnelles, action militante et vie quotidienne, tendent à s'effacer, la subversion est repérable partout dans le corps social. Ce même processus touche les drogues, faisant du lien entre drogues et subversion la condition tautologique du fonctionnement de la guerre aux drogues au croisement de la guerre révolutionnaire : lorsque la guerre aux drogues est lancée, elle est d'abord pensée comme une lutte contre l'ennemi intérieur et la subversion[11]. Un document issu, en 1973, de la Division de Sécurité et d'Informations du ministère de la Justice[12], division chargée de

---

10 Martins Filho, *art. cit.*, p.43. Sur les débats autour du nombre d'étapes qui sont constitutives de la conquête révolutionnaire, voir Chirio, M., *La politique en uniforme*, *op. cit.*, pp, 30-40.

11 Il faut d'ailleurs noter que ce lien étroit entre guerre aux drogues et lutte contre la subversion interne liée à une conspiration menée de l'extérieur (en l'espèce, par la Chine communiste) n'est pas propre au Brésil. Il est fortement présent dans les analyses du Bureau fédéral des narcotiques (FBN), des agences de renseignement et des institutions américaines, en particulier du Sénat, sur la question des drogues dans les années 1950-1960. Voir à ce sujet Bull, M, *Governing heroin trade : from treatises to treatment*, London, Routledge, 2008, p. 76-77. L'accusation d'empoisonnement de la nation par l'étranger est, quant à elle, un vieux thème qu'on retrouve aussi du côté chinois : cf Xavier Paulès, *L'opium, une passion chinoise (1750-1950)*, Paris, Payot, 2011, p. 60.

12 Fonds : Archives Nationales Source : Movimento Comunista Internacional – MCI – Toxicos-Subversão, Gabinete do Sr. Ministro da Justiça, 26 janvier 1973.

récolter les informations qui peuvent représenter une menace à la sécurité nationale, fournit ainsi un cadre d'interprétation, particulièrement large, à l'adresse des autres ministères, à l'intérieur duquel les drogues sont pensées comme armes des communistes dans la lutte subversive. Il est par ailleurs intéressant de noter que ce document informatif, qui permet d'insérer les drogues dans la grille de lecture théorique de la guerre révolutionnaire, a aussi vocation à être « adressé à un journaliste de confiance afin d'extraire des données qui puissent être explorées intensément ». C'est, en effet, à travers le journalisme que cette grille de lecture sera diffusée dans la société. Pendant la période dictatoriale, certains journalistes brésiliens ont joué un rôle de prolongement des bras de la justice et de l'armée en démultipliant les enquêtes sur les drogues ; ils rendaient publiques certaines informations et accusations qui circulaient confidentiellement entre les différents organes d'information de la dictature et renforçaient l'association entre drogues et subversion, permettant ainsi son acclimatation dans la société.

Comme le note Mathieu Rigouste[13], les métaphores de la maladie ont joué depuis le départ un rôle fondamental dans la théorie de la guerre révolutionnaire. Mais, dans le cas qui nous intéresse, il faut aller plus loin : la « maladie » elle-même – en l'espèce, la toxicomanie – est donnée comme une arme de cette guerre et, si métaphore il y a, elle se fait plutôt en sens inverse, c'est-à-dire que la toxicomanie est lue sous l'angle militaire. Voici un extrait tiré de ce document qui exprime bien la façon dont la toxicomanie est immédiatement liée non pas à un problème d'ordre individuel ou de santé publique, mais à une stratégie politico-militaire portée par le Mouvement communiste international (MCI) :

« La toxicomanie est une des armes les plus subtiles et terribles dans l'arsenal varié du MCI qui, quotidiennement, l'emploie en échelle croissante, réalisant dans la pratique les enseignements de Lénine et Mao Tsé-toung, dans sa quête continue et subreptice pour la domination du monde et la réduction en esclavage de l'humanité »[14].

Le parallèle est clair : la toxicomanie fait partie des armes visant à la réduction de l'humanité en esclavage par les communistes. La toxicomanie, entendue comme la consommation d'une substance tendant à son augmentation jusqu'à ce que la substance finisse par dominer et assujettir l'individu, est ici réinterprétée par une doctrine militaire qui l'inscrit dans une stratégie de guerre psychologique mondiale, agissant directement sur les corps et les esprits de la nation brésilienne, en vue de les asservir. Il va sans dire que, dans ce cadre, tous ceux qui participent à la diffusion des drogues sont suspects de participer à l'asservissement progressif des Brésiliens, première étape (destructrice) de la guerre révolutionnaire.

Cette lecture va de pair avec un partage entre dominés-manipulés (ceux qui sont les moyens de la Révolution : les toxicomanes) et dominants-manipulateurs (ceux qui diffusent et encouragent la toxicomanie). Plus généralement, l'idée est bien que la toxicomanie et la diffusion des drogues participent à cette phase de « dissolution

---

[13] Rigouste Mathieu, *L'ennemi intérieur : la généalogie coloniale et militaire de l'ordre sécuritaire dans la France contemporaine*, Ed. La Découverte, Paris, 2014.

[14] Fonds : Archives Nationales Archives du MCI, op. cit., p.1.

physique et morale du corps social» qui prépare le processus révolutionnaire. Les trafiquants et autres propagateurs des drogues : usagers récréatifs, artistes, etc., sont autant d'agents corrupteurs inscrits dans le corps social pour préparer la révolution. Cette idée est reprise dans l'extrait qui suit, qui prolonge l'analyse précédente en incluant cette fois non seulement la dépendance, mais aussi le trafic, dans l'accélération du processus révolutionnaire :

« a) la drogue accélère le processus révolutionnaire en Amérique latine parce qu'elle provoque, de manière artificielle et néanmoins plus rapide, la décadence morale que produisent naturellement les régimes dictatoriaux qui oppriment la liberté des peuples ; b) les individus, une fois dépendants, deviendront des éléments utiles et quasi infaillibles, qui feront tout pour le groupe révolutionnaire en échange de drogues ou pour éviter la menace d'en être privés. Dans le cas où ils ne fourniraient pas de bons résultats, ils seront simplement éliminés ; c) la drogue est aussi la monnaie des révolutionnaires. Elle doit être utilisée comme élément de commerce, il faut la vendre et, ainsi, couvrir une partie des dépenses qu'exige l'entretien des actions révolutionnaires. Cela peut être rendu plus facile aux révolutionnaires, quand ils rentrent en contact avec des éléments liés à la consommation et au trafic de drogues ; d) les révolutionnaires doivent se familiariser avec les drogues sans en devenir dépendants ; l'usage comme élément de stimulation pour mener certaines actions révolutionnaires peut leur être nécessaire quand ils sont encore inexpérimentés »[15].

Une des premières choses qui frappe dans cette citation est la façon dont les autorités militaires brésiliennes inscrivent leur combat dans une lutte pour la défense de la liberté des peuples, en se distinguant ainsi des régimes dictatoriaux, ce qui ne manque évidemment pas de sel. Cela s'explique sans doute par une reprise du discours américain en la matière, mais est aussi cohérent avec la doctrine de la dictature brésilienne, qui se présente alors comme une phase nécessaire de suspension des libertés pour régénérer la nation et la mener sur le chemin de la démocratie. Le deuxième point sur lequel il faut insister est le schéma économique qui est mis en avant, dans lequel les drogues sont présentées comme jouant un rôle essentiel dans le financement de la guerre révolutionnaire – position qui explique en partie la collaboration avec les autres pays d'Amérique latine dans la lutte contre le trafic de drogues à l'époque[16]. Dans la mesure où la machine de guerre révolutionnaire a

---

[15] Fonds: Archives Nationales, Distribuição de toxicos – 4.3.1.2, Presidência da Republica, ServiçoNacional de Informações, Agência Central, pp. 2-3.

[16] En effet, avec la Révolution cubaine en 1959 et la démultiplication des foyers révolutionnaires en Amérique Latine, se met en place tout un jeu d'alliances entre les pays du continent américain visant le renforcement des bases militaires dans les frontières et du contrôle de la circulation de la population. Il va de pair avec le développement de tout un ensemble de collaborations interrégionales autour des drogues et, en particulier, du problème du trafic de la feuille de coca et de la cocaïne dans les pays d'Amérique Latine. Ainsi, le Brésil organise dans les années 1960, avec l'appui de l'ONU, deux conférences interrégionales à ce sujet : la *Conférence interaméricaine sur le trafic illicite de la cocaïne et de la feuille de coca*, qui s'est tenue sur l'initiative du gouvernement du Brésil, à Rio de Janeiro, du 21 au 25 mars 1960 et la *Réunion du Groupe Consultatif interaméricain pour la lutte contre les stupéfiants*, qui s'est tenue du 27 novembre au 7 décembre 1961 à Rio de Janeiro sur la demande conjointe du Brésil et du Pérou. La problématique du trafic de feuilles de coca et de cocaïne représente une double menace économique à la fois au niveau interrégional par l'enrichissement et l'expansion des groupes révolutionnaires dans le territoire latino-américain à travers

besoin d'argent pour fonctionner, la drogue apparaît, en plus d'une arme de dissolution morale, comme une monnaie essentielle. Étant illicites, ces substances acquièrent une plus-value qui enrichit les mouvements subversifs qui acquièrent ainsi, à travers la drogue, une indépendance économique. C'est dans ce sens que le trafic sera ensuite qualifié en 1971 de « crime contre l'économie populaire »[17]. Le texte s'achève avec la conclusion suivante, qui traduit bien la manière dont le problème des drogues en général est perçu comme une menace à la sécurité nationale, parce que directement relié à des enjeux politiques qui sont ceux de la guerre révolutionnaire :

« Conclusion : A) Une grande partie de l'opium, morphine et héroïne, quand elle n'est pas d'origine chinoise, est contrôlée par les maoïstes, comme une forme d'opération de longue portée contre l'ennemi. L'utilisation de la drogue et la pénétration maoïste à travers elle sont faites pour des raisons d'ordre économique et stratégique, représentant aujourd'hui un vrai péril par sa diffusion et son ampleur. B) Les mesures prises aujourd'hui dans l'Occident contre l'expansion des toxiques [ne suffisent pas] : malgré l'importance de l'aspect sanitaire de prophylaxie des toxicomanies, il y a encore un autre aspect, et non pas de moindre gravité, qui est celui de la sécurité individuelle et collective des nations qui refusent l'assujettissement au régime communiste. Le péril de l'héroïne jaune menace aujourd'hui le monde entier ; il faut être attentif et éveillé par rapport aux conséquences qui pourront advenir, face à la connaissance des risques, surtout pour le monde démocratique »[18].

Le droit pénal de l'ennemi

Le modèle belliciste ainsi proposé pour penser la question des drogues, tant du côté de la production, du trafic et de l'usage, implique la mise en place d'un système répressif qui n'est pas seulement militaire et policier, mais s'appuie sur un dispositif législatif particulier[19], avec l'élaboration de diverses lois sur les stupéfiants, notamment

des réseaux commerciaux ainsi qu'au niveau international par la déstabilisation d'un oligopole autour de la commercialisation légitime des stupéfiants, déjà constitué par l'ONU depuis la fin des années 1930.

[17] Cf loi n.5726 du 29 octobre 1971, article 22.

[18] Fonds : Archives Nationales Source : MovimentoComunistaInternacional – MCI – Toxicos- Subversão, Gabinete do Sr. Ministro da Justiça, 26 janvier 1973, p. 8.

[19] Il ne s'agit pas pour nous d'analyser ici le système répressif tel qu'il a pu fonctionner pendant la dictature militaire dans toute sa complexité, allant du renseignement et de la torture extra-légale au jugement devant les tribunaux. Rappelons simplement que, pendant la partie de la période dictatoriale qui correspond au gouvernement du maréchal Costa e Silva (1967-1969), l'appareil répressif connaît une série de transformations, avec notamment la création, à l'intérieur du Système National d'Informations (SNI), de « deux services spécialisés : les uns (organismes de sûreté) pour l'arrestation et l'interrogatoire des personnes, les autres (organismes d'information) pour l'analyse de renseignements ». Pour plus d'informations sur l'organisation des régimes autoritaires au Brésil pendant l'ère républicaine et une comparaison de la dictature militaire avec l'ère Vargas, cf. Fico, C., « Les régimes autoritaires au Brésil durant l'ère Républicaine », in *Brésil(s). Sciences humaines et sociales : Ouverture*, Ed. MSH, nov. 2011. Le choix de nous concentrer sur les sources législatives s'explique entre autres par le fait que l'une des particularités de la dictature brésilienne est sa dimension *légaliste*. L'argument de la protection de la légalité était central dans les discours visant à fonder la légitimité du régime dictatorial, d'une part parce qu'il permettait de se distinguer d'un autre type de révolution (« la révolution communiste anomique ») et parce que le maintien d'une apparence de légalité permettait de maintenir les alliances avec certains secteurs de la société civile

celle de 1971, puis celle de 1976. La loi des drogues de 1976, notons-le, va demeurer en vigueur jusqu'en 2006, soit bien après la fin de la dictature et de la grille de lecture orientée par la guerre révolutionnaire elle-même[20]. Ces lois s'inscrivent dans la continuité du décret-loi sur la Sécurité nationale, adopté en 1969, qui reprend explicitement la doctrine de la guerre révolutionnaire pour fonder un droit pénal de l'ennemi. On va voir comment s'imbriquent la doctrine de l'ennemi intérieur et la militarisation du contrôle social en matière des drogues à partir d'un droit pénal de l'ennemi qui cible en particulier les drogues.

Dans le premier chapitre du décret-loi de Sécurité nationale, nous retrouvons les thèmes développés par le colonel Fragoso en 1959, appliqués à la définition des crimes contre la « sécurité nationale », au sein desquels sera incorporée dès 1971 la question des drogues.

« Art. 1 Toute personne naturelle ou juridique est responsable de la sécurité nationale, dans les limites prévues par la loi. Art. 2 La sécurité nationale est la garantie de l'accomplissement des objectifs nationaux contre les attaques, tant internes qu'externes. Art. 3 La sécurité nationale comprend, essentiellement, des mesures destinées à la préservation de la sécurité extérieure et intérieure, y compris la prévention et la répression de la guerre psychologique de l'adversaire et de la guerre révolutionnaire ou subversive. § 1° La sécurité intérieure, intégrée dans la sécurité nationale, fait référence aux menaces ou pressions ennemies, de n'importe quelle origine, forme ou nature, qui se manifestent ou produisent leurs effets dans le pays. §

---

qui avaient soutenu le coup d'État. Bien évidemment, dans la réalité, une grande partie des pratiques répressives s'exerçaient de manière extra-légale, mais il est intéressant de voir comment la loi elle-même les incorpore, d'autant plus quand cette loi va se prolonger au-delà de la dictature. Nous nous appuierons ici sur les sources des deux lois sur les drogues de la période dictatoriale (celles de 1971 et de 1976), qui ont été votées tant par la Chambre que par le Sénat. Ce ne sont donc pas des décrets-lois, rédigés par le pouvoir exécutif, mais des lois qui ont été élaborées par le Parlement. Et notamment pour celle de 1976, le débat a été mené par un groupe de travail composé d'experts concernés par le sujet (psychiatres, professeurs de droit pénal, juges et commissaires). Pour plus d'informations sur la dimension légaliste de la dictature militaire et le rôle du Parlement pendant la période, voir : Pojo do Rego, AC, *O Congresso Brasileiro e o Regime Militar (1964-1985)*, Ed. FGV, Rio de Janeiro, 2008 ; Beserra de Vasconcelos, Claudio, « Os militares e a legitimidade do regime ditatorial (1964-1968). A preservação do legislativo », in Varia *Historia*, vol. 29, N. 49, Ed. UFMG, Belo Horizonte, 2013 ; Moreira Domingues da Silva, A., « Ditadura militar e justiça castrense no Brasil : espaço de legitimaçãopolitica e de contradições (1964-1985) », *Arquivo Ana Lagoa*, Ufscar, São Carlos, 2013.

[20] Rappelons brièvement le contexte dans lequel ces lois émergent. Au niveau international, les années 1960-1970 sont caractérisées par l'unification juridique du contrôle international des stupéfiants à la fois par la Convention Unique de 1961 et son amendement par le Protocole de 1972 et par la Convention des substances psychotropes en 1971 : deux synthèses qui réorganisent le contrôle, la régulation et la répression des stupéfiants au niveau international. Le Brésil est représenté dans la Conférence pour la Convention Unique (ratifiée le 18 juin 1964) ainsi que dans la Conférence pour le Protocole de 1972 (ratifié le 16 mai 1973) ; il est l'un des vice-présidents de la Conférence pour la Convention de 1971 (ratifiée le 14 février 1973). Au niveau national, pendant la dictature brésilienne, ont été promulgués dix-sept actes institutionnels (AI), qui se superposaient à la Constitution de 1946 avant que l'AI-4 ne l'abroge pour mettre en vigueur la Constitution de 1967. L'année 1969 est pour le moins intense au niveau de la promulgation des AI : onze des dix-sept AI ont été élaborés sur cette période. Pour le dire vite, tant la loi de 1971 comme celle de 1976 sont votées lorsque le congrès était en intérim. Il n'est donc pas anodin que, dans ces conditions d'élaboration législative, la loi de 1976 ne soit abrogée qu'en 2006.

2° La guerre psychologique de l'adversaire se fait par l'emploi de la propagande, de la contre-propagande, et d'actions dans les champs politique, économique, psychosocial et miliaire, dans le but d'influencer ou de produire des opinions, des émotions, des attitudes et des comportements chez des groupes étrangers, ennemis, neutres ou amis, qui vont à l'encontre de l'accomplissement des objectifs nationaux. § 3° La guerre révolutionnaire est le conflit intérieur, généralement inspiré par une idéologie, ou soutenu de l'extérieur, qui vise la conquête subversive du pouvoir via le contrôle progressif de la Nation »[21].

Ce décret-loi, qui définit de manière volontairement vague et extensive les crimes contre la sécurité nationale, va être utilisé comme une sorte de fondement théorico-juridique pour orienter l'appareil répressif en matière de drogues. Plus que dans le corpus des textes législatifs eux-mêmes, c'est dans les débats et l'exposé des motifs des projets de loi, notamment de celle de 1971 (qui a pour objet la prévention et la répression des usages et du trafic illicites de stupéfiants) que le lien entre drogues, subversion et ennemi intérieur se fait le plus clairement. La transcription juridique finale masque la dimension proprement politique et belliciste des enjeux posés par la lutte contre la drogue dans la loi de 1971. Mais la lecture, tant des amendements au projet de la loi de 1971, tels qu'ils sont proposés par les Commissions, que des rapports émis par ces mêmes Commissions, permet d'expliciter clairement la théorie politique de la guerre révolutionnaire qui oriente la façon dont le problème des drogues est envisagé. L'amendement à l'article 13 de la loi de 1971, proposé par la Commission de la Santé, est exemplaire de la manière dont on envisage ainsi le statut du trafiquant par analogie avec celui de l'agent de la guerre subversive :

« Le trafiquant, non dépendant, relèvera de la Loi de Sécurité nationale, de la même manière qu'elle est appliquée aux agents de la guerre subversive. » « Justification : On ne peut pas appliquer les mêmes peines aux dépravés et dépravés-dépendants, qui ont leurs sens abolis du fait de la drogue, et à ceux qui consciemment trafiquent de la drogue et tirent d'elle des profits fabuleux, en même temps qu'ils induisent de nouveaux individus à trafiquer et à consommer »[22].

La mise en équivalence du trafiquant avec l'agent subversif est fondée sur le fait que l'un comme l'autre suivent une stratégie consciente d'affaiblissement de l'État, à la fois par le facteur économique d'enrichissement parallèle (via la vente et le recrutement de nouveaux trafiquants) et par le facteur moral d'asservissement de la société par l'encouragement de la consommation. Ces arguments fondent une distinction nette entre dépendants-victimes et trafiquants-ennemis et s'insèrent parfaitement dans les principes fondamentaux de la guerre révolutionnaire. Il n'est donc pas étonnant que cette grille d'analyse, qui se développe au niveau national autour des drogues, soit systématiquement reliée à des enjeux internationaux et à une stratégie de corruption venue de l'étranger. La Commission de l'Éducation et de la Culture élabore ainsi, en préparation de la loi, un rapport dans lequel on lit :

[21] Décret-loi n° 898, du 29 septembre 1969 définissant les crimes contre la sécurité nationale, l'ordre politique et social, établissant son processus et jugement et donnant d'autres directives.

[22] Projet de loi n. 185 de 1971, p. 68

« Les organismes de sécurité, en examinant l'extension de la toxicomanie, ont vérifié l'étroite corrélation entre les toxiques et l'action subversive. Le ministre de la Justice a dénoncé ce qui s'ensuit, après que le cardinal D. Vicente Scherer a affirmé dans l'Assemblée législative du Rio Grande do Sul qu'en Chine, le commerce de toxiques n'a jamais été contrôlé parce qu'il apporte beaucoup de profits et aussi parce qu'il est destiné, selon la *Pravda*, organe de diffusion officiel soviétique, à corrompre les nations occidentales, les nations vers où ces drogues sont exportées, afin de démolir les résistances qui s'opposeraient à un affaiblissement des énergies des pays ennemis de la Chine »[23].

Cela nous aide à mieux comprendre la façon dont la figure du trafiquant-étranger peut devenir un enjeu majeur. Dès 1969[24], soit un mois après la loi de Sécurité nationale, est promulgué un nouveau décret-loi pour définir la situation juridique des étrangers au Brésil. La loi de 1971 vient y ajouter un article qui vise à insérer spécifiquement les cas de commerce, possession ou facilitation de l'usage de stupéfiants dans les crimes contre la sécurité nationale et l'ordre politique menés par les étrangers[25]. Elle laisse clairement entendre que le trafic de drogues accompli par un étranger ne peut se comprendre autrement que comme une stratégie volontaire d'attaque nationale, qui justifie d'une amputation radicale des droits de la défense.

« Art. 81. S'agissant d'une infraction contre la sécurité nationale, l'ordre politique ou social et l'économie populaire, comme dans les cas de commerce, possession ou facilitation de l'usage de substance stupéfiante ou qui détermine dépendance physique ou psychique, ou du non-respect envers la prohibition en vigueur, spécialement celle prévue par la loi pour des étrangers, l'expulsion pourra être faite après une enquête sommaire, qui ne pourra excéder le délai de cinq jours, dans lesquels il est assuré à celui qui est en train d'être expulsé le droit de se défendre »[26].

Ce décret ne présente nullement, ici, la consommation de drogues comme une menace à la sécurité nationale. C'est la figure du *trafiquant*-étranger, en tant qu'agent de la corruption de la nation, qui justifie l'urgence de son expulsion hors du corps social, avec une réduction importante de ses garanties procédurales. Il faut toutefois noter, dans ce décret, la figure du consommateur-possesseur, qui pose un problème dans la mesure où il peut passer les stupéfiants ou induire à la consommation ; mais souligner que le consommateur lui-même, et le dépendant en particulier, ne font pas l'objet des mêmes mesures. L'amendement au projet de loi de 1971 proposé par la Commission de la Santé, qui explicite bien, là encore, le lien étroit entre lutte contre le trafic et guérilla subversive, témoigne des hésitations à ce sujet :

---

[23] Projet de loi n. 185 de 1971, p. 245.

[24] Décret-loi n. 941 du 13 octobre 1969 définissant la situation juridique de l'étranger au Brésil et donne d'autres directives.

[25] La figure du trafiquant-étranger était déjà présente dans le décret-loi n. 479 du 8 juin 1938 : « art.2. Est sujet à l'expulsion, l'étranger [qui] exerce le commerce illicite de toxiques et de stupéfiants ; et se prête à les distribuer ou les diffuser d'une manière quelconque ». L'étranger trafiquant doit être expulsé une fois sa peine accomplie. Mais la nouveauté tient ici au fait que la menace représentée par le trafiquant est définie comme un crime contre la Sécurité Nationale.

[26] Art 22 de la Loi n. 5.726, du 29 Octobre 1971, modifiant l'art. 81 du décret-loi n° 941.

« Dès lors qu'il s'agit d'un étranger trafiquant, qui tire des profits du trafic de drogues et induit d'autres individus à ce trafic, qu'il soit appliqué : a) La Loi de Sécurité nationale, comme on procède avec les agents de guérilla subversive ; b) l'expulsion du pays, après l'accomplissement de peine ; c) aux trafiquants-dépendants ou dépravés étrangers, appliquer la peine d'expulsion du pays, à son pays d'origine, avec recommandation du traitement approprié ». « Justification : procéder à l'expulsion pure et simple du trafiquant de drogues étranger est un privilège par rapport à ce qui est fait avec les nationaux. L'expulsion des trafiquants-dépendants ou dépravés dans leur pays d'origine est une mesure de sûreté d'ordre économique et social »[27].

En dépit du fait qu'il s'agit, dans les deux cas, de mettre à l'écart de la société trafiquants et dépendants, les stratégies qui motivent cette mise à l'écart ne sont pas les mêmes. Dans le cas du trafiquant-étranger, il faut l'expulser : les débats se focalisent uniquement sur la pertinence ou non de lui faire accomplir sa peine au Brésil avant l'expulsion. Pour le cas du dépendant, il s'agit surtout d'éviter la menace de « contamination » qu'il représente. La proposition de la Commission de la santé de l'expulser vise à opérer cette mise à l'écart à moindre coût pour les établissements spécialisés nationaux dans la prise en charge de la toxicomanie. Pour les nationaux, la situation est analogue. Le dépendant doit être mis à l'écart avant tout pour éviter la contamination de la société, contamination qui serait au cœur de la stratégie subversive portée par les trafiquants. La Commission de législation sociale, dans son rapport, exprime bien cette idée :

« Les drogues sont utilisées [...] à des fins politiques. Des subversifs relâchés par décision de justice sont usagers de drogues. Les groupes terroristes se servent des dépendants pour casser la résistance des jeunes et les corrompre. Le commissaire Stockler considère qu'il est nécessaire de retirer rapidement le dépendant de la circulation car il peut contaminer le milieu dans lequel il vit. C'est pour cette raison que sa plus grande préoccupation, en tant que Superintendant de la Police judiciaire [SPJ], est envers le dépendant »[28].

Le problème de la dépendance est donc d'abord, ici, un problème politique. De manière plus générale, si toute relation aux drogues est condamnable en soi, dans la mesure où il n'y a pas de relation aux drogues sans effets socio-économiques et politiques, on opère néanmoins des distinctions au niveau des statuts juridiques. Dans le cas des dépendants, comme leur consommation incontrôlée n'est pas immédiatement interprétée comme s'inscrivant dans un objectif révolutionnaire, on les place dans des institutions hospitalières spécialisées pour éviter la contamination du milieu et engager un traitement. Tandis que pour les trafiquants, qui obéissent, eux, à des objectifs économiques et politiques clairs, l'enfermement est carcéral[29]. Cet

[27] Projet de loi n.185 de 1971, p. 70. Cet amendement n'a pas été retenu du fait de l'incompétence de la Commission pour altérer cette matière portant sur les étrangers.

[28] Projet de loi 185/1971.

[29] « Art. 23 [la loi 1971 reformule l'art. 281 du Code pénal] Importer ou exporter, préparer, produire, vendre, exposer à la vente ou offrir, fournir, même gratuitement, avoir en dépôt, transporter, porter sur soi, garder, manipuler ou livrer une substance stupéfiante ou qui détermine une dépendance physique et psychique, d'une manière quelconque, à la consommation sans autorisation ou en désaccord avec la

extrait montre néanmoins qu'en dépit d'un effort de distinction radicale entre trafiquants et dépendants (envisagés comme victimes), les frontières sont parfois plus floues : instrument des agents de la subversion, le dépendant peut être aussi un vecteur plus ou moins conscient de celle-ci. Il contamine son milieu non seulement par ses mauvaises pratiques, mais aussi par la diffusion des idées subversives.

Les partages qui orientent la loi des drogues de 1971 se trouvent démultipliés dans la loi de 1976[30]. Et, en ce sens, elle raffine la rationalité répressive présente dans la loi de 1971 dans la mesure où elle accroît le « nombre d'expressions qui caractérisent les formes délictueuses », insère de « nouvelles formes qualifiées » de délits, « aggrave les peines prévues pour les délits typifiés » et pense une « séparation définitive enfin entre le trafiquant et le simple usager ou expérimentateur »[31]; autant de nouveautés saluées par le Congrès national dans les débats du projet de loi de 1976, qui démontrent une certaine continuité avec la rationalité punitive de la loi de 1971, tout en la complexifiant. Mais, d'un autre côté, la loi de 1976 suit une tendance plus générale (notamment à l'international) de dédoublement de la rationalité punitive pénale visant les crimes liés aux drogues par des « impératifs préventifs ». Ces « impératifs préventifs » sont pensés tant dans leurs volets sanitaires et éducatifs que pénaux. Au niveau sanitaire, c'est dans la prévention qu'on va désormais intégrer toutes les modalités de traitement et de récupération du dépendant : il doit, pour cela, bénéficier d'un traitement légal différencié, « humain », dans lequel sa pratique est interprétée à partir d'un problème d'ordre psychopathologique :

« La récupération du dépendant gagne du relief dans le Projet, où on lui confère un traitement humain. En ce sens, on distingue le malade du criminel, en garantissant au malade les meilleures opportunités de rencontre avec la santé psychosomatique, à travers l'assistance médicale spécialisée »[32].

C'est dans la prévention, telle qu'elle est pensée par la loi de 1976 à travers la nécessité de traitement du dépendant, qu'on marque son détachement radical vis-à-vis de la figure du criminel tandis que, dans la loi de 1971, le dépendant, faisant l'objet de mesures de sécurité, réunissait en lui, à travers la figure de « l'agent contaminateur », le statut plus ambigu de criminel et de malade[33]. Au niveau socio-éducatif, il s'agit de

---

détermination légale ou réglementaire : Peine - réclusion, d'un à six ans et amende de cinquante à cent fois supérieure au salaire minimum en vigueur dans le pays. » (Loi n. 5.726, du 29 Octobre 1971).

30 La loi de 1976 modifie ainsi de la manière suivante l'art. 23 de la loi de 1971 : « Art. 12. Importer ou exporter, remettre, préparer, produire, fabriquer, acquérir, vendre, exposer à vente ou offrir, fournir, même gratuitement, avoir en dépôt, transporter, porter sur soi, garder, prescrire, manipuler ou livrer une substance stupéfiante ou qui détermine une dépendance physique et psychique, d'une manière quelconque, à la consommation sans autorisation ou en désaccord avec la détermination légale ou réglementaire : Peine - réclusion, de trois à quinze ans et paiement de cinquante à trois-cent-soixante jours d'amende journalière » (Loi n° 6.368 du 21 Octobre 1976).

31 Rapport de la Commission « Constitution et Justice » dans le dossier sur le projet de loi 2380/1976, pp. 169 sq. et 227.

32 Projet de loi 2380/1976, p.190.

33 Sur ce point la loi de 1976 établit une rupture avec la loi de 1971 dans la mesure où elle supprime la figure du semi-imputable, ou « semi dépendant », en la remplaçant par deux cas de figure : le non imputable (le dépendant ou celui en état d'ivresse) et l'imputable. Selon Oswald Moraes de Andrade et João de Menna Barreto (deux experts ayant participé aux travaux d'élaboration de la loi de 1976), lors du IIIème Congrès brésilien sur l'alcoolisme et les drogues organisé en août 1980 à Fortaleza, la loi de 1976

mener un travail de fond sur la société, notamment en insérant dans l'éducation nationale un programme spécifique sur les toxiques, afin de prévenir dès le plus jeune âge l'usage ou un intérêt quelconque pour les drogues. Dès lors qu'il y a échec de la prévention socio-éducative, c'est-à-dire dès qu'il y a usage, et que cet usage finit par amener la personne devant la justice, un courant, dans les débats du projet de loi de 1976 considère que l'usager doit bénéficier, comme le dépendant, d'un traitement différencié de celui du trafiquant et du producteur. Ce courant considère ainsi que :

« La situation très spéciale du simple expérimentateur surpris dans la pratique de l'action délictueuse, ou du dépendant débutant, surtout quand il est mineur, doit faire l'objet d'un traitement légal adéquat. Il serait compréhensible qu'on procède alors de la même manière que le Projet le fait par rapport au vrai drogué, le dépendant. La possibilité de pardon judiciaire est ce qui apparaît comme étant la mesure la plus appropriée, dès lors qu'elle serait soumise à l'« *arbitrio judicis* » et conditionnée à l'adoption de certains critères de jugement »[34]. « Justification [*du député qui a élaboré l'amendement*]: [...] Comme l'a observé le juge de la Cour suprême Azevedo Franceschini, grand connaisseur en la matière, [...] c'est une grande injustice que de donner un traitement pénal identique, d'une part par l'absurde mise en équivalence du simple usager porteur de drogues, à la nuisible figure du trafiquant ; d'autre part parce que s'il est prévu un système de récupération pour le dépendant, il est incongru qu'on enferme celui qui n'est pas un dépendant et qui possiblement ne le sera jamais »[35].

L'admonestation sévère que le juge ferait lors du procès qui confère le pardon à l'usager, s'inscrit dans le prolongement de la dimension éducative. L'usager ainsi que le dépendant basculent donc nettement du côté des problématiques de santé et d'éducation publiques plutôt que de la répression pénale. En revanche, les producteurs et les trafiquants sont plus que jamais référés à des « impératifs répressifs » même si, on va le voir, deux rationalités coexistent pour fonder cette répression : la logique de guerre contre l'ennemi intérieur, que nous avons vue précédemment, et une logique de défense sociale qui insère la répression dans un schéma plus large de prévention et de lutte contre la délinquance. Dans les débats sur le projet de loi, la figure du producteur est envisagée comme celle qui rend possible le trafic et, pour cette raison : « on a aussi adopté des mesures décisives, tendant à réprimer, à sa source, la possibilité matérielle de circulation de substances stupéfiantes et dérivées »[36]. Il est important de souligner qu'au niveau des débats législatifs, le statut du « producteur » est lié en 1976 au statut du « trafiquant », ce qui est une

---

corrige la loi de 1971 qui « admettait dans son texte, la figure absurde de la « semi-dépendance », comme si un état psychopathologique – *morbus* - pouvait être mélangé avec la santé dans un même individu. Il s'agit d'une altération qualitative. Soit on est normal, soit en est en état anormal ». Ils prennent soin par ailleurs, dans leur effort de distinction entre les différents cas de figure, de ne pas « étendre de façon incorrecte et injuste la protection privilégiée *[la suppression de la pénalité]* aux trafiquants ou de la restreindre de façon inhumaine et antipsychiatrique, en excluant le dépendant » (Actes du Terceiro Congresso brasileiro de alcoolismo e drogas. Imperial Othon Palace 4 a 8 de Agosto de 1980, Aspectos Médico-forenses lei n. 6368/76, Oswald Moraes de Andrade e João de Deus Menna Barreto, Colaboração da Universidade Federal do Ceara (Fortaleza, S.D.), p. 21).

[34] Projet de loi 2380/1976.

[35] Projet de loi 2380 de 1976. Rapport du député Francisco Amaral pp.87 et 88.

[36] Projet de loi 2380/1976 p.188.

nouveauté par rapport à 1971. Néanmoins, dans la loi de 1976, plus encore que dans la loi de 1971, ces statuts sont en quelque sorte brouillés dans la suite d'activités devant être réprimées (produire, vendre, fabriquer, etc.), mélange qui sera ensuite décanté par la loi de 2006[37].

Pour le cas du trafiquant, il faut mettre l'accent sur les continuités, mais aussi sur les ruptures par rapport à la loi de 1971, afin d'éviter une interprétation qui réduirait les enjeux de la problématique des drogues à une vision homogène de la période dictatoriale. D'une part, le lien entre drogues et subversion opéré par la loi sur les drogues de 1976 prolonge celui de 1971. La catégorie de trafiquant fait toujours l'objet d'un discours en termes de subversion et d'attaque nationale, qui justifie sa répression. Dans les débats du projet de loi de 1976 au Congrès, on s'efforce de bien délimiter les frontières qui doivent séparer, politiquement et juridiquement, le trafiquant des autres figures concernées par les drogues :

« Aujourd'hui, on n'ignore plus l'extrême puissance de ce mal, capable de saper la sécurité de l'État, à cause du lien, parfaitement identifié, entre le trafic de stupéfiants et la subversion. On nous dira que la tendance de la pénologie moderne est tout autre : la progressive extinction de la peine. Dans le cas présent, toutefois, il faut mettre en avant la dure réalité de la lutte sans relâche, entre la société et la délinquance, qui ne permet pas des indécisions et des affaiblissements. Il est urgent, donc, d'armer la défense sociale. Des peines plus graves, comme celles prévues dans le projet, vont exercer une intimidation suffisante dans l'environnement, en tant que prévention spécifique, adressée aux condamnés, pour qu'ils ne deviennent pas des récidivistes, et en tant que prévention générique, pour qu'on n'encourage pas les citoyens tendant à la criminalité, à l'infraction à la loi »[38].

Le parallèle avec la loi de 1971, autour du lien entre trafic et subversion, est clair. Mais, d'autre part, et c'est là une spécificité de la loi de 1976, la catégorie du « trafiquant » est ici prise entre la grille d'analyse politico-militaire de l'ennemi intérieur et une grille d'analyse criminologique, de défense sociale, qui lie la catégorie de « trafiquant » à la figure du délinquant. Ce sont donc deux manières différentes d'envisager le problème. Pour les adeptes de la grille de l'ennemi intérieur, il s'agit, comme on l'a vu pour la loi de 1971, d'une stratégie militaire et politique de neutralisation de l'individu et sa mise à l'écart de la population par l'enfermement ou l'expulsion, car le problème du rapport aux drogues est politique et collectif plutôt que psychopathologique et individuel. Tandis que les adeptes de la grille criminologique inscrivent le « trafiquant » dans une stratégie de défense sociale qui envisage la question de la prévention de la criminalité et la lutte contre la récidive, et met l'accent sur le problème de la réadaptation sociale des individus et la dimension psychosociale de la délinquance. L'aggravation de la peine pour les trafiquants est alors justifiée par une double logique de prévention, « spécifique » et « générique », la première étant destinée aux individus (délinquants), la deuxième à la société. La prévention générique, on le voit, relève du modèle utilitariste très classique de la peine

[37] En ce sens, la loi de 2006 est celle qui concrétisera le plus le partage entre trafiquants et producteurs d'un côté, et usagers et dépendants de l'autre.

[38] Projet de loi 2380/1976, p. 186.

comme moyen de décourager les comportements délinquants à l'échelle de la société. Rien à voir, ici, avec un quelconque ennemi intérieur qui mènerait une action subversive dans la société. Quant à la prévention spécifique, elle désigne l'effort, caractéristique du mouvement de « défense sociale nouvelle », de travailler sur la « réalité humaine » du délinquant, dans ses composantes sociopsychologiques, de sorte à prévenir la récidive. Dans les deux cas, il s'agit moins d'insérer la réponse répressive (accrue) dans une logique de guerre contre un ennemi subversif que dans une logique de prévention de la délinquance, qui va d'ailleurs de pair avec un souci affiché de réinsertion du délinquant dans la société. On peut donc dire que deux rationalités punitives se juxtaposent dans la loi de 1976 : la première (sécurité nationale/ennemi intérieur) qui se rattache au modèle de la loi de 1971 et la deuxième (défense sociale/délinquance) qui se prolongera dans la loi de 2006. Si l'une et l'autre partagent assurément un ensemble de principes et de techniques, il est important de noter ce déplacement : c'est ce qui permettra à la loi de 1976 de perdurer jusqu'en 2006, bien après le contexte dictatorial de son élaboration[39]. L'extrait suivant illustre bien la contemporanéité des débats portés dans ce projet de loi sur la manière de penser les drogues :

« Selon Teofilo Cavalcante [...], le problème doit être envisagé sous l'angle le plus large, dans ses dimensions qui mettent en jeu des conditionnements sociaux, économiques, psychiques, préventifs et répressifs, médicaux et d'assistance sociale. Le droit et la criminologie, doivent cheminer ensemble. Celle-ci, en pénétrant le monde de la délinquance à travers la recherche de ses causes fondamentales, et celui-là en faisant prévaloir les techniques de prévention, de normalisation, de sanction et de rééducation en surveillance permanente ; en essayant de ramener au vivre ensemble, dans la société, tous ceux qui, pour des facteurs circonstanciels, ont été pris dans les filets du vice. Il est urgent alors d'adopter des mesures adéquates, bien évaluées, à l'image de celles du projet de loi élaboré par une équipe spécialisée, qui ciblent le problème en ce qu'il a de plus noble et atteignent le point névralgique du sujet : empêcher la production et la commercialisation, et supprimer l'approvisionnement de ces substances qui produisent des dépendances physiques et psychiques au sein de la population brésilienne »[40].

Loin d'être un problème de guerre, pensé à travers un langage stratégique qui articule ennemis de l'intérieur, stratégies subversives et action de l'étranger, les drogues deviennent ici un véritable problème public auquel contribuent un ensemble de variables sociales, psychologiques et économiques endogènes. Dans ce cadre, on le voit, le nœud du problème est représenté par la production et le trafic de drogues, qui semblent être la source de tout le mal et sur laquelle il convient donc d'appliquer des mesures drastiques. Cette logique fonde les distinctions entre producteur et trafiquant d'un côté et dépendant de l'autre, qui orientent l'intervention sur le « problème

---

[39] La loi de 2006 ne rompt d'ailleurs pas avec les partages les plus forts de la loi de 1976, soit la distinction entre trafiquants et producteurs du côté des impératifs répressifs, et usagers et dépendants du côté des impératifs médico-sociaux.

[40] Projet de loi 2380/1976 pp. 260-261

public » : il faut combattre la production et l'offre pour agir sur la consommation[41]. Il y a, dans cette perspective, une forme de continuité des partages qui seront repris par la loi de 2006[42] qui « prescrit des mesures pour la prévention de l'usage indu, le soin et la réinsertion sociale des usagers et dépendants de drogues [*et*] établit des normes pour la répression de la production non-autorisée et du trafic illicite de drogues ; définit les crimes et donne d'autres directives »[43].

On pourrait donc dire, pour conclure, que la militarisation des institutions visant à réguler et contrôler l'offre et la demande légitimes des stupéfiants, telle qu'elle se manifeste dans les interventions administratives et répressives de la CNFE jusqu'en 1950, n'impliquait pas nécessairement une stratégie belliciste contre les drogues. Cette stratégie guerrière apparaît dans un contexte bien précis : lorsque, au moment de la guerre froide, le soubassement théorique de la doctrine de la guerre révolutionnaire adapté par la dictature militaire brésilienne croise l'impératif politique de lutte contre les drogues. Les activités ayant trait aux stupéfiants sont alors ressaisies à l'intérieur d'un discours de menace totale vis-à-vis de la nation. Il faut par contre distinguer, au sein de la stratégie belliciste contre les drogues, des évolutions au sein même de la période dictatoriale, qui aboutissent à la coexistence dans une même loi (celle de 1976), de deux rationalités distinctes : l'une s'appuie sur la rationalité répressive héritée de la loi de 1971 (fondée sur la doctrine de la sécurité nationale et la guerre contre l'ennemi intérieur), tandis que l'autre (marquée par la défense sociale et la figure du délinquant) définit un modèle qui se prolongera dans la loi de 2006. Cette différence mérite une attention particulière. Car elle permet de complexifier l'analyse de la stratégie belliciste envers les drogues, non plus seulement réduite à la grille de l'ennemi intérieur, mais dans laquelle se juxtapose une grille criminologique qui intègre la guerre contre les drogues dans la problématique plus large (et encore actuelle) de la délinquance et de la toxicomanie.

---

41 On ne veut pas dire par là, bien entendu, que cette façon de penser et d'agir sur les drogues soit nouvelle et encore moins réduite à un problème exclusivement national. En effet, depuis les années 1950 et le Protocole de 1953 par exemple, au niveau international la problématique des drogues se fonde sur ces partages. Ce qu'on exprime, c'est que cette façon d'envisager le problème (combattre la production et l'offre pour agir sur la demande) peut faire appel à des stratégies disparates (selon les espaces et contextes nationaux) - allant du combat contre l'ennemi intérieur au problème de la délinquance – et que, dans le contexte dictatorial des années 1970, au niveau national, ces stratégies ne font pas l'objet des mêmes débats et n'ont pas les mêmes effets.

42 « Art. 33. Importer ou exporter, remettre, préparer, produire, fabriquer, acquérir, vendre, exposer à vente, offrir, avoir en dépôt, transporter, porter sur soi, garder, prescrire, manipuler, livrer pour la consommation ou fournir des drogues, même si gratuitement, sans autorisation ou en désaccord avec la détermination légale ou réglementaire : Peine - réclusion, de cinq à quinze ans et paiement d'amende journalière de cinq-cents à mille cinq-cents jours. » (Loi n. 11.343 du 23 Août 2006).

43 En tête de la loi 11.343 de 2006 sur les drogues.

La guerre perdue : l'interdit de l'impossible. Drogues, politiques publiques et pratiques sociales en Amérique latine au XXIe siècle

Edgardo Manero, CNRS/EHESS Mondes Américains

Guerre et prohibitionnisme

Dans la post-guerre froide, la lutte antidrogue a monopolisé les politiques de sécurité dans une grande partie de l'hémisphère occidental. Le débat sur les drogues et leur trafic est synonyme du débat sur la menace. La « guerre à la drogue » promue par les États-Unis en est son dénouement. Elle est l'expression logique – et extrême – du paradigme qui inspire les politiques publiques destinées à lutter contre le trafic de stupéfiants : le prohibitionnisme. Celui-ci se construit sur une illusion : l'éradication de la consommation des substances psychoactives, licites ou illicites.

Le paradigme prohibitionniste est traversé par divers discours - moral, religieux, sanitaire, juridique, économique et sécuritaire -, même s'il trouve sa légitimité avant tout dans l'autorité qu'octroie le discours sanitaire ou médical déterminant ce qu'est une substance à risque et à partir de quand elle le devient - bien que ce discours se soit transformé. Dissuasions nécessaires pour des potentiels consommateurs, ces discours ont un rôle central dans les pratiques communicationnelles, soulignant que le danger associé aux drogues est multiforme. Comme dans le mouvement de lutte contre l'alcoolisme aux États-Unis[1], la « guerre à la drogue » a contribué à donner forme à un collectif en établissant des connexions entre les acteurs qui appartiennent à des cercles différents : politiciens, médecins, policiers, militaires, religieux, avocats, ligues morales. Les acteurs engagés dans cette cause sont parvenus à forger une représentation du monde destinée à influencer les politiques publiques. Parmi les divers discours, le sécuritaire a progressivement gagné du terrain, en s'instituant presque en symétrie avec le médical.

Même si, dans les faits, il ne s'agit que d'une régulation du marché, le prohibitionnisme correspond à l'interdiction totale de l'utilisation des drogues, à sa définition comme un crime et donc à la nécessité de la sanction. Le paradigme prohibitionniste considère les drogues nocives. C'est au nom d'une conception du « bien », pas seulement en matière de santé, qu'on justifie l'interdiction de l'utilisation des drogues et sa pénalisation. Il s'agirait d'une activité mauvaise en soi, dégradante, non conforme à ce que la société considère comme un idéal de vie. La criminalisation

---

[1] Sur le sujet voir les travaux de Joseph R. Gusfield.

ne fait qu'entériner sa condamnation morale. Or, si la pénalisation est influencée par une morale d'inspiration religieuse, le prohibitionnisme se développe même dans des sociétés où la neutralité de l'État à l'égard des conceptions du bien conduit souvent à une certaine tolérance, y compris en matière de mœurs.

La « guerre » a réduit la question de la consommation de drogue à un problème de sécurité qui ne se restreint pas au fait que ceux qui consomment doivent être et sont poursuivis, créant ainsi les conditions pour qu'un problème social et de santé à connotation policière puisse être considéré à partir d'une logique « militaire ». Inscrite dans la réduction de la problématique des drogues au binôme addiction-illégalité et soumise à la logique d'éradication - des cultures aux consommateurs -, la militarisation a fini par s'impliquer dans tous les aspects des sociétés latino-américaines. Dans le cadre de la guerre au narcotrafic, l'État mexicain détruit en 2009 des lieux de cultes voués à la Sainte Mort. La « guerre à la drogue » doit être considérée comme partie intégrante de la sécurisation des problèmes socio-économiques et de la militarisation des solutions qui en résulte.

Comme politique publique, le prohibitionnisme a sa raison d'être dans l'essai de réduire les flux et les stocks de drogues ; il cherche à diminuer la demande de drogues en attaquant, *via* l'utilisation de la force – pas seulement étatique –, le processus de production et distribution. Avec la « guerre », les États-Unis portent au paroxysme le discours prohibitionniste, conçu comme nécessaire à la sauvegarde d'un corps social aseptisé.

Comme la lutte anticommuniste, le prohibitionnisme demande l'élimination d'agents « contagieux » et « dégénérés ». La figure de l'ennemi coïncide avec celle d'un corps étranger à détruire pour sauver l'organisme, la « société malade ». L'opération prophylactique participe d'une certaine idée du « nettoyage social ». Le prohibitionnisme rend évidentes les traces d'une représentation de la vie sociale absorbée par les métaphores biologistes des parasites générateurs d'épidémies qui menacent l'intégrité de l'organisme sain. L'imagerie du parasite et de la contagion est une figure clé du discours de l'hostilité. Cette imagerie, dans un sens large qui va du prédateur au parasite, permet un système analogique orienté à évoquer l'infrahumanité de cet Autre menaçant. Cette représentation de l'altérité et de l'action qui l'accompagne a comme prémisse une conception de la nocivité sociale. Cette volonté d'éradication se conforme à la logique propre du prohibitionnisme qui proclame la légitime défense de la communauté face à l'agression. Ses actions relèvent donc du droit pur et simple de se défendre contre un nuisible, nous montrant que la dévalorisation reste en soi, au-delà de la conjoncture, un recours essentiel du stratégique.

La guerre prône la criminalisation de la drogue sous tous ses aspects - y compris celui de l'utilisateur -, de la culture jusqu'à la consommation en passant par le commerce, en réduisant la solution de ce problème à la question de l'élimination de l'offre, principalement par le recours à la violence. Dans la logique prohibitionniste, il faut contrôler l'offre même si les effets de la répression sur la consommation et le trafic sont mineurs. Comme le démontre la quantité des membres des forces armées et de sécurité participant à la lutte, cette élimination est avant tout le produit de l'emploi de la force. Le prohibitionnisme a des implications sociales en termes de criminalisation d'abord et de répression ensuite, non seulement de certaines pratiques, mais fondamentalement de certaines populations. Il existe différentes échelles dans la chaîne de narco-criminalité, qui sont perçues et abordées de façon différenciée - et ce, pas seulement par les politiques prohibitionnistes.

Dans la logique de la sanctuarisation, limitée à la société états-unienne, la procédure répressive est considérée comme l'unique réponse valable. Le prohibitionniste exprime sans ambiguïté cette dimension de sauvegarde, de mise à part, d'intangibilité, propre à la sanctuarisation en tant que désignation d'un espace bénéficiant d'un ensemble de mesures assurant la protection. Conséquences de la concentration sur l'offre, les politiques mises en place par les États-Unis ont rendu prioritaire la question de l'éradication en circonscrivant l'Amérique latine au narcotrafic, perçu comme unique source de corruption et de violence. Le traitement restreint de la question de la drogue qui se produit depuis différents domaines, du politique au journalistique, en passant par le littéraire ou le cinéma, y collabore. Les points de vue récurrents et classiques mettent en emphase la dimension illégale du phénomène, les implications sécuritaires et économiques de l'activité délictuelle. La problématique se réduit aux organisations impliquées dans des actes de violence, à leur affrontement avec l'État ou avec d'autres acteurs, au blanchiment d'actifs provenant d'activités illicites[2] et à un enchevêtrement du légal et de l'illégal qui va rarement au-delà des économies où circule l'argent du trafic de drogue ou de la complicité des forces de sécurité.

La « guerre contre les drogues » a permis, progressivement, de renoncer à l'idée rousseauiste selon laquelle la guerre est affaire d'acteurs étatiques symétriques. Elle exprime la vision propre au scénario ouvert en 1989, selon laquelle la nouveauté des conflits violents tient à l'autonomie accrue des acteurs y participant par rapport au système étatique. La représentation de la « guerre » se structure sur une répartition géographique et une attribution topologique qui ignorent les multiples aspects des circulations liées au commerce des drogues et qui opposent l'Amérique latine, vue comme une sorte de *global south* mondialisé, à un nord globalisant, qui n'est pas seulement exprimé par les États-Unis. Or, la problématique posée par la consommation de drogues et le narcotrafic ne se réduit plus seulement à la demande des États-Unis. Au XXIe siècle, l'Amérique latine devient aussi un marché de consommation important, modifiant la division traditionnelle du travail ; le Brésil occupe l'une des premières places dans la consommation de cocaïne et l'Argentine est passée du transit à la consommation et à l'élaboration des drogues – même synthétiques –, ainsi qu'au rôle de fournisseur des précurseurs chimiques pour des organisations narcos, issues en particulier du Mexique. Par ailleurs, la problématique demande également de considérer les États-Unis non seulement comme marché, mais aussi comme un acteur dans le trafic illégal d'armes ou de blanchiment d'argent, deux questions plus que connexes.

La guerre contre la drogue n'est pas seulement ancrée dans le gouvernement états-unien ou dans les secteurs réactionnaires des sociétés latino-américaines. Elle est

---

2 Tokatlian, Juan Gabriel (comps), *Drogas y prohibición. Una vieja guerra, un nuevo debate*", Buenos Aires, Libros del Zorzal, 2010.

nécessairement plurielle. Il faut parler des guerres. La guerre contre la drogue implique autant les politiques implémentées par les gouvernements étasuniens ou les politiques publiques conçues par les États de la région que les comportements de larges pans des sociétés vis-à-vis d'une population déterminée ou bien des intérêts qui se dégagent de la pénalisation. Le schéma répressif et fonctionnel implique un large ensemble d'acteurs : les fournisseurs de matériel des forces armées et policières, les acteurs sociaux idéologiquement conservateurs, les laboratoires pharmaceutiques qui prétendent maintenir le monopole des traitements de certaines pathologies, les membres du système judiciaire, les acteurs économiques et les membres des forces de sécurité et de la classe politique qui profitent du financement international et des bénéfices de l'économie illégale.

La guerre ne se réduit pas à la question des secteurs politiquement conservateurs. La criminalisation de la consommation dans des régimes politiques différents évoque le fait que l'attitude face aux drogues fait partie d'une vision du monde où le clivage droite-gauche doit être relativisé. Les politiques des drogues nous rappellent que ces dernières renvoient une image particulièrement révélatrice des traits caractérisant l'ordre social, reflétant autant le poids des intérêts « nationaux » que les ambiguïtés des idéologies. La gestion répressive de la problématique n'a pas de relation mécanique avec la variable idéologique politique ni avec la variable type de régime, ni pendant ni après la guerre froide. Le prohibitionnisme n'est pas nécessairement la propriété des gouvernements dictatoriaux ou de droite. En Argentine, entre 1968 et 1973, sous le gouvernement militaire, il n'y a pas eu de criminalisation de l'usage de la drogue. En revanche, en 1974, en démocratie, on a voté la loi 20.771, qui tend à désigner comme des criminels autant les trafiquants de stupéfiants que les utilisateurs. Dans le paradigme répressif, le Cuba castriste et le Venezuela chaviste convergent avec des gouvernements de droite, démocratiques ou autoritaires. Les caractéristiques de la prohibition en régime démocratique et en régime dictatorial peuvent changer quelque peu. Ceci explique l'absence de rupture avec des pratiques et des politiques implantées pendant les régimes militaires. Depuis le retour de la démocratie, les pays latino-américains ont consacré presque la totalité du budget alloué à la lutte antidrogue à l'aspect répressif.

Chronique d'un échec annoncé

Les politiques axées sur la réduction de l'offre par la violence n'ont fait cesser ni les trafics ni la vente de drogues sur le marché états-unien. La guerre contre la drogue était l'axe d'une politique réduite à la simple volonté de limiter l'offre, en particulier de cocaïne, sur ce marché. La guerre contre la drogue n'a réduit ni sa disponibilité ni sa quantité et, fondamentalement, n'a pas augmenté son prix. L'interdiction n'a ni affecté l'offre ni rendu les prix prohibitifs. La cocaïne a été rendue plus accessible : le prix du gramme a progressivement diminué. Au XXIe siècle, la réduction progressive, sur le marché états-unien, de l'importance du crack et de la cocaïne par rapport aux méthamphétamines et à l'héroïne a d'autres causes que « la guerre ».

Les drogues sont plus disponibles en termes de quantité et les risques encourus pour les obtenir moins importants que par le passé. La guerre n'a pas non plus affecté la qualité de la cocaïne, elle est moins coupée. Le *National Institute of Drug Abuses* des États-Unis a démontré que le degré de pureté de la cocaïne est même plus élevé. Convaincre les utilisateurs de stopper leur consommation en raison d'une qualité nuisible à la santé est un des axes du prohibitionnisme. Sous une autre forme, la question de la qualité est un point aussi présent, dans le paradigme alternatif : la réduction des risques. Les deux positions sont traversées par le débat sur la question de savoir si *une drogue plus pure est nécessairement meilleure pour la santé ou pas.*

La prohibition n'a pas permis d'éviter, de réduire, ni même d'en contrôler la consommation. La situation est assez similaire aux États-Unis, en Europe ou en Amérique latine, où la drogue a été naturalisée, participant à la socialisation des jeunes. Cette dernière peut être aussi en relation avec diverses formes de criminalité liées aux trafics. Il s'agit d'une problématique qui affecte les bidonvilles latino-américains, mais pas exclusivement. Bien qu'il y ait un manque d'informations précises sur les marchés et les tendances de la consommation, en termes généraux, le profil du consommateur et la modalité de consommation de drogues ont changé. Le marché est diversifié[3]. En Argentine, alcool, tabac, drogues de synthèse, substances « bon marché » toxiques comme la kétamine, les solvants et la pâte base ou *paco*[4] sont consommés. En relation aux utilisateurs, la diversification demande de considérer la différenciation - établie par l'Organisation mondiale de la Santé - entre utilisation, abus et dépendance ou entre les utilisateurs occasionnels ou récréatifs et les toxicomanes. La diversification implique aussi de considérer la différence de sensibilité par rapport au drogué, le fait que si les frontières sociales et générationnelles d'utilisation des drogues sont de plus en plus diffuses, le jugement reste dépendant des représentations sociales plus axées sur le profil de l'utilisateur que sur l'usage.

Au XXIe siècle, un modèle de consommation moins rigide et favorable à la polyconsommation, qui pose le problème de l'overdose, est questionné. Ceci dépasse le fait que celui qui consommait des opiacés ou de la cocaïne les combinait habituellement avec l'alcool. Le schéma de la consommation, notamment dans les

---

[3] Voir *Primer Estudio Nacional en Pacientes en Salas de Urgencia del país*, SEDRONAR, décembre 2003 ; *Estudio sobre consumo de sustancias psicoactivas en niñas, niños y adolescentes en situación de calle*, Observatorio Argentino de Drogas, SEDRONAR, 2005; *Estudio nacional en población de 12 a 65 años, sobre consumo de sustancias psicoactivas*, SEDRONAR, 2006 ; *Tercera Encuesta Nacional a estudiantes de enseñanza media*, Observatorio Argentina de Drogas, SEDRONAR, 2007; Observatorio de la Deuda Social, dependiente de la Universidad Católica Argentina. *Barómetro del narcotráfico y las adicciones en la Argentina informe* N° 3 – año 2016. Venta de drogas y consumos problemáticos. una aproximación diagnóstica a las adicciones en jóvenes de barrios vulnerables barómetro del narcotráfico y las adicciones en la Argentina. http://www.uca.edu.ar/uca/common/grupo68/files/2017-Observatorio-Informe-3-Narcotrafico-Addiciones-Venta-Drogas-y-Consumos-Problematicos.pdf

[4] Habituellement confondu avec le crack et appelé à tort pâte base, le *paco* est un résidu de la fabrication du chlorhydrate de cocaïne. Il s'agit des restes attachés au fond de la casserole mélangés à d'autres produits : solvants tels que kérosène, bicarbonate ou pesticides. La consommation se généralise dans les bidonvilles de Buenos Aires au lendemain de la crise de 2001. Voir *El consumo de Pasta Base-Paco en Argentina, Observatorio Argentina de Drogas*, SEDRONAR, 2006; Silvia inchaurraga, « Reduccion de daños y consumo paco. limites y desafios de la practica », *Paco*, A. Donghi (sous la direction de). Ed JVE Buenoss Aires 2017.

classes aisées et moyennes, est structuré sur le mélange de substances et la recherche de nouveautés. Dans les évènements sociaux réunissant les adolescents, la consommation régnante combine marijuana, psychotropes, différents types d'alcool et de boissons énergisantes.

De la pâte de base aux méthamphétamines, la prohibition a ouvert la porte à des drogues, dans certains cas, plus toxiques et moins chères. Il ne s'agit pas seulement des restes issus de l'élaboration. Le marché des drogues est hautement diversifié. Avec l'effort des gouvernements encore centrés sur la lutte contre le trafic de cocaïne et de marijuana, les drogues synthétiques ont pris une nouvelle dimension, et ce, pas seulement à cause de l'augmentation de leur importance dans le trafic ou de la production de nouvelles substances. En Amérique latine, la marijuana et la cocaïne ont été, traditionnellement, le principal objet d'attention dans la lutte contre l'usage de stupéfiants. Il faut faire face au défi des nouvelles substances. L'augmentation des saisies rend compte d'une expansion rapide. L'usage de stimulants de type amphétamines a augmenté parmi les jeunes dans des pays comme l'Équateur, le Honduras et le Venezuela, surpassant la consommation de la marijuana ou de la cocaïne, et d'importantes saisies d'ecstasy ont été réalisées au Brésil et en Argentine.

Les drogues synthétiques participent de la diversification d'un marché qui mute à un rythme supérieur à celui détecté par les autorités. Phénomène de mode, la production cherche à modifier les structures des drogues synthétiques pour imposer de nouveaux produits, ce qui a des conséquences sur la répression. Quand un composant est modifié, l'illégalité disparaît ; c'est une nouvelle drogue non considérée par la législation. Ainsi, les producteurs peuvent éviter d'être arrêtés sous prétexte que, techniquement, ils ne fabriquaient ni ne vendaient de drogues interdites. En Argentine, une réforme a été effectuée par le gouvernement Kirchner afin d'incorporer les nouvelles substances dans les listes des drogues interdites.

À la banalisation de l'usage de la drogue correspond une banalisation de l'ensemble des conditions de fabrication et du processus de commercialisation. Le trafic de drogues a répondu à la répression avec une segmentation et une tertiarisation, dont les principales conséquences consistent d'abord dans le changement des structures criminelles. La subdivision des cartels a impliqué la fin du modèle traditionnel d'organisation délictuelle, c'est-à-dire une structure pyramidale occulte, facilement démontée une fois identifiée. Cette modification a des conséquences sur l'essence même du militaire dans le désordre global : la gestion du contrôle des flux et des stocks légaux et illégaux.

De petits laboratoires, les « cuisines », ont éclos dans des maisons précaires des bidonvilles, mais aussi dans des appartements du centre des villes latino-américaines. On est loin des grands laboratoires des organisations mexicaines des années 1990. Le stéréotype du trafiquant change. Les conditions de fabrication des drogues synthétiques y concourent. La série *Breaking bad* est révélatrice de cette évolution. La mutation des méthodes de commercialisation implique une séparation plus évidente dans la division du travail. Ceci a des conséquences sur le matériel probatoire. En Argentine, le bunker, en tant qu'espace physique de vente, se transforme en s'adaptant aux conditions de commercialisation. Le développement du « *delivery* » ou de la vente par Internet rend plus facile l'accès à la marchandise. Le temps où les consommateurs devaient aller s'approvisionner dans les quartiers périphériques est en partie révolu.

La militarisation a eu des conséquences géopolitiques. Elle a encouragé l'expansion et la recherche de nouvelles terres de culture ainsi que le changement de routes d'acheminement, résultat du contrôle aérien. Le trafic aérien est de moins en moins important. Ainsi, dans le cas argentin, la drogue circule principalement par voie terrestre, ensuite par les fleuves, surtout le Paraná. Au XXIe siècle, l'élargissement des zones de production et de transport dépasse la division classique du travail. Si le déplacement des centres de production a fait baisser la production en Colombie, celle-ci a augmenté dans d'autres pays, spécialement dans la région andine.

La guerre à la drogue a créé des éléments qui déstabilisent la région. Comme l'a reconnu l'ex-président des États-Unis Bill Clinton, la politique envers la Colombie a déplacé la violence vers le Mexique. Il a admis que la politique orientée vers l'arrêt du trafic maritime et aérien depuis la Colombie a provoqué des modifications dans la géopolitique des drogues. Ayant toujours été un point principal de l'agenda latino-américain de Washington, le Mexique est devenu une question cruciale de son agenda global de sécurité. Depuis 2008, il est comparé au Pakistan. Le voisin latino-américain est pointé par certains formateurs d'opinion - politiciens, journalistes, membres des *think tank* - comme un pays menacé d'implosion, un *failed state*, dans lequel, pour les positions extrêmes, le gouvernement états-unien devrait se réserver la possibilité, à terme, d'une intervention. En 2010, Hillary Clinton a évoqué l'existence d'un Mexique « colombianisé » en raison du trafic de stupéfiants[5]. Le Mexique serait, selon ses mots, *« la Colombie d'il y a vingt ans »*. Obama a dû relativiser ces déclarations. Il a considéré le Mexique comme une vaste démocratie, avec une économie croissante et, de ce fait, il n'est pas possible de le comparer à ce qui s'est passé en Colombie[6].

Le parallélisme méconnaît d'abord que le fait que le Mexique présente une structure d'État qui vient de B. Juarez et de la Révolution mexicaine, ensuite que les manières selon lesquelles les violences ont été conçues et se sont étendues sont très différentes. Dans le cas colombien, les cartels ont surgi et ont prospéré dans une société insérée dans un conflit politico-militaire, dans lequel des acteurs armés non-étatiques osent contester un État faible. Dans le cas mexicain, ils ont émergé avec l'aval d'un État fort, mais érodé par la corruption et la pénétration des organisations narcos dans la classe politique et les forces armées et de sécurité, et sur la base d'une circulation transfrontalière où les États-Unis représentent une composante prioritaire par le biais de la demande de drogues, de l'approvisionnement en armes légères ou par le blanchiment d'argent.

Au Mexique, le trafic de stupéfiants a toujours impliqué un certain degré de violence. La participation militaire dans la lutte anti-narco est assurée depuis longtemps. L'armée mexicaine a été la première du continent à s'impliquer dans ce cadre, dès la fin des années 1940, cette implication se développant dans les années 1980 sous la présidence de M. de la Madrid. Néanmoins, dans les années 1980 et 1990, la situation du Mexique n'était pas comparable à celle de la Colombie.

---

[5] *El Universal*, 9/9/2010.

[6] Voir http://www.oem.com.mx/laprensa/notas/n1777236.htm

L'hégémonie politique du PRI instituait un ordre qui permettait de régler le trafic de stupéfiants par la voie d'une série d'accords, plus ou moins tacites, qui garantissaient un niveau de violence tolérable pour le système politique et la société. La fin de l'hégémonie du PRI en 2000 avec le triomphe de V. Fox et le Plan Colombie ouvre un nouveau cycle. La violence dérivée du trafic de stupéfiants s'élargit avec F. Calderón et la déclaration de guerre au narcotrafic produite en 2006 dans le cadre de l'Initiative *Mérida*. L'affrontement entre l'État et les narcos se juxtapose à la lutte entre les cartels et à l'action des groupes paramilitaires et/ou d'autodéfense. La violence s'élargit socialement et géographiquement et de nouvelles problématiques, comme l'immigration interne, apparaissent.

La militarisation a aussi eu des conséquences sociales et environnementales. Les politiques répressives inhérentes à la « guerre » ont affecté l'exercice des droits : les écoutes téléphoniques, les détentions de personnes sans mandat judiciaire, l'augmentation des contrôles administratifs douaniers pour empêcher la libre circulation des personnes, la pénétration dans les espaces d'intimité des individus ou dans le cadre du travail, pour pouvoir déterminer si une personne a consommé une substance. Les institutions se sont détériorées suite à cette politique répressive et à la corruption que cela engendre, pas seulement en Amérique latine. En Colombie, en 1999, l'épouse d'un colonel attaché à l'ambassade des États-Unis a été arrêtée pour trafic de drogues[7] et en avril 2005, des soldats américains enrôlés dans la lutte antidrogue ont été arrêtés pour trafic de cocaïne. La guerre contre la drogue comporte également une dimension écologique, avec un impact conséquent sur l'environnement, en particulier pour les actions de fumigation. En 2015, l'inutilité de ces dernières a été reconnue par le gouvernement de Santos en Colombie. La décision de les arrêter a reçu l'appui des membres du Congrès états-unien[8].

Les limites d'une nouvelle époque

Au XXIe siècle, orientée par l'échec des politiques mises en place, l'émergence d'un mouvement critique du traitement militaire de la problématique caractérise la région. Ce mouvement n'est pas nécessairement lié à une définition idéologico-politique. Les critiques dépassent celles qui soulignent, « traditionnellement », aussi bien le renforcement du rôle policier des armées que le détournement de ressources qui auraient pu être utilisées pour résoudre les facteurs contribuant aux trafics dans la région, comme la pauvreté des agriculteurs et la corruption. L'échec de la guerre est reconnu par un large espace. En 2009, la commission latino-américaine sur la drogue et la démocratie, instituée entre autres par les ex-présidents F. E. Cardoso, E. Zedillo et C. Gaviria, affirme que les opérations antinarcotiques relèvent d'une méthode peu efficace. Elle fait référence à la nécessité de combattre tant l'offre que la demande, de contrôler l'utilisation *via* la prévention, le traitement et l'éducation, ainsi qu'à la

---

[7] *L'Express*, 25/4/2005.
[8] *El Tiempo*, 14/5/2015.

décriminalisation des drogues douces[9]. Par ailleurs, des membres du Congrès des États-Unis soutiennent régulièrement que plus d'argent investi se traduit par moins de résultats.

Progressivement, sur le continent, les gouvernements résistent aux politiques états-uniennes antidrogues, et vont même plus loin en défiant des positions traditionnelles, comme la prohibition, l'éradication des cultures, les fumigations, la répression des agriculteurs ou l'utilisation des bases à des fins militaires. Le changement montre à la fois l'échec des méthodes pour combattre le trafic de stupéfiants et l'influence décroissante des États-Unis sur la région, ainsi que la consolidation conséquente d'une autonomie relative des États latino-américains. Or, le refus de la guerre à la drogue promu par les États-Unis ne se traduit pas nécessairement par la désarticulation de la logique prohibitionniste. Ce refus représente autant la récusation des politiques poussées par les États-Unis que l'expression des modifications dans le traitement de la question.

La réappropriation de la souveraineté nationale portée par les néo-populismes contestataires a eu un rôle central dans ce refus. Dans une conjoncture où le poids du nationalisme et de l'anti-impérialisme dans la région est important, la souveraineté s'exprime dans les politiques des drogues. Très tôt, avec son refus du Plan Colombie, le chavisme a lié les politiques antidrogues à la remise en question de la présence états-unienne sur le territoire national. De son côté, Correa a aussi remis en cause, rapidement après sa victoire, la présence états-unienne en Équateur. Le résultat a été le non-renouvellement des accords de la base *Manta* et l'inscription dans la constitution équatorienne de 2008 d'un refus de toute ingérence étrangère, avec une interdiction explicite des bases militaires.

En 2009, le président bolivien, E. Morales, a expulsé la DEA, en revendiquant l'utilisation traditionnelle de la feuille de coca, symbole culturel dans les pays andins, tout en implémentant une régulation pour cet usage. En outre, il a défendu un système qui permet aux agriculteurs de cultiver la coca. Or, non seulement Morales ne demande pas la légalisation de la cocaïne ni des autres drogues, mais il va jusqu'à les critiquer en avançant des arguments « anti-impérialistes ». En 2016, dans le cadre de l'approbation par le gouvernement des États-Unis de la loi transnationale sur le trafic de drogues, qui considère la feuille de coca comme substance contrôlée de classification IIe, le président E. Morales a assuré sur Twitter : *« La Bolivie n'est pas une colonie yankee. La feuille de coca représente la dignité et la souveraineté de nos peuples millénaires de la région andine »*. La loi a généré de la préoccupation chez les producteurs de la feuille de coca.

Expression du changement dans la façon d'aborder la question, le refus de l'option répressive est soutenu par des pays en syntonie avec les politiques de dénonciation de l'hégémonie états-unienne. Au sommet des Amériques de Carthagène en 2012, des pays comme le Mexique, la Colombie, le Guatemala ou l'Uruguay ont proposé aux États-Unis d'établir une discussion sur le thème de la légalisation des drogues douces, en parallèle au développement des politiques de

[9] Declaración de la comisión latinoamericana sobre drogas y democracia, « Drogas y democracia: hacia un cambio de paradigma », http://www.drogasedemocracia.org/arquivos/livro_espanhol_04.pdf

prévention et de réhabilitation. Les pratiques latino-américaines relèvent des points de vue globaux qui cherchent à dépasser le paradigme prohibitionniste, à partir de la considération des raisons pour lesquelles les individus se droguent ou de l'essai d'instituer la santé publique comme un domaine privilégié pour comprendre le problème des drogues et développer les politiques publiques.

Dans le contexte d'un bilan de plus en plus critique du plan d'action 2009-2019, qui fit la part belle au tout répressif, la session extraordinaire de l'Assemblée générale des Nations Unies, en avril 2016, se proposait de marquer un tournant dans l'approche de la politique sur les stupéfiants. Le projet de résolution, un document non contraignant soumis au vote de l'Assemblée, a présenté des inflexions notables, en faisant plus de place au sanitaire et au social. Loin de la réponse militaire, la formulation de la problématique de la drogue en termes de santé ou de société contribue à redéfinir les catégories de l'action politique.

Les effets négatifs des politiques prohibitionnistes ont engendré la recherche d'alternatives, influencées par les débats autour de la dépénalisation ou de la légalisation. Ceci revêt une dimension majeure dans un continent où a prévalu le prohibitionnisme, même si l'impact dans la modification de la perception sociale du problème ou dans les mesures qui sont prises en matière de politiques publiques reste nuancé. Par rapport à la marijuana, il existe une volonté d'expérimenter son usage médical. Les discours alternatifs et progressistes se développent surtout dans le Cône Sud, avec l'intention de pouvoir réviser la législation et de produire de nouveaux paradigmes, même si les évolutions législatives sont lentes. La critique du prohibitionnisme considère que la criminalité en a bénéficié. La dépénalisation doit permettre de réduire la consommation des drogues dures et de faire baisser la criminalité. Or, le modèle de consommation des populations addictes au paco est peu approprié à l'autoculture et aux clubs de cannabis, conçus sur le modèle culturel des classes moyennes.

L'Uruguay est la société la plus disposée à entendre le sens de l'expérimentation. Ce pays a légiféré sur la production de marijuana, même si les divergences à l'intérieur du *Frente Amplio* et de l'appareil étatique ont posé des difficultés à son implémentation. La lente évolution de la loi est plus révélatrice que les obstacles bureaucratiques : elle témoigne des préjugés et des positions morales. La logique de séparation du marché des drogues dures et douces, dont la Hollande a été pionnière, a inspiré le gouvernement de Mujica en Uruguay à approuver la loi de la légalisation de la marijuana, argumentant que l'utilisateur des drogues ne doit pas entrer en contact, *via* le marché noir de la marijuana, avec les dealers d'autres drogues.

En Argentine, bien que le poids des secteurs défendant la consommation responsable et la réduction des risques, tels que l'Association de Réduction des Risques de l'Argentine, reste limité, les avancées produites par les demandes citoyennes des consommateurs[10] ou par l'installation du débat sur la dépénalisation de

[10] À titre d'exemple, les documents élaborés par l'Association de Réduction des Risques de l'Argentine « *Si te detienen conoce tus derechos* » (2005); « *Que hacer si te detienen* » (2011) ou le manuel sur les droits de l'homme et l'emploi des drogues. Silvia Inchaurraga, *Manual sobre derechos humanos y uso de drogas*, CEADS, UNR, Rosario, 2009.

la consommation ou la légalisation de l'utilisation du cannabis pour un usage médicinal, même si ceci reste marginal et circonscrit à l'investigation, rend évidente une certaine volonté de désactiver la logique punitive.

L'arrivée de M. Macri, en 2015, dans le cadre d'une demande sociale de sécurité, a été accompagnée d'un discours de « guerre à la drogue ». Le plan « Argentine sans narcotrafic »[11] formulé par son gouvernement fait référence à « un monde sans drogues », proposé par les Nations Unies en 1998 et reformulé ultérieurement ; il s'agit d'énoncés pourvus d'un très haut niveau de généralisation qui réitèrent les façons d'approcher la question sous la logique punitive du prohibitionnisme. L'allocution prononcée dans le cadre de la présentation du programme « Argentine sans narcotrafic », le 30 août 2016, est révélatrice de cette logique[12]. Les principes et les objectifs énoncés sont identiques à ceux du décret de 1991 de l'administration Menem.

En décembre 2015, la Colombie a légalisé par décret l'usage du cannabis à des fins thérapeutiques, permis par une loi de 1986, mais sans réglementation. Le Brésil a approuvé une loi qui, dans le cas d'un usage récréatif, substitue la prison par des mesures comme le service communautaire ou des programmes d'éducation. Au Chili, le débat porte aussi sur les usages médicinaux de la marijuana. La tendance à repenser le prohibitionnisme touche également des pays réputés socialement plus conservateurs. Le Pérou en est un exemple. Ce pays soutient que la coopération bilatérale dans la lutte contre le trafic de drogue nécessite de nouveaux programmes de substitution à la culture de la feuille de coca et a mis en place un mécanisme de régulation pour l'usage traditionnel de la feuille de coca en 2011. Dans le cadre de la politique destinée à éradiquer cette culture, le cacao a été déclaré en 2012 « patrimoine naturel de la nation » par le gouvernement péruvien. Au Guatemala, le président O. Pérez Molina avait demandé une nouvelle politique et il s'est montré disposé à créer un marché légal, réglementé par le gouvernement, pour quelques drogues, afin de neutraliser le narcotrafic. Il a lié sa destitution à cette politique. Au Mexique, le président E. Peña Nieto se dit ouvert à des points de vue alternatifs, mais sans pousser le débat. Dans la ville de Mexico, bastion progressiste, les tentatives de dépénalisation ont échoué. En 2016, l'arrestation d'el Chapo a relancé le débat.

Une fermeture provisoire

En Amérique latine, depuis la fin de la guerre froide, le narcotrafic, institué comme un sujet géopolitique principal, prend le statut de menace majeure. Au cœur de la reconfiguration de l'architecture militaire dans la région, il a constitué, jusqu'au 11 septembre 2001, le principal critère d'intervention des États-Unis. Avec la militarisation de la lutte et le rôle des organisations criminelles dans les débats stratégiques, le narcotrafic est plus une question de sécurité que de santé publique. Le

---

11 *La Nación*, 30/8/2016.

12 http://www.infobae.com/politica/2016/08/30/la-droga-se-extendio-por-todo-el-pais-dijo-macri-al-presentar-un-plan-contra-el-narcotrafico/

fait d'aborder la consommation comme une pathologie est davantage relayé par le système pénal que par le système de santé. Or, si le narcotrafic fait partie du discours politique, il est rarement traité comme un acteur politique ou perçu comme un projet de pouvoir. Ceci participe de l'échec de la lutte.

Le bilan de la militarisation de la lutte antidrogue est négatif. L'effort pour diminuer l'offre de substances illicites au moyen du tout répressif, tant dans le domaine de la production que dans celui de la commercialisation, en même temps que les démarches destinées à pénaliser la consommation, n'ont pas montré de résultats. La consommation a augmenté, l'âge d'initiation a baissé et des drogues plus dangereuses se sont développées. Le marché est aussi très diversifié au niveau des consommateurs et une tendance à l'expérimentation et à la polyconsommation voit le jour. En relation avec les violences, ces tendances se sont développées. Ceci dépasse largement le cas mexicain. De l'État de Guerrero au Mexique à la ville de Rosario en Argentine, il est clair que les affaires liées à la prohibition tuent plus que la drogue même[13].

La militarisation a eu des conséquences géopolitiques, sociales et environnementales, des conflits de voisinage en lien avec l'intervention états-unienne, en particulier dans le cadre du Plan Colombie, à l'élargissement des zones de production et de transport en passant par la corruption des forces de sécurité et du système judiciaire, la pollution liée aux défoliants, le renforcement du discours sécuritaire ou l'affectation de la vie politique. Les limites de l'option militaire peuvent se comprendre en dehors de l'Amérique latine, comme l'illustre le cas de l'Afghanistan, gros producteur de cannabis et d'opium sous occupation de pays prohibitionnistes.

L'échec explique, en grande partie, les innovations expérimentées dans tout le continent américain, suggérées par le discours portant sur la nécessité de reformuler la manière d'aborder le problème des drogues et, dans une moindre mesure, par les politiques publiques et les pratiques sociales. La question de la dépénalisation de la consommation ou de la légalisation de l'utilisation du cannabis pour un usage médical traverse les Amériques avec des résultats variés. Les expériences latino-américaines par rapport à la drogue sont constitutives du glocal, elles mettent en relation les échelles locales et mondiales, et font partie du débat international sur le sujet qui inclut les États-Unis. Or, si en termes généraux, la visibilité du mouvement prohibitionniste dans l'espace public s'est affaiblie, les politiques répressives priment. L'hégémonie de cette pensée se dégage moins de la continuité des arrestations arbitraires ou de l'utilisation de fausses preuves par les forces de sécurité, en particulier contre les secteurs populaires, que du fait que le postulat, propre au prohibitionniste, selon lequel l'usage de drogues est nuisible pour tous et partout, a gagné la bataille culturelle.

---

[13] En 2016, le Mexique est le deuxième pays le plus meurtrier du monde après la Syrie. *Le Monde*, 10/05/2017.

TROISIÈME PARTIE

Drogues et morale

Dealers, démons des temps modernes

Vincent Benso, sociologue, ASUD, Techno+, SWAPS

« *Les dealers qui viennent proposer des doses gratuites à la sortie des écoles, j'aurais adoré les rencontrer lorsque j'étais toxico. Il s'agit encore d'un de ces artefacts qui prolifèrent spontanément sur la planète imaginaire baptisée "La drogue"* ».

Lettre ouverte à Christine Boutin, Fabrice Olivet, ASUD, 2008

En ces temps où la sociologie est accusée de véhiculer une « culture de l'excuse », il faut certainement commencer par rappeler que comprendre n'est ni excuser ni déresponsabiliser[1] et qu'on peut chercher à déconstruire l'image diabolisée des dealers sans vouloir y substituer une autre image, angélisée cette fois. C'est l'objectif de ce texte, retranscription largement modifiée d'une communication au séminaire commun ASUD /EHESS.

Ainsi, la gestion publique du trafic de drogues et le processus de construction de la figure du dealer constituent les deux axes principaux de cette contribution qui mobilisera la théorie de Stanley Cohen, associant paniques morales et démons populaires. Mais pour commencer, j'aimerais resituer mon propre cheminement par rapport au deal et revenir sur les raisons du choix de cet objet de recherche qui m'occupe depuis une dizaine d'années. En plus de préciser d'où je parle, j'espère de cette introduction par le terrain qu'elle permette au lecteur de commencer à réfléchir autrement sur cette question, comme ce fut le cas pour moi.

De l'usage-revente en espace festif aux autres formes de trafic

J'ai commencé à m'intéresser au trafic en 2008, après avoir été frappé par une observation qui contredisait mes préjugés sur cette question. Je travaillais alors sur les pratiques à risque en espace festif au sein de l'association Techno+, une association de santé communautaire dont la spécificité est d'intervenir dans le milieu des free et autres rave parties.

Sur ces « teufs » – souvent illégales – notre action consistait (et consiste toujours !) à monter des stands et des espaces de repos afin de distribuer du matériel de réduction des risques, d'effectuer des prises en charge (premiers secours, bad trips…) et d'informer objectivement les participants des effets et méfaits des drogues qu'ils sont susceptibles de consommer. Toucher ces usagers n'est pas facile – a

[1] Bernard LAHIRE, *Pour la sociologie. Et pour en finir avec une prétendue « culture de l'excuse »*, Paris, La Découverte, 2016.

fortiori pendant le temps de la fête – mais la composante communautaire de Techno+ facilite grandement les relations et les participants nous parlent en toute liberté de leurs éventuelles consommations de drogues. Pour moi, ces interventions étaient donc un observatoire extraordinaire.

Rapidement, un constat s'est imposé : les revendeurs étaient surreprésentés parmi ceux qui rencontraient des problèmes avec leur usage de produits. C'était particulièrement visible avec la cocaïne puisque tous les usagers abusifs que nous rencontrions s'avéraient aussi en revendre et qu'inversement tous les revendeurs de cocaïne que nous rencontrions avaient des difficultés à maîtriser leur consommation.

Les seules exceptions étaient des équipes de revendeurs souvent jeunes et non consommateurs qui venaient écouler d'importantes quantités sur les gros évènements comme les teknivals. Mais, j'allais m'en rendre compte en reconstituant des trajectoires d'usager-revendeurs, même ces exceptions ne sont pas forcément significatives puisque, pour certains, la participation à ces équipes marque un premier pas vers des consommations qui se développent ensuite.

Je décidais donc de travailler spécifiquement sur les risques liés aux pratiques d'usage-revente de cocaïne en espace festif, pensant tenir un sujet original. J'ai ainsi pu mettre en lumière un certain nombre de risques liés à la pratique d'usage-revente (augmentation des consommations, décroche scolaire et professionnelle, vols, violences, souffrance psychique, difficulté à sortir de l'usage-revente...), mais j'ai rapidement déchanté sur la nouveauté de ces observations : pratiquement tous les mécanismes et les risques que j'observais avaient déjà été décrits dans des recherches datant parfois de plusieurs dizaines d'années ! Je m'étonnais alors que ces risques, souvent sous-estimés par les usagers-revendeurs lorsqu'ils se lancent dans cette pratique, n'aient pas été investis par la réduction des risques (RDR) en tant que leviers de prévention[2].

Un élément de réponse m'a été apporté lorsque, ayant produit un prototype de brochure de prévention sur l'usage-revente[3], notre avocat nous avertit que le sujet était sensible : « si vous sortez ça, vous êtes morts ! » Un conseil juridique de la direction générale de la Santé, qui soutenait le projet, nous permit de préciser le problème : le décret qui établit le cadre légal de la RDR autorise à travailler sur les risques associés à l'usage de drogues. Nous pouvons donc travailler auprès des consommateurs pour les prévenir des risques auxquels ils s'exposeraient en se lançant dans la revente. En revanche, le décret n'autorise pas l'inverse, c'est-à-dire prévenir les revendeurs des risques auxquels ils s'exposeraient en se mettant à consommer. De fait, les revendeurs se voient donc exclus du champ de la prévention alors même qu'ils constituent une population à haut risque.

Ces premiers travaux avaient écorné l'image que j'avais des dealers : ceux que j'avais rencontrés n'étaient pas prosélytes. Ils consommaient les drogues qu'ils vendaient, ne faisaient que peu de bénéfices et s'étaient généralement retrouvés dans cette position en commençant par « dépanner » des amis, puis en s'engluant dans des cercles vicieux qu'ils n'avaient pas anticipés.

---

[2] Vincent BENSO, « Usagers-revendeurs, les oubliés de la réduction des risques », *SWAPS*, n° 59, 2010.

[3] « Deal conso », disponible sur www.technoplus.org .

À ce stade, le lecteur objectera certainement que les revendeurs de cocaïne en espace festif ne sont pas représentatifs de l'ensemble des revendeurs. C'est évidemment vrai et sur d'autres types de trafics (interconnaissances, cités, livraisons, autres produits…) les choses sont un peu différentes. Cependant, quel que soit le terrain étudié, les recherches en sciences sociales remettent en question nos préjugés sur le trafic. Ainsi de l'étude pionnière de Blum qui montra, à la fin des années 1970, que la plupart des 450 dealers interviewés rencontraient des problèmes graves en lien avec leur pratique (dépendance aux produits qu'ils vendaient, troubles psychiques, décès…) et trouvaient qu'il était difficile de sortir du trafic[4]. Ainsi aussi de « pourquoi les dealers vivent-ils chez leur maman ? », dans lequel Sudhir Venkatesh montra au début des années 2000 qu'en plus de très bas revenus, les vendeurs de crack du gang américain qu'il suivait avaient un indice de mortalité supérieur à celui du couloir de la mort des prisons américaines !

En France, dans « Le mythe de l'argent facile »[5], Claire Duport indique – livre de compte du réseau à l'appui – que la plupart des personnes impliquées dans le réseau de la cité de la Castellane à Marseille étaient rémunérées approximativement au SMIC horaire. Un article qui s'inscrit dans la continuité d'un grand nombre de travaux d'économistes comme C. Ben Lakdhar, de sociologues comme Michel Kokoreff, Laurent Mucchielli, Pierre Roche, Catherine Reynaud Maurupt, Malika Amaouche, Thomas Sauvadet, Michel Joubert ou d'acteurs de terrain comme Karima Esseki, qui tendent tous à montrer que la figure du dealer prosélyte qui ne consomme pas et roule en voiture de luxe est un mythe.

En fait, la structure du marché des drogues est extrêmement pyramidale et les bénéfices sont très mal répartis. Pour un millier de grossistes qui vivent très confortablement du trafic de cannabis en France, Christian Ben Lakdhar estime ainsi à 220 000 le nombre de « petites mains » qui, une fois déduits les coûts cachés de leur pratique (manque à gagner lié aux éventuelles incarcérations, frais de justice, etc.), gagnent environ 500 euros par mois.

La grande majorité des dealers s'avère donc exploitée par un système violent et inégalitaire. Pourtant, de la Russie aux USA en passant par l'Iran ou les Philippines, ils canalisent une haine farouche et suscitent des réactions violentes.

Peut-on parler de « persécution » au sujet des dealers ?

Une persécution est rarement perçue comme telle par ses contemporains : ce n'est qu'après coup qu'on prend conscience du caractère révoltant de faits qui apparaissaient tout à fait normaux en leurs temps. Ainsi aujourd'hui, parler de persécution au sujet des dealers semble relever de l'exagération, voire de la provocation. Au premier regard, la situation française est apaisée. Les « chasses aux dealers » et autres expéditions punitives qui faisaient les gros titres au début des années 90 appartiennent au passé et de toute façon, ces actions que l'on qualifiait alors

---

[4] Robert H. BLUM, « Drug pushers : a collective portrait », dans P. E. Rock. (dir.), *Drugs and politics*, New Jersey, Transaction book, 1977.

[5] Claire DUPORT, « Le mythe de l'argent facile », *Mouvements*, n° 86, 2016.

volontiers d'autodéfense n'étaient-elles pas légitimes ? Ce serait oublier qu'elles cachaient bien souvent d'autres enjeux. Comme à Bagneux, où « la chasse aux dealers cachait un autre trafic », dixit *Le Parisien Libéré* du 04/08/1993, qui décrit comment une guerre de territoire entre réseaux concurrents avait été déguisée en chasse aux dealers !

Les dealers font l'objet d'une telle condamnation morale qu'une accusation de deal permet de légitimer toutes sortes de violences. Ainsi, lorsque le 2 janvier 1986 deux ressortissants tunisiens sont assassinés en Corse, le FLNC calme l'émotion en expliquant dans sa revendication du double meurtre qu'il s'agissait de dealers. L'expression « Droga Basta » fleurit alors sur les murs aux côtés des « arabacci » (sales Arabes) et devient le nom d'une organisation qui annoncera, en 1991, lors d'une conférence de presse, vouloir « *exécuter les vendeurs de drogues dures qui empoisonnent l'île* »[6]. Il est difficile d'établir le nombre réel des exactions de cette organisation, mais en 1992 et 93 au moins deux autres doubles meurtres (toujours de Maghrébins) lui sont attribués[7], et en 2003 un rapport sur la xénophobie recensait toujours en Corse quelques actions violentes camouflées en actions anti-dealers[8].

Mais les Corses ne sont pas les seuls nationalistes à instrumentaliser la lutte contre le trafic de drogue tout en ayant un pied dans le trafic. Le groupe armé RAAD (Republican Action Against Drugs), composé d'anciens de l'IRA, continue aujourd'hui encore de procéder à des actions punitives extrêmement violentes envers de supposés dealers… Plus proche de nous, jusqu'aux élections présidentielles de 2012, le rétablissement de la peine de mort pour les trafiquants de drogues faisait partie des mesures phares du FN. Une revendication intemporelle qu'on retrouve aussi bien sous la plume des journalistes du *Parisien Libéré*[9] dans les années 1970, que dans le discours actuel de l'ex-président de radio Courtoisie, Henry de Lesquen. Ce dernier, qui avait annoncé sa candidature à l'élection présidentielle de 2017, s'est carrément fendu d'un visuel – une tête de mort avec deux joints figurant les tibias croisés du Jolly Roger – et d'un slogan aussi simple qu'efficace : « pour lutter contre le trafic de drogues : pendons les trafiquants » !

En 2013, un groupe de Bordelais qui a aussi le sens de la formule, « fâchés, mais pas fachos », organise des « *deals safaris* »[10], en proposant aux habitants de prendre en photo les indésirables de leur quartier, puis de les publier sur un groupe Facebook, une idée qui sera reprise à l'identique (même nom, mêmes slogans…) en 2014 dans les Hauts-de-Seine[11]. Cette façon de jeter l'opprobre sur ses voisins sur la seule base de dénonciations rappelle fortement l'affaire de Montigny-lès-Cormeilles : début 1981, en pleine campagne présidentielle, le maire – communiste cette fois – de cette commune des Yvelines, un certain Robert Hue, touché par la « lettre bouleversante et

---

6 *Le Parisien*, 07/01/1993.

7 *Le Parisien*, 20/07/1993.

8 « La lutte contre le racisme et la xénophobie », rapport de la Commission nationale consultative des droits de l'homme, La documentation Française, Paris, 2004.

9 Entre autres : *Le Parisien libéré*, 07/04/1973.

10 « Deal safari : La Mairie de Bordeaux conteste la méthode », *Sud Ouest*, 10/04/2013.

11 « Gennevilliers : un tract appelle à un deal safari », *Le Figaro*, 13/05/2014

sans appel »[12] d'une habitante qui accusait une famille voisine de se livrer au trafic de drogues, organise un très médiatique « rassemblement pour expulser la drogue de Montigny ». Le nom des supposés revendeurs est lâché publiquement et la manifestation se déroulera directement sous leurs fenêtres.

Bien que, dixit *Libération* du 09/02/1981, la délation de la famille K. ne fût « étayée d'aucune preuve, que le commissariat n'ait pas été saisi de l'affaire par la mairie et qu'aucune procédure judiciaire ne soit en cours », il ne fait aucun doute pour le maire que « la grande bataille » qu'il a engagée soit « une campagne humaniste »[13]. En effet, il avancera publiquement avoir agi poussé par la nécessité de sortir Montigny-lès-Cormeilles d'un « triangle de la mort » formé par trois villes avoisinantes. L'expression fera beaucoup rire la police : les saisies sur Montigny s'élevant en tout et pour tous à 25 grammes de cannabis !

Mais l'emploi du terme « persécution » ne prend tout son sens qu'en se plaçant dans un contexte international. Les Philippines de Rodrigo Duterte ont fait couler un peu d'encre en 2016 et 2017 : élu sur un programme outrancier, le nouveau président des Philippines a tenu ses promesses : remplir la baie de Manille de tant de cadavres de dealers que les poissons allaient devenir obèses. Son feu vert à la police et à la population pour se débarrasser eux-mêmes du fléau de la drogue a eu l'effet escompté : plus de 7 000 exécutions extrajudiciaires – c'est-à-dire des assassinats – en quelques mois. Des dizaines de corps retrouvés chaque jour, avec pour seule preuve de leur culpabilité un morceau de carton scotché sur la poitrine : « Pusher ako », « dealer ako », « druglord ako » (je suis un pusher / dealer / seigneur de la drogue). Malgré les injonctions de Duterte (qui affirma qu'il tuerait son propre fils de sang-froid s'il apprenait qu'il consommait de la drogue), les inscriptions laissées sur les cadavres montrent que c'est rarement l'incrimination de consommateur qui est retenue par les assassins, mais bien celle de dealer.

De quoi émouvoir une partie de l'opinion publique mondiale, mais pas suffisamment pour mettre les Philippines au ban de la communauté internationale. Il faut dire que le cas n'est pas sans précédent : une quinzaine d'années avant, en plein boom du tourisme, la Thaïlande avait connu un épisode similaire sous l'impulsion de son Premier ministre Thaksin Shinawatra, qui avait appliqué à la lettre le concept de guerre à la drogue en donnant le feu vert à l'armée pour régler le problème *manu militari*. Les estimations vont de 4 000 à 20 000 exécutions extrajudiciaires de supposés dealers lors des quelques mois de cette campagne.

Quelques années encore auparavant, c'est en Russie, dans la ville de Iekaterinbourg (1 400 000 habitants) que des milices se sont investies de la mission de protéger leur ville de la drogue. Le 4 mars 2000, Patrick Tyler raconte dans un article fouillé du *New York Times* les agissements de ces « vigilants », si fiers de « taper comme des chiens » les présumés dealers que, devant des caméras de la télévision locale, ils en ont ligoté un autour d'un arbre puis, après l'avoir copieusement tabassé, lui ont planté des seringues usagées dans le dos.

---

[12] Extrait du tract du cercle de la jeunesse communiste : « Robert Hue a raison : halte au trafic de drogues », édité dans l'édition du 07-08/02/1981 de *Libération*.

[13] *L'Humanité*, 10/02/1981.

Yevgeny Roizman, l'un des fondateurs de « Ville sans drogue », l'organisation qui gérait la lutte « civique » contre la drogue à travers ces actions violentes et un centre de désintoxication de choc (patients enchaînés, privation de nourriture, coups…) est aujourd'hui maire de la ville. Le parcours atypique de cet ancien voyou, auparavant emprisonné pour vol à l'arme blanche et escroquerie, démontre une chose : la lutte sans merci contre les dealers peut rapporter gros !

Mais ce nécessaire catalogue des horreurs ne serait pas complet sans un détour par la violence institutionnalisée et quotidienne des pays prévoyant la peine de mort pour trafic de drogues. Aujourd'hui, ils sont encore 30 à travers le monde et l'on compte chaque année entre 500 et 1 000 exécutions par an pour cette accusation, principalement au Moyen-Orient (Iran, Arabie saoudite…) et en Asie (Chine, Indonésie, Singapour…), ce qui fait du trafic de drogue l'une des activités les plus réprimées au monde.

500 à 1 000, des chiffres énormes qui ne pèsent pourtant pas lourd face aux dizaines de milliers de morts qu'occasionnent chaque année les règlements de compte entre réseaux concurrents ou internes à un même réseau, puisque pour un trou dans les comptes, une dénonciation, un vol, parfois même une simple rumeur, on tue, on mutile et on tabasse tous azimuts. Y compris en France où des kalachnikovs marseillaises aux « gambizzations » (tirs dans le genou) en Seine-Saint-Denis – pour ne citer que le haut de l'iceberg – les faits divers nous rappellent régulièrement que les petites mains du trafic subissent de plein fouet la brutalité inhérente à un marché illégal, où la régulation repose forcément sur la violence. Mais là aussi c'est en se plaçant dans un contexte international qu'on mesure l'ampleur du drame. Avec 39 000 morts en 2016 au Mexique, Salvador, Guatemala et Honduras, la guerre à la drogue et les conflits des cartels en Amérique centrale arrivent à la seconde place du classement des conflits les plus meurtriers au monde[14], juste derrière la Syrie.

La violence des dealers est bien connue, elle est même souvent exagérée et constitue sans doute l'une des caractéristiques principales de la figure mythique du dealer. On oublie en revanche volontiers que les victimes de cette violence sont aussi principalement des dealers. C'est l'une des particularités de la guerre à la drogue que d'être en partie menée par ses propres victimes.

Le(s) mythe(s) du dealer

Pour comprendre comment s'est mise en place et s'est justifiée la lutte sans merci contre les dealers, il faut revenir sur le dogme qui voudrait, en ce qui concerne les drogues, que ce soit uniquement l'offre qui conditionne la demande et donc que les dealers soient les seuls acteurs de leur diffusion. En effet, une fois posé le fait que la drogue est un fléau et que les dealers en sont les responsables, leur persécution apparaît comme un mal nécessaire, une réaction proportionnée du corps social face à un danger le menaçant.

Or, s'il est aujourd'hui admis que sur le marché des drogues – comme sur n'importe quel marché – l'offre et la demande sont en interaction, les grilles de

[14] Armed conflict survey, International Institute for Strategic Studies, 2017.

compréhension de la diffusion des drogues ont longtemps été dominées par la métaphore épidémique, cadre théorique au sein duquel l'idée même de demande n'a pas de sens. Appréhendée sous cet angle, la toxicomanie devient une maladie infectieuse, la drogue un agent pathogène, et le dealer un vecteur de contamination. En toute logique, la lutte contre la propagation de cette maladie doit donc passer par une répression sans pitié des revendeurs et par une prévention efficace auprès des populations. Mettre publiquement en garde contre ceux qui « essaient de pervertir et d'intoxiquer nos enfants »[15], quitte à forcer un peu le trait, devient donc un acte citoyen.

Au début des années 1970, où la diffusion quasi exponentielle de l'usage de drogues vient entériner la métaphore épidémique et où la rhétorique du fléau domine les termes du débat, on voit ainsi apparaître dans la presse de nombreuses descriptions de dealers qui offrent la première dose gratuitement, recrutent à la sortie des écoles, élaborent des stratégies complexes pour inciter les non-consommateurs à l'expérimentation, etc.

Bien qu'elles ne s'appuient jamais sur de véritables enquêtes, ces caricatures vont façonner la représentation collective des dealers. Ces derniers deviennent l'objet d'une inquiétude d'autant plus facile à instrumentaliser qu'elle fait consensus et transcende les différentes sensibilités du corps social. On a vu comme Marine Le Pen aussi bien que Robert Hue ont pu surfer sur la condamnation des dealers, mais c'est aussi le cas de personnalités plus modérées, par exemple Éric Woerth, qui s'est récemment mis en scène dans une « reconquête » d'un espace public présenté comme occupé par les dealers[16].

Un cercle vicieux se met alors en place : journalistes, essayistes et politiciens en mal de notoriété répondent à la demande sociale en dénonçant les agissements des dealers et en réclamant plus de fermeté à leur égard. Ces positions sont médiatisées dans des articles, des émissions, etc. et confirment – à leur tour – les représentations du lecteur / auditeur sur les dealers, amplifiant la peur qu'ils suscitent et donc la demande collective de fermeté à leur égard. La boucle est bouclée et la machine peut s'emballer. Ainsi, dès 1976, aux USA, Thomas Szasz (psychiatre ayant fui la Hongrie pendant la montée du nazisme) s'inquiète de la déshumanisation des dealers dans les discours de personnalités politiques qui les comparent tantôt à des moustiques (vecteurs de contamination du paludisme) tantôt à des rats (vecteur de contamination de la peste) qu'il faudrait éliminer[17].

Exactement trente ans plus tard paraît *Pusher's myths*[18], un ouvrage entièrement consacré à la déconstruction des légendes urbaines sur les dealers. Par exemple les échantillons gratuits visant à accrocher des non consommateurs, un mythe qui – nous dit l'auteur – repose sur une vision fantasmée du potentiel addictif des produits et ne tient pas compte des risques de dénonciations. Ou les nombreuses légendes autour de produits (cannabis, ecstasy…) coupés à l'héroïne par les dealers, toujours pour

[15] *Le Parisien Libéré*, 27/08/1969.

[16] Arnaud DUMONTIER, *Le maire de Pont-Sainte-Maxence, cible «la racaille*, Le courrier Picard, 28/01/2017.

[17] Thomas SZASZ, *La persécution rituelle des drogués*, Paris, Payot, 1976 (édition originale : 1974).

[18] Ross COOMBER, *Pusher's myths, re-situatin the drug dealer*, Free association book, Londres, 2006.

accrocher leurs clients. Patrick Peretti Wattel[19], qui s'est aussi penché sur ce mythe, montre comment des histoires de cannabis coupé à l'héroïne, au crack ou au LSD ont pu infiltrer des médias tout à fait sérieux grâce à l'écho qu'elles font à des croyances déjà bien établies. Ce type de raisonnement circulaire est aussi observé par Ross Coomber, qui décrit comment d'un côté la crédibilité de ces rumeurs s'appuie sur les préjugés qui entourent les dealers, et comment de l'autre ces rumeurs confirment et entérinent ces mêmes préjugés.

Il faut aussi évoquer l'affaire des décalcomanies contenant du LSD, qui a défrayé la chronique à la fin des années 1980. Jean Bruno Renard y a consacré un article[20] dans lequel il retrace le parcours de ce cocktail explosif mêlant drogues, enfants et dealers sans scrupules, depuis son origine américaine (la déformation d'une communication policière sur une saisie de buvards de LSD ornés de Mickey par un groupe de chrétiens adventistes) jusqu'à sa diffusion en France, d'abord dans les milieux médicaux et scolaires, puis dans la presse et sur la scène politique, où elle finira enfin par être démentie. Au passage, l'article nous apprend qu'un sondage SOFRES / *Actuel* réalisé en 1986, avait classé la vente de drogues comme étant le comportement « le plus grave, le plus condamnable » pour les Français, sans toutefois en dire plus sur les autres comportements proposés.

On peut encore citer une rumeur qui concerne directement les dealers qui officient sur l'espace festif. Quelques jours après le teknival du premier mai 2006, une information est reprise par les journaux locaux et un quotidien national, *Le Parisien*, et relayée en boucle par France Info et Canal+[21] : on a retrouvé sur le site du teknival une quinzaine de chiens éventrés par des dealers qui leur ont fait avaler leur marchandise avant de passer les contrôles. « Une pratique courante, connue des pompiers et des gendarmes, disait-on ». Quelques jours plus tard le démenti tombe : aucun cadavre de chien n'a été retrouvé sur le site de ce teknival ni d'aucun autre, pourtant seuls France Info et *Le Monde* se fendront d'un rectificatif et depuis, cette légende urbaine ressurgit régulièrement, après des teknivals, sur des sites affiliés à l'extrême droite.

Les deux derniers exemples sont de véritables fake news, de « singulières efflorescences de l'imagination collective »[22] qui reflètent, selon l'historien Marc Bloch, l'expression de nos préjugés, de nos haines, de nos craintes et de nos émotions fortes[23]. Pour Steven Walker, qui revendique une perspective jungienne, nos sociétés projettent en fait sur le dealer une part d'ombre qui leur est propre, « the shadow side of American business »[24]. La persécution des dealers apparaît alors comme une sorte de catharsis collective visant à refouler l'immoralité d'un modèle économique fondé

---

[19] Patrick PERETTI-WATTEL, *Cannabis ecstasy : du stigmate au déni, les deux morales des usages récréatifs de drogues illicites*, Paris, L'Harmattan, Paris, 2005.

[20] Jean Bruno RENARD, « Les décalcomanies au LSD », *Communications*, vol. 52, n°1, 1990.

[21] *Le Monde*, 07/05/2006.

[22] Marc BLOCH, *Reflexions d'un historien sur les fausses nouvelles de la guerre*, Revue de synthèse historique n°97-99 tome XXXIII, Paris, 1921.

[23] Voir Eric THIERS, « Marc Bloch, réflexions d'un historien sur les fausses nouvelles de la guerre », *Mil neuf cent neuf*, n°18, 2000.

[24] Steven WALKER, *Jung and Jungians on Myths*, ed Routledge, New York, 2002.

sur le profit sans considération éthique, en la projetant sur une figure extérieure, le dealer.

Quoiqu'on pense de cette théorie, force est de constater que les mythes précédemment évoqués font remarquablement écho aux pratiques des acteurs de l'économie des drogues légales : le marketing agressif des laboratoires pharmaceutiques ou des alcooliers, les stratégies pour toucher les adolescents, les « happy hours » (une boisson achetée, une boisson offerte), l'ajout par les fabricants de tabac de substances amplifiant l'addiction des fumeurs (l'ammoniac notamment) ou les goodies offert dans les soirées étudiantes…

Le dealer, une nouvelle figure du mal ?

Comprendre l'ancrage dans l'imaginaire collectif de la forme moderne de la figure du dealer nécessite de nous arrêter quelques instants sur l'évènement auquel on fait généralement remonter la genèse de la guerre contre la drogue en France : l'overdose de Bandol. En effet, le décès en août 1969 d'une jeune femme de 16 ans, Martine A., suite à une surdose d'héroïne fut – pour résumer – le déclencheur d'une importante campagne médiatique qui fit entrer « la drogue » dans le débat public.

Pour les sociologues, cet épisode entre remarquablement en résonance avec la théorie des paniques morales de Stanley Cohen, c'est-à-dire des périodes de crispation de la société autour de faits ou de groupes sociaux qui se voient diabolisés, assimilés à ce que Stanley Cohen appelle des « folks devils », des démons populaires. Le traitement médiatique réservé à Roger P., qui avait fait la piqûre fatale à Martine A. est emblématique de ce phénomène. Ce jeune homme *«* qui rentrait tous les jours pour déjeuner et dîner à la maison *»* et qui, à 18 ans, « lisait toujours Tintin et Spirou »[25], se voit incorporer en quelques semaines toutes les caractéristiques du démon. Il devient « Roger le beatnik », un tentateur faustien qui fait miroiter d'artificiels paradis aux naïfs qu'il conduit en réalité dans « l'enfer de la drogue ». L'opposition à sa « victime » est encore amplifiée par les journaux qui angélisent Martine, la présentant comme une « très jolie jeune fille », « aux grands yeux verts », « rayonnante de santé et de beauté *»*,[26] etc.

On voit resurgir la dichotomie principale entre un consommateur par définition irresponsable (l'étymologie de toxicomane fait directement référence à la folie et donc à l'irresponsabilité – qui fut d'ailleurs demandée sur le plan pénal pour les morphinomanes par un des plus éminents spécialistes de la question[27] dans les années 1920) et des revendeurs, a contrario forcément responsables de la consommation de drogues. Remarquons que cette analyse peut avoir été confirmée par certains consommateurs ou leurs proches, heureux de pouvoir opérer un transfert de responsabilité vers une figure extérieure. Le best-seller *La mauvaise fréquentation*[28], est à

[25] *Le Parisien Libéré*, 29/08/1969.

[26] *La République*, 28/08/1969.

[27] Louis LEWIN, *Phantastica, une encyclopédie des drogues*, Paris, Payot, 1927 (édition originale : 1924)

[28] Patricia CAMPAGNE, *La mauvaise fréquentation*, Paris, ed livre de poche, 2008. (édition originale 2007).

ce titre un cas d'école : une mère y attribue en 200 pages la toxicomanie de sa fille à la seule fréquentation d'un dealer.

Cette opposition sera formalisée dans la loi de 1970 – promulguée un an après l'overdose de Bandol : en théorie les consommateurs peuvent échapper aux poursuites via l'injonction thérapeutique, tandis que les revendeurs écopent de peines très lourdes.

Au cours des années 70 puis 80, le stéréotype du dealer se verra confirmé et enrichi par d'autres *folk devils* qui s'y mêleront : les beatniks, puis très rapidement les immigrés d'abord maghrébins (notons l'emploi du terme berbère « caïd » pour désigner les trafiquants), puis asiatiques (la fameuse filière jaune) et subsahariens (notamment le Noir vendeur de crack, défini aux USA aussi bien qu'en France comme la menace sociale n°1 des années 90). À partir des années 80, c'est aussi la figure du « jeune de cité » qui s'amalgame à celle du dealer, oubliant que dans les beaux quartiers et les zones rurales on ne deale pas forcément moins qu'en ZUP. Comme le note Susan Boyd pour les USA : « Les trafiquants de drogues sont construits comme des 'étrangers' qui menacent l'ordre du monde blanc et la morale des classes moyennes protestantes. Ils sont dépeints comme dangereux, hors de contrôle et une menace pour la nation, la famille et la moralité des femmes blanches »[29].

Aux États-Unis, depuis les travaux de Michelle Alexander[30], il est établi que la guerre contre la drogue conserve une fonction de contrôle des minorités. De tels travaux ne sont pas réalisables en France, où les statistiques ethniques sont interdites, mais pour un certain nombre d'acteurs de terrain, cette analyse est au moins partiellement transposable[31].

L'origine de la figure démoniaque du dealer

Une revue systématique du journal *Le Parisien* m'a permis d'y dater l'apparition du mot « dealer » au début des années 80. Auparavant, la presse utilisait plutôt « revendeur », tandis qu'au début du XXe siècle on écrivait « pourvoyeur ». Ce dernier terme était fréquemment aussi associé à la prostitution (« pourvoyeur de filles » / « des lupanars » / « des maisons de chair ») et il y aurait certainement beaucoup à dire des liens réels et imaginaires qu'entretiennent la figure du dealer et celle du proxénète. Quoi qu'il en soit, le pourvoyeur, ancêtre de notre dealer moderne, était déjà entouré d'une aura démoniaque comme le souligne E. Retaillaud Bajac dans un commentaire d'un texte d'époque : « La seconde originalité du texte, c'est la figure de Monsieur Morphée elle-même. Ce monsieur Loyal satanique, qui orchestre les forces du mal contre la société, symbolise et personnifie tout à la fois la Drogue et la Mort, mais aussi le Pourvoyeur. Celui-ci devient, à cette époque [l'entre-deux-guerres], une

[29] Susan BOYD, *From witches to crack moms, women, drug law and policy*, Carolina academic press, 2004.

[30] Michelle ALEXANDER, *La couleur de la justice : incarcérations de masse et nouvelles discriminations*, Paris, Syllepse, 2017 (édition originale : 2010).

[31] Voir la campagne « guerre à la drogue guerre raciale » menée par l'AFR : www.gdgr.fr

nouvelle figure du Mal, et Roger Gilbert Lecomte se fait ici l'écho ricanant de la terreur fantasmatique qu'il inspire »[32].

La figure du dealer s'enracine donc dans une filiation lointaine et complexe dont il est difficile d'établir l'origine. Ce qu'elle recouvre varie selon les endroits et les époques, au gré du processus de construction du « problème-drogue », puisque le dealer, c'est évidemment celui qui vend des drogues. Mais est-ce vraiment aussi simple ? Le tenancier de magasin de cannabis en Californie, l'épicier péruvien qui vend des sachets de feuilles de coca ou le gérant du bar-tabac du coin sont-ils des dealers ? A priori non : la drogue vendue par le dealer se doit d'être illégale, d'où la relativité de cette notion puisque tel produit interdit ici et maintenant ne l'est pas forcément là-bas et/ou à telle autre époque. Définir le dealer comme une personne qui vend des drogues illicites permet toutefois d'établir un point d'origine : les premières interdictions de substances.

On peut alors remonter aux conventions internationales du début du XXe siècle, voire plus loin avec les Britanniques exportateurs d'un opium prohibé en Chine. C'est effectivement là que Ross Coomber fait remonter les origines de la figure du dealer avec les caractéristiques qu'on lui connaît (étranger qui s'enrichit au détriment de la santé de ses clients), retraçant au passage la construction de l'opium comme bouc émissaire du déclin – multifactoriel selon lui – de l'Empire chinois. Dans une perspective historique, il s'autorise ensuite un détour par les États-Unis avec la figure du colporteur juif, puis l'amalgame avec d'autres minorités racisées, les Noirs, les Latinos et les Chinois réputés tenanciers de fumeries d'opium et débaucheurs des femmes blanches. En plus d'avoir donné lieu à la première des lois « anti-narcotiques » américaines (instituée à San Francisco, en 1875, pour supprimer les fumeries d'opium), cet archétype de l'étranger corrompant « nos » femmes au moyen de substances psychoactives est l'un des ressorts récurrents de la dynamique du prohibitionnisme.

On peut faire remonter la première occurrence de cet archétype jusqu'à 186 avant J.-C., avec la description par Tite Live de la découverte par deux consuls romains d'un culte orgiaque secret apporté par « un Grec inconnu » mêlant « les plaisirs du vin et des festins » à ceux de la chair, un épisode véridique qui se conclut par l'exécution d'environ 7 000 personnes ! À ce sujet, Antonio Escohotado écrit : « Leur réaction fulminante [aux consuls] présente pour nous l'intérêt de contenir les paramètres qui accompagnent une déclaration de fléau moral. Par son ampleur, ainsi que par ses circonstances spécifiques – des accusations stéréotypées, sans garanties de procédure, faits complètement inhabituels dans le fonctionnement juridique romain –, cette initiative est le principal antécédent des persécutions religieuses qui deviendront chroniques sous le Bas-Empire, et de tous les procès en sorcellerie qui suivront. »[33]

---

32 Emmanuelle RETAILLAUD BAJAC, « Le grand jeu : drogues et littérature », dans *Sociétés et représentations n°1*, novembre 1995.

33 ESCOHOTADO Antonio, *Histoire générale des drogues, tome 1*, L'esprit frappeur, Paris, 2003. (originale 1998).

Fléau moral, procès en sorcellerie… Pour la religion catholique, « la substance a partie liée avec la damnation »[34] et au Moyen Âge, les effets des plantes psychoactives sont appréhendés sous l'angle du maléfice et considérés comme œuvres du diable. Rien d'étonnant, dès lors, à ce que les premières prohibitions formelles de drogues émanent de l'Inquisition. Dans *L'herbe du diable ou la chair des dieux*[35], Alessandro Stella retrace ainsi l'interdiction du peyotl, de l'ololuiqui, de la salvia divinorum et de la rosa maria (le cannabis ?) promulguée via des édits du tribunal du Saint-Office de Mexico datant de 1620 et 1691. Si l'on s'en tient à une définition du dealer comme celui qui vend des drogues illicites, les premiers dealers sont donc les curanderos, devins et autres guérisseurs amérindiens.

Mais, avant même ces interdictions formelles, il semble que les plantes censément utilisées par les sorcières, telles que la jusquiame, la belladone ou la mandragore, soient déjà « sous le coup d'un strict anathème légal depuis le haut Moyen Âge »[36]. Ainsi, plus proche de notre imaginaire, la figure de la sorcière, à qui l'on s'adresse – et que l'on paye sans doute – pour la fabrication d'onguents, de potions ou d'avortements, constitue probablement un point d'origine de la filiation ayant abouti à la figure actuelle du dealer.

Quitte à faire référence à une figure de l'imaginaire médiéval, les dealers pourraient donc plutôt être comparés à des « sorcières des temps modernes ». Une analogie qui éclaire étonnamment la diabolisation et les persécutions (exécutions de masse, justice populaire, opprobre jeté sur la base de dénonciations…) dont ils ont fait l'objet à travers le monde et les époques.

---

[34] Christian BACHMANN et Anne COPPEL, *Le dragon domestique*, Paris, Albin Michel, 1989.

[35] Alessandro STELLA, *L'herbe du diable ou la chair des dieux ?*, Paris, Divergences, 2019.

[36] Antonio ESCOHOTADO, *Histoire générale des drogues, tome 1*, Paris, L'esprit frappeur, Paris, 2003. (édition originale : 1998).

Marchés de l'héroïne à Paris dans les années 1968-2000 : la prohibition, au cœur de la dynamique de diffusion des drogues ?

Aude Lalande, ethnologue

Où viennent se loger les marchés des drogues dans la ville ? S'intéresser aux espaces, publics ou privés, où s'acquièrent et se vendent des substances illégales à Paris dans cette période d'accélération des consommations et d'intenses mutations urbaines et sociales qu'a constituée le XXe siècle tardif (1968-2000), c'est assister à l'émergence et à la construction progressive d'un marché, à ses mutations et à ses déplacements permanents d'un bout à l'autre de la Capitale, mais aussi être conduit à s'interroger sur les dynamiques d'une diffusion sans cesse plus large des produits. À la fin des années 60, seuls quelques initiés consomment de l'héroïne en France. Au milieu des années 90, ce produit s'y est à ce point répandu que, par le jeu conjugué du sida, des overdoses et des effets juridico-sociaux de la « toxicomanie » (paupérisation, délinquance d'approvisionnement, incarcérations à répétition...), sa consommation se trouve à l'origine de ce qui a pu être qualifié de « catastrophe sanitaire et sociale », tout particulièrement dans les quartiers populaires. Que s'est-il passé en quinze à vingt ans ? Comment une diffusion si importante a-t-elle été possible ? C'est ce qu'a tenté de comprendre un groupe de chercheurs employé entre 2013 et 2015 à une « Histoire sociale et culturelle de la diffusion des usages et des trafics de l'héroïne en France (1968-2004) » (étude « Héro »)[1], appuyée notamment sur la mémoire collective de ses acteurs, et sur une campagne d'entretiens.

Cet article tire ses sources d'une partie du corpus constitué dans ce cadre, à savoir une soixantaine d'entretiens réalisés à Paris et en région parisienne avec des personnes d'âges, de milieux sociaux et de parcours divers qui ont consommé et/ou vendu ce produit pendant la période, ainsi qu'une cinquantaine de témoignages écrits (autobiographiques ou romancés, pour certains contemporains de la période, pour d'autres postérieurs) et un ensemble d'archives diverses, de presse, associatives et institutionnelles.

S'appuyer sur les récits de consommateurs-revendeurs permet tout d'abord de saisir la multipolarité d'un marché des drogues habituellement réduit aux « scènes » de rue, seules visibles dans la ville. Se placer à hauteur de leur vue et de leurs expériences

---

[1] ANR, programme blanc 2013-2015 : « L'Héroïne en France. Une histoire sociale et culturelle de la diffusion des usages et des trafics. 1968-2004 ». Les résultats de la recherche ont été publiés en 2018 : Michel Kokoreff, Anne Coppel, Michel Peraldi (dir.), *La catastrophe invisible. Histoire sociale de l'héroïne*, Paris, éditions Amsterdam, 2018.

conduit à observer les passages incessants de lieux privés vers la rue, ou de réseaux d'approvisionnement « fermés » (auprès de connaissances ou de relations) à des marchés « ouverts » (accessibles à tous, et susceptibles de mettre en relation vendeurs et acquéreurs sans lien préalable), ainsi que la complémentarité de ces offres, chacun jouant sur la démultiplication des ressources et des « plans » pour parvenir à faire face à sa consommation. Se décaler par ailleurs vers l'angle des *espaces* de socialisation des échanges, moins explorés que ceux des *produits* ou des *trajectoires* de consommation, permet d'apercevoir l'impact des environnements dans lesquels ils sont pris. La prohibition de l'usage et de la vente des drogues impose en effet à leurs marchés de bricoler leurs propres espaces de vente. Nulle « boutique » ne pouvant garder pignon sur rue, les transactions viennent se loger là où elles le peuvent, à tel coin de rue ou au domicile de tel revendeur. Mais aucun lieu n'est neutre. Les multiples espaces sociaux ainsi investis ne se bornent pas à abriter discrètement des échanges, ils servent aussi de « forme organisatrice » aux relations qui s'y tissent (Bouillon, 2001). Dans quels milieux, sous quels regards, au sein de quelles intimités les transactions s'opèrent-elles, et avec quels effets sur la diffusion des produits ? Dans quelles circulations sociales plus larges sont-elles prises ? Quelle marque impriment aux marchés « ouverts » de drogues les espaces urbains qui les prennent en charge, et quel impact ces marchés ont-ils en retour sur les sites et quartiers qui les hébergent ? Quelle place leur fait-on dans la ville, en d'autres termes, et avec quelles conséquences ? À ne pas vouloir voir les drogues, à les invisibiliser et les refouler sans cesse, quelle dynamique contribue-t-on à imprimer à leurs circulations et à l'organisation de leurs acteurs ?

L'appartement lieu de vie : partage d'intimités et jeux de porosité sociale

Peu étudiée, et plus rarement encore mesurée, la vente en appartement occupe pourtant sans doute une part importante de ce marché. Prolongement naturel de moments collectifs de consommation ou de modes de circulation informels des produits (parmi lesquels le don, le partage de produits, ou la pratique d'achats communs, l'un apportant pour les autres ou chacun apportant pour tous lors d'une soirée, comme on le fait si souvent pour des alcools), elle a l'avantage d'offrir des conditions de sécurité bien supérieures à l'achat de rue – acquérir, vendre ou échanger des produits illégaux dans un espace privé et auprès d'amis ou de personnes recommandées permettant non seulement de se soustraire aux regards extérieurs, mais de bénéficier de liens relatifs de confiance, tant concernant la fiabilité des partenaires que celle des produits. Quelques rares études quantitatives confirment l'importance de ces échanges privés. En 1983, un rapport avançait qu'à Paris « 60 % d'héroïnomanes [achetaient] leur produit dans des appartements, 40 % dans la rue » (Irep, 1983). En Grande-Bretagne où, comme aux États-Unis, de grandes enquêtes incluent des questions sur les modalités d'approvisionnement, des données recueillies en 1998 auprès de personnes arrêtées pour l'héroïne, le crack, la cocaïne et les amphétamines montraient que près de la moitié (49%) étaient concernées par des transactions à domicile, alors que le fait d'avoir été *arrêtées* laisse penser qu'elles recouraient également à des segments de marché plus visibles...[2] Dans l'étude Héro, sur la soixantaine de personnes invitées à revenir sur les années 1968-2000, seule une minorité (cinq ou six interviewés, issus de milieux populaires et souvent d'origine immigrée) n'évoquait à aucun moment d'achat en appartement. Toutes les autres faisaient état d'approvisionnements dans des espaces privés à une période ou une autre, quatre disant même ne jamais avoir eu recours à la rue pendant les six, huit ou dix ans où elles avaient consommé héroïne et/ou cocaïne... Bien que prise dans l'angle mort, la vente en espace privé, et au sein de marchés « fermés », semble donc bien constituer une modalité importante de la circulation des drogues. Et celle-ci se soutient de dynamiques singulières, liées aux expériences sociales dans lesquelles elle s'enchâsse.

Lieux de vente en effet, les appartements n'en restent pas moins lieux de vie, et bien d'autres types de relations sociales s'y jouent que des transactions de vente. Sociabilités amicales et sociabilités commerciales s'entremêlent. Des liens se créent au travers de jeux d'accueil et d'hospitalités. Des intimités se donnent à voir à l'occasion des visites des uns aux autres, ainsi que des façons de vivre et de modèles culturels. Des styles de vie et des désirs d'en être se diffusent ainsi avec les produits. Des ponts se créent malgré les écarts culturels et sociaux... Où s'arrête le partage, pourrait-on dire, et où commence le « deal » ? Où s'arrête le marché, où commence l'expérience sociale ? Non seulement les récits montrent combien ces contextes d'échange des produits soutiennent des régimes de sociabilité forts, mais mécanismes de diffusion des désirs et de diffusion des produits se soutiennent et se renforcent l'un l'autre, et les circulations engendrées par la recherche et la vente de produits prohibés conduisent à franchir des portes improbables, à démultiplier sans cesse les rencontres, et rendent poreux les uns aux autres des milieux qui sans elles ne se seraient jamais croisés. Dans les années 70-80, les récits ne cessent en effet de relater croisements et déplacements. Les gens bougent tout le temps, et en tous sens. L'époque le veut, certes, avec son goût de l'aventure, du voyage et des expérimentations, de la transgression de toutes sortes de frontières. Mais on circule aussi à proportion de la difficulté à se procurer des produits ou à financer ses achats – en d'autres termes de l'instabilité de ce marché illégal et des pressions policières qu'il subit. Car en contexte de prohibition une source d'approvisionnement reste toujours précaire, chacun le sait, et lorsque les « plans » tombent sans cesse et que le besoin d'un produit s'est fait parfois impérieux – trait qui domine sur le marché de l'héroïne avant la mise à disposition de produits de substitution dans les années 1990-2000 – chacun s'efforce de démultiplier les contacts, et d'agréger de nouvelles relations aussi souvent que possible. L'illégalité suscite ainsi ses propres formes de diffusion et de ramifications. Les « plans » se communiquent de proche en proche. Les réseaux ne cessent de se connecter les uns aux autres. Et les rares chiffres existants corroborent l'observation ethnographique : dans l'étude anglaise de 1998 déjà citée, les consommateurs interrogés disaient connaître ou avoir connu « en moyenne 12 revendeurs dans le cas du crack ou de la cocaïne, et 15 dans le cas de l'héroïne. »... On est bien loin des

---

[2] Données issues du système NEW-ADAM (*New English and Welsh Arrestee Drug Abuse Monitoring*), cf. Bramley-Harker E. (2001), *Sizing the UK Market for Illicit Drugs*, London, Home Office, Occasional Paper n° 74.

morphinomanies célèbres du XIXe siècle, où l'approvisionnement se réduisait aux relations du consommateur à son pharmacien. Chacun court partout, et l'ensemble dessine une diffusion réticulaire dont l'ampleur et le potentiel doivent être mesurés.

L'appartement lieu de vente, un segment de marché protégé

La vente en appartement n'en reste pas moins prise dans un paysage plus vaste, où elle occupe un segment propre. Les usagers-revendeurs qui y opèrent interviennent « en bout de course » de la chaîne de diffusion des produits, pour reprendre les termes de l'un d'eux. Ils n'assurent pas seulement au travers de leur activité de revente le financement de leur propre consommation, le moyen de conserver un toit malgré une consommation extraordinairement coûteuse, ou celui d'améliorer parfois spectaculairement leur train de vie – notamment quand, agissant pour leur propre compte, ils vont chercher des produits à l'étranger (le plus souvent à Amsterdam ou en Thaïlande dans les années 70-80) et viennent nourrir les effectifs des très nombreuses « fourmis » qui approvisionnent ce marché illégal, parallèlement aux réseaux organisés. Ils mettent à disposition d'entrepreneurs divers en quête de débouchés, grossistes, semi-grossistes ou « fourmis » sans clientèle, des ressources précieuses : des carnets d'adresses de clients, des conditions relativement sûres d'écoulement des produits, et la mise à disposition gratuite de locaux et de main d'œuvre. Les récits de petits revendeurs montrent la diversité de ces fournisseurs, qui passent le plus souvent sans s'attarder chez leurs employés, et dont les profils très variés laissent entrevoir la démultiplication des canaux de diffusion dès les années 70. Laure[3] parle ainsi d'« un Français, marié, père de famille, qui ne consomme pas, mais rapporte de l'héroïne brune d'Amsterdam par lots de 500 grammes » dans les années 1974-75. Puis d'un Marseillais qui les fournit elle et son compagnon un peu plus tard, d'apparence classique (cheveux courts, habillé en Cardin), plus âgé (il a une fille de son âge), « super gentil », pas « pousseur », qui apporte 10 grammes tous les trois jours d'une héroïne blanche très bonne qu'il cède à bas prix, et dont elle imagine qu'elle provient directement d'un laboratoire. Léon Serguine[4] rencontre par l'intermédiaire d'un ami un semi-grossiste libanais qui « sachant [qu'il vend] assez vite », veut « passer un marché » avec lui. Vingt ans plus tard, Tania s'allie avec un couple de « fourmis » françaises qui vit en Thaïlande et lui apporte deux fois par an 200 à 300 grammes d'héroïne qu'elle vend chez elle... Mille montages s'inventent à mesure des années, au gré des rencontres et des recommandations, qui viennent approvisionner un marché au détail plus sûr que ceux de la rue ou des bars et des boîtes, mais également souvent une clientèle plus fortunée, moins encline à courir les rues pour trouver des produits. La vente en appartement constitue en somme un segment central du marché des drogues, et complémentaire de son volet de rue, ouvert au tout-venant des consommateurs.

---

[3] Les quelques personnes évoquées ici ont été rencontrées dans le cadre de l'étude Héro. Leurs prénoms ont été modifiés.

[4] *La poudre. Confessions d'un revendeur d'héroïne*, Ramsay, 1980.

Les marchés de rue à Paris : « une longue histoire de scènes ouvertes de dimensions réduites »

« Paris, les trottoirs de la drogue ; quatre supermarchés de la drogue : Belleville, Montparnasse, Beaubourg et le Faubourg Montmartre » (*Le Parisien*, 29/01/1982). *« L'héroïne à bon marché envahit Paris ; Belleville et le faubourg Montmartre concurrencés par la Gare de Lyon et la porte de Vanves »* (ibid, 23/01/1984). *« Rue de l'Ouest : la vente à la criée »* (ibid., 18/04/1984). *« XVIIIème le périmètre de la peur »* (ibid., La Goutte d'Or, 10/11/1984)... À mesure des années 80, les « scènes ouvertes »[5] ou marchés de rue de drogues, et notamment d'héroïne, se répandent dans Paris. Récits après-coup mi-amusés, mi-fascinés des usagers, surenchère médiatique, obsession policière, on a la sensation que ce produit affleure partout dans la ville. Non que le phénomène soit entièrement nouveau : il était déjà présent dans les années 70, autour des quartiers de plaisir ou des lieux de rendez-vous hippies que furent la Contrescarpe ou le quartier Saint-Germain/Odéon/Saint-Michel. Mais il focalise toujours plus l'attention, notamment après que la question fait irruption dans les médias en mai 1984 avec le scandale de l'îlot Chalon, un quartier insalubre situé à quelques pas de la Gare de Lyon, où depuis quelques années des drogues se vendent et s'injectent en pleine rue. Deux morts, « des centaines d'irréguliers, Maliens, Mauritaniens, ou Sénégalais » tenus pour dealers, une rafle policière géante, des journaux titrant sur « le cancer urbain de la drogue »... masquant le caractère prosaïquement fonctionnel de ces espaces – à savoir la nécessaire existence de marchés ouverts où les consommateurs peuvent se fournir lorsque leurs réseaux personnels font défaut –, la qualification de « scène » dit bien le caractère de théâtre ou d'espace de représentation de ces sites, où deviennent visibles des pratiques qui ne devraient pas l'être, et où se joue la perception sociale des drogues, autant que les réponses publiques qui lui sont apportées.

Hormis la séquence, spectaculaire, mais au fond assez courte de l'îlot Chalon (1982-1984) (Marchant, 2012), Paris n'a pourtant pas connu de grande « scène » emblématique, à l'image d'autres grandes villes européennes ou américaines. Elle a surtout « une longue histoire de scènes ouvertes de dimensions réduites » en déplacement permanent pendant de longues années (Toufik, 1995). Quelques traits peuvent en être dégagés après coup, qui caractérisent leurs formes, leurs terrains d'ancrage, et leur mouvement à travers la ville.

Premier trait tout d'abord, ces marchés illégaux ne cessent de varier et de juxtaposer les formes. Les consommateurs en décrivent trois grands types. Ils distinguent des *« plans éphémères »*, volatiles à proportion de la vigilance policière, hébergés par un café, le recoin d'une grande gare, tel secteur d'un jardin public une ou deux heures par jour, ou un quai de métro qui s'anime le soir. Mais également des *« scènes fixes »* en activité continue, plus visibles, souvent bien connues de tous et ouvertes parfois 24h sur 24, comme le furent divers squats proches de Montparnasse dans les années 70 (XIVe arrondissement), quelques voies fameuses de l'îlot Chalon au début des années 80 (XIIe arrondissement), ou les squats de la rue de Flandres où

---

[5] Bless, Korf et Freeman (1995) qualifient de "scène ouverte" « toute situation où des citoyens sont publiquement confrontés à l'usage et au petit trafic des drogues ».

pouvait se trouver du crack nuit et jour dix ans plus tard (XIXe arrondissement). Par ailleurs, chacun a connu des « *quartiers entiers* » où l'on savait pouvoir trouver « en tournant », soit qu'on finisse par trouver dans un café ce qu'on cherchait, soit qu'on arpente les rues jusqu'à repérer un revendeur ou à défaut un « rabatteur » susceptible de vous y conduire. Belleville servit ainsi de scène de l'héroïne pendant près de quinze ans (1975-1990), Stalingrad de scène du crack la décennie suivante (1989-2003), et la Goutte d'Or a connu de longues années de marchés de rue, offrant différents produits, et plus ou moins mobiles et discrets à mesure du temps.

Deuxième grande caractéristique, ces marchés illégaux s'arriment à des territoires urbains spécifiques. Quatre grands types d'ancrage se dégagent des témoignages. Les lieux de l'approvisionnement viennent souvent rejoindre les lieux de la fête tout d'abord, et leur présence est courante dans les *quartiers d'établissements de nuit et de plaisir* – lesquels obéissent à une géographie ancienne d'ailleurs, les consommateurs ou revendeurs qui circulent dans les années 70-90 entre Saint-Germain, Montparnasse, la Goutte d'Or, Pigalle ou les Grands Boulevards arpentant souvent les mêmes rues que leurs prédécesseurs, si l'on en croit les dépouillements d'archives judiciaires de l'entre-deux-guerres, qui font déjà apparaître le Grand Montmartre[6], Montparnasse et le Quartier latin au titre des grands « quartiers de la drogue » parisiens (Retaillaud-Bajac, 2009).

Second grand type d'implantation ensuite, ces activités viennent se loger dans ce que l'école de Chicago a pu qualifier de « *zones de transition* » où les circulations étant importantes, les populations instables, et l'ordre social globalement « désorganisé », pour des raisons diverses, des activités déviantes peuvent trouver asile. Certains campus de facultés, liés aux mouvements contreculturels, anticonformistes et ouverts à tout vent, ont ainsi pu offrir dans les années 70 des lieux de brassages culturels et sociaux poreux aux activités illégales, et le « souk » de Vincennes (1969-1980) constituera l'une des premières grandes affaires de « scènes » à Paris, faisant scandale en 1977 quand deux personnes y meurent d'overdose – la secrétaire d'État aux universités Alice Saunier-Seïté parlant alors devant le Sénat de « ville interdite où se tient ouvertement le marché des stupéfiants de la région parisienne ». Mais ce sont surtout les friches urbaines et les quartiers en voie de désaffection qui voient s'installer en leur sein des activités de revente et, de fait, les quelques scènes les plus fameuses qu'ait connues Paris émergent à la fin des années 70, alors que la Capitale voit peu à peu se clore une période de gigantesques travaux de rénovation urbaine. Plus ou moins éphémères, les marchés de drogues viennent se glisser alors dans les interstices de quartiers voués à la démolition, où le dépeuplement déstructure le tissu social et favorise l'implantation d'une économie souterraine (Clerval, 2013). Ainsi les scènes bien connues de la rue de l'Ouest ou la rue Raymond Losserand (Montparnasse), prises dans une zone immobilisée pendant de longues années par un conflit autour de

---

[6] Le « grand Montmartre » évoqué par Retaillaud-Bajac concentre pendant l'entre-deux-guerres 40 % des inculpés parisiens pour trafic et/ou usage de drogues. Il s'étend au carrefour des IXe, Xe et XVIIIe arrondissements de Paris sur les quartiers Europe, Saint-Georges, Chaussée d'Antin, Faubourg-Montmartre, Rochechouart, Saint-Vincent-de-Paul, Porte Saint-Denis, Porte Saint-Martin, Batignolles, Epinettes, Grandes Carrières, Clignancourt, Goutte d'Or.

la radiale Vercingétorix[7], où les immeubles se vident et les squats se multiplient, liées pour certains aux mouvements contreculturels (Clerval, idid ; Pêchu, 2010). Ou l'îlot Chalon, quartier d'immigration de longue date, laissé à l'abandon dans l'attente de phases futures de développement urbain, où non seulement les immigrés « occupent en la préservant, une réserve foncière »[8] (De Rudder, 1987), mais connectent pour certains au tout début des années 80 des réseaux de revente de drogues illégales (cannabis puis héroïne et cocaïne). Dans les deux cas, le laisser-faire policier, si étrange pour les témoins de l'époque, pourra être relu postérieurement à la lumière de « stratégies de pourrissement » immobilières augmentant considérablement les taux de profit attendus par les opérateurs (Clerval, ibid.). Et dans les deux cas l'histoire finira mal : avec des morts (causés par des rixes ou des overdoses) et des rafles, les quartiers étant ensuite bouclés, rasés, puis livrés aux promoteurs.

Troisième grand lieu d'implantation, mieux connu car aujourd'hui bien identifié, les marchés de rue des drogues viennent se greffer à l'activité de *quartiers populaires et/ou d'immigration,* où les difficultés sociales produisent, au fur et à mesure des années 80, une main-d'œuvre de plus en plus nombreuse et peut-être plus disposée qu'ailleurs à prendre en charge des marchés dangereux – soit que dans certains quartiers la familiarité avec des activités de commerce informel conduise une part de leurs habitants à franchir le pas de l'activité criminelle (Ehrmann, 1983 ; Peraldi, 2001), soit que l'impact de la crise sur les milieux ouvriers amplifie le sentiment de relégation et le besoin de ressources financières (Duprez-Kokoreff, 2000 ; Kokoreff, Peraldi, Weinberger, 2007). Dans l'enceinte de la Capitale, et alors même que des sites comparables commencent à se multiplier au-delà du périphérique, au sein de cités parfois fameuses des Hauts-de-Seine ou de Seine-Saint-Denis, un marché de l'héroïne s'implante ainsi de façon massive à Barbès et à Belleville au seuil des années 80, par l'effet conjugué du démantèlement du marché de l'îlot Chalon (provoquant par « effet ballon » le déplacement de l'activité vers d'autres secteurs de la ville) ; de la dégradation extrême alors du tissu urbain de ces quartiers, entremêlés de squats, quasi-friches, ou îlots insalubres ; et de l'absence de perspectives économiques pour les populations qui y résident. Le processus a été largement décrit, et divers témoins expliquaient de façon éloquente dans le cadre de l'étude « Héro » la roue infernale enclenchée alors, et le réservoir inépuisable que fournirent ces quartiers aux marchés illégaux de drogues dans les années 80-90 : l'attrait pour les jeunes d'opportunités d'enrichissement d'abord, puis des produits eux-mêmes (et notamment de l'héroïne), chaque nouvelle recrue ou presque s'essayant à les goûter. La course à l'argent liée à la consommation et au manque ensuite, pour beaucoup d'entre eux. La dégradation physique entraînée par ce mode de vie, si visible, et les arrestations qui pleuvent. Mais aussi le relais immédiatement pris par d'autres, embarqués à leur tour dans une spirale

---

[7] Projet d'autoroute à trois voies qui devait prolonger l'autoroute A10 en plein Paris sur deux kilomètres, jusqu'à Montparnasse. Mis à l'étude dès 1957, il fut bloqué par des riverains en 1972 et abandonné en 1977 par Jacques Chirac, fraîchement élu à la mairie de Paris, suite à ces mobilisations.

[8] De Rudder souligne l'« utilité urbaine » des immigrés pour les spéculateurs immobiliers. À l'îlot Chalon, au tout début des années 80, qu'elle étudie plus particulièrement, ils « occupent en la préservant une réserve foncière. Ils en permettent l'ultime rentabilisation, mais, au-delà, ils facilitent sa récupération quand le moment vient d'y procéder à une opération d'urbanisme » (De Rudder, 1987, p.227).

individuelle et collective destructrice. Les milieux populaires issus de l'immigration subiront ainsi de plein fouet les retombées de l'investissement de leurs murs par ces marchés : en termes d'entrées dans la consommation d'une part, et rapidement de mortalité, de très nombreux jeunes devant y mourir d'overdose, du sida ou d'accidents de santé divers dans les années 1980-2000. Mais également de marquage policier et d'engagement dans des parcours pénaux sans fin, un nombre croissant allant peupler les prisons et les clientèles judiciaires pour des années.

Enfin, quatrième et dernier grand type d'implantation : comme dans d'autres grandes métropoles (Bourgois, 2009), les marchés des drogues investissent sans cesse davantage les *zones infra-urbaines* de la ville, leurs espaces de transit (métro, RER) et les nœuds de communication de la ville. Ils approchent ainsi une clientèle de passage : le métro et sa fameuse ligne 9 (Pont de Sèvres-Mairie de Montreuil) formèrent une scène active de revente dans les années 80-90, et les grandes gares parisiennes hébergent aujourd'hui encore de nombreuses transactions et consommations, quand ne s'y greffe pas plus ouvertement une « scène », comme à la Gare du Nord. Mais ces zones forment aussi les derniers interstices de la ville, quand celle-ci ne présente plus de friches. Les marges viennent alors se glisser dans les zones ferroviaires (on se souvient des squats ouverts au tournant des années 2000 dans des emprises SNCF du réseau de la Gare du Nord), quelques couloirs de métro (la station Marcadet-Poissonniers abritait en 2014-2016 une scène active du crack), ou sous un échangeur autoroutier (ainsi la « colline » de la Porte de la Chapelle au même moment).

Une vaste traversée de la ville, du sud au nord, et du centre vers la périphérie.

Disséminés à travers la ville, ces marchés de rue se lient en somme à des espaces urbains spécifiques : aux quartiers interlopes, espaces en transition et quartiers prodigues en populations marginalisées. Mais ils sont également pris dans un mouvement global de déplacement qui trouve une traduction géographique éloquente sur l'ensemble de la période. De la fin des années 60 au seuil du XXe siècle en effet, on les voit passer du sud au nord, des quartiers aisés vers les quartiers pauvres, puis de la Capitale vers sa périphérie, dans un mouvement en cinq temps : présents sur la rive gauche pendant les années 70 (Contrescarpe, Saint-Michel, Saint-Germain, Montparnasse), ils se trouvent refoulés tout d'abord dans les années 80 vers la rive droite (îlot Chalon, forum des Halles, Grands Boulevards), cantonnés pendant la décennie suivante dans les quartiers d'immigration populaires du nord-est parisien (Barbès, Belleville), puis, de plus en plus volatiles et insaisissables, forcés de se déplacer sans cesse sous la pression policière dans un « Triangle des Bermudes »[9] formé par la Goutte d'Or, La Chapelle et Stalingrad entre 1990 et 2000, enfin ils se fondent dans les marges infra-urbaines (métro, zones ferroviaires) ou franchissent le périphérique vers la banlieue dans les années 2000, parachevant un mouvement d'externalisation vers les cités populaires amorcé bien en amont on l'a vu, depuis les années 80. Vaste traversée opérée sous l'effet, pourrait-on se demander, de l'action policière, elle-même guidée par le souci des édiles publics de réduire les « nuisances

[9] L'expression est le fait, alors, des usagers de ces marchés.

publiques » causées aux citoyens des quartiers aisés de la Capitale ? Ou d'un mouvement général de gentrification de la ville qui, dans le sillage des programmes de rénovation urbaine, conduit à refouler vers l'extérieur les populations les plus pauvres et les plus à même de prendre en charge ces marchés dangereux, ou de se les voir imposer ? Même si l'intrication des causalités gagnerait à être étudiée plus finement, chaque quartier possédant son histoire et sa dynamique propres, on pressent bien les coalescences ou les synergies de ces deux formes de gestion de l'espace et de l'ordre public que constituent l'*action policière* d'un côté et les *programmes de réaménagement urbain* de l'autre, voire de politiques urbaines visant parfois expressément la dispersion des « populations à problèmes ». Au cours du dernier tiers du XXe siècle, les marchés de rue se voient ainsi progressivement effacés de la capitale, dans un jeu à trois termes, culturel, géographique et social : les lieux contreculturels disparaissent les uns après les autres (la scène de la rue de Buci est démantelée dès 1972, l'université de Vincennes est déplacée en 1980, les squats contestataires sont évacués les uns après les autres), les friches se résorbent peu à peu, la gentrification de la Capitale progresse chaque jour un peu plus, les populations pauvres gagnent peu à peu d'autres zones. Non que ces marchés aient disparu. Dictés par la demande, et d'autant plus incontournables que produits et consommations continuent de se diffuser, ils perdureront nécessairement. Mais ils se sont rendus invisibles : de plus en plus volatiles et mobiles, passés au-delà du périphérique, ou rentrés littéralement sous terre.

***

Revenir sur les années 1968-2000 permet, on le disait plus haut, d'observer un moment historique singulier : celui de l'émergence et de la structuration progressive d'un marché susceptible d'alimenter ou de répondre à une demande sans cesse croissante de produits et d'expériences illégales, à la faveur des mutations culturelles et sociales de la fin du XXe siècle. Des dynamiques y affleurent, que le temps ou l'écran des représentations et préoccupations contemporaines ont peu à peu rendues illisibles, mais sans en oblitérer sans doute l'importance. On voudrait en souligner deux ici, plus particulièrement.

Il semble tout d'abord que la mise en œuvre de la prohibition, à savoir l'organisation politique, socio-urbaine et policière d'un régime d'interdiction radical de toute consommation, achat ou commerce d'une gamme relativement étendue de produits psychotropes, participe de leur diffusion. Au côté bien sûr d'autres facteurs, liés aux grandes évolutions sociales, politiques et culturelles de l'époque, et à la montée en puissance d'un marché international lui-même stimulé par des opportunités de profit, mais également au travers de mécanismes propres. Pour n'en relever que quelques-uns là encore, la vente en appartement, loin de borner son dispositif à la mise en place de règles de sécurité et de discrétion particulières, semble jouer et avoir joué dans l'après-68 un rôle de diffuseur spécifique des produits illégaux, les interactions d'échange y étant prises dans des jeux de sociabilités forts, vecteurs de diffusion non seulement de produits, mais de modèles et de pratiques culturelles – parmi lesquelles des pratiques de consommation. Les politiques d'intervention publique en outre, en démultipliant les déstabilisations policières des réseaux privés comme des points de vente de rue, et en refoulant sans cesse vers d'autres zones les marchés de rue sauvages qui fleurissent nécessairement dans la ville, contribuent, d'un côté, à stimuler les jeux de porosités sociales et la multiplication des « plans » – en d'autres termes à la diffusion réticulaire des produits –, et constituent indirectement, de l'autre côté, un vecteur de macrodiffusion des consommations. Car, de fait, là où les marchés sont refoulés, les acteurs qui s'y engagent construisent de nouvelles clientèles et se mettent souvent à consommer eux-mêmes (Parker, 1998). Loin d'affaiblir le marché dans son ensemble, ces stratégies d'invisibilisation, fondées sur la dispersion et la relégation, exposent sans cesse de nouveaux milieux et de nouveaux quartiers aux effets pervers des consommations comme des économies souterraines.

Enfin, si la focalisation actuelle sur les « ghettos urbains » et leurs « supermarchés de la drogue » tend à naturaliser le lien entre revente de produits stupéfiants et cités d'immigration populaires, la mise en perspective historique montre à quel point le « deal de banlieue » est un phénomène historiquement, politiquement et policièrement construit. Les marchés illégaux se logent là où ils le peuvent, de fait, et leur fixation loin des centres, dans des zones qui s'éloignent chaque jour un peu plus avec la gentrification de la ville, résulte au moins autant de stratégies de gestion de l'espace et l'ordre public que de stratégies d'investissement de groupes criminels plus ou moins organisés. Or cette construction historique a un coût extraordinairement lourd pour les quartiers populaires. Dans les années 1980-1990, par la conjugaison du sida, des overdoses, de la paupérisation et de l'exclusion de nombre de jeunes consommateurs-revendeurs, son impact a eu l'effet d'un cataclysme pour certains quartiers, en termes de santé et de mortalité, mais également de prix pénal et de marquage social. Aujourd'hui, ce coût reste démesuré. Des quartiers entiers sont maintenus sous surveillance policière, et leurs jeunes habitants exposés à des trajectoires pénales sans issue, à plus forte raison lorsque leur couleur de peau les expose aux repérages et aux préjugés, comme le montrent régulièrement de nouveaux travaux (Bony, 2014 ; Guédon & Perrier, 2016). Le coût de ces choix de société, aussi anciens soient-ils, devrait être mis en question, plutôt qu'être laissé dans l'ombre.

Bibliographie

BLESS R., KORF D.J., FREEMAN M., "Open Drug Scenes: A Cross-National Comparison of Concepts and Urban Strategies", *Eur Addict Res,* 1995;1:128–138.

BONY Lucie, *De la prison, peut-on voir la ville ? : continuum carcéral et socialisation résidentielle*, Thèse de doctorat en Géographie, Paris 10, 2014.

BOUILLON Florence, « Des acteurs et des lieux : les économies de la rue à Marseille », in : *Cabas et containers*, dir. M. Peraldi, Paris, Maisonneuve et Larose, 2001, 237-267.

BOURGOIS Philippe & SCHONBERG Jeff, *Righteous Dopefiend,* University of California Press, 2009.

CLERVAL Anne, *Paris sans le peuple. La gentrification de la capitale*, Paris, La Découverte, 2013.

DUPREZ Dominique & KOKOREFF Michel, *Les mondes de la drogue*, Paris, Odile Jacob, 2000.

GUEDON Claire & PERRIER Nathalie, *Une ville sous emprise. Saint-Ouen, la loi du cannabis*, éditions du Rocher, 2016.

EHRMANN Bruno & MAISON Dominique, *De Maghnia à l'îlot sensible du Petit Nanterre : évolution du marché du travail, système de reproduction sociale, discours sur l'inadaptation des immigrés*, université de Paris VII-Jussieu, 1983.

IREP, *Pour une recherche épidémiologique sur la pharmacodépendance*, rapport, Paris, Centre médical Marmottan, 1983.

KOKOREFF M, PERALDI M. & WEINBERGER Monique, *Économies criminelles et mondes urbains*, Paris, PUF, 2007.

MARCHANT Alexandre, « L'îlot Chalon, le "ghetto" parisien de la drogue du début des années 1980 », *Swaps* 68, 2012/3.

PARKER Howard, « Épidémies d'héroïne, carrières et réponses publiques au Royaume-Uni, 1980-88 », in *Cahiers de la sécurité – INHESJ, « Drogue »*, 1998.

PECHU Cécile, *Les squats*, Paris, Presses de la Fondation Nationale des Sciences Politiques, 2010.

PERALDI Michel (dir.), *Cabas et containers, activités marchandes informelles et réseaux migrants transfrontaliers*, Maisonneuve et Larose, Paris, 2001.

RETAILLAUD-BAJAC Emmanuelle, *Les paradis perdus. Drogues et usagers de drogues dans la France de l'entre deux-guerres*, Presses Universitaires de Rennes, 2009.

RUDDER Véronique de, *Autochtones et immigrés en quartier populaire. D'Aligre à l'îlot Chalon*, L'Harmattan, 1987.

SERGUINE Léon, *La poudre. Confessions d'un revendeur d'héroïne*, Ramsay, 1980.

TOUFIK Abdallah, « La scène ouverte au temps du sida : logique sécuritaire versus logique sanitaire », in : *Transcriptase*, n° 36, juin-juillet 1995.

Les dealers de rue à Genève

Loïc Pignolo, sociologue, doctorant à l'Université de Genève

Introduction

À Genève, plusieurs rues du centre-ville se caractérisent par la présence quotidienne de revendeurs de drogues. Attendant sur les trottoirs, ils abordent les passants, en quête de clients potentiels, et ceci parfois durant plusieurs heures d'affilée. Leur visibilité ainsi que leur présence régulière les ont fait devenir des figures familières des quartiers dans lesquels se situent ces lieux de vente[1] (Felder et al., 2015). Pourtant, ces revendeurs n'ont pas grandi à Genève et n'exercent généralement pas l'activité du deal de drogues depuis forcément plusieurs années. Il s'agit en effet de migrants ouest-africains qui ont migré illégalement en Europe et qui ont tenté d'y déposer une demande d'asile dans l'espoir d'acquérir de meilleures conditions de vie. Rejetés par la procédure d'asile ou découragés par elle, ces migrants se sont finalement retrouvés à Genève, où ils ont vu dans la revente de drogues (essentiellement de cannabis, de cocaïne ou d'ecstasy) un moyen alternatif de survie, permettant de se procurer un revenu dans un contexte où, faute de papiers valables, le marché de l'emploi formel leur est bloqué.

Les scènes de deal dont il est question ici ne représentent probablement pas la totalité du marché des drogues illégales à Genève. Dans un même espace urbain se côtoient en effet généralement plusieurs marchés (Coomber et Turnbull, 2007). Pourtant, les dealers de rue ouest-africains ont particulièrement attiré l'attention médiatique. De plus, probablement de par leur double-statut d'illégalité, à savoir au regard de leur activité comme de leur statut de migrants clandestins, leur présence n'a pas manqué de susciter des controverses politiques ces dernières années. La problématique du deal de rue s'enchevêtre ainsi à Genève (comme dans d'autres villes en Suisse) avec l'épineuse question des migrations clandestines, à tel point qu'en Suisse, selon Veuthey (2014: 63) : « De nos jours, la figure politico-médiatique du dealer est presque systématiquement identifiée à un jeune homme noir, requérant d'asile, pratiquant le deal de rue (généralement de marijuana et de cocaïne) ».

[1] Ces quartiers dans lesquels ils revendent de la drogue ne s'apparentent pas à des quartiers précaires ou marginalisés. Ceux-ci se caractérisent par de la mixité sociale et au niveau des origines, et sont touchés par un processus de gentrification (Felder et al., 2015).

Le présent chapitre propose de restituer les résultats d'une recherche sociologique menée en 2015[2] visant à comprendre ce que représentait quotidiennement la revente de drogues pour ces personnes, et quels enjeux y étaient reliés. Le chapitre est structuré de la manière suivante : après une brève revue de littérature sur les dealers de drogues, la question de recherche et la méthodologie de l'enquête seront exposées. Puis, les résultats seront présentés en trois temps, avant de proposer, sur la base de ceux-ci, une conclusion relative aux dealers de rue ouest-africains à Genève.

Revue de la littérature sur les dealers de drogues

Les marchés de drogues illégales et leurs revendeurs ont attiré l'attention des chercheurs depuis maintenant plusieurs décennies (Ritter, 2005). De diverses études qui virent le jour ressort la grande diversité empirique que recouvrent les mots dealer ou marchés de drogues illégales. Les marchés de drogues illégales sont en effet toujours socialement et historiquement situés, et peuvent de ce fait changer d'un lieu à l'autre (Coomber et Turnbull, 2007), voire changer de forme au cours du temps (Curtis, 2003).

Cette brève revue de la littérature vise à apporter des éléments théoriques au cas des dealers de rue ouest-africains à Genève. Dans un premier temps, j'aborderai la question des différentes formes d'organisation de l'offre au sein des marchés de drogues illégales, afin de voir en quoi le deal de rue pourrait s'apparenter ou non à une entité spécifique. Puis, dans un deuxième temps, je décrirai la distinction, maintenant connue dans la littérature, entre les marchés fermés et les marchés ouverts. Nous verrons que celle-ci permet de mettre en évidence des logiques de structuration différentes des marchés de drogues illégales. Enfin, dans un troisième temps, j'aborderai plus spécifiquement la question de la revente de drogues dans le cas de dealers marginalisés. Cela nous amènera entre autres à aborder certains classiques, tels que l'étude de Philippe Bourgois (2001) par exemple.

Les différentes formes d'organisation de l'offre au sein des marchés

Un des premiers constats qui ressort de la littérature est qu'il existe une pluralité de formes possibles d'organisation de l'offre selon les contextes (Curtis et Wendel, 2000 ; Shammas et al., 2014). L'offre des drogues illégales peut avant tout être distinguée en fonction de deux axes : un axe vertical, prenant en compte la chaîne de distribution, et un axe horizontal, soulignant la diversité des positions possibles des revendeurs à chaque échelon (Sandberg, 2012). Au-delà de cette distinction, la manière dont sont organisés entre eux les différents acteurs

[2] Cette recherche a été réalisée dans le cadre d'un mémoire de master en sociologie effectué à l'Université de Genève. Dans le cas où le lecteur serait intéressé à consulter la publication originale de ce travail, voir Pignolo (2017).

impliqués peut être extrêmement variable, dans l'espace comme dans le temps, soulignant de ce fait la flexibilité de ces structures (Shammas et al., 2014).

Une des plus importantes contributions à l'étude de ces structures d'offre provient de Curtis et Wendel (2000), qui proposent une typologie visant à différencier les différents types de marchés. Les auteurs différencient les marchés de drogues illégales selon deux axes. Un premier a trait à l'organisation technique des marchés, dont la variable principale retenue par les auteurs est le lieu où se déroulent les ventes. Ils distinguent ainsi trois lieux possibles de vente. Le premier concerne le niveau de la rue, où les dealers opèrent leurs transactions dans les conditions les plus visibles et donc les plus risquées en comparaison aux deux autres lieux. Le deuxième renvoie aux ventes se déroulant en intérieur. Il peut s'agir par exemple de maisons, d'appartements ou de boîtes de nuit. Le troisième type de lieu tient sa spécificité dans le fait que les produits sont délivrés directement aux consommateurs, à leur domicile ou lieu de travail par exemple.

Le deuxième axe concerne l'organisation sociale des marchés. Les auteurs distinguent trois niveaux différents. Premièrement, les marchés peuvent prendre la forme d'une distribution free-lance. Cette première forme est l'organisation dotée du plus petit niveau de complexité. Elle se caractérise par un manque de hiérarchie formelle et une absence de division du travail. Chaque dealer travaille de manière indépendante et tend à percevoir le marché comme une lutte du chacun pour soi. La structure du marché en devient ainsi plus instable et plus compétitive que dans les deux autres formes. Le deuxième type de structure, d'une complexité supérieure, est nommé par les auteurs « *socially bonded business* » (Curtis et Wendel, 2000: 133). Dans ce type d'organisation, les dealers partagent plus que la simple identité de dealers. En effet, ils sont reliés les uns aux autres par des caractéristiques telles que, par exemple, l'appartenance à une même ethnie ou à un même quartier. En troisième lieu, la plus complexe des trois formes organisationnelles est définie par les auteurs comme une distribution de type corporative. Comme dans le deuxième type d'organisation, les dealers peuvent avoir plusieurs caractéristiques en commun. Toutefois, cette forme d'organisation se différencie par le fait qu'il s'agit de la structure la plus hiérarchique et fonctionnant avec le plus haut niveau de division du travail.

Un des avantages de la typologie de Curtis et Wendel (2000) est de montrer que le deal de rue, soit la localisation des ventes, ne représente qu'une des dimensions possibles des marchés illégaux. Bien évidemment, cette dimension est importante à prendre en compte. En effet, revendre des produits dans la rue, plutôt que dans un appartement par exemple, comporte des risques conséquents par rapport à la police (Curtis et Wendel, 2000 ; Fields, 1984 ; Nouguez, 2003). Toutefois, Curtis et Wendel (2000) soulignent qu'en dehors de cette localisation, les types de liens peuvent varier, que ce soit entre les dealers, ou entre les dealers et leurs clients. Nous serons ainsi amenés à approfondir à l'aide de la littérature cette question des liens dans les marchés de drogues illégales, afin de voir en quoi ceux-ci participent à établir des logiques de fonctionnement différentes.

La distinction entre les marchés ouverts et fermés

Se rapprochant des apports de la sociologie économique, attentive à l'encastrement social des marchés (Smelser et Swedberg, 2005), plusieurs auteurs ont souligné que les liens se tissant entre les différents acteurs du marché impactent le fonctionnement de ce dernier (Coomber et Turnbull, 2007 ; May et Hough, 2004 ; Nouguez, 2003 ; Sampson, 2001 ; Sandberg, 2012). C'est généralement autour des concepts de marché ouvert et de marché fermé que les auteurs ont cherché à faire sens des liens économiques unissant l'acheteur et le revendeur de drogues illégales. Ces notions trouvent leurs origines dans les travaux de May et Hough (2004) et de Sampson (2001), raison pour laquelle je prendrai un peu de temps pour les expliciter.

Les marchés de type fermé s'insèrent dans des réseaux d'interconnaissances où la confiance est primordiale (May et Hough, 2004 ; Sampson, 2001). En effet, les échanges ne se font que dans la mesure où les personnes y prenant part se font préalablement confiance (May et Hough, 2004). Ces échanges se font généralement à l'abri des regards, soit en intérieur, soit, dans certains cas dans l'appartement des dealers. À l'inverse, dans les marchés de type ouvert, les dealers vendent à n'importe quel consommateur (Sampson, 2001). Ils doivent, en outre, se montrer accessibles aux consommateurs afin de pouvoir réaliser des ventes (May et Hough, 2004). En général, par ailleurs, les transactions se déroulent en extérieur (Sampson, 2001).

Cette distinction est utile notamment car elle met en évidence des enjeux différents pour chacun de ces deux types de marchés, notamment en ce qui concerne le différentiel d'exposition aux risques et de sécurité. Les liens forts présents dans les marchés fermés, tout en étant une garantie de confiance, représentent également un inconvénient majeur pour le consommateur comme pour le dealer (May et Hough, 2004). D'un côté, les consommateurs n'ont qu'une marge de manœuvre réduite au niveau du choix de l'offre, dans la mesure où ils sont limités aux dealers qu'ils connaissent. D'un autre côté, le dealer est fortement limité quant à la marge et donc aux bénéfices qu'il peut se faire. En effet, la dimension économique de l'échange doit être réduite à son minimum en raison même de l'amitié qui lie l'acheteur et le revendeur (Sandberg, 2012). Les marchés ouverts se caractérisent comparativement par une plus grande accessibilité, et l'importance de la confiance préalable à l'échange est moindre. Toutefois, la visibilité qu'implique cette accessibilité augmente considérablement les risques de se faire arrêter par la police. Comme le font remarquer May et Hough (2004) à propos de l'acheteur comme du dealer : « they need to balance the advantages of access against the need for security » (May et Hough, 2004: 550). Les risques que représentent les marchés ouverts amènent alors certains auteurs à penser que ces derniers subissent des pressions les poussant à se transformer en marchés fermés (May et Hough, 2004).

Du fait de ces caractéristiques, certains auteurs ont vu les marchés de type ouvert comme exemplaires des marchés de rue, où l'absence de lien autre que commercial aboutirait à un manque de confiance, une indifférence mutuelle et, dans certains cas, des possibilités d'escroquerie, de vol et de violence (Sandberg, 2012). Toutefois, Coomber et Maher (2006) mettent en garde contre la réduction analytique qu'il y aurait à associer le deal de rue à de la violence intrinsèque. De plus, comme l'explique Coomber (2006) sur la base d'une multitude de recherches : « there is sufficient individual variation in types of drug dealer and dealer activity that an overly homogenous depiction is unreasonably faulty. » (Coomber, 2006: 145). Il convient donc de s'intéresser plus spécifiquement aux positions sociales des revendeurs et à la signification que la revente de drogues revêt à leurs yeux. Ne pouvant aborder toute la littérature, je me concentrerai dans la suite de cette revue de littérature sur les travaux portant sur des revendeurs qui, dans les termes de Coomber (2006: 154), sont victimes d'une forme de marginalisation[3]. En effet, le cas qui m'intéresse ici se caractérise par une forme de précarité des revendeurs, qui se trouvent être des migrants ouest-africains en situation d'illégalité de séjour en Suisse et revendant de la drogue dans la rue.

Le deal comme réponse à l'exclusion

Au risque d'omettre une part importante de la littérature, cette section se concentrera sur quelques études qui, selon moi, sont importantes en matière de revendeurs de drogues marginalisés. Ces études s'intéressent généralement à la question des revendeurs de drogues dans des contextes urbains défavorisés, et les auteurs décrivent la revente de drogue pour ceux qui la pratiquent comme une réponse à l'exclusion sociale et économique. Dans une étude maintenant célèbre, Philippe Bourgois (2001) décrit la vie de revendeurs de crack dans le quartier défavorisé de East Harlem à New York. Bourgois explique qu'il s'est progressivement créé dans ce quartier, en réaction à la marginalisation économique et sociale qui le caractérise, une « culture de la rue de l'*inner city* » (Bourgois, 2001: 36), qu'il définit comme étant « un réseau complexe et conflictuel de croyances, de symboles, de modes d'interaction, de valeurs et idéologies émergeant en opposition à l'exclusion suscitée par la société dominante. » Face à cette marginalisation, la culture de rue devient ainsi selon Bourgois « un véritable forum alternatif où peut s'affirmer une dignité personnelle autonome » (Bourgois, 2001: 36). Dans ce contexte, l'auteur explique que la revente de drogues représente « la base matérielle de la culture contemporaine de la rue ce qui, pour les jeunes exclus de l'économie légale, en augmente l'attrait » (Bourgois, 2001: 37).

Différents travaux en France mettent en exergue un tableau similaire avec le cas des marchés de drogues illégales dans les cités en France, où l'apparition du deal de drogues est facilitée par la désaffiliation sociale qui touche ces zones urbaines défavorisées (Kokoreff, 2000). Dans ces quartiers, la revente de drogues s'inscrit ainsi plus largement dans un « système de débrouillardise » (Duprez et Kokoreff, 2000), qui, tout comme Bourgois (2001) l'a montré, permet aux individus en situation précaire d'acquérir des ressources sur les plans financier et symbolique. Rachid (2004), par exemple, mène une étude ethnographique auprès de jeunes dealers dans un quartier pauvre de la banlieue parisienne. Appartenant à des familles dont les revenus

[3] Quand bien même des travaux très intéressants ont été effectués sur des cas de dealers non-marginalisés sur le plan social et économique. Voir par exemple Coomber et Turnbull (2007) ou Rafik et Fritsvold (2006).

sont précaires, le deal apparaît pour ces jeunes comme un moyen alternatif afin de pallier les « manques de moyens qui ne permettent pas l'accès à une vie plus décente » (Rachid, 2004: 121-122), alors que l'économie légale ne leur offre au contraire que des emplois peu rémunérés et peu attractifs. Rachid ajoute une autre notion intéressante, celle de rationalisation. Dans une perspective empruntée à Becker, l'auteur explique en effet que « la façon dont la société perçoit le trafic de drogue constitue une source de tension interne pour le dealer » (Rachid, 2004: 122), et que, par conséquent, il est nécessaire pour ces jeunes de rationaliser leur pratique afin de pouvoir légitimer cette activité et développer une carrière de dealer. Cette rationalisation, qui se fonde sur l'expérience propre du dealer au sein de cette activité et sur la comparaison de son vécu avec les autres jeunes qui s'adonnent également à la revente de drogues, leur permet de prendre du recul par rapport au discours de société dominant sur le deal de drogues (Rachid, 2004: 122-123).

Étudiant quant à elle des dealers musulmans à Bockenheim, un quartier de la ville de Francfort en Allemagne, Sandra Bucerius (2014) expose une dimension similaire. Les personnes auprès desquelles la chercheuse enquête sont des migrants de seconde génération qui, explique-t-elle, expérimentent quotidiennement des discriminations (Bucerius, 2014: 3). Bucerius décrit, à l'instar des auteurs précédemment cités, la revente de drogues comme une réponse à ces formes d'exclusion. Néanmoins, tout comme Rachid (2004), elle questionne l'idée que la revente de drogues serait une activité qui se ferait sans « tension interne » pour reprendre les termes de ce dernier. Alors que dans l'étude de Bourgois (2001) le deal devient une source alternative d'identité, Bucerius relève au contraire une réticence chez ces jeunes hommes concernant l'identité de dealer : « The young men saw their involvement in the drug market as a response to their experienced social exclusion and not as their preferred occupation and clearly did not want to portray themselves as dealers (or gang members) per se » (Bucerius, 2014: 66). Ces jeunes hommes perçoivent le deal de drogues comme contraire aux valeurs de la société allemande, de même que contraire à leurs valeurs religieuses. Aussi, comme l'explique Bucerius : « dealing drugs, of course, was not in line with the moral belief system that surrounded them, and thus they had to invent strategies that allowed them to maintain their positive sense of self despite their engagement in this activity » (Bucerius, 2014: 119). Ces stratégies incluent notamment le fait d'opérer un choix dans les substances vendues, ou de prêter attention aux personnes à qui ils vendent leurs produits. Si dans tous les cas le deal se présente aux yeux des revendeurs avant tout comme une question de nécessité, il est donc important de voir également en quoi l'engagement dans cette pratique est ou non négocié.

Question de recherche

Sur la base de cette brève revue de la littérature, j'ai choisi d'interroger mon cas d'étude empirique en posant la question suivante : *comment les dealers de rue ouest-africains agissent-ils au sein du marché de drogues illégales à Genève ?* Cela m'amènera plus précisément à considérer plusieurs dimensions :

- En premier lieu, quels rapports se tissent entre les dealers ? Et en quoi ceux-ci influencent-ils leurs manières d'agir ?
- En second lieu, comment gèrent-ils les risques liés à la revente de drogues dans les rues de Genève ?
- En troisième lieu, quels types de liens créent-ils avec les clients ? En quoi ces liens influencent-ils le degré d'exposition aux risques des dealers ?
- En dernier lieu, quel sens revêt la pratique de revente de drogues à leurs yeux ? Est-elle négociée, et si oui, comment ?

Méthodologie

Réaliser une étude auprès de dealers de rue à Genève s'est révélé être un parcours tout autant difficile et décourageant que passionnant. Cette section vise à décrire les différentes étapes qui ont jalonné cette recherche empirique. Nous serons ainsi amenés à aborder notamment les questions d'accès au terrain et de la construction de la confiance avec les dealers.

La première difficulté a consisté à accéder aux dealers, un enjeu mis en évidence par plusieurs chercheurs. En premier lieu, ces derniers éprouvent une double méfiance vis-à-vis des chercheurs : la crainte que ces chercheurs puissent être en réalité des policiers sous couverture qui ruseraient dans le but de les arrêter (Adler, 1985 ; Jacobs, 1998 ; Sandberg et Copes, 2012), et une méfiance vis-à-vis des chercheurs puisqu'ils représentent dans certains cas la société « mainstream », une société dont les dealers se sentent parfois exclus et en laquelle ils n'ont pas confiance (Bucerius, 2013: 694). Il est par conséquent nécessaire pour le chercheur de passer un temps considérable sur le terrain, en faisant preuve à la fois de patience et d'insistance auprès des dealers, afin de gagner leur confiance (Bucerius, 2013 ; Sandberg et Copes, 2012). En second lieu, en raison de l'illégalité de leur activité, rencontrer des dealers de drogues implique pour le chercheur de s'adapter à des horaires irréguliers et souvent de nuit (Sandberg et Copes, 2012).

Tenant compte de ces enjeux, j'ai choisi de solliciter dans mes réseaux amicaux des consommateurs de cannabis se rendant parfois ou régulièrement dans le marché de rue pour acheter leurs produits afin d'être mis en relation avec des dealers de rue. Cette étape comportait deux buts : premièrement, ces échanges devaient être en mesure de m'apporter des premiers éléments de compréhension concernant le deal de rue ; deuxièmement, j'avais l'espoir que certains des consommateurs connaissent personnellement des dealers de rue et acceptent de me les présenter. En raison des difficultés à gagner la confiance des dealers, j'espérais de la sorte que la mise en lien à l'aide des consommateurs opérerait un transfert de confiance et me faciliterait l'accès au terrain. Cette démarche a abouti avec un des consommateurs : celui-ci connaissait personnellement un dealer de rue et a accepté d'aller lui parler de mon étude. Par la suite, le dealer en question accepta de me voir et une rencontre entre lui, le consommateur et moi-même fut organisée. Durant cette rencontre, j'ai pu expliquer le but de ma recherche au dealer de rue qui, bien que légèrement intimidé, accepta de réaliser un entretien avec moi. Il prit alors mon numéro de téléphone dans le but de me joindre et de me proposer une date de rendez-vous.

Cette discussion fut le début d'une longue période de doute et de stress, durant laquelle le dealer ne se présenta pas plusieurs fois à nos rendez-vous agendés. Il me fut également extrêmement difficile de le joindre. Quelques semaines après, je tombai par hasard sur ce même dealer. Après que celui-ci fut venu vers moi et se fut excusé pour ne pas avoir été très accessible, je lui proposai tout de suite autre chose que ce que j'avais prévu à la base : je lui demandai alors la permission de rester à ses côtés pendant qu'il dealait. À partir de ce moment, le terrain a commencé à se débloquer. En lui proposant que je me calque sur sa vie et ses horaires, j'ai pu rester avec lui et, peu à peu, j'ai commencé à l'accompagner aux différents endroits où il allait avant et après ses horaires de deal.

Une deuxième difficulté majeure s'est alors présentée. En effet, bien qu'accompagné du premier dealer que j'avais rencontré, d'autres éprouvèrent toujours de la méfiance à mon égard et gagner leur confiance ne fut pas une tâche facile. À ceci s'ajoute que la relation de confiance entre un chercheur et ses enquêtés dans le monde de la drogue n'est ni linéaire, ni gagnée une fois pour toutes (Adler, 1985). Au contraire, elle peut évoluer, se défaire, et doit être plutôt perçue comme un processus en cours. Dans le but de légitimer la recherche ainsi que l'identité de l'enquêteur auprès des dealers, plusieurs chercheurs mettent en évidence l'importance d'apporter une forme de contre-dons aux enquêtés. À titre d'exemple, Adler (1985), dans son étude, a tenté de construire une relation de confiance avec les dealers en échange de toute une série de services et de faveurs à leur égard. Ces services pouvaient, entre autres, aller du prêt du téléphone portable jusqu'à la permission d'utiliser sa propre maison. Ces faveurs ainsi que la prise de risque qui y était logiquement associée ont contribué à la construction de leur relation de confiance. D'autres chercheurs préconisent également de rémunérer les participants pour donner de la légitimité à la recherche (Sandberg et Copes, 2012).

En suivant ces conseils, j'ai tenté différentes stratégies afin de gagner la confiance des dealers. Ces stratégies ont comporté, entre autres, la création d'un document avec des phrases traduites de l'anglais au français[4] pour aider certains dealers dans leurs activités quotidiennes, le paiement de verres dans des bars, l'aide pour une démarche administrative et le fait d'amener des dealers à des endroits qu'ils désiraient connaître à Genève. Durant toute cette phase, cependant, j'ai tenté de mettre des limites quant à mon implication sur le terrain. En effet, essayer de devenir membre du groupe social étudié peut poser des dilemmes pour le chercheur qui étudie les dealers (Jacobs, 1998: 3). J'essayais ainsi plutôt d'acquérir un statut d' « *outsider trusted* », comme l'a fait Bucerius (2013: 691). Cela impliquait pour moi de me fixer certaines règles à ne pas dépasser dans la relation d'enquête. Par exemple, alors qu'il est arrivé que des dealers me demandent de leur tenir leur marchandise de façon à les aider dans leurs transactions, j'ai toujours refusé cette requête, considérant qu'avoir de la drogue en ma possession constituait une barrière à ne pas franchir en tant que chercheur sur le terrain.

---

[4] Beaucoup des dealers que j'ai rencontrés ne parlaient en effet pas français. Avec ces derniers, les conversations étaient donc en anglais.

J'ai ainsi pu rencontrer et parler avec une quinzaine de dealers. Quatre-vingt-six heures au total furent passées auprès d'eux, durant lesquelles je restais avec eux lorsqu'ils dealaient et observais leurs manières d'agir et les transactions auxquelles ils participaient. Dès que j'en avais l'occasion, j'engageais une discussion avec des dealers pour comprendre les raisons qui les guidaient à agir d'une manière ou d'une autre, ou pour savoir comment ils vivaient le fait de revendre de la drogue. Certains d'entre eux venaient également spontanément vers moi pour me faire part de certaines de leurs expériences. Fréquemment, lors par exemple de l'arrivée de la police ou durant une pause, je me rendais avec un ou plusieurs dealers dans un café pour boire un verre. Ces moments étaient alors également l'occasion pour moi de poser des questions sur le deal et de discuter avec les dealers.

Chaque soir, ou le lendemain lorsque je revenais à une heure très tardive dans la nuit, je transcrivais dans mon cahier de terrain tout ce que j'avais vu et entendu. Lorsque je me souvenais des propos des dealers au mot près, je me sentais libre, même sans enregistrement, de les retranscrire sous la forme de citations. Afin de retenir au mieux les informations, il m'arrivait également de m'éclipser à certains moments du terrain et de prendre des notes sur des feuilles volantes ou bien d'utiliser le dictaphone de mon téléphone portable afin de m'enregistrer réciter les évènements auxquels j'avais pu assister. Je ne prenais jamais de notes sur place, dans le but de ne pas créer de suspicion ou d'inquiétude chez les dealers. Toutes les informations ont été par la suite retranscrites à l'ordinateur, tout en anonymisant les personnes interviewées et les lieux, afin de pouvoir être analysées. Cela a donné un total de 70 pages de notes dactylographiées. Par la suite, j'ai procédé à une analyse des contenus avec le logiciel libre d'analyse qualitative *TAMS Analyzer* (Weinstein, 2016). L'analyse s'est faite progressivement en faisant des va-et-vient entre les données et la littérature. Les prochaines sections de ce chapitre seront dédiées à la présentation des résultats de cette enquête.

Résultats

Des dealers solidaires, mais concurrents

La plupart des dealers de rue ouest-africains que j'ai rencontrés se connaissent les uns les autres. Parfois, cette interconnaissance remonte à leur parcours migratoire qui les a menés jusqu'à Genève, et d'autres fois, elle est simplement liée au fait de revenir quotidiennement dans les mêmes rues pour revendre de la drogue. Leur entrée dans le deal s'est par ailleurs faite par le biais de migrants ouest-africains, déjà installés dans le marché de drogues. Estimant que la revente de drogues est le seul moyen pour les Africains de l'Ouest sans-papiers de s'en sortir à Genève, nombreux sont les dealers qui, pour une question de solidarité, aident des nouveaux venus à entrer dans le business en leur offrant suffisamment de marchandise pour réaliser une première transaction. D'autres formes d'entraide peuvent également être observées entre les dealers. Sur un premier plan, il est courant qu'ils se fassent des prêts ou s'échangent de la monnaie, ou se donnent des conseils sur les bonnes manières de dealer. Sur un second plan, les dealers se préviennent mutuellement de l'arrivée de la police ou restent ensemble afin de se soutenir moralement face au stress. En effet, comme j'ai pu le voir au travers de mes observations, des patrouilles de police passent plusieurs fois par jour dans le quartier et inspectent les alentours, parfois avec des chiens, dans le but de dénicher la drogue. De manière régulière, certains policiers viennent en civil pour tenter de prendre sur le fait un dealer en train d'opérer une transaction avec un client, voire de se faire passer eux-mêmes pour des clients.

Toutefois, au-delà de cette entraide, les dealers travaillent à la manière d'entrepreneurs indépendants. En effet, ils possèdent une certaine liberté quant à leur activité. Cette liberté s'applique autant au choix et à la quantité du produit vendu qu'aux horaires de vente. Alors que certains décident de venir le dimanche, par exemple, d'autres préfèrent au contraire éviter ce jour-là. De même, alors que le cannabis est un produit très vendu, certains dealers préfèrent ne vendre que de l'ecstasy. Ils sont également responsables de leur marchandise, et les gains issus de la revente leur reviennent directement et constituent leur unique revenu. Ils choisissent le type de drogues ainsi que la quantité qu'ils souhaitent acheter auprès des grossistes. Ce statut d'entrepreneur indépendant a ainsi son corollaire : celui de rendre chaque dealer responsable de la gestion de sa marchandise, de l'achat jusqu'à la revente, et de trouver des clients afin de s'assurer un revenu lui permettant de subvenir à ses besoins.

Cette situation n'est pas sans créer de l'incertitude et de l'inquiétude chez les dealers. De plus, tous ne rencontrent pas le même succès au niveau des ventes. Il arrive ainsi que, lorsque la concurrence est trop difficilement vécue par certains, des disputes, voire des bagarres, se produisent pour se partager les clients. Néanmoins, la plupart du temps, les relations sont pacifiées et la concurrence se régule selon une règle partagée par les dealers et selon laquelle, lorsqu'un client se dirige vers l'un d'entre eux pour acheter un produit, il est légitime que les deux personnes en question puissent mener à bien la transaction, sans qu'un autre dealer tente de s'interposer afin de réaliser la vente. En d'autres termes, cette règle consiste pour les dealers à ne pas se « voler » les clients. Le sentiment de partager une souffrance commune, liée à leur parcours migratoire et à leur expérience de migrants sans-papiers, participe à pacifier ces rapports et à entretenir l'idée selon laquelle il est légitime que les dealers se tolèrent et évitent de se porter préjudice, ceci afin que chacun puisse survivre grâce au deal de drogues.

Des inégalités de succès

Afin de réduire les risques vis-à-vis de la police, les dealers usent de différentes stratégies. Celles-ci peuvent aller de la dissimulation du produit dans des recoins de la rue afin d'éviter des problèmes lors de contrôles policiers, au fait de se réfugier dans les commerces des alentours lors de l'arrivée d'une patrouille. Toutefois, la grande différence au niveau de leurs succès respectifs tient à leur capacité à fidéliser des clients. Alors qu'arnaquer un client en jouant sur sa crédulité ou sur son manque de connaissance est une possibilité intéressante pour les dealers, dans la mesure où cela leur permet de se faire les plus grandes marges, certains dealers tentent de fidéliser les clients afin de s'assurer des relations commerciales futures. C'est également un moyen de limiter les risques au niveau de la vente. Il arrive en effet régulièrement que des clients tentent d'arnaquer les dealers ou bien que des policiers en civil tentent d'acheter des produits. À cet égard, la fidélisation confère au dealer une plus grande confiance dans la gestion de son business.

Pour ce faire, trois techniques peuvent être utilisées par les dealers. Tout d'abord, les dons sont un moyen utilisé pour fidéliser un client, mais également pour honorer un client qui vient régulièrement. Ensuite, faire des crédits, en acceptant que le client paie la prochaine fois, voire en plusieurs fois, est un outil intéressant pour leur business. Cela permet effectivement de se montrer flexible avec le client et de faire en sorte que celui-ci ne se sente pas mis sous pression. Pour finir, les variations de prix représentent un moyen capital pour les dealers qui cherchent à fidéliser une clientèle[5]. Agir en suivant une stratégie de fidélisation maximise donc les chances de ventes ultérieures. D'un côté, les deux premiers outils, les dons et les crédits, consolident la relation entre le dealer et le consommateur[6]. D'un autre, agir sur les prix permet aux dealers de se démarquer fortement les uns des autres. En vendant moins cher, certains dealers espèrent ainsi que les clients reviendront vers eux plus tard. De nombreuses fois j'ai en effet pu constater que certains clients habitués se dirigent directement vers leur revendeur habituel, sans s'arrêter ni même discuter avec les autres dealers.

Le lien social qui se crée entre le dealer et l'acheteur, tout en étant ressource, devient également contrainte. Une relation d'obligation mutuelle s'instaure peu à peu (Granovetter, 1985), de telle sorte qu'il arrive que le consommateur fasse pression sur le dealer pour obtenir les meilleurs prix possible ou que le dealer se sente obligé de faire un don afin de récompenser le fait qu'il soit venu directement vers lui. Autrement dit, utiliser une stratégie de fidélisation, en dehors des avantages que cela représente, implique également de renoncer à se faire la plus grande marge potentielle lors des transactions.

Selon leur succès dans le deal, les différences de gains entre les dealers peuvent être très contrastées. Alors que certains gagnent plusieurs centaines de francs suisses par jour et ont suffisamment d'argent pour avoir un logement, d'autres peinent à obtenir 20 francs par jour et dorment dans la rue. D'autres facteurs jouent également un rôle, tels que l'ancienneté (les dealers récemment arrivés ont plus de peine que les dealers anciens, qui sont davantage expérimentés et ont eu plus de temps pour fidéliser une clientèle), les altercations avec la police (qui peuvent inciter un dealer à réduire ses ventes afin de réduire les risques) ou encore les passages en prison (qui peuvent faire perdre une clientèle fidèle aux dealers).

---

[5] Les dealers possèdent une marge de manœuvre importante au niveau des variations des prix, dans la mesure où le prix de vente pour les clients est bien plus élevé que celui de l'achat auprès des grossistes.

[6] Comme le relève par ailleurs Coomber (2003) : « Together, the two modes of operation [les dons et le crédit] represent a means for the seller to enhance management of the dealing relationship by rewarding good expenditure and/or engaging new, recent, or occasional users in such a relationship (freebies), or by simply retaining and managing trusted clientele who cannot or would prefer not to pay up front (credit) » (Coomber, 2003: 956).

Une mise à distance de l'identité de dealer

Au-delà des difficultés liées à la concurrence et à la répression policière, s'ajoute celle liée au fait d'être engagé dans une pratique considérée comme déviante, dans la mesure où elle transgresse des normes sociales (Becker, 1985). En effet, les dealers de rue ouest-africains disent souffrir d'agir dans l'illégalité et de revendre des produits qu'ils considèrent comme destructeurs pour l'être humain. Loin de voir leur activité de revendeur de drogues comme une source d'identité positive, ces derniers en ressentent plutôt de la honte, ce qui les amène par ailleurs à ne pas révéler leur source de revenus à leurs familles restées aux pays, à qui ils envoient souvent de l'argent issu des reventes. Plutôt que de revendiquer l'identité de dealer, ces revendeurs cherchent ainsi plutôt à s'en distancer, afin de maintenir une image positive d'eux-mêmes malgré l'engagement dans cette pratique déviante. Différentes manières au moyen desquelles les dealers opèrent cette distanciation peuvent être identifiées.

Une première façon consiste tout d'abord à justifier l'implication dans la revente de drogues en opérant ce que Sykes et Matza (1957) nomment une technique de neutralisation. Comme les auteurs l'expliquent, les techniques de neutralisation visent à se déresponsabiliser d'une activité contraire aux valeurs conventionnelles. Il ne s'agit donc pas d'un rejet des valeurs, mais d'une tentative de les neutraliser. Plus précisément, les dealers de rue ouest-africains mobilisent ce qui est nommé dans la littérature « *the defence of necessity* », qui consiste à dire que : « the offender had no choice but to engage in a criminal act, because of the lack of other forms of income » (Sandberg, 2009: 530). Plusieurs dealers, en effet, justifient leur engagement dans le deal de drogues en exprimant que, vu qu'ils n'ont pas de papiers leur permettant d'accéder à l'économie formelle, ils sont obligés de revendre de la drogue afin de survivre. Il s'agit ainsi de la construction d'un discours d'oppression, dans la mesure où l'argument évoqué est que tout le monde agirait de la même façon dans des circonstances similaires (Sandberg, 2009: 535).

Une deuxième manière concerne plus spécifiquement la façon dont les dealers définissent les buts de leur engagement dans la revente de drogue. Plusieurs dealers estiment par exemple que le deal n'est acceptable que dans la mesure où il s'agit d'une base pour s'orienter vers une autre activité par la suite. Autrement dit, elle n'est légitime que dans une perspective de changement à plus ou moins long terme, de manière similaire à ce qu'a observé Bucerius (2014) avec les dealers musulmans de son étude. En effet, comme l'auteure l'explique, sachant que leur activité ne correspondait pas à ce qui est attendu d'un bon musulman, les dealers planifiaient d'être de bonnes personnes, une fois le deal arrêté (Bucerius, 2014: 8). Dépenser son argent pour le plaisir et pour les loisirs (les sorties le soir, par exemple) est par exemple parfois mal perçu et associé au comportement d'un « Européen », selon les mots de certains dealers que j'ai rencontrés. Certains d'entre eux estiment en effet qu'il est plus juste d'économiser les gains issus du deal de drogues afin d'envoyer le maximum d'argent à leur famille en Afrique ou de se constituer une base matérielle afin d'investir dans un autre type de « business » pour sortir du deal. Il n'est pas rare, concernant ce dernier point, que les dealers expliquent ne plus supporter l'activité de revendeur et espérer sa cessation au plus vite.

Finalement, une troisième manière consiste à adopter différents principes dans leurs manières de dealer, afin que cette activité apparaisse à leurs yeux comme correcte. Insister pour une vente en cas de refus d'un passant est par exemple à cet égard une pratique mal perçue. Opérer un choix dans les substances vendues est également une pratique courante. La vente de coke est par exemple limitée voire bannie par certains dealers, bien que celle-ci soit la drogue qui leur rapporte le plus sur le plan financier, dans la mesure où ils la considèrent comme la drogue la plus dangereuse pour les consommateurs. On peut finalement encore relever qu'une grande partie des dealers disent vouloir rester discrets et attirer le moins d'ennuis possibles à leur entourage (dealers, clients ou autres utilisateurs de la rue), notamment en rejetant le plus possible la violence.

Becker (1985) décrivait la carrière des déviants comme un processus au travers duquel ceux-ci apprenaient à gérer la pression des normes sociales conventionnelles pour pouvoir maintenir leur engagement dans la pratique déviante. Une pression similaire est présente chez les dealers de rue ouest-africains et, comme nous venons de le voir, ces derniers la gèrent en se distançant de ce qu'ils se représentent comme les caractéristiques ou l'identité d'un dealer de drogues.

Conclusion

Dans son ouvrage datant de 2006, Coomber commence en écrivant : "[C]ontemporary depictions of the drug dealer are of particularly evil, amoral individuals. They deal in death and they care not that they do so. Indeed their very 'will to wealth' means they unscrupulously pursue any means to satisfy their greed regardless of the broken lives that may result from their activities" (Coomber, 2006: 1). Pourtant, explique-t-il, les recherches et la diversité qui en ressort mettent en évidence une vision plus nuancée des dealers, mettant à mal les représentations stéréotypées des dealers comme des êtres amoraux. En outre, cela soulève l'importance d'adopter un regard contextualisé et différencié lorsque l'on s'intéresse à ces questions.

Ce chapitre a tenté de restituer les résultats d'une enquête sociologique menée à Genève sur des dealers de rue ouest-africains. Alors que le deal de rue a parfois été appréhendé comme un marché ouvert où prévaudraient des logiques stratégiques au détriment de logiques de sociabilité (Sandberg, 2012), ce travail a cherché à montrer, suivant Coomber (2006), qu'un ensemble de normes et de formes de sociabilité traversent les manières d'agir des dealers de rue ouest-africains au sein du marché. Les liens entre les dealers sont tout d'abord importants à prendre en compte. Pour reprendre la typologie de Curtis et Wendel (2000), leur mode d'organisation peut s'apparenter à une sorte d'hybridation entre une structure free-lance et une structure de type « socially bonded business » (Curtis et Wendel, 2000: 133). En effet, la majorité des dealers de rue dans le quartier ne partage pas uniquement l'identité de dealer mais également celle de migrant africain clandestin, ayant vécu une expérience migratoire similaire. Des rapports de solidarité, se traduisant sous la forme d'entraide de divers types, se nouent ainsi entre eux.

Toutefois, en dehors de ces relations d'entraide, ces revendeurs doivent se frayer individuellement une place au sein du deal de rue. Cela comporte, d'une part, des risques par rapport à la police, que les dealers tentent de prendre en compte de différentes manières, par exemple en dissimulant leurs produits. D'autre part, l'activité présente des risques du point de vue économique. En effet, les dealers doivent s'assurer par eux-mêmes un revenu issu des reventes, et ceci dans un contexte concurrentiel. Ces deux types de risques créent une incertitude chez les dealers quant à leur capacité à se procurer un revenu. Des inégalités entre les dealers ont par ailleurs été relevées à cet égard. J'ai argumenté que ces inégalités étaient fortement reliées au degré auquel les dealers parvenaient à fidéliser une clientèle. Autrement dit, si on se réfère aux notions de marchés ouverts et fermés, on assiste ainsi, tout comme Bucerius (2014) l'a constaté dans son étude, à une hybridation de marchés ouverts et fermés au sein de ce deal de rue. En effet, des échanges des deux types se produisent, et la création de lien avec le consommateur devient une stratégie pour stabiliser sa place dans le marché.

Si la concurrence peut entraîner de l'inquiétude et dans certains cas des conflits, la violence est relativement rare dans ce marché. Différentes pistes d'explication peuvent être apportées. Premièrement, les dealers ouest-africains partagent l'idée qu'il est important de se tolérer les uns les autres, et se fixent des règles pour réguler le marché. Deuxièmement, le non-recours à la violence fait partie des critères qui leur permettent de se distancer de l'identité de dealer. Tout comme Rachid (2004) et Bucerius (2014) l'ont relevé, revendre de la drogue est source de tension chez les dealers de rue ouest-africains, et il s'avère donc important pour eux de rationaliser cette pratique et de développer des stratégies qui leur permettent de conserver malgré tout une bonne image d'eux-mêmes. En ce sens, la revente de drogues n'apparaît pas comme une source d'identité positive ou légitime, et ne permet pas aux migrants ouest-africains d'acquérir de la dignité au sens de Bourgois (2001). Au contraire, cette pratique doit être négociée afin d'apparaître comme légitime.

Le cas de Genève illustre finalement la nécessité, soulevée dans la littérature, de prendre en compte le contexte et la trajectoire sociale des revendeurs afin de faire sens des dynamiques des marchés. Porté par des migrants qui, en situation de clandestinité, voient le deal comme un moyen alternatif de survie, ce marché a des caractéristiques qui prennent notamment sens en tenant compte du parcours migratoire de ces personnes et de la problématique de l'asile. Se faire une place dans le deal devient effectivement pour ces migrants clandestins un moyen parallèle et alternatif d'exister, dans un contexte qui restreint de manière conséquente leurs opportunités économiques.

Bibliographie

Adler, Patricia (1985). *Wheeling and dealing*. New York: Columbia University Press.
Becker, Howard S. (1985). *Outsiders. Étude de sociologie de la déviance*. Paris: Éditions A.-M. Métailié.
Bourgois, Philippe (2001). *En quête de respect. Le crack à New York*. Paris: Éditions du Seuil.

Bucerius, Meike Sandra (2013). "Becoming a "Trusted Outsider" : Gender, Ethnicity, and Inequality in Ethnographic Research." *Journal of Contemporary Ethnography* 42(6): 690-721.

Bucerius, Meike Sandra (2014). *Unwanted. Muslim Immigrants, Dignity, and Drug Dealing.* New York: Oxford University Press.

Coomber, Ross (2003). "There's No Such Thing as a Free Lunch: How "Freebies" and "Credit" Operate as Part of Rational Drug Market Activity." *Journal of Drug Issues* 33(4): 939-962.

Coomber, Ross (2006). *Pusher Myths: Re-Situating the Drug Dealer.* London: Free Association Books.

Coomber, Ross et Lisa Maher (2006). "Street-Level Drug Market Activity in Sydney's Primary Heroin Markets: Organization, Adulteration Practices, Pricing, Marketing and Violence." *Journal of Drug Issues* 36(3): 719-753.

Coomber, Ross et Paul Turnbull (2007). "Arenas of Drug Transaction: Adolescent Cannabis Transactions in England --Social Supply." *Journal of Drug Issues* 37(4): 749-754.

Curtis, Ric (2003). "Crack, Cocaine and Heroin: Drug Eras in Williamsburg, Brooklyn, 1960-2000." *Addiction Research and Theory* 11(1): 47-63.

Curtis, Ric et Travis Wendel (2000). "Toward the development of a typology of illegal drug markets." *Crime Prevention Studies* 11(121-152).

Duprez, Dominique et Michel Kokoreff (2000). "Usages et trafics de drogues en milieux populaires." *Déviance et Société* 24(2): 143-166.

Felder, Maxime et al. (éd.) (2015). *Connivences et antagonismes. Enquête sociologique dans six rues de Genève.* Genève: Université de Genève (Sociograph - Sociological Research Studies, 19).

Fields, Allen B. (1984). ""Slinging Weed" : The Social Organization of Streetcorner Marijuana Sales." *Journal of Contemporary Ethnography* 13(2): 247-270.

Granovetter, Mark (1985). "Economic Action and Social Structure : The Problem of Embeddedness." *The American Journal of Sociology* 91(3): 481-510.

Jacobs, Bruce A. (1998). "Researching Crack Dealers: Dilemmas and Contradictions", dans Ferrel, Jeff et Mark S. Hamm (éd.). *Ethnography at the Edge: Crime, Deviance and Field Research.* Boston: Northeartern University Press.

Kokoreff, Michel (2000). "Faire du business dans les quartiers. Eléments sur les transformations socio-historiques de l'économie des stupéfiants en milieux populaires. Le cas du département des Hauts-De-Seine." *Déviance et Société* 24(4): 403-423.

May, Tiggey et Mike Hough (2004). "Drug markets and distribution systems." *Addiction Research and Theory* 12(6): 549-563.

Nouguez, Etienne (2003). "Réseaux, capital social et profit dans le deal de cannabis (enquête)." *Terrains & travaux* 1(4): 56-81.

Pignolo, Loïc (2017). *"C'est pas un boulot, c'est du business". L'agir des dealers ouest-africains dans un quartier genevois.* Genève: Université de Genève (Sociograph - Sociological Research Studies).

Rachid (2004). ""Génération Scarface". La place du trafic dans une cité de la banlieue parisienne." *Déviance et Société* 28(1): 115-132.

Rafik, Mohamed et Erik Fritsvold (2006). "Damn, It Feels Good to be a Gangsta : the Social Organization of the Illicit Drug Trade Servicing a Private College Campus." *Deviant Behavior* 27(1): 97-125.
Ritter, Alison (2005). *A review of approaches to studying illicit drug markets.* University of Melbourne: Turning Point Alcohol and Drug Centre.
Sampson, Rana (2001). *Drug Dealing in Privately Owned Apartment Complexes. Problem-Oriented Guides for Police Series*: U.S. Department of Justice, Office of Community Oriented Policing Services.
Sandberg, Sveinung (2009). "Gangster, victim or both? The interdiscursive construction of sameness and difference in self-presentations." *The British Journal of Sociology* 60(3): 523-542.
Sandberg, Sveinung (2012). "The Importance of Culture for Cannabis Markets. Towards an Economic Sociology of Illegal Drug Markets." *The British Journal of Criminology* 52(6): 1133-1151.
Sandberg, Sveinung et Heith Copes (2012). "Speaking With Ethnographers : The Challenges of Researching Drug Dealers and Offenders." *Journal of Drug Issues* 43(2): 176-197.
Shammas, Victor L., Sveinung Sandberg et Willy Pedersen (2014). "Trajectories to Mid- and Higher-Level Drug Crimes. Penal Misrepresentations of Drug Dealers in Norway." *The British Journal of Criminology* 54(4): 592-612.
Smelser, Neil J. et Richard Swedberg (éd.) (2005). *The Handbook of Economic Sociology.* Princeton et New York: Princeton University Press et Russel Sage Foundation.
Sykes, Gresham et David Matza (1957). "Techniques of Neutralization: A theory of Delinquency." *American Sociological Review* 22(6): 664-670.
Veuthey, Nicolas (2014). *Les usages de la Coulou. Figures et frontières de la ville dans une rue de Genève.* Neuchâtel: Institut d'ethnologie, Université de Neuchâtel.
Weinstein, Matthew (2016). *TAMS Analyzer.* Tacoma: Mayday Softworks.

La représentation médiatique de la mort par drogues

Sandro Cattacin, professeur, Université de Genève,
Institut de recherches sociologiques
Fiorenza Gamba, professeure, Università degli studi di Sassari

Introduction

L'analyse de la consommation des drogues n'a jamais été que l'observation et la mensuration cliniques de ses effets sur la santé[1]. D'un côté, elle a constitué, dans ses formes extrêmes et fonceuses, un élément de distinction et de reconnaissance d'une élite intellectuelle ou artistique, comme les poètes français du XIXᵉ siècle, Baudelaire, Rimbaud, Verlaine – les fameux poètes maudits (Verlaine 1920 [1888]); d'un autre côté sa problématique – ou sa problématisation – est devenue telle en relation à sa représentation sociale que ses attributions – d'illégalité, d'acceptation, de tolérance, etc. – ne ressortent pas exclusivement des données objectives et scientifiques, mais découlent d'un système d'attribution mis en œuvre par les différents groupes sociaux. Des attributions soumises à la mutation permanente selon les groupes, les époques et surtout les contextes.

Dans cette interaction, les médias jouent un rôle d'amplification, de validation, mais aussi d'anticipation. Sans aucun doute les médias reflètent l'attitude d'une société, parfois les attitudes de ses différentes parties, mais en même temps ils favorisent, par accélération, des changements de perspective par rapport à la problématique drogue.

À l'instar d'une partition chronologique en décades, s'étalant des premières décennies du XXᵉ siècle jusqu'à nos jours, qui aide à marquer les manifestations les plus saillantes, nous avons analysé aussi bien les transformations dans la consommation des drogues que les représentations que la société en produit et, de même, les représentations mises en scène par les médias au moyen d'un élément à la fois très spécifique et emblématique : la mort en état d'ivresse due aux drogues qui a atteint des personnalités de la musique et du cinéma[2]. Pour approfondir nos propos, nous avons mis chaque passage en relation avec une période et la mort emblématique d'une personnalité – musicien ou acteur.

---

[1] Ce texte a été publié, dans une version préalable, plus brève et en allemand, dans la Revue *SuchtMagazin* (Cattacin et Gamba 2016). Nous aimerions remercier les personnes qui nous ont permis d'améliorer ce texte, en particulier Erik Verkooyen pour l'adaptation française.

[2] Il faut ici comprendre le mot « ivresse » comme terme générique d'un état de conscience altérée, en particulier liée à la consommation de substances psychotropes.

Cela nous a permis de retracer les transformations de l'usage et de la perception sociale des drogues. Bien plus, c'est l'occasion de voir comment la mort et sa mise en scène médiatique peuvent devenir un élément clé de la compréhension du phénomène et aussi de donner un aperçu des situations futures à partir des tendances déjà observables : la recherche d'immortalité et la décélération.

Les drogues, le corps et l'esprit

Le recours aux drogues en tant qu'instrument d'optimisation de nos compétences remonte déjà au début du XXe siècle dans le cadre de la vie culturelle des artistes et de la bourgeoisie (Hari 2015: 23) qui en consomment habituellement avec nonchalance. Ce sont surtout le cannabis, l'héroïne et la cocaïne qui sont utilisés pour le développement personnel et pour optimiser des performances physiques et mentales. Toutefois, cette pratique de consommation ne devient un problème qu'à la fin de la Première Guerre mondiale. En effet, la problématisation de la consommation ne commence qu'au cours des années 1920 et progresse rapidement au lendemain de la Seconde Guerre mondiale (Kokoreff 2010).

Toute forme de comportement déviant est alors montée en épingle de peur d'un affaiblissement, d'abord de la nation en guerre, puis de la reprise économique. Les démarches politiques et la planification étatique, en effet, sont orientées pour renforcer l'homogénéité sociétale et pour marginaliser, voire éliminer, toute déviance d'un modèle de vie standardisé (Cattacin 2014). La prohibition et le mouvement pour la tempérance d'un côté (Gusfield 1963) et, de l'autre, la guerre contre les drogues déplacent la consommation de substances psychoactives de la sphère publique à la vie privée, avec pour conséquence une occultation de leur abus et des décès afférents.

Dans cette ambiance d'après-guerre, on combat l'alcoolisme avec l'idée de l'abstinence. On intervient de manière thérapeutique par des médicaments qui empêchent toute absorption d'alcool. Mais en ce qui concerne de manière plus spécifique la visibilité de la consommation, ainsi que la lutte contre sa diffusion, des organisations, telles que les Alcooliques anonymes, se soucient à leur tour des personnes qui souhaitent se libérer de leur dépendance. Justement, à travers l'anonymat, on s'y efforce de garantir l'égalité de traitement et une protection contre la honte (Kurtz 1979) que la révélation publique de la consommation et de l'abus implique chez les personnes reconnues comme dépendantes.

Marilyn Monroe

Le cas de Marilyn Monroe est emblématique de cette époque de refoulement de tout abus des substances qui engendrent la dépendance, voire la mort en état d'ivresse. L'actrice meurt le 5 août 1962 d'une surdose de barbituriques. Les articles de presse parus au lendemain de sa mort parlent de toutes sortes de causes possibles. On parle d'un complot et l'on colporte l'idée que certains cercles de la mafia, du clan Kennedy, de la CIA ou encore du FBI auraient mis en scène un faux suicide. Ceci entoure rapidement son décès d'une aura de mystère et détourne l'attention du fait que Marilyn était tout simplement dépendante aux médicaments, ce qui lui a valu de mourir d'une surdose.

Plutôt que d'en parler, on entretient l'image romantique d'une femme de condition modeste qui a réussi, qui est devenue une star par ses nombreux succès cinématographiques, mais qui est restée malheureuse en amour. Le mythe du rêve américain incarné par sa réussite ne devait en aucun cas être remis en question par les médias et la mort par overdose d'une star. *Le Monde* écrira au moment des obsèques que :

« Tandis que le corps repose encore à la morgue, l'enquête se poursuit sur les circonstances de sa mort. Aucun élément nouveau n'est intervenu ». Et poursuit, en citant un confrère : « Marilyn Monroe avait essayé au cours des dernières années de se préparer à un travail réellement artistique, de ne plus être 'la blonde que les hommes préfèrent'. Mais sa mort est sans équivoque : Marilyn Monroe est la victime d'Hollywood. Hollywood l'a créée pour la tuer » (*Le Monde*, 8 août 1962).

Ainsi, c'est en raison de ce refoulement dans le privé de son comportement de dépendance et d'abus que Marilyn Monroe va pouvoir être érigée en « icône américaine » par l'industrie du loisir. Le processus de production de l'industrie culturelle est dès lors achevé : on a réussi à transformer la star en un objet de consommation avec lequel les contemporains peuvent aussi plus facilement s'identifier, à condition que les aspects perturbants de sa vie ne franchissent pas la sphère cachée du privé : « Les modèles se sont multipliés, ils ont émigré aussi bien dans la culture de masse (presse, magazines, télévision, publicité) que dans la contreculture » (Morin 1972 [1957] : 162).

Ivresse et individualité

Dans les années 1960, les jeunes commencent à s'émanciper de la société et de ses exigences d'homogénéité. La recherche de la singularité, de l'authenticité et de la liberté conduit à ce que nous associons aujourd'hui à la révolution culturelle de 1968. Les valeurs de vivacité et d'affirmation de la vie sont insufflées dans la société et l'individualité multiforme est proposée en contre-exemple aux carrières uniformes et tracées à l'avance. La diversité des couleurs, les idées ésotériques, le radicalisme politique, mais aussi l'ivresse sexuelle jusqu'aux excès servent à la création d'un nouveau monde de la diversité (Marwick 1998).

La consommation de drogues, jusque-là bannie et diabolisée par la société embourgeoisée, est alors particulièrement prisée comme vecteur d'épanouissement individuel. Elle abandonne l'espace caché du privé et redevient même publique, bien que sous d'autres conditions, en constituant à la fois une provocation pour les « gens ordinaires » et les « petits-bourgeois » et un rempart de la singularité investie (Amendt 1970). Il n'est dès lors guère étonnant que celui (ou celle) qui meurt par drogue – ou mieux encore par une surdose d'héroïne, la drogue maudite – soit transfiguré et glorifié comme une sorte de défi ou de déclaration de guerre à la société et érigé en légende par les médias. Dans ce contexte de consommation transformé, le musicien est la figure de proue idéale pour transporter un tel message d'héroïsme[3].

Jimi Hendrix

La consommation de substances psychoactives stimule le processus créatif et la capacité d'expression artistique et devient un élément de reconnaissance des enclaves artistiques, spécialement musicales. Effectivement, elle constitue pour les musiciens une voie anticonformiste qui leur permet de laisser éclater leur talent individuel et de se voir – surtout lorsqu'une mort violente les frappe jeunes – transformés en héros exceptionnels et proéminents ou en véritables légendes de la scène des musiciens professionnels et d'une industrie culturelle particulièrement productive, qui change elle aussi ses jeux d'exploitation, qui prévoient désormais une visibilité ample de la sphère privée de l'artiste, non sous l'angle des occupations quotidiennes et anodines, mais axée sur les comportements confirmant l'affirmation de l'individualité et, bien sûr, l'ivresse.

En glorifiant la mort en état d'ivresse de ces héros par des présentations dithyrambiques, les médias offrent un témoignage éloquent comme les exemples de Jimi Hendrix, Jim Morrison et Janis Joplin en attestent. La mort prématurée – curieusement survenue à 27 ans dans chaque cas – de ces trois talents exceptionnels, dont le succès croissant était prévisible, les a paradoxalement fait devenir des symboles de carrières phénoménales – considérées à la fois comme interrompues au sommet et néanmoins parachevées – précisément à cause d'une mort précoce due aux drogues.

L'article consacré à Jimi Hendrix et paru le 15 octobre 1970 dans le magazine spécialisé *Rolling Stone* sous le titre « *Remembering the life and music of the guitarist after his untimely death* »[4] est de toute évidence un conte héroïque sur le musicien, composé de témoignages de son entourage, de sa famille et de lui-même (à travers des citations d'interviews). Comme on peut l'attendre d'une revue dédiée à la musique, la chronique de sa mort fournit ainsi des informations, mais, au-delà, constitue aussi un hommage à la consommation de drogues qui stimulerait sa créativité exceptionnelle, dont fait partie le sacrifice de cette unicité par sa propre mort, comme cela transparaît par exemple dans les dires de son manager Jeffery : « *Jimi Hendrix was a very unique individual* »[5].

Il n'est ainsi pas non plus surprenant qu'aux États-Unis, dans les heures qui suivirent son décès, la radio diffusait la nouvelle que Jimi Hendrix serait mort suite à une surdose d'héroïne. Il s'agissait dans ce cas d'une fausse information – le musicien

[3] Comme le montre Rachel Haworth (2011) à l'exemple de Brassens, Brel et Ferrer – en insistant sur la dynamique créée par l'autoreprésentation, la recherche de modèles et la mystification par les médias.
[4] Cf. l'article de *Rolling Stone* du 15 octobre 1970: www.tinyurl.com/jqzltzz, accès 14.03.2016. Traduction: « En souvenir de la vie et de la musique du guitariste après sa mort précoce ».
[5] Traduction : « Jimi Hendrix était une personne extraordinaire ».

est en réalité mort d'une surdose de somnifères – visant à ériger un récit de gloire d'une mort héroïque liée à une drogue symboliquement chargée, à savoir l'héroïne[6].

En l'espace de quelques années, beaucoup d'autres légendes meurent – ou le deviennent plutôt en mourant. Jim Morrison, Brian Jones ou encore John Belushi : tous ayant en commun une vie anticonformiste, le fait de vivre au jour le jour et en acceptant le risque d'une mort précoce. La nouvelle icône de l'industrie culturelle est ainsi dessinée et, dans ce processus, le leitmotiv est l'idée que la consommation des drogues, loin d'être un comportement à censurer, est un moyen d'accroître ses potentialités et de sublimer son identité, tout en encourant une mort par ivresse et par excès.

La consommation de drogues comme phénomène de masse

La société traverse des changements radicaux dans les années 1980. Le tournant entamé par la révolution de 1968 vers une société de diversité et de liberté progresse sensiblement et se généralise, mais elle a besoin d'icônes et en sacrifie. Tout un chacun est rattrapé par la recherche de singularité et le comportement des vedettes devient la norme à suivre. La consommation de drogues fait partie de la vie de chaque individu qui mise sur le changement et l'authenticité, l'anticonformisme devient la norme, un phénomène de masse même et quiconque ne suit pas le mouvement se voit marginalisé.

De par sa généralisation, l'ivresse exaltée perd sa touche de critique de la société, comme le démontre Uwe Kemmesies dans son étude sur les pratiques de consommation dans la petite bourgeoisie (Kemmesies 2004; cf. aussi Klingemann 1996: 724). Les années 1980, celles des yuppies, des jongleurs de la finance, mais aussi celles du retour de la ville en tant qu'utopie de la liberté (Cattacin et Naegeli 2016) jusqu'à promouvoir une société de 24 heures (Smith 1987), transmettent cette généralisation qui va vite et brutalement transposer sa part d'ombre à la lumière du jour. Car, pendant qu'une partie de la consommation de drogues se déplace dans le monde des prestations de service et de l'innovation[7], la consommation interdite d'héroïne se répand dans les rues et affiche ses images de misère et de mort. Les années 1980, avec ses scènes ouvertes de la drogue et l'épidémie du VIH-sida en pleine expansion dans ce milieu, marquent le tournant de la représentation épique des morts d'ivresse comme des héros uniques et éternels.

Soudain, la consommation de substances psychotropes et l'ivresse qui l'accompagne vont, auprès du grand public et des médias, plutôt symboliser la souffrance et la maladie. La pathologisation qui y est associée amène une perte d'attractivité de la consommation d'héroïne en particulier et la mort par ivresse devient associée à une mort douloureuse, alors que les images misérables de la scène ouverte de Zurich font le tour du monde (Grob 1993 : 59).

---

[6] En Europe non plus, la mort par drogue n'est plus cachée. Le *Journal de Genève* écrit ainsi, le 21 septembre 1970 : « Jimi Hendrix, l'un des grands maîtres du 'pop' américain, est mort, vendredi, par suite d'une absorption abusive de drogues ».

[7] Cf. Lewis 1989 avec ses analyses du marché de cocaïne à Rome, Londres et Amsterdam.

Christiane F.

La transition d'une recherche de soi et d'anticonformisme vers un phénomène de masse, ainsi que la stigmatisation d'un mal et d'une inadaptation sociale qui est associée à la consommation de drogues vont achever de transformer celle-ci d'une simple pratique élitiste vers une consommation largement répandue. Une transition que le système médiatique sait à merveille lire, refléter et raconter, mais aussi en même temps produire, ceci à la fois par sa dimension de normalisation et de pathologisation et, surtout, dans son expression propre : la visibilité totale de cette consommation de masse dans l'espace public. Il s'agit là de la même visibilité que les médias attribuent au phénomène par sa divulgation auprès du grand public (Morin 1956). Le monde devient simplement tel que les médias le décrivent presque sans médiation.

L'exemple le plus significatif de cette époque et de cette dynamique médiatique de réduction de la mythologie de l'ivresse à la présentation de sa misère est sans aucun doute le célèbre film « Moi, Christiane F., 13 ans, droguée, prostituée… » (Edel 1981). Basé sur le livre du même nom (Hermann et Rieck 1979), il raconte l'histoire de Christiane, une adolescente anonyme dont la dépendance à l'héroïne la pousse à se prostituer. Le film se conclut par une *happy end*, car Christiane F. trouve une solution pour s'éloigner de la drogue à l'aide de sa mère et de son compagnon qui l'obligent à quitter Berlin pour Hambourg. En dépit de cela, la cruauté des images et de la narration font du film le symbole de la dévastation causée par les drogues[8], et une présentation terriblement réaliste en guise de documentaire dans certains passages[9].

L'aliénation causée par les drogues, leur propagation en tant que phénomène social et l'opprobre moral qu'elles suscitent constituent incontestablement les points forts et explicites de ce film. Mais, au-delà de l'histoire racontée, le film en raconte une autre, moins explicite, mais beaucoup plus incisive, à savoir le moment où se rencontrent la jeune Christiane, représentant un phénomène de masse, et la star David Bowie qui, en particulier à cette époque, représente l'icône d'une consommation de drogue élitiste, créative, quasi intellectuelle (qui diffuse donc une autre image des drogues, sans stigmatisation). En d'autres termes, Bowie se situe bien au-delà du « modèle », dans un cadre d'unicité inatteignable qu'il a représentée et qu'il représente encore.

La transition entre privilège et individualisation vers un phénomène de masse, mais aussi vers la misère et la pathologisation, n'est pas représentée dans le film par une scène de consommation communautaire. Elle est le fil conducteur du film qui associe à la fois sa bande originale et un contexte spatio-temporel précis : le concert de David Bowie à Berlin. La transition a lieu au cours de ce concert. Symboliquement, l'adolescente Christiane F. y est alors vue pour la première fois consommer de l'héroïne et, tout aussi symboliquement, à l'arrière-plan, résonne la chanson *« Heroes »*.

[8] Il serait plus juste de parler des effets de l'héroïne vendue au marché noir et du VIH.

[9] Ce n'est peut-être pas par hasard que le film a été aussi utilisé, dans les années suivant sa programmation dans les salles, comme outil pédagogique pour montrer aux adolescents les effets de la consommation et de la dépendance des drogues ; voir, par exemple, Schmejkal 1980.

L'identité améliorée

Alors que la politique en matière d'héroïne commence à se construire davantage sur la médicalisation en cas de forte dépendance (Cattacin et al. 1996), principalement en Europe, l'idée d'une consommation de drogue contrôlée et raisonnable fait son chemin en parallèle. Ainsi, il commence à circuler des drogues festives comme l'ecstasy, des produits naturels ou synthétiques pour le bien-être, l'euphorie, la concentration et la performance, de même que des médicaments et des hormones pour l'embellissement de l'apparence et le renforcement de l'endurance physique (Kayser et Broers 2013 ; Gamba 2017b). Dans le débat sur les substances psychoactives qui optimisent les facultés cérébrales (les *neuroenhancers*), on assiste même à une exigence du droit à l'autodétermination des consommateurs (Schreiber 2012).

Les drogues sont devenues une partie de la vie de tous les jours de nos sociétés axées sur la performance, l'apparence et l'individualité. Ce qui dans les années 1960 et 1970 était perçu comme imposer une critique de l'homogénéité et de la norme – sortir de l'ordinaire et se démarquer des autres – est devenu pour ainsi dire un devoir de l'individu qui est jugé sur son autodétermination, sa performance et son apparence.

Dans les médias, la mort en état d'ivresse est considérée soit comme un mauvais usage lié à un manque de connaissance de la drogue, soit un manque de maîtrise de soi ou, dans le meilleur des cas, comme un accident, parce qu'on part du principe qu'on ne devrait plus mourir, et surtout pas d'une drogue (Gamba 2016). Dès lors, dans cette perspective, la notion d'immortalité en lien avec celles de beauté éternelle, de performance, de *body enhancement* (Gamba 2017a) induites par voie médicale et chirurgicale, notamment par la prise de substances, relève désormais de la compréhension de soi de l'individu unique dont le conditionnement le destine principalement au succès.

Immortalité

Dans ce contexte, les médias reflètent un monde où la représentation et l'identité s'enchevêtrent toujours plus efficacement et mènent à l'idée d'une durée de vie illimitée, d'une société d'immortalité où la mort, quelle qu'en soit la cause, serait remplacée par un projet de vie qui vise l'infini (Gross 2011 ; Gamba 2015). Dans une certaine mesure, on peut dire que la vie devient un projet qui utilise la science et la technologie pour se mettre en œuvre : le progrès de la médecine, combinant toutes ses facettes autour du concept de technologies anti-âge, s'oppose à toute forme de dégradation cognitive, physique et esthétique de l'individu ; les technologies numériques, dans leur double rôle d'instrument à la fois technique et communicationnel, offrent, à travers l'association entre la nanotechnologie et des instruments numériques, des formes hybrides d'une nouvelle immortalité que certaines plates-formes Web, telles que *LifeNaut*[10], rendent déjà accessible à tous[11].

[10] Voir www.lifenaut.com.

[11] Mentionnons aussi dans ce contexte les aspirations à faire revivre des idoles décédées par hologramme lors de concerts ; cf. à ce sujet Arnold 2015.

Heath Ledger

Certaines drogues sont soumises à une neutralisation morale et deviennent des outils qui, consommés de manière appropriée, sont appelés à optimiser, chez l'individu, notamment les caractéristiques physiques, cognitives et émotionnelles. Les médias témoignent de cette évolution par une couverture transparente sur les drogues : la consommation de drogues n'est plus un comportement fautif et cesse ainsi d'être thématisée par les récits médiatiques pour devenir simplement l'attribut d'un mode de vie qui, même dans le circuit médiatique – auprès des journalistes notamment –, occupe dorénavant la place d'un simple moyen d'améliorer les performances.

L'acteur australien Heath Ledger a remporté de nombreuses distinctions et il était connu pour s'investir dans ses rôles par un travail méticuleux et une énergie presque maniaque. Quand, en janvier 2008 à l'âge de seulement 28 ans, il meurt en raison d'une combinaison malheureuse de médicaments, la presse évoque sa mort comme étant tragique, mais aussi comme « accidentelle », conditionnée par un manque d'observation des « prescriptions conformes » (l'ordonnance fut retrouvée dans la chambre de l'acteur)[12]. La presse discute ce cas quasiment du point de vue médical. *Purepeople*, un journal online, reconstruit jour par jour les moments menant à sa mort, en démontrant qu'il n'avait certainement pas l'intention de mettre fin à sa vie[13], et le *Mirror* rapporte les dires de Jack Nicholson qui avait mis en garde Heath Ledger contre un médicament précis qu'il prenait (*Le Mirror* du 24 janvier 2008).

De même, la mort de Philip Seymour Hoffman fut présentée comme une succession d'erreurs fatales. Les médias n'ont pas arrêté de commenter la chaîne des morts accidentelles. Parmi les plus récentes, celle de Prince, âgé de 57 ans en avril 2016, suite à la prise « maladroite » d'opioïdes, généralement absorbés dans un cadre médical pour soulager des douleurs, de George Michael – décédé le jour de Noël de la même année – à 53 ans officiellement pour des « causes naturelles », pendant que son usage de drogues y demeure non influent et accidentel, ainsi que Carrie Fisher, dont la dépendance reconnue aux drogues n'a pas empêché l'attribution de sa mort à un infarctus lié à un problème de santé.

Dans ce cadre, le grand public et davantage encore les fans qui, à travers les réseaux sociaux, valident et partagent ce mode de vie[14], mettent en avant le caractère aléatoire ou accidentel d'une telle mort, rare en effet, en état d'ivresse. Le recours optimisé aux drogues appartient bien entendu à son tour à ces pratiques sur lesquelles les uns et les autres échangent, ce qui ne permet plus guère de distinguer le style de vie des fans de celui des célébrités[15].

---

[12] Cf. article sur BBC News du 23 janvier 2008 : www.tinyurl.com/hwn7rqh, accès 20.02.2016.

[13] Voir : www.purepeople.com/article/l-enquete-sur-la-mort-de-heath-ledger-est-close-retour-sur-cette-dramatique-affaire_a13221/1, accès 13 avril 2017.

[14] Le partage entre les fans et les célébrités a lieu grâce notamment aux communautés internet Twitter et Facebook – et ceci malgré les « *non-reciprocal relations of intimacy* » (Thompson 1995 : 220).

[15] En effet, 35 ans après sa participation au film « Moi, Christiane F., 13 ans, droguée, prostituée… », il ne reste, après la mort de David Bowie le 10 janvier 2016, plus rien de l'image du héros anticonformiste et maudit à cause de l'usage de drogues. Au contraire, il est célébré comme un artiste brillant qui a écrit quelques pages inoubliables de l'histoire de la musique et décrit, dans les médias, avec des adjectifs tels que

Perspectives

Nous vivons à une époque qui récompense la performance et le caractère individuel, mais à laquelle sont aussi associés des moyens qui nous rendent performants et vigoureux. L'influence que certaines époques exercent sur nos comportements individuels est indéniable, comme le démontre notre bref historique (voir le tableau récapitulatif 1).

Des ruptures sont d'ailleurs déjà visibles dans la constellation sociale contemporaine et sont abordées dans les théories sociologiques de la décélération (Rosa 2013), de la routinisation (Sennett 1998) et de la clinique sociale (de Gaulejac 2009), des théories qui reposent toutes sur l'idée d'aliénation, une aliénation qui renvoie à un monde de normes axées sur la performance et la singularité.

Période	**Société et individu**	**Mort en état d'ivresse**	**Médiatisation**
-1960	Pression à l'homogénéité	Dissimulation des excès, des causes de décès et de la consommation de drogue	Occultation des causes de décès
1960-1970	Explosion de l'individualité	Dépassement des limites, mort héroïque, idolâtrie	Glorification de la mort, stars érigées en légendes
1980-1990	La différence en tant que norme	Scène ouverte de la drogue, misère, appauvrissement	Diabolisation des drogues ; histoires de souffrances, mort douloureuse
1990-	Les différences sont mises en valeur, performance et accélération	Drogues comme mode de vie (*lifestyle*) et comme facteur d'amélioration de nos performances et de nos corps	Mort liée aux drogues associée à un manque de maîtrise (accident), drogues comme assistance à l'immortalité

Tableau 1 : La médiatisation de la mort en état d'ivresse

« légendaire » ou une « icône de la pop ». La revue de presse des premières heures et des premiers jours après son décès dégage de lui une image d'un artiste exceptionnel en constante évolution. Sa consommation de drogues est donc complètement oubliée et considérée comme négligeable. Ceci ne résulte pas seulement de raisons objectives – Bowie est mort du cancer à l'âge de 69 ans et non pas de drogues à 27 ans –, mais aussi parce que la consommation de drogues a été moralement et esthétiquement neutralisée et qu'elle n'est plus considérée comme porteuse médiatiquement parlant.

La décélération ne signifie pas l'abandon de l'ivresse ou de l'individualité. En revanche, celles-ci ne servent plus à améliorer leurs performances propres, mais au contraire à mieux faire face à leur propre banalité (ainsi qu'à celle des autres). Les idoles deviennent soudain des êtres humains. La société a réagi à la décélération par des mesures de ralentissement, comme la restauration dite *Slow Food* au lieu du *fastfood*, la randonnée sur le chemin de Saint-Jacques de Compostelle au lieu du sport de compétition, la cigarette électronique au cannabis au lieu de sniffer de la cocaïne. Le travail à temps partiel – lorsqu'il est financièrement possible – devient préféré au travail à plein temps, les entreprises introduisent le travail à domicile ou le travail partagé, ayant pris conscience que la décélération n'a pas forcément d'effets négatifs sur la productivité ou l'innovation. Tout ceci constitue les premiers signes d'une mutation imminente[16]. Demain, la mort en état d'ivresse sera peut-être commentée par les médias sans dramaturgie, par une phrase succincte du style « cette personnalité est morte heureuse ».

Bibliographie

Amendt, G. (1970). *Sexfront.* Frankfurt M.: März Verlag.

Arnold, R. (2015). "There's a spectre haunting hip-hop: tupac shakur, holograms in concert and the future of live performance". *Ashgate popular and folk music series.* Farnham, Surrey ; Burlington, VT: Ashgate, p. 177-188.

Cattacin, S. (2014). "Fordist Society and the Person." *Studi Emigrazione/Migration Studies* LI(196): 557-566.

Cattacin, S. et F. Gamba (2016). "Die mediale Inszenierung des berauschten Todes." *SuchtMagazin* 16(2): 10-14.

Cattacin, S., B. Lucas et S. Vetter (1996). *Modèles de politique en matière de drogue : une comparaison de six réalités européennes.* Paris: L'Harmattan.

Cattacin, S. et P. Naegeli (2016). "L'ère du flexibilisme. Les défis de l'économie en réseau", dans Behrens, M. et A. Bourgoz Froidevaux (éd.). *Réflexions sur l'avenir de l'éducation : quelques jalons et perspectives.* Neuchâtel: IRDP, p. 15-30.

de Gaulejac, V. (2009). *Qui est "je"? Sociologie clinique du sujet.* Paris: Ed. du Seuil.

Edel, U. (1981). *Christiane F. – Wir Kinder vom Bahnhof Zoo*: EuroVideo Medien GmbH.

Gamba, F. (2015). "Vaincre la mort: reproduction et immortalité à l'ère du numérique." *Études sur la mort*(1): 169-179.

Gamba, F. (2016). *Mémoire et immortalité aux temps du numérique.* Paris: L'Harmattan.

Gamba, F. (2017a). "Body enhancement ou écologie corporelle? Le défi de l'immortalité contemporaine." *CORPS* 07(15): 233-242.

Gamba, F. (2017b). "L'extension illimité du plaisir. La quête d'immortalité comme extension illimitée de la vie sexuelle." *SociologieS* à paraître.

Grob, P. J. (1993). "The needle park in Zürich." *European Journal on Criminal Policy and Research* 1(2): 48-60.

[16] Voir les contributions dans Osbaldiston 2013.

Gross, D. (2011). *Who wants to live forever? Postmoderne Formen des Weiterwirkens nach dem Tod.* Frankfurt: Campus.
Gusfield, J. R. (1963). *Symbolic Crusade. Status Politics and the American Temperance Movement* Urbana/Chicago/London: University of Illinois Press.
Hari, J. (2015). *Chasing the Scream. The First and Last Days of the War on Drugs.* N.Y: Bloomsbury.
Haworth, R. (2011). "The stuff of legend: examining media representations of the Brassens-Brel-Ferré myths." *Contemporary French Civilization* 36(1-2): 19-32.
Hermann, K. et H. Rieck (1979). *Christiane F. Wir Kinder vom Bahnhof Zoo.* Hamburg: Gruner + Jahr.
Kayser, B. et B. Broers (2013). "Anti-doping policies: Choosing between imperfections". *Athletic Enhancement, Human Nature and Ethics.* Springer, p. 271-289.
Kemmesies, U. E. (2004). *Zwischen Rausch und Realität. Drogenkonsum im bürgerlichen Milieu.* Wiesbaden: VS.
Klingemann, H. K. H. (1996). "Drug treatment in Switzerland: harm reduction, decentralization and community response." *Addiction* 91(5): 723-736.
Kokoreff, M. (2010). *La drogue est-elle un problème? Usages, trafics et politiques publiques.* Paris: Payot & Rivages.
Kurtz, E. (1979). *Not-God : a history of Alcoholics Anonymous.* Center City, Minn.: Hazelden Educational Services.
Lewis, R. (1989). "European markets in cocaine." *Contemporary Crises* 13(1): 35-52.
Marwick, A. (1998). *The sixties. Cultural revolution in Britain, France, Italy, and the United States, c.1958-c. 1974.* Oxford: University Press.
Morin, E. (1956). *Le cinéma ou l'homme imaginaire : essai d'anthropologie sociologique.* Paris: Les Ed. de Minuit.
Morin, E. (1972 [1957]). *Les stars (Version ampliée).* Paris: Éditions du Seuil.
Osbaldiston, N. (éd.) (2013). *Culture of the slow: Social deceleration in an accelerated world.* New York: Palgrave.
Rosa, H. (2013). *Beschleunigung und Entfremdung: Entwurf einer kritischen Theorie spätmoderner Zeitlichkeit.* Suhrkamp Verlag.
Schmejkal, B. M. (1980). *Pädagogisches Beiheft zum Stern-Buch Christiane F. - Wir Kinder vom Bahnhof Zoo.* Hamburg: Redaktion Stern.
Schreiber, H.-P. (2012). "Neuro-Enhancements: Gibt es eine moralische Grenze der Selbstbestimmung über den eigenen Körper? ", dans EKDF, E. K. f. D. (éd.). *Drogenpolitik als Gesellschaftspolitik. Ein Rückblick auf dreissig Jahre Schweizer Drogenpolitik.* Zürich; Genève: Seismo Verlag, p. 114-119.
Sennett, R. (1998). *The corrosion of character : the personal consequences of work in the new capitalism.* New York: Norton.
Smith, N. (1987). "Of yuppies and housing: gentrification, social restructuring, and the urban dream." *Environment and Planning D: Society and Space* 5(2): 151-172.
Thompson, J. B. (1995). *The media and modernity: A social theory of the media.* Stanford: Stanford University Press.
Verlaine, P. (1920 [1888]). *Les poètes maudits.* Paris: A. Messein.

QUATRIÈME PARTIE

Vivre et travailler avec les drogues

Les enjeux de la consommation de psychotropes en milieu professionnel : des usagers de drogues qui travaillent ou des salariés qui se droguent ?

Astrid Fontaine, ethnologue et muséographe

« Les drogues nous ennuient avec leurs paradis. Qu'elles nous apportent donc un peu de savoir, nous ne sommes pas un siècle à paradis. »

Henri Michaux, *Connaissance par les gouffres*, NRF, 1961

« La sociologie nous apprend une chose plutôt désespérante : démontrer que l'usage de drogues ne provoque pas les ravages qu'il est censé provoquer, c'est produire une connaissance inutile. »

Albert Ogien, préface à Astrid Fontaine, *Double vie. Les drogues et le travail*, Les Empêcheurs de penser en rond, 2006

« Tout d'abord, qu'est-ce qu'un consommateur intégré d'héroïne et de cocaïne ? La définition de Robert Castel et de ses collaborateurs (Castel & al., 1998) constitue une bonne plate-forme de départ pour essayer de répondre à cette question. Selon ces auteurs, le toxicomane est celui qui organise toute son existence autour de la recherche et de l'absorption de drogues. Dès lors, si l'on raisonne par opposition, le consommateur intégré est celui qui utilise la drogue, mais dont le mode de vie ne se réduit pas à la recherche et à l'usage du produit. Pour cet individu, la consommation n'est pas une expérience totale, puisqu'elle ne constitue pas, comme le dit Albert Ogien, la seule ligne biographique de l'existence (Ogien, 1995) ; au contraire elle n'est qu'une parmi les différentes pratiques qui structurent le mode de vie[1]. »

Les usagers engagés dans des processus identitaires ou de précarisation ont constitué jusqu'il y a peu l'essentiel des études portant sur la consommation de drogues, parce qu'ils sont, du fait de l'illégalité de leur pratique et de son éventuel rattachement à des modes de vie « à risque », associés à des problèmes de santé publique ou de troubles de l'ordre public. Ces populations sont donc rendues visibles par le comportement

[1] M. Caïata, « Les stratégies de gestion des consommateurs intégrés d'héroïne et de cocaïne », Département travail social et politiques sociales, Université de Fribourg (Suisse), in *Restim*, Actes du colloque du 6 décembre 2000, « Clinique et thérapeutique des psychostimulants : inventaire et perspective ».

« a-normal » qu'elles adoptent, ainsi que par la répression dont elles sont l'objet ou les soins dont elles bénéficient.

L'usage de psychotropes illicites par des personnes intégrées à un milieu professionnel constitue un champ de recherche relativement récent en France. La définition la plus large donnée de cette population est la suivante : « *Usagers ne fréquentant aucune structure de prise en charge sanitaire ou sociale ou non repérés par le dispositif d'application de la loi*[2]. » Elle n'inclut donc pas la notion de travail et insiste sur le fait que ces usagers ne sont pas recensés, n'ont pas d'existence statistique. Les usagers de drogues qui travaillent ne se définissent pas et ne se revendiquent pas en tant que « milieu » ou « sous-culture ». Rien, *a priori*, ne les regroupe, ni en termes d'âge, ni de type d'activité exercée, ni de loisirs pratiqués. Cette « population » d'usagers est donc avant tout une construction sociologique, définie par les chercheurs, dans le but de la distinguer des catégories plus « marginales » que représentent les usagers de substances illicites décrits jusqu'ici par les sciences humaines.

Depuis le début des années 2000, différentes équipes de recherche en France, mais surtout à l'étranger travaillent sur ce sujet, selon différentes approches : socio-sanitaire[3], économique[4], méthodologique[5], sociologique[6], statistique[7]. Dans une revue de la littérature, Marie-France Maranda et Pauline Morissette identifient quatre modèles de problématisation de la question de l'alcool et des toxicomanies en milieu professionnel :

> *« Dans le premier modèle, l'employé lui-même est considéré comme la source du problème (l'employé est le problème). Le deuxième modèle explore le manque de compatibilité entre l'employé et son environnement de travail (la relation employé – travail est le problème). Le troisième s'intéresse au milieu de travail pour ses propriétés alcoolisantes (les conditions de travail et l'organisation du travail sont le problème). Le quatrième cherche à comprendre les relations entre la culture de travail et les sous-cultures de consommation (la culture est le problème) »*[8].

Vers une extension des tests de dépistage en entreprise ?

Cet intérêt récent pour l'usage de psychotropes par des personnes qui travaillent s'explique par plusieurs facteurs, parmi lesquels : l'évolution de la consommation dans

---

2 Rapport TREND, OFDT, mars 2000.

3 Voir notamment KUEBLER (D.) et HAUSSER (D.), Consommation d'héroïne et/ou de cocaïne. Enquête exploratoire auprès d'une population cachée, Lausanne, IREC-DA/EPFL, 1995.

4 Voir notamment OGD, *Où va la cocaïne introduite en France et en Europe ?*, étude commandée par le ministère de l'Éducation nationale, de l'Enseignement supérieur et de la Recherche, OEDT et MILDT, décembre 1996, et KOPP P. et FENOGLIO P., *Le coût social des drogues licites (alcool et tabac) et illicites en France*, OFDT, 2000.

5 Voir notamment FITZGERALD (J.L.), « Hidden populations and the gaze power », *Journal of the Drug Issues* 26 (1), 005-021, 1996.

6 Voir les travaux de Ehrenberg A., Coppel A., Castel R., Ogien A, Laure P.

7 Voir les articles Beck et Lopez / OFDT dans le même numéro.

8 Maranda M.-F. et Morissette P., « La problématique de l'alcool et des drogues en milieu de travail » in *Santé, sécurité et transformation du travail. Réflexions et recherches sur le risque professionnel*, Harrisson D. et Legendre C. (dir), Presses de l'université de Québec, pp. 80-103.

la société dans son ensemble et sa prise en compte par les pouvoirs publics, mais aussi les impératifs de sécurité et de rentabilité qui régissent le monde de l'entreprise et l'intérêt économique que représentent le marché des tests de dépistage des drogues ainsi que celui des produits permettant de falsifier ces tests.

L'enjeu commercial que représentent les tests de dépistage pour l'industrie pharmaceutique qui les fabrique doit ici être souligné. On sait que près de la moitié des salariés américains est contrôlée à l'embauche et durant l'année[9]. En France, les salariés occupant des postes dits de sécurité[10] font depuis bien longtemps l'objet d'une surveillance médicale particulière, qui inclut le dépistage des psychotropes. S'il est compréhensible que certaines entreprises – comme la SNCF, la RATP, les compagnies aériennes, l'industrie chimique...- s'assurent que les salariés occupant des postes de sécurité ne travaillent pas sous influence, il est légitime de se poser la question de ce que recouvre une extension, déjà amorcée, des tests de dépistage à tous les secteurs professionnels. Les tests de dépistage des drogues en milieu professionnel posent des questions éthiques, autour des atteintes aux libertés individuelles et de la disqualification d'une population jusqu'ici préservée.

Comment les usagers vivent-ils cette dichotomie entre une pratique illégale et leur inscription dans un milieu professionnel ?

Marc-Henry Soulet[11] et son équipe ont privilégié, dès 2002, l'approche ethnographique et les récits de vie pour aborder cette question. Leur attention s'est portée plus précisément sur les stratégies de gestion d'une dizaine d'injecteurs d'héroïne et/ou de cocaïne, exerçant une activité professionnelle régulière depuis plus d'un an.

Suivant les traces de cette recherche exploratoire, nous avons réalisé, entre 2002 et 2003, 62 entretiens avec des usagers de psychotropes illicites[12] et/ou licites exerçant une activité professionnelle régulière depuis plus d'un an[13]. Ces études, financées par l'Observatoire français des toxicomanies, ont donné lieu à trois publications[14].

Dans le cadre de ces recherches exploratoires nous avons cherché à savoir comment la consommation de produits s'organise avec la vie professionnelle, mais aussi à saisir comment les usagers perçoivent leur consommation (ce qu'ils pensent y

---

[9] Voir l'article de Renaud Crespin (2004), « L'exemple américain peut-il éclairer la diffusion des tests de dépistage des drogues dans l'espace professionnel français ? », *Toxibase* n°15.

[10] Il faut ici souligner le flou qui entoure la définition des postes dits « de sécurité ».

[11] Soulet (M.-H.) (dir), *Gérer sa consommation. Drogues dures et enjeu de conventionnalité*, éditions universitaires Fribourg, Suisse, vol. 15, 2002.

[12] Cannabis, cocaïne, amphétamines, hallucinogènes, ecstasy, héroïne pour certains d'entre eux mais rarement par voie intraveineuse.

[13] Nous avons également interrogé quelques médecins généralistes, pour mieux comprendre leurs choix de prescription et parce qu'ils jouent un rôle primordial dans la gestion de l'usage, et un médecin du travail.

[14] Fontaine A. (2002), *Usages de drogues et vie professionnelle. Recherche exploratoire*, association LRSH, publication OFDT, 213 p. ; Fontaine A. & Fontana C. (2003), Drogues, activité professionnelle et vie privée – Deuxième volet de l'étude qualitative sur les usagers intégrés en milieu professionnel, association LRSH, publication OFDT, 162 p. ; Fontaine A., (2006), *Double vie. Les drogues et le travail*, Les Empêcheurs de penser en rond.

trouver) et les stratégies mises en place pour gérer cette consommation (maîtrise de la consommation, articulation des temps de prise et des temps de travail).

Les témoignages recueillis mettent en exergue les stratégies individuelles de gestion de l'ambivalence inhérente à la question des drogues conditionnée par l'interdit juridique et moral dont elles font l'objet.

L'usage de psychotropes illicites ne s'inscrit pas toujours dans un cadre contestataire de la société dans son ensemble, il n'est pas forcément abordé sous l'angle de la transgression. La plupart des personnes rencontrées ne vivent pas et ne se représentent pas « en dehors » de la sphère sociale. Ils mettent souvent en exergue ce qu'ils considèrent être des indices d'une « bonne appartenance à la société », les gages qu'ils estiment donner pour avoir droit au respect de leur liberté, à une place et à un statut social. Beaucoup se considèrent comme des citoyens « respectables » et ne présentent pas leurs pratiques comme contradictoires avec leur insertion professionnelle.

Quels rôles jouent les psychotropes dans la vie des usagers intégrés ?

Trois fonctions sont régulièrement attribuées aux drogues : la recherche de plaisir, les usages en vue de performance ou d'adaptation sociale et la fonction thérapeutique[15]. Ces trois fonctions interviennent successivement ou simultanément dans la vie de la personne et sont plus ou moins prépondérantes. Si les usagers de drogues mettent en avant la dimension hédoniste et festive de leurs consommations, un usage thérapeutique de ces substances apparaît fréquemment au second plan.

De nombreux usagers parlent de leur consommation comme une pratique de détente, d'apaisement des tensions psychologiques qu'ils ressentent parfois fortement. La notion de plaisir et la sensation de distanciation semblent correspondre à la recherche d'un certain équilibre psychologique et d'un allègement des contraintes sociales et des questionnements existentiels. L'usage de drogues, potentiellement source d'exclusion, peut dans le même temps être un outil - voire une condition pour certains - de l'adaptation sociale et professionnelle. Les médicaments peuvent aider des personnes à « tenir le coup ». Une dégradation des conditions de travail, une perte de statut, un manque de reconnaissance, peuvent induire une « perte de sens au travail » et une inclinaison de la disposition des personnes à jouer le jeu, « voire des comportements perçus comme relevant de la maladie mentale »[16].

Utiliser des produits psychotropes pour apaiser et réguler des tensions psychologiques, émotionnelles, ou encore pour anesthésier certains symptômes comme la nervosité ou l'insomnie, concerne à la fois un bien-être quotidien, *ordinaire* et un bien-être plus profond, nécessaire à la survie et à l'équilibre de l'individu.

---

[15] Les usages thérapeutiques sont ici considérés dans le sens le plus large. Ils désignent des pratiques (usages prescrits ou automédication) destinées à soigner un mal physique ou moral ou encore à supprimer ou atténuer la souffrance qui l'accompagne.

[16] Goffman (E.), *La mise en scène de la vie quotidienne*. 1. La présentation de soi, 2. Les relations en public, éditions de Minuit, coll. Le sens commun, 1973.

Victor, 28 ans. Chercheur et consultant, célibataire

« Je suis très actif, je suis bardé de diplômes, je suis chercheur à la Sorbonne et consultant pour de grandes entreprises. Je n'ai pas de piercing, je n'ai pas les cheveux rasés, je suis chauve, ça n'a rien à voir. Je ne corresponds pas à l'image, bien agréable, de la victime de la drogue. Il est difficile de m'attribuer les stigmates habituels du pauvre drogué désinséré, victime de ceci, victime de cela.

À l'heure actuelle j'ai envie d'avoir un certain niveau d'efficacité et un certain niveau d'équilibre pour assumer cette efficacité. Je ne me pose pas la question de savoir si dans 20 ou 50 ans, je pourrai le regretter. À partir de là, ce que peuvent dire les médecins, je l'écoute avec attention, chaque fois que je perçois ça comme étant une information scientifique ou technique, mais quand je sens que le propos dérive sur des questions d'ordre moral, je m'en fiche complètement.

Les drogues me permettent d'enrichir ma vie de moments positifs et agréables, un peu plus que je n'en ai dans ma dose particulière. Je ne prends pas des drogues pour effacer les souffrances, je les prends pour que, à côté des souffrances, il y ait aussi des moments de bonheur ou de plaisir supplémentaires ».

S'il est compliqué de distinguer une « consommation de confort » d'un « usage thérapeutique » pour les usagers comme pour les chercheurs, c'est aussi parce que ces notions font référence à un état difficile à cerner y compris pour les thérapeutes. La frontière entre la déprime, l'anxiété et la dépression, entre un mal-être passager et un trouble plus profond et durable n'est pas toujours aisée à déterminer. Dans *La fatigue d'être soi*, Alain Ehrenberg évoque le flou qui entoure la définition de la dépression :

> « Les états dépressifs sont [donc] dépourvus de toute spécificité, leurs symptômes sont d'une diversité étonnante ; le terme "dépression" est vague, désignant sinon une humeur triste, du moins une altération "anormale" de l'humeur pour laquelle on n'a trouvé aucun marqueur biologique, le tout aboutissant à cette bizarrerie qu'on ne sait pas ce qu'on traite, mais qu'on la soigne mieux »[17].

Marcus, 33 ans, secrétaire de rédaction, vit en concubinage

« Qu'est-ce que ça représente dans ta vie, qu'est-ce que ça t'apporte ?

… L'amortisseur, l'airbag (*rires*), c'est l'airbag de my life car sinon c'est du vide, sinon c'est de la terreur et sinon c'est de l'effroi et sinon c'est… et c'est tout en fait au bout du compte, voilà. (…) Qui me fera vivre mieux ? M'ôtera mes angoisses existentielles ? Ma peur de mourir ? Qui ? »

Un autre intérêt que disent trouver les usagers dans la consommation de psychotropes a trait à la fois au « temps libre » et à l'identité. Sortir, fréquenter des réseaux sociaux éloignés de l'environnement professionnel, et à ces occasions,

[17] Ehrenberg, 2000, p. 100.

consommer des produits[18], procure aussi la sensation de vivre plus intensément. Avoir une vie en dehors du travail offre pour certains la possibilité de développer une identité sociale différente de celle, parfois réductrice et pas toujours gratifiante, déterminée par l'activité professionnelle.

Ken, 24 ans, commercial, célibataire

« Et les autres risques, en dehors de ta santé ? La loi, ton boulot, etc.

Perdre son taf, se refermer sur soi-même, avoir de moins en moins de vie sociale, etc. Mais non, c'est justement pour ça que ma relation avec les produits est différente. Des fois je suis fatigué par le boulot. À la fin de la semaine j'ai envie de sortir, mais physiquement, je le sens pas. Y'a des gens que je ne vois que quand je sors, et ça m'arrive de bouffer des produits pour tenir… Je sais que si ce genre de soir-là je fais un gros repas avec eux, je vais tomber de fatigue. Je préfère me servir des produits pour avoir une "autre" vie sociale, enfin, différente de ma vie professionnelle… Avoir une vie privée, en plus du boulot, rallonger un peu le temps privé… plutôt qu'au contraire ne vivre que pour mon taf et n'avoir aucune vie sociale… Et puis… perdre mon taf ?… Je pense pas mettre en danger ni ma productivité, ni ma rentabilité. Ma conso n'a pas cet impact-là. (…) C'est pas une consommation dans le boulot, mais une consommation entre guillemets en conséquence du boulot, mais pas comme on s'y attend je crois. »

Franck, 32 ans. Ingénieur dans le bâtiment, célibataire

« Officiellement je suis aux 35 heures, j'ai une dizaine de jours de RTT, mais en réalité je travaille entre 60 et 70 heures par semaine. (…) Si les affaires ne sont pas bonnes, si tu perds de l'argent c'est grave. C'est un secteur hyper concurrentiel donc on est vraiment limite. Je ne peux pas me planter. (…) Les drogues, ça représente un bon moteur pour rigoler et faire la fête, c'est déjà pas mal et je crois que c'est le plus important. Le vendredi quand tu sors d'une grosse semaine de travail, c'est appréciable d'avoir un petit remontant. Je n'ai pas spécialement l'impression de vivre dans la transgression. Mon activité professionnelle me prend normalement 35 heures sur une semaine. Si je travaille 280 heures et que je me défonce 24 heures, en exagérant, finalement la drogue ne représente qu'une petite partie de ma vie ».

Articulation de la consommation de psychotropes et des temps de travail

Le travail sous influence n'est pas une habitude pour les usagers de drogues que nous avons rencontrés. Ils évitent la plupart du temps de consommer durant leur temps de travail. D'une manière générale, transformer un usage récréatif en une intoxication chronique, quotidienne, est perçu comme inquiétant. La peur de la dépendance est partagée par la grande majorité des personnes rencontrées. On peut également souligner le poids des représentations dans la gestion de la consommation et dans la constitution des limites que l'individu s'impose. Dans la logique des usagers

[18] Les produits illicites sont alors prisés pour leur effet désinhibiteur et pour leur effet stimulant, particulièrement recherché après une journée ou une semaine de travail.

qui travaillent, le maintien d'un usage stratégique et contrôlé est valorisé. Instrumentaliser les produits est pour eux l'indice d'une consommation sous contrôle, qui les différencie de la personne assujettie aux produits. Les effets négatifs induits par la prise de produits représentent parfois des motifs suffisants pour diminuer ou stopper une consommation.

Nous avons identifié trois logiques de consommation, en fonction des habitudes de consommation sur le lieu de travail :

La consommation a lieu exclusivement dans un cadre privé

Pour ces usagers qui représentent la majorité des personnes interrogées, la consommation s'inscrit dans un contexte festif, collectif, et/ou solitaire. Même s'ils ont connu, au cours de leur carrière, un ou plusieurs épisodes de consommation au travail, ces expériences restent exceptionnelles et aucun d'eux ne tient à les réitérer.

La prise de produit intervient plus fréquemment *juste après* une journée[19] ou une semaine de travail[20]. Les raisons les plus fréquemment invoquées pour expliquer cette séparation des temps de consommation et des temps de travail sont :

- La réalisation des tâches professionnelles apparaît incompatible avec les effets engendrés par les produits psychotropes.
- L'activité exercée est suffisamment gratifiante pour que l'usager s'y consacre pleinement.
- Les fonctions et/ou le rang au sein de l'environnement professionnel imposent un effort de présentation (dans le cadre du contact clientèle ou de l'encadrement d'une équipe par exemple).
- Quelles que soient les conditions, l'usager n'envisage pas de consommer sur son lieu de travail parce que son cadre de référence ou son système de valeurs ne l'y autorisent pas.

La consommation a lieu occasionnellement sur le lieu de travail, mais est évitée.

Ces épisodes ponctuels sont le plus souvent contrôlés, les quantités absorbées réduites et les temps de prise choisis pour que la modification de la conscience intervienne le moins possible dans le travail. L'usage de psychotropes a lieu *tout de même* souvent lorsque le moment le permet (fin de semaine, période de calme dans l'activité), mais aussi « quand il en reste » après un week-end.

La consommation est ou a été régulière, tant dans la vie privée que dans le cadre professionnel. Pour certaines des personnes interrogées, la consommation de psychotropes est liée à des périodes de travail intensif (pouvant exiger une présence active pendant près de 24 heures d'affilée) et à la fréquentation des milieux de la nuit (production événementielle, régie d'une salle de concert...). D'autres, dépendants à l'héroïne, évoquent le rôle de l'entreprise et de leurs collègues comme une aide importante dans la gestion de leur consommation qu'ils reconnaissent être parfois difficile.

---

[19] Le cannabis, par exemple, est très couramment utilisé dans le but de « décompresser » après le travail.

[20] Les « autres substances », dont les effets sont plus longs et plus intenses, sont majoritairement consommés le week-end et pendant les vacances.

Lorsque les prises de produits interviennent dans le cadre du travail, la sensation euphorique doit rester subtile et relativement intériorisée. Il s'agit de *se faire plaisir en travaillant*, de trouver le moyen de s'enthousiasmer *malgré tout* et *parce que c'est nécessaire*, quitte à se leurrer volontairement en modifiant son état de conscience et en jouant sur les effets de distanciation, de changements dans la perception du temps, sur les effets apaisants et/ou de stimulants des produits. Pour les personnes rencontrées qui consomment dans le cadre de leur travail, la prise de psychotropes permet de « mieux supporter le travail », de « mieux supporter les autres », de « tromper l'ennui », de « ne pas voir les heures passer ». Il s'agit de troubler volontairement ses perceptions pour travailler non pas forcément mieux, mais plus, en étouffant une nervosité, une irritabilité qui peuvent considérablement affecter les relations professionnelles. Le recours aux substances intervient souvent pour lutter contre la fatigue, l'ennui, la mauvaise humeur et la démotivation.

Pour d'autres encore, comme Christophe qui exerce une profession « à charrettes »[21], les produits sont plus régulièrement présents et peuvent accompagner à la fois les temps libres et les temps de travail. Ils interviennent alors comme des outils permettant d'obtenir tel ou tel type d'effet selon les heures de prise, les quantités absorbées, la combinaison avec d'autres substances.

Christophe, 36 ans, journaliste, célibataire, 1 enfant (garde alternée)

« Et ça t'est arrivé de consommer avec tes collègues ?

Ouais, ouais, ouais, au bureau ouais, évidemment.

Et au niveau de l'efficacité, t'en penses quoi ? Est-ce que tu penses que ça rend vraiment plus efficace ?

Je crois que t'as vraiment pas de règle. Des fois t'es inspiré, des fois ça va t'aider, des fois ça va pas t'aider. La cocaïne en période de bouclage, ça m'aide, je dis pas que c'est génial, peut-être que je prendrais plein de vitamine C, ça serait pareil, mais t'as besoin de tenir un peu plus le coup, t'as besoin d'être un peu plus vif et que le cocktail je fume mon joint quand je fais de l'editing tu vois sur les textes, je fume mon joint j'ai pris mes lignes, je suis à la fois vif et un peu créatif, pas parce que le joint te rend plus créatif, tu n'es que ce que tu es, mais ça t'ouvre, ça te désinhibe un peu. Je le fais vraiment plus par plaisir, mais parce que je suis quelqu'un qui aime la jouissance, qui aime le plaisir et les drogues me procurent du plaisir et je veux pas me refuser ça (...) Pendant les 10 jours où vraiment je suis en charrette on va dire, c'est le moment où je carbure, je carbure à l'alcool, je carbure à la clope, je carbure à toutes les drogues...

Le jeu des apparences

D'une manière générale, il ressort des témoignages une crainte à l'égard des sanctions pénales, mais surtout une peur de la stigmatisation et un souci de « paraître

21 Dans la presse écrite par exemple, la semaine de « bouclage » d'un magazine correspond à une période de travail intense et dans des conditions particulièrement stressantes. Ce type de rythme de travail (des périodes de calme alternées avec des périodes de travail intensif) se rencontrent dans différents corps de métier : journalisme, architecture, spectacle, graphisme...

normal », de répondre aux attentes des acteurs du monde professionnel. Avoir une « bonne image » aux yeux des autres, chercher à l'améliorer ou en tout cas éviter qu'elle se dégrade est un facteur important, tant sur le plan professionnel pour conserver une crédibilité que sur le plan personnel pour maintenir une bonne estime de soi. Le corps, qui constitue pour beaucoup la première limite à la consommation de drogues, est aussi l'outil qui permet de faire illusion, de correspondre aux attentes des autres.

Plusieurs personnes insistent sur l'avantage d'avoir « une bonne gueule », d'être « insoupçonnable ». De nombreux témoignages mettent l'accent sur l'importance de l'apparence physique dans les relations interindividuelles. Ainsi ceux qui n'ont pas la « gueule de l'emploi » de l'usager de drogue, sont tout à fait conscients d'échapper, grâce à cette particularité, à la répression et à la stigmatisation. Par ailleurs, plusieurs usagers expliquent que non seulement la consommation de psychotropes intervient parfois dans la gestion des contraintes sociales et des angoisses existentielles, mais aussi que les effets des produits peuvent être adaptés au monde du travail[22].

Armand a 49 ans et évolue dans le milieu de l'art contemporain. Il a quotidiennement consommé de la cocaïne durant ces trois dernières années. Avant que sa pratique soit plus largement repérée par son entourage, les effets de sa consommation ont conduit à une *amélioration de l'image sociale*, ce dont il parle avec un humour teinté de cynisme.

Armand, 49 ans, milieu de l'art contemporain

« J'fumais le double et je mangeais plus rien (*à propos d'une phase de consommation quotidienne de cocaïne*)... Alors après quand certains me disaient "mais Armand tu te portes comme un jeune homme là ! Qu'est-ce qui se passe ?", je disais "j'ai trouvé la formule : comment perdre 20 kg sans aucun effort, le livre va faire deux lignes, ça va être un best-seller" (*rires*)...

Vous avez pas perdu 20 kg quand même ? Vous avez perdu beaucoup de poids ?

Ah oui... ouais, ouais 10 kg.

En 2 ans ?

Non, non, non en 6 mois, après j'avais plus rien à perdre ».

Dimension sociale de l'usage de drogues au sein du milieu professionnel

Dans les lieux de travail où la moyenne d'âge est relativement basse (de 25 à 35 ans), l'usage de cannabis est, de manière générale, décrit comme courant. L'usage d'autres substances reste partout nettement plus confiné. Enfin, selon les produits et l'image qu'ils véhiculent socialement, l'usage peut être avoué (c'est le cas pour le cannabis) ou absolument caché (c'est le cas pour l'héroïne). La clientèle et les personnes extérieures à la structure sont systématiquement et sans exception tenues à l'écart de ces pratiques, même s'il s'avère que certains consomment également des

---

[22] Voir A. Fontaine & C. Fontana, *Drogues, activité professionnelle et vie privée – Deuxième volet de l'étude qualitative sur les usagers intégrés en milieu professionnel*, association LRSH, publication OFDT, octobre 2003, pp 99-124

produits interdits. La consommation de psychotropes est pratiquement toujours cachée aux supérieurs hiérarchiques. Il arrive cependant que le degré de proximité entre les employés et les dirigeants soit important[23]. Dans ce cas, la pratique peut alors être avouée, voire même concrètement partagée. Inversement, lorsque l'usager occupe un poste à responsabilités, qu'il encadre ou supervise une équipe dans une structure où l'usage n'est pas toléré, il est extrêmement périlleux pour lui d'avouer sa pratique ou de se laisser surprendre. Il prend le risque d'être dénoncé, de perdre un emploi avantageux et éventuellement de briser sa carrière, mais aussi, du fait de sa fonction, il est tenu de « montrer l'exemple » et ne peut s'autoriser à cautionner les infractions à la loi et aux règles en vigueur dans l'entreprise.

Mis à part le caractère illégal de la consommation de drogues, on remarque que c'est la non-maîtrise de la relation au(x) produit(s) qui se trouve sanctionnée avant toute chose, dès lors que le comportement addictif est perçu par les autres[24]. En effet, un usage régulier de produits comme la cocaïne ou l'héroïne, s'il est tenu secret, peut paradoxalement contribuer au maintien d'une apparente *normalité*.

La cocaïne apparaît par exemple comme la *drogue de la performance* dans les représentations, alors qu'elle est plutôt décrite par les usagers comme la drogue de *l'image de la performance*. Pour beaucoup, l'usage de cocaïne vise à tenir éveillé, mais aussi à améliorer son image plus qu'à augmenter ses capacités cérébrales ou physiques. Les effets de la cocaïne sont non seulement peu repérables par des personnes extérieures, ils sont aussi trompeurs, dans le sens positif du terme. La plupart des personnes que nous avons rencontrées parlent d'un produit qui « remet en état », qui permet « d'avoir l'air frais », « clair » « éveillé ». Son utilisation est particulièrement appréciée les lendemains de nuits blanches, l'un d'entre eux emploie même le terme de « cleaner ». En somme, l'usager de cocaïne apparaît souvent comme un être vif d'esprit, énergique et en bonne santé, ce qui correspond aux attentes des *autres* dans de nombreux environnements professionnels.

Fab[25], Eddy[26] et Alex[27] travaillent sous influence depuis dix à quinze ans. Ils ont intégré les substances à leur personnalité et en gèrent les effets dans leur vie sociale, à tel point que leur entourage, ignorant leur pratique, pourrait trouver leur comportement étrange, *a-normal*, lorsqu'ils ne sont pas sous l'effet d'un produit. Comment alors définir la normalité, dès lors que leur situation aboutit à cette bizarrerie qu'ils seraient vraisemblablement victimes d'une discrimination voire d'une incrimination si leur consommation était connue des *autres*, et que c'est précisément cette pratique, lorsqu'elle est tenue secrète, qui leur permet de revêtir l'apparence du comportement considéré comme *normal*[28], de jouer ce rôle aux yeux de ces mêmes *autres*.

23 En termes d'âge, de centres d'intérêt, d'activités extra-professionnelles etc.

24 Ce fait s'applique également aux produits licites.

25 38 ans, ouvrier spécialisé. Usager quotidien de cannabis, héroïne occasionnellement.

26 48 ans, gérant d'une salle restaurant-concerts. Vient d'interrompre un usage quotidien d'héroïne au moment de l'entretien.

27 35 ans, musicien et chanteur. Usager quotidien de cannabis, périodes d'usage quotidien de cocaïne.

28 À savoir être sociable, de bonne humeur, détendu et actif, etc.

La dimension symbolique de la consommation

Trois figures apparaissent dans les représentations des usagers intégrés. Ces personnages fantasmés, le « Français moyen » - qui incarne la norme -, le « Junky » - qui incarne la déchéance - et le « super héros » - qui incarne le contrôle -, semblent jouer un rôle important dans le vécu de la consommation. Au-delà même de la relation qu'entretient l'usager avec le(s) produit(s), se percevoir ou non comme dépendant, accepter, craindre ou revendiquer le statut de « toxicomane », conditionne en partie et connote l'histoire de la personne avec les psychotropes. C'est en s'appuyant sur ces représentations que l'usager, quel que soit son rapport au(x) produit(s), construit ses propres stratégies de gestion et qualifie sa consommation, en se mentant parfois à lui-même. S'identifier à la figure du toxicomane, sous l'angle du raté qu'on méprise ou du marginal qui conteste, c'est se préparer à le devenir. Cultiver l'image du super héros, c'est tenter de s'en rapprocher, intégrer et appliquer au moins en partie, le comportement qui définit ce personnage, même s'il reste fictif, rêvé. Ainsi l'usager qui travaille donne parfois l'impression de cultiver sa vie professionnelle pour s'éloigner de l'identité du « drogué » et de se droguer pour s'éloigner de la norme. Consommer des drogues peut aussi permettre de ne pas se sentir réduit à son identité professionnelle. Garder cette pratique secrète permet un « élargissement de la vie »[29].

Au-delà même du plaisir immédiat qu'il procure, l'usage de psychotropes vise à supporter, à accepter le compromis nécessaire, parfois même à permettre l'intégration. Certaines personnes, qui recherchent la stabilité et la sécurité à travers leur statut social, entretiennent ainsi parallèlement un rapport marqué avec la transgression. Les drogues peuvent représenter dans ce sens une échappatoire, un moyen de se plier à la contrainte que représente le travail tout en entretenant une double identité. L'usage de drogues illicites, comme la fréquentation des milieux de la nuit, offre une possibilité, même symbolique, de dépassement des obligations créées par la condition sociale. Pour certaines personnes enfin, le caractère illégal des drogues a pu jouer un rôle important à l'adolescence, mais a été supplanté par une nécessité d'un autre ordre : la drogue représente pour eux, comme pour les usagers de médicaments psychotropes, la condition de leur intégration. Elle devient la « béquille chimique »[30] nécessaire à leur adaptation.

Tristan, 40 ans. Fonctionnaire dans une institution répressive

« J'arrive au travail à 7h30 le matin, c'est un choix personnel. Je pourrais commencer à 10 heures si je voulais. Je prends ¾ d'heure de pause à midi et je pars à 16h, ça me permet de gagner du temps dans ma vie privée (...) Oui je fume avant de partir travailler oui, c'est ce qui me permet de tenir aujourd'hui. Ça me permet d'être assidu et sociable, intégré. C'est totalement ce qui m'intègre. On demandait à Burroughs pourquoi il se droguait et il disait : « Si je ne le faisais pas je ne pourrais pas lacer mes chaussures le matin ». Je pense que si je ne fumais pas le matin tout me deviendrait insupportable, totalement insupportable... Mais sans chercher de

[29] Expression employée par Simmel G., *Secret et sociétés secrètes*, éd. Circé, 1991.
[30] Expression employée par Ehrenberg A. et Mignon P.

justification, tu peux simplement prendre du plaisir à le faire, plein de gens prennent des médicaments, la France se situe parmi les plus gros consommateurs d'Europe. J'ai vu ma mère prendre des amphétamines, les amphétamines sont arrivées dans mon foyer par l'ordonnance qu'avait prescrite le médecin à ma mère pour qu'elle maigrisse. La drogue elle était diffusée, c'était dans l'armoire à pharmacie de chez mes parents ».

Perspectives

« Si l'on admet qu'une personne peut être, à différents moments de la journée, employée obéissant aux directives d'un patron, chef de section syndicale donnant des ordres à des subordonnés, automobiliste prise en infraction, stagiaire d'une formation professionnelle, mère attentionnée, femme tyrannique, etc., la question se pose de savoir comment un même individu peut endosser successivement des rôles qui supposent l'intériorisation de registres de valeurs contradictoires »[31].

L'usage de psychotropes par des personnes intégrées à un milieu professionnel relève d'une problématique complexe : d'un côté la consommation reste une pratique nuisible pour l'image sociale si elle est connue, de l'autre elle peut aussi pour certains représenter une aide pour jouer un rôle social et adopter le comportement exigé dans certaines professions.

Cette pratique illégale, qui n'est la plupart du temps pas vécue comme déviante[32], place la personne dans la position de l'individu *discréditable*, elle le confronte au stigmate et à la dissimulation, au secret. Pour autant, elle semble peu influer sur l'adhésion aux normes en vigueur dans les autres sphères sociales auxquelles ces individus participent. Et si ces usagers cachent effectivement leur pratique à certains des réseaux sociaux qu'ils fréquentent, ils ne semblent finalement pas l'entourer de plus de mystère que n'importe qui peut être amené à le faire concernant, par exemple, ses pratiques sexuelles.

Ces personnes gèrent depuis plus d'un an et pour certains depuis quinze à vingt ans, à la fois une pratique interdite d'ordre privé et leur inscription dans un environnement professionnel. Ils ne formulent pas de demande particulière en termes de soin et n'entrent pas en contact avec les institutions sanitaires ou répressives.

---

31 Ogien, 1995, p. 172.

32 « Déviance. Dérivé de dévier, emprunté au latin *deviare* "s'écarter du droit chemin". Non-respect des modèles idéologiques et comportementaux institutionnellement agréés. Sachant que toute collectivité sociale est associée à un répertoire de représentations et de comportements explicitement ou implicitement prescrits, recommandés, désapprouvés ou prohibés, donc à des normes plus ou moins contraignantes, plus ou moins nouées de sanctions positives (approbation tacite, éloge, récompense…) ou négatives (signes de réprobation, raillerie, demande d'excuse ou de réparation, châtiment corporel…), la *déviance* peut se définir – par opposition à la *conformité* – comme transgression des normes, violation des interdits, manquement aux obligations ou du moins adoption de postures contrevenant aux usages, esquivant ou défiant les injonctions des foyers d'autorité, déjouant les attentes de l'entourage… La déviance se distingue donc du champ juridique de la délinquance et de la criminalité parce qu'elle peut accueillir des manifestations déliées de toute codification formelle et de toute sanction pénale (certaines formes d'excentricité vestimentaire par exemple) et, plus fondamentalement, parce qu'elle est comme la simple marque en creux d'une norme, cette norme fût-elle propre à un sous-groupe géographique, professionnel, culturel. », *Dictionnaire de sociologie*, Le Robert, éditions du Seuil, 1999.

Charles, 40 ans, haut fonctionnaire international et homme d'affaires, vit en concubinage, un enfant (garde alternée)

« En fait, le type qui s'est mis dans une position d'intégration sociale au niveau économique, de son travail, etc., ce type-là c'est que déjà quelque part il veut pas être décalé, il veut pas être en marge, et pourquoi ? Parce qu'il a peur du lendemain, parce qu'il veut se protéger, de toute façon la marginalité ne l'intéresse pas, donc forcément il va gérer sa consommation de drogues de façon à ce qu'elle mette pas son statut, son intégration en danger, et donc ce qui est très dangereux sur une politique répressive efficace, si ça se mettait en place en France, ce que je ne crois pas, je parle sur le mot efficace hein (*rires*) si ça se mettait en place en France ça serait très dangereux, parce que tout d'un coup on pourrait imaginer que tous ces gens pourraient, finalement, d'un coup tomber et se retrouver alors là totalement stigmatisés. Et alors là, ça pourrait avoir des conséquences absolument terribles ».

Reconnaître qu'il existe des usagers exerçant, parfois depuis de nombreuses années, une activité professionnelle, met en lumière le fait que la prise de substances psychotropes n'est pas forcément un élément central dans la vie de la personne. Et lorsqu'elle l'est (ou le devient par moments), l'usager parvient à « gérer » cette consommation de telle sorte que son statut social ne soit pas mis en péril et qu'il ne se trouve pas confronté aux institutions répressives ou sanitaires.

Une extension de la pratique du dépistage des drogues en entreprise, tel qu'on peut l'observer aux États-Unis, pose des questions pratiques autour de la validité de ces tests, des conditions de prélèvement et de l'utilisation des résultats. Elle pose aussi des questions éthiques : que devient le secret professionnel puisque, comme le disent fréquemment les médecins du travail, même lorsque le motif de l'inaptitude n'est pas énoncé, il est relativement lisible pour les dirigeants de l'entreprise ? Quelles seront les conséquences pour le salarié, les sanctions encourues ? Si les entreprises prennent soin de mettre en place des dispositifs spécialisés pour « aider le salarié à s'en sortir », il va de soi qu'un test révélant que la personne a consommé une drogue – quand bien même il s'agirait d'une consommation modérée de cannabis dans un cadre privé - sera suivi de mesures plus ou moins sévères et plus ou moins adaptées. Les tests positifs pourront par exemple constituer un motif de licenciement ou exposer les salariés à des sanctions plus diffuses (mutations, reclassement dans des postes moins valorisants et moins rémunérés, rumeurs…).

La notion « d'activité technique » comme définition des usages de substances psychoactives (SPA)

Marie Ngo Nguene, Sociologue, docteure en sociologie, Paris X Nanterre

Introduction

À partir de 2010, les enquêtes nationales[1] soulignent la généralisation des usages de substances psychoactives (SPA) à l'ensemble des milieux sociaux et sphères professionnelles. Deux raisons sont avancées par les pouvoirs publics pour expliquer cette généralisation des produits psychoactifs et l'initiation aux premières consommations. D'une part, l'échec des mesures de prévention auprès des jeunes et de leurs parents. D'autre part, un affaiblissement de l'interdit à l'endroit des usages de produits illicites, notamment de cannabis et de cocaïne.

Pourtant, une ethnographie comparative, menée dans le cadre de nos travaux de thèse[2], rend compte de l'inscription de ces pratiques dans l'histoire longue des sociétés. Selon l'évolution des structures sociales, les usages de SPA peuvent être régulés par les institutions religieuses, économiques, juridiques, sanitaires et sociales. Des régulations s'observent également dans des groupes sociaux plus informels, relevant de la sphère des relations professionnelles, amicales et familiales.

Dans ce travail, nous proposons la notion « d'activité technique » pour définir et mieux caractériser les usages de produits dans leur généralité. Il ne s'agit pas de nier leurs effets toxiques, mais de permettre la compréhension de leur initiation, transmission et pérennité dans la société générale, y compris dans les groupes professionnels.

Précisions méthodologiques

Nos résultats sont tirés d'un travail de thèse en sociologie du travail et des organisations, financé par la MILDECA en collaboration avec L'EHESS. Ces résultats se fondent sur une quarantaine d'entretiens formels menés auprès des travailleurs du bâtiment et des bars-restaurants de la région parisienne. Pour ce qui est du bâtiment, nous avons réalisé des entretiens auprès d'ouvriers qualifiés

[1] Bertrand Redonnet, « Consommation de drogues illicites en milieu professionnel : état des lieux des connaissances et des recherches menées en France », OFDT, Note n°2010-8 à l'attention de la MILDT, 2010. En ligne : « https://www.ofdt.fr/BDD/publications/docs/eisxbrq6.pdf »

[2] Thèse dont l'objet est : tabac, alcool, cannabis, cocaïne : les consommations de substances psychoactives sur le lieu de travail, par les salariés des bars-restaurants et des chantiers du bâtiment.

et non qualifiés, d'intérimaires, mais aussi de personnels encadrants tels que des conducteurs de travaux et des chefs de chantiers. En ce qui concerne les bars-restaurants, nous avons principalement interrogé des serveurs, des barmans, des chefs de rang et des gérants d'établissement. Notre enquête repose également sur une approche ethnographique. Nous avons mené des observations en journée, mais aussi en soirée et la nuit, dans plusieurs bars-restaurants et boîtes de nuit dans les Xe, XIe, XVIIe, et XVIIIe arrondissements de Paris.

Le gros œuvre du bâtiment est resté hermétique aux observations *in situ* sur ces thématiques. Si les membres des directions confirment à mots couverts les pratiques de certains de leurs salariés, la question reste encore « taboue ». Nous avons davantage eu accès à de petites entreprises de 1 à 10 salariés du second œuvre du bâtiment. Des observations (non participatives) ont ainsi été effectuées dans des chantiers du second œuvre du bâtiment spécialisés dans la pose, la rénovation et le vernissage de parquet.

Les SPA comme « actes techniques » et activités instituées

Comme en témoigne la littérature anthropologique, les SPA détiennent quatre propriétés traditionnelles :

«(1) alimentaires ou roboratives (sucre, café, bétel, kola, coca, khat, alcool, vin, tabac à chiquer, iboga, etc.) ; (2) médiumniques ou magico-religieuses (datura, volubilis, mandragore, peyotl, cactus San Pedro, champignons hallucinogènes, cannabis, ayahuasca, iboga, tabac, coca, etc.) ; (3) curatives ou médicinales (opium, tabac, pommades ou décoctions « alchimiques », Peyotl, ayahuasca, etc.) ; (4) d'agrégations ou d'adjuvants sociaux (alcool dans les bacchanales, saturnales, carnaval, etc., mais également le cannabis dans certains rites /contextes de « communion » collective ou encore, de nos jours, certaines drogues de synthèse à dessein hédonistique »[3].

Ces quatre propriétés traditionnelles nous éclairent sur les usages rationnels que l'on peut en faire. Elles mettent notamment en évidence qu'un produit peut avoir plusieurs usages. Peuvent ainsi se superposer, une efficacité matérielle (alimentaire, médicinale) et une efficacité magico-religieuse et/ou d'agrégation. On constate en effet que l'alcool peut être utilisé comme aliment et adjuvant social ; la coca peut avoir un usage roboratif et religieux ; le tabac peut être utilisé comme produit médicinal, médiumnique et roboratif. Ces multiples combinaisons constituent le caractère des « actes techniques », « traditionnels » et « efficaces »[4]. Mauss en donnait une définition détaillée en 1935 dans les « techniques du corps ». « J'appelle technique » disait-il, « un acte traditionnel et efficace (et vous voyez qu'en ceci il n'est pas différent de l'acte magique, religieux, symbolique). Il faut qu'il soit traditionnel et efficace. Il n'y a pas de technique et pas de transmission, s'il n'y a pas

[3] Marc Perreault, « Rites, marges et usages des drogues : représentations sociales et normativité contextuelle », *Drogues, santé et société*, 2009, vol. 8, no 1, p. 11-55.

[4] Marcel Mauss, « Les techniques du corps », *Journal de psychologie*, 1936, vol. 32, no 3-4, p. 271-293.

de tradition. C'est en quoi l'homme se distingue avant tout des animaux : par la transmission de ses techniques et très probablement par leur transmission orale »[5].

Dans les sociétés traditionnelles, cette transmission orale s'est faite par l'inscription des pratiques dans des mythes, notamment oraux. Qu'il s'agisse de tabac, de cannabis ou de feuille de coca, chaque produit fut l'objet de mythes fondateurs mettant en scène des divinités ou des figures héroïques. Les caractéristiques de ces divinités étaient une incarnation de l'efficacité des substances et de leur utilité.

Chez les Indiens Tainos par exemple, le tabac représente un don divin. Lors de son premier voyage à Cuba en 1492, Christophe Colomb et ses compagnons Rodrigo de Jerez et Luis de Torres découvrent que son usage chez les Indiens Tainos est sacré. « Il aurait été apporté sur la terre, avec le maïs et le haricot, par un bon génie et donné à deux chasseurs, en récompense d'une généreuse hospitalité »[6]. En fumant, il s'agit tout à la fois d'entrer en communion avec les dieux grâce à l'ivresse procurée par le produit, de soigner toutes sortes de maladies, de se prémunir de la faim, de se préparer pour aller à la guerre. Son efficacité magico-religieuse est donc doublée d'une efficacité thérapeutique et roborative. Le tabac est également un signe et symbole de pouvoir : « au cours de leur prise de fonction, les gouverneurs se voient remettre une gourde de tabac. Le port de la pipe désigne l'autorité et la noblesse de son propriétaire »[7].

De la même manière, la feuille de coca importée de l'ouest de l'Amérique du Sud par les Européens était empreinte d'une légende mystique fortement liée à ses pouvoirs stimulants et roboratifs. Au Pérou « la légende raconte qu'en des temps immémoriaux, Manco Capac, le fils divin du soleil, descendit des falaises du lac Titicaca et apporta la lumière de son père aux misérables habitants, qu'il leur apprit à connaître les dieux, à exercer les arts utilitaires, et qu'il leur offrit la coca, cette plante divine qui rassasie les affamés, fortifie les faibles et leur fait oublier leur mauvaise fortune »[8]. Elle fut alors l'objet de rituels religieux et de fécondité. Elle fut également consommée durant les fêtes de mariage, d'enterrement et surtout pendant les activités productives de la vie quotidienne. Chez les paysans, les effets stimulants de la cocaïne, combinés aux propriétés des autres composants de la plante agissent en synergie pour aider à tenir lors des travaux en altitude et dans les mines. La feuille de coca contient en effet un complexe vitaminique (A, B, C et E) ; quelques sels minéraux majeurs (fer, calcium, phosphore) ; 14 alcaloïdes différents, dont la cocaïne[9]. Pour tenir toute la journée en maximisant les effets, les « *coqueros* » élaborent des chiques mêlant de la chaux vive et parfois des céréales aux feuilles de coca. Ces chiques constituées en boules sont maintenues entre la gencive et la partie interne des joues. Elles sont lentement mastiquées, de sorte que les alcaloïdes se diffusent en petite dose dans

---

[5] Ibid.

[6] Didier Nourrisson, *Histoire sociale du tabac*, Paris, Christian, 2000, p. 8.

[7] Didier Nourrisson, *Histoire sociale du tabac*, Paris, Christian, 2000, pp. 8-9.

[8] Sigmund Freud, *Un peu de cocaïne pour me délier la langue*, Paris, Max Milo, 2005, p. 36.

[9] Ibid., p.13.

le sang. La quantité de coca à consommer dans la journée est déterminée en fonction de la quantité de travail à effectuer. L'effet d'une chique pouvant durer trois à quatre heures, elle permet de prévoir en une journée la distance qu'il est possible de parcourir en étant supplémenté, soit « trois kilomètres en plaine et deux en montagne »[10], « ce qui les dispense de la chaîne d'arpenteur et de chronomètre »[11].

À travers ces exemples, on constate que si les sociétés traditionnelles donnent aux substances psychoactives des propriétés magico-religieuses, c'est aussi sous l'égide du magico-religieux que les usages pratiques sont dissimulés.

La question du rituel religieux dans les sociétés traditionnelles prend souvent une ampleur capitale dans l'explication des usages non pathologiques. Parce que ces rituels s'accompagnent de croyances collectives partagées, celles-ci sont souvent données comme raison explicative de la parfaite régulation des effets toxiques des SPA. Une telle acception, bien qu'avérée, reste partielle. Et pour cause, elle interdit de penser l'évolution des structures des sociétés et par la même occasion, des croyances et des représentations. De fait, elle autorise à penser qu'une absence de croyances dans les sociétés sécularisées est l'explication des usages individuels et des dérives psychopathologiques. Pourtant, dans nos sociétés, il existe bien des rituels collectifs et des croyances religieuses à l'endroit des usages de produits psychoactifs. Cependant, comme l'explique Durkheim, c'est l'individualisme qui tient lieu de religion. Une « religion dont l'homme est, à la fois, le fidèle et le Dieu »[12]. Cette religion, le « culte de la personne »[13], a une double utilité sociale.

Des agents symboliques et des supports aux activités productives

Premièrement, Durkheim précisait que le « culte de la personne » est une transposition dans l'individu des croyances religieuses. Le sentiment d'appartenance (une des caractéristiques qui permet le ralliement de l'individu au groupe) est relatif au sentiment religieux. Si l'on a érigé comme culte la personne, c'est bien parce qu'à un stade d'évolution de la société et des institutions religieuses, l'individu s'est avéré être l'unité centrale capable de représenter, d'avoir en lui et de reconnaître en les autres le commun attachement au groupe. Les valeurs individualistes, notamment d'autonomie, sont donc un produit de la conscience collective. Les individus étant empreints d'une conscience collective emblématique du sentiment religieux, les consciences individuelles restent plus développées que dans les sociétés traditionnelles. Elles sont néanmoins plus fermées les unes aux autres. De fait, ce sont les signes, symboles et emblèmes

---

[10] William Golden Mortimer, Jean Bourliaud, H. Gausseron, T. Saignes, *De la coca à la cocaïne*, Utz, 1992, p.75.

[11] Ibid., p. 49.

[12] Émile Durkheim, « L'individualisme et les intellectuels », 1898. En ligne : « http://classiques.uqac.ca/classiques/Durkheim_emile/sc_soc_et_action/texte_3_10/individualisme.pdf »

[13] Ibid.

extérieurs qui permettent la reconnaissance d'une appartenance au même groupe et de là, le ralliement et l'intégration au collectif.

Nous posons comme hypothèse que les produits psychoactifs agissent comme tels. Ils peuvent être des signes de prestige ou de réussite sociale. La consommation régulière de cocaïne, par exemple, est souvent rattachée aux classes sociales supérieures et à la vie mondaine[14]. Les produits psychoactifs peuvent aussi être des symboles distinctifs permettant de s'identifier à une sous-culture. C'est notamment ce qu'avait mis en évidence Becker dans *Outsiders* vis-à-vis du cannabis chez les musiciens de jazz[15]. Enfin, ils peuvent être des emblèmes nationaux comme l'est le vin en France. En consommant ensemble du vin, emblème de la culture française ou « boisson totem »[16] pour reprendre les mots de Roland Barthes dans *Mythologies*, non seulement celui-ci permet de s'identifier à cette culture, mais il porte aussi une mythologie variée et un symbolisme religieux. Plus important encore, de par ses effets désinhibants il contribue à renforcer les liens entre les individus en libérant la parole, en stimulant la socialisation, en contribuant de fait à la cohésion sociale. Ainsi, si les consommations collectives ne s'inscrivent plus dans le cadre de rites religieux, elles n'en gardent pas moins une efficacité symbolique tout en ayant une efficacité biochimique.

Deuxièmement, Durkheim expliquait que dans les sociétés à division du travail, l'émancipation des membres du groupe pour une spécialisation des rôles favorise dans le même temps la complémentarité des fonctions et par là même, le maintien d'une cohésion sociale. L'individualisme est donc une nécessaire spécialisation de l'activité. Au niveau microsociologique cette spécialisation pourrait s'entendre comme une quête de réalisation de soi consistant à s'émanciper du groupe, à « trouver une fin de l'activité qui soit en harmonie avec nos facultés et qui nous permette de réaliser notre nature »[17]. On parlera aujourd'hui d'un « processus d'individuation » au terme duquel on devient « une personne ». Chacun ainsi spécialisé et autonome ne fait qu'obéir aux valeurs collectives.

Ce développement des thèses de Durkheim nous permet de comprendre pourquoi la productivité, la performance et la réussite sont les points névralgiques de nos sociétés. Alain Ehrenberg reprend ces thèses[18] et les développe longuement en les mettant en lien avec les usages de produits psychoactifs. Le « culte de la performance »[19], injonction sociale à la réalisation personnelle, explique le recours aux drogues, aux anxiolytiques et aux antidépresseurs. Les produits psychoactifs soutiennent alors la réussite en permettant d'accompagner l'autonomie par l'accès facilité à la communication, la motivation, la rapidité

---

[14] *Cf.* Michel Hautefeuille, *Dopage et vie quotidienne*, Paris, Payot, 2009. Voir aussi : Aude Wyart, « Entre déviance, normalité et distinction : ethnographie des usages cachés de cocaïne », thèse de doctorat en anthropologie, sous la direction de Richard Rechtman, Paris, EHESS, 2016.

[15] *Cf.* Howard Saul Becker, *Outsiders : études de sociologie de la déviance*, Paris, Métailié, 1985.

[16] Roland Barthes, *Mythologies*, Le Seuil, 2015, p.80.

[17] Émile Durkheim, *L'Éducation morale*, Paris, Puf, 1963, p.43.

[18] *Cf.* Alain Ehrenberg, *L'individu incertain*, Calmann-Lévy, 1995.

[19] Pour reprendre le titre du livre d'Alain Ehrenberg, *Le culte de la performance*, Calmann-Lévy, 1994.

d'action, l'adaptation aux situations. Nous les qualifions « d'activités techniques ». Définition qui tient compte à la fois de leur caractère institué et de leur usage individuel.

Ce que la notion « d'activité technique » veut dire

Par « activités techniques », nous entendons : des manières rituelles et traditionnelles de faire usage de produits psychoactifs sachant que leur emploi et les effets qui en découlent peuvent se subordonner aux tâches pratiques ou en être des supports. C'est-à-dire que, par l'acte de consommer et les séquences gestuelles qui s'ensuivent, c'est le temps qui ainsi s'ordonne. C'est une activité en soi, qui règle la vie collective et/ou individuelle. Partagée, la pratique et les effets des produits compris dans ce temps sont susceptibles de générer une cohésion sociale. Ces effets peuvent aussi faire l'objet d'un savoir pratique, d'un support individuel et/ou collectif aux activités pratiques vitales. Notamment celles qui permettent la subsistance : la guerre, l'échange et en particulier le travail, compris ici sous toutes ses formes, conformément à la définition qu'en donnait Karl Marx[20].

En définissant les consommations de produits psychoactifs comme des « activités techniques », nous mettons en évidence que ce sont des pratiques instituées. Ce sont « des manières collectives d'agir (...). L'individu les trouve formées et il ne peut pas faire qu'elles ne soient pas ou qu'elles soient autrement qu'elles sont ; il est donc obligé d'en tenir compte et il lui est d'autant plus difficile (nous ne disons pas impossible) de les modifier que, à des degrés divers, elles participent de la suprématie matérielle et morale que la société a sur ses membres »[21]. Ces manières collectives d'agir sont donc susceptibles d'opérer vis-à-vis des individus, une logique d'inclusion et d'exclusion sociale.

Dans le milieu du bâtiment, on observe ainsi que les consommations de mêmes substances aident à la consolidation des groupes professionnels et au travail collectif. Les pratiques partagées peuvent être liées à une cooptation au travail, mais aussi à une socialisation à l'espace professionnel. Dans ce second cas, c'est parce que l'on travaille ensemble que l'on est susceptible de partager certaines consommations. Les salariés dont les pratiques de consommation débutent au travail soulignent ainsi que cette initiation s'effectue, la plupart du temps, lors des moments festifs et conviviaux qui scandent les différentes temporalités du travail. Dans le milieu des bars-restaurants par exemple, c'est donc souvent dans un second temps que les effets de la cocaïne par exemple sont plus ou moins maîtrisés et réinvestis en « technique du corps »[22] et dans une logique « dopante », dans le cours même de l'activité de travail.

---

[20] Pour Karl Marx, « le travail, en tant que formateur de valeur d'usage, en tant que travail utile, est pour l'homme une condition d'existence indépendante de toutes les formes de société, une nécessité naturelle éternelle, médiation indispensable au métabolisme qui se produit entre l'homme et la nature, et donc à la vie humaine ». Karl Marx, *Le Capital, livre 1*, Paris, PUF, 1993, P. 48.

[21] Émile Durkheim, *Les règles de la méthode sociologique*. Paris, Puf, 1937 [22e éd. 1886], P. XXII.

[22] Marcel Mauss, op. cit.

Consommation collective d'alcool et de cannabis, cooptation et consolidation des groupes professionnels dans le bâtiment

Dans le milieu du bâtiment on observe d'une part, un recrutement essentiellement par cooptation ou placement par des agences d'intérim et d'autre part, une formation des nouvelles recrues qui se fait « sur le tas » ou qui reste dépendante de la bonne volonté des ouvriers les plus anciens et/ou les plus qualifiés[23].

Ce mode de recrutement par les salariés rend des services économiques importants aux employeurs puisque ce sont les salariés les plus anciens qui, grâce à leurs réseaux personnels, assurent non seulement le recrutement, mais aussi la formation des nouvelles recrues. Ces dernières peuvent être des connaissances proches ou lointaines, des amis voire des membres d'une même famille. Les bénéfices sont alors nombreux pour les entreprises, car l'intégration des nouveaux entrants se trouve facilitée et les coûts de transaction et de formation réduits[24].

Cependant, ces pratiques n'avantagent pas uniquement les entreprises. Elles permettent également aux ouvriers coopteurs de reconstituer dans le cadre même du travail une ambiance conviviale, voire familiale. Enfin, ces pratiques confèrent aux ouvriers coopteurs du prestige et une position d'autorité au sein des réseaux amicaux et familiaux ainsi reconstitués au travail. Cette position d'autorité et ce prestige socioprofessionnel jouent un rôle important dans l'initiation aux pratiques de consommation d'alcool sur le lieu de travail.

Après l'embauche, dès qu'une nouvelle recrue arrive sur un chantier de gros œuvre, les anciens se chargent de lui expliquer les exigences du travail, mais aussi les rites sociaux qui maintiennent la solidarité des groupes professionnels. L'un de ces rituels consiste pour le nouvel arrivant à remercier ses coopteurs en offrant une tournée d'alcool. L'alcool scelle les alliances et permet de signifier son appartenance au groupe[25]. Offrir de l'alcool et « boire ensemble » sont des pratiques qui non seulement réactivent des liens sociaux préexistant sur le lieu de travail, mais participent également à les convertir en liens professionnels. Ainsi, pour une nouvelle recrue, « payer sa tournée » le midi permet de signifier qu'il partage cette pratique avec les membres du groupe de travail ainsi que les valeurs qui y sont associées[26].

Dans un autre contexte professionnel, à savoir les petites et moyennes entreprises du second œuvre du bâtiment, on retrouve en très grande majorité des travailleurs jeunes. Pour ces jeunes ouvriers, le cannabis est le produit privilégié. Il est consommé de manière décomplexée, aux yeux de chacun, tout au long des journées de travail, au même titre que l'alcool dans les chantiers plus traditionnels. Nos

---

23 *Cf.* Nicolas Jounin, *Chantier interdit au public. Enquête parmi les travailleurs du bâtiment*, Paris, La Découverte, 2008.

24 *Cf.* Olivier Williamson, « Retour sur les fondements », *XI*[e] *Conférence de l'Association internationale de management stratégique*, 2001, 13-15 juin. En ligne : « http://www.strategie-aims.com/events/conferences/13-xeme-conference-de-l-aims/communications/2415-les-couts-de-transaction-et-olivier-e-williamson-retour-sur-les-fondements/download »

25 *Cf.* Jean-Pierre Castelain, *Manière de vivre manière de boire. Alcool et sociabilité sur le port*, Paris, Imago, 1989. Voir aussi : Pierre Merle, Bertrand Le Beau, « Alcoolisation et alcoolisme au travail. Ethnographie d'un centre de tri postal », *Revue française de sociologie*, 2004, vol. 45, n° 1, p. 3-36.

26 *Cf.* Véronique Nahoum-Grappe. *La Culture de l'ivresse : essai de phénoménologie historique*, Paris, Quai Voltaire, 1991.

observations dans une petite entreprise spécialisée dans la pose de parquet, mettent en évidence une difficile intégration et formation des ouvriers non cooptés et non consommateurs de cannabis. Les non cooptés, généralement recrutés par le biais d'agences d'intérim dans les périodes de forte activité sont une source d'incertitude pour les ouvriers de cette PME. En effet, ces ouvriers ne connaissent pas *a priori* l'attitude morale des nouveaux vis-à-vis du cannabis (produit légalement interdit) ni même leur possible réaction face à des consommations qui peuvent avoir lieu sur les chantiers et donc des appartements de particuliers. Or, pour les ouvriers établis, l'incertitude sur les attitudes des non cooptés vis-à-vis du cannabis peut générer une inquiétude, voire déstabiliser l'organisation comme le déroulement ordinaire du travail. En effet, dans le second œuvre, contrairement au gros œuvre, le travail s'effectue rarement sous la surveillance d'un chef de chantier. Les ouvriers sont affectés en groupes réduits sur des sites ou des appartements privés pour réaliser des prestations ponctuelles selon leurs corps de métiers. Ils doivent donc, le plus souvent, organiser eux-mêmes le déroulement du travail. De fait, en l'absence d'encadrement hiérarchique, les pauses informelles et formelles sont davantage susceptibles de faire l'objet de décisions individuelles.

Cette forme d'organisation du travail peut poser des problèmes d'organisation et de coordination car, dans la plupart des cas, le travail de certains conditionne l'évolution du travail des autres. Les non-consommateurs peuvent donc percevoir les fumeurs comme ceux qui ralentissent le travail collectif. Cette stigmatisation conduit à des tensions d'autant plus fortes si les délais de livraison des chantiers doivent être respectés.

Socialisation à l'espace professionnel et consommation d'alcool et de cocaïne dans les bars-restaurants

Les salariés que nous avons interrogés décrivent le travail de service dans les bars-restaurants et les boîtes de nuit comme socialisant, stimulant et émancipateur. Les festivités inhérentes au travail de nuit ainsi que les opportunités de rencontre et de rémunération sont des éléments souvent avancés pour rendre compte d'un engagement professionnel dans ce secteur. Pour certains salariés, le fait d'intégrer le milieu professionnel de la nuit est clairement un choix de carrière, pour d'autres, sans qualification particulière, il s'agit souvent d'une première expérience du monde salarial, un emploi « transitionnel »[27], vécu ou anticipé comme un moyen de saisir des « opportunités » pour pouvoir réaliser d'autres projets professionnels. Pour ces derniers, l'articulation entre fête et travail est alors tout particulièrement recherchée. Une partie de ces salariés intègrent les métiers liés au service de nuit en ayant déjà expérimenté plusieurs produits psychoactifs, et d'autres sont initiés pendant les moments festifs qui ont lieu après le travail en compagnie de collègues.

Les moments festifs dans les bars et boîtes de nuit, sont, notamment la nuit, pratiquement inévitables. Cela est certes lié au fait que le travail s'effectue dans des lieux qui sont entièrement dédiés à la fête. Mais, les horaires tardifs de fin de travail et,

[27] Michèle Forté, Sylvie Monchatre, « Recruter dans l'hôtellerie-restauration : quelle sélectivité sur un marché du travail en tension? », *La Revue de l'Ires*, 2013, n° 1, pp. 127-150.

bien souvent, l'absence de vie familiale stabilisée favorisent également un cantonnement de la plus grande part de la vie sociale de ces jeunes salariés au milieu professionnel. L'après-travail sur le lieu même du travail est ainsi la principale possibilité de socialisation et de rencontres affectives. Dans cette configuration de travail, la combinaison d'une consommation d'alcool et de cocaïne est un moyen pour les salariés qui terminent leur service après les fermetures officielles (2h du matin en général)[28], d'enclencher et de pouvoir tenir « physiquement » et « psychologiquement » un temps de loisir en compagnie de leurs collègues et amis. Ce type de relation entre vie et travail laisse peu de moments de récupération et de sommeil. Or, les salariés doivent en assumer les conséquences pendant les journées de travail. Pour un salarié qui ne s'est pas accordé un temps de sommeil réparateur, la difficulté consiste à devoir gérer les effets de « descente » de cocaïne et d'alcool pendant les activités de travail. Au cours de la journée, la prise régulière de ces produits apparaît alors comme la solution la plus simple pour supporter les effets toxiques et secondaires de ses consommations. En « reprendre » permet donc de redevenir vif et actif, mais aussi de tenir les rythmes rapides et d'accueillir avec une humeur plus ou moins égale, une clientèle abondante et différenciée. Il s'agit en finalité de pouvoir garantir dans des temps optimaux la délivrance des services marchands[29].

En définitive, en dépit de leurs effets toxiques, les produits psychoactifs font l'objet d'usages multiples. La notion « d'activité technique » met ainsi en évidence que ces pratiques peuvent être des normes partagées, des activités de sociabilité et/ou des supports à la productivité. D'où leur transmission et leur pérennité. Par ailleurs, la compréhension des consommations de SPA chez les jeunes doit tenir compte d'une dimension temporelle dans les usages. À court terme, les usages de produits peuvent accompagner le processus d'individuation, en faisant l'objet pour certaines, de pratiques ordaliques. À long terme, la stabilité de la vie professionnelle et la constitution d'une vie familiale conduisent généralement à l'arrêt ou à la réduction des pratiques. Celles-ci, plus ponctuelles, peuvent alors être situées en fonction de la spécificité des contextes sociaux et professionnels. Dans des milieux professionnels où le partage de certaines substances est la norme, les usagers dits « déviants » au niveau social général, ne le sont pas lorsqu'ils sont intégrés. Une partie de l'inefficacité des mesures prophylactiques et prohibitives trouve là une explication.

---

[28] Le travail réel de ces salariés se termine rarement à 2h du matin. Si les clients sont effectivement amenés à partir à cet horaire, les salariés, eux, doivent effectuer un travail de rangement et de nettoyage avant de quitter les lieux.

[29] *Cf.* à ce sujet : Marie-Rosaire Ngo Nguene, « Les formes différenciées d'usages de produits psychoactifs au travail : les cas des bars-restaurants et des chantiers du bâtiment », *Psychotropes*, 2015, vol. 21, n° 1, pp. 77-95.

Vers un cadre de régulation du cannabis légalisé en France

Christian Ben Lakhdar, économiste, professeur des universités en économie à l'Université de Lille

Introduction

Alors qu'un vent de légalisation du cannabis souffle outre-Atlantique, la France, pays dont le régime juridique d'encadrement de cette substance est l'un des plus prohibitifs en Europe, ne semble pas vouloir évoluer malgré les fortes prévalences d'usagers que l'on peut y constater. Alors, avec plus de 700 000 usagers quotidiens, 1,4 million d'usagers réguliers et 4,6 millions de Français concédant avoir consommé du cannabis lors de l'année écoulée, selon le Baromètre Santé 2014 (Beck *et al.*, 2015), et avec une implémentation policière assez sévère de la loi de 1970 à l'encontre de ces mêmes usagers, et plus spécifiquement d'une minorité d'entre eux, les dommages sociaux attribuables au cannabis sont à rechercher du côté de son encadrement politique plutôt qu'uniquement à l'encontre des conséquences de sa consommation (Ben Lakhdar et Tanvé, 2013). L'inefficacité de la politique prohibitionniste se caractérise de plus par l'enracinement dommageable profond du trafic de cannabis dans certaines zones périurbaines françaises (Kokoreff, 1998 ; Muchielli, 2007).

Un changement de politique de gestion du cannabis en France est souhaitable et la question qui se pose est alors celle du choix du cadre de gestion pour lequel opter. L'objet de ces quelques lignes est en conséquence d'exposer ces possibilités en les présentant sous leur grand jour et de proposer l'utilisation de cadres réglementaires et juridiques existant en France et ayant fait montre d'efficacité dans leur pouvoir de contrôle des conduites addictives. La libéralisation des jeux d'argent et de hasard en ligne de 2010 et la Convention Cadre de Lutte antitabac de l'Organisation mondiale de la Santé dont la France est signataire depuis 2005 offriraient ainsi un cadre propice à la régulation d'un marché du cannabis légalisé en France.

Dans la première section, nous reprenons brièvement les arguments plaidant pour une remise en cause du mode de régulation prohibitionniste actuel. Nous présentons les autres modèles possibles de gestion politique du cannabis dans la deuxième section, en soulignant les différents objectifs qui leur sont associés. Finalement, dans une troisième et dernière section, nous mettons en lumière les cadres existant en France permettant de fournir un socle juridique et réglementaire à ce que pourrait être un marché légal du cannabis soucieux de la santé et de l'ordre publics, mais aussi conscient de l'opportunité sociale et économique que peut représenter la légalisation du cannabis pour certaines aires populationnelles socialement défavorisées.

Inefficacité du cadre actuel de régulation du cannabis en France

Le cadre de régulation actuellement en vigueur en France repose sur la loi du 31 décembre 1970 qui incrimine la possession, la cession, l'usage et le commerce de cannabis. Inscrite dès sa promulgation simultanément au Code pénal et au code de la Santé publique, le législateur a ainsi tenté la mise en œuvre d'un mode de régulation des conduites addictives fondée sur la dissuasion et la répression d'un côté et la prise en charge sanitaire visant le sevrage des individus de l'autre. Depuis 1970 cependant, la réponse pénalo-sanitaire à la consommation de stupéfiants et de cannabis en particulier s'est largement étoffée, rendant illisible la ligne politique poursuivie par les gouvernements successifs et aboutissant à une implémentation policière inefficace, inefficiente et certainement injuste socialement.

Une politique prohibitionniste difficilement compréhensible

La loi du 31 décembre 1970 est la résultante d'une conjonction de facteurs. Un facteur politique tout d'abord, dans la mesure où il a été montré que l'administration américaine avait plaidé et insisté auprès de son homologue française pour un durcissement de la lutte contre les trafiquants de stupéfiants et en particulier à l'encontre de la fameuse *French Connection* qui exportait de l'héroïne aux États-Unis (Marchand, 2012). Médiatique ensuite, où les faits divers liés aux conduites ou aux conséquences toxicomaniaques commencent à faire les premières pages, que ce soit le décès par surdose d'une jeune fille dans les toilettes du casino de Bandol ou des jeunes fumeurs de cannabis dans telle petite ville du sud de la France (Benso, 2010). Crimino-sanitaire enfin, puisque le démantèlement des réseaux de distribution internationale d'héroïne les a conduits à trouver des débouchés sur le territoire national : on découvre ainsi une petite délinquance liée à la vente de rue et surtout un nombre d'usagers par voie intraveineuse en augmentation.

La loi de 1970 durcit ainsi les récriminations contre les stupéfiants, que ce soit leur usage ou leur commerce et conduit le cannabis au même titre que la cocaïne ou l'héroïne à être inscrit sur la liste des substances tombant sous la dénomination de stupéfiant. Face à l'ampleur de son usage, certainement, le dispositif pénalo-sanitaire prévu à l'origine a largement évolué au fil des années. Alors qu'il semble impossible, avec 700 000 usagers quotidiens de cannabis en 2014, de tous les interpeller et de tous les condamner à 1 an d'emprisonnement et 3 750 euros d'amende, la réponse pénale s'est étoffée d'un recours croissant aux "alternatives aux poursuites", comme le décrit Ivana Obradovic (2012, 2015). Ces alternatives aux poursuites et cette composition pénale offrent au procureur de la République une palette élargie de sanctions allant du rappel à la loi à l'amende, en passant par le travail d'intérêt général ou encore l'injonction thérapeutique ou bien le stage de sensibilisation. La diversité des réponses affirme la pénalisation de l'usage de cannabis, car le classement sans suite est de moins en moins prononcé, mais aussi brouille le message d'interdiction de l'usage envoyé par la loi de 1970 : certains écopent d'emprisonnement tandis que d'autres d'un rappel à la loi et d'autres encore d'une simple amende...

Une politique inefficace, inefficiente et injuste

L'évolution de la réponse pénale rend certainement compte de la prise de conscience du législateur et des pouvoirs publics de l'inefficacité de la loi de 1970. En effet, le modèle dissuasif ne fonctionne pas : l'implémentation répressive n'a pas réussi à taxer le cannabis de façon assez importante pour conduire son prix à s'élever et ainsi modérer le nombre de consommateurs. Au contraire même, puisque le ratio prix-qualité du cannabis en France tend à diminuer : la molécule de THC est de moins en moins chère alors même que la lutte policière s'est intensifiée ces dernières années (Ben Lakhdar et Tanvé, 2013). Intensification qui s'accompagne ainsi d'un gaspillage important de ressources publiques et qui s'abat de façon non différenciée sur une catégorie de la population française. En matière d'Infraction à la Loi sur les Stupéfiants (ILS), il existerait une "clientèle policière" (Barré, 2008) toujours plus à même d'être inlassablement interpellée.

Au total, la France fait face à une épidémie de cannabis (Legley *et al.*, 2014) ; dans le même temps, sa réponse pénalo-sanitaire se complexifie d'outils inefficaces et son implémentation policière, par ailleurs coûteuse, se durcit. À la vue de ces contradictions, le modèle politique de gestion du cannabis en France devrait évoluer.

Vers un cadre efficace et efficient de régulation du cannabis

La gestion pénalo-sanitaire imposée par la loi de 1970 se doit ainsi d'être abandonnée, mais au profit de quel nouveau cadre ? Il existe en effet une quasi-infinité d'autres modes de gestion politique du cannabis et, afin de déterminer lequel pourrait trouver grâce en France, il convient de savoir quel est ou quels sont les objectifs qu'une dépénalisation ou une légalisation du cannabis devraient poursuivre.

Une quasi-infinité de possibilités

Il existe une multitude de cadres de gestion des conduites et substances addictives, nous disent Robert MacCoun, Peter Reuter et Thomas Schelling (1996), qui distinguent les cadres prohibitifs, prescriptifs et réglementaires, chacun de ces cadres se chevauchant respectivement. Ainsi, comme le stipulent les conventions internationales, l'héroïne et la cocaïne sont strictement interdites d'usage et d'offre, mais peuvent être prescrites dans un cadre thérapeutique exceptionnel. De même, certains médicaments font l'objet de prescription sous un régime plus strict que la majorité des autres, comme la méthadone par exemple. Finalement, certaines molécules addictives sont libres de vente et de consommation sous condition d'âge comme le tabac ou l'alcool et, plus loin dans le cadre d'un marché légal, on peut effectivement trouver des produits addictifs comme le café qui sont libres de consommation et de vente.

Dans le cas du cannabis, comme le graphique 1 le montre et comme l'ont déjà souligné Eric Single (1999) et Robert MacCoun et Peter Reuter (2001), on retrouve cette quasi-infinité de régimes possibles.

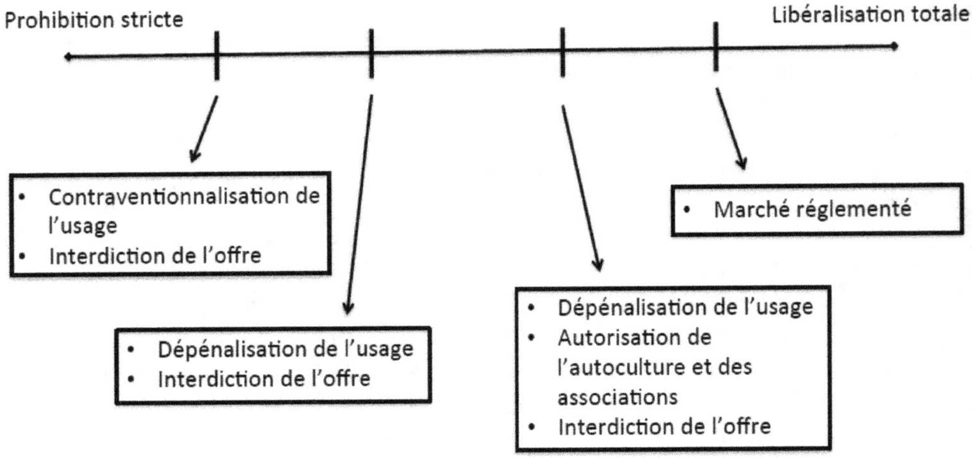

Graphique 1. Le champ des possibles du contrôle du cannabis.

La prohibition stricte pourrait être le modèle actuel français même si celui-ci s'en éloigne toutefois. Il existe en effet une différence dans la sévérité des peines entre ce que l'on risque en France du fait de la consommation ou de la vente de cannabis avec ce que l'on risque dans des pays comme l'Indonésie ou encore la Thaïlande, qui sont extrêmement répressifs sur la question de l'usage et du commerce de stupéfiants. Un cadre moins sévère est celui de la dépénalisation de l'usage, où la consommation n'est plus un cas pénal, mais un délit passible d'une contravention ou d'une invitation à se rendre dans une consultation de prévention, comme au Portugal par exemple. Si l'on avance vers le gradient de libéralisation des cadres de contrôle du cannabis, l'on pourrait citer le cas où les *Cannabis Social Clubs* sont autorisés ou tolérés, comme en Belgique, en Espagne ou encore en Uruguay (Pere Martinez Oro, 2015 ; Decorte *et al.*, 2017) et où l'autoculture individuelle restreinte à quelques pieds de cannabis serait, elle aussi, permise. Un marché réglementé légaliserait l'usage et l'offre de cannabis en encadrant plus ou moins strictement les conditions d'achat et de vente.

Le caractère quasi infini des cadres de gestion possibles trouve sa source dans le fait que chaque disposition réglementaire dans un sens ou dans un autre va générer une particularité au cadre qui le fera se distinguer du cadre voisin. Un marché légal où la publicité pour le cannabis est autorisée est ainsi différent d'un marché légal où la publicité est interdite. De la même façon, un cadre qui autoriserait la culture individuelle de cannabis est différent de celui qui l'interdit, mais tolère les associations de cultivateurs. Face à cette multitude de possibilités, il est important de comprendre que tous ces cadres de contrôle du cannabis sous-tendent différents objectifs.

Minimiser ou maximiser ?

Le choix du cadre le plus approprié dépend des objectifs que l'on se fixe. Évidemment encore faut-il que ces objectifs soient atteignables et réalistes, ainsi les partisans "d'un monde sans drogues" sont friands d'une prohibition stricte, mais totalement inefficace, dommageable et coûteuse. Si l'objectif est de désengorger la chaîne pénale, la contraventionnalisation de l'usage de cannabis est envisageable, mais laisse en suspens bon nombre de problèmes comme la prise en charge sanitaire ou encore l'injuste discrimination policière que subissent certains individus.

S'il s'agit de favoriser l'économie sociale et solidaire, la tolérance voire la légalisation des associations d'usagers-cultivateurs est une bonne option, même si ces formes organisationnelles présentent certaines limites, comme le risque de marchandisation de la production par exemple (Decorte, 2015). Le modèle hollandais de dépénalisation de l'usage de cannabis, dans un contexte historique où la théorie de l'escalade (*gateway effect*) prévalait, visait le confinement du cannabis et des usagers, ceci dans l'optique d'éloigner le produit et l'usager le plus possible des autres stupéfiants comme l'héroïne par exemple (MacCoun, 2011 ; Bergeron et Nouguez, 2014). Ce modèle, efficace dans l'atteinte de ses objectifs, présente toutefois l'inconvénient d'occulter la question de la provenance de l'offre de cannabis...

Même si, comme le souligne Renaud Colson (2015), la légalisation des drogues semble se fixer pour objectif la mise en œuvre d'une politique sécuritaire dédiée à la réduction des dommages et des risques sanitaires, force est de reconnaître qu'à l'intérieur de cette politique coexistent différents cadres relativisant la portée de la réduction de ces risques. Ainsi, le cadre réglementaire, pourtant relativement strict, de légalisation du cannabis au Colorado autorise la publicité de ce produit ainsi que la mise sur le marché de produits dérivés du cannabis comme des bonbons, des gâteaux, des boissons ou encore des cosmétiques d'une part, et de produits du cannabis hautement dosé en THC, comme de l'huile voire de la cire dénommée *wax* d'autre part. Nous sommes ici loin des préoccupations de santé publique et de minimisation du nombre d'usagers et des conséquences de leur consommation (voir Pacula *et al.*, 2014 ; Rehm et Fischer, 2015). C'est, semble-t-il, la liberté d'entreprendre, en l'occurrence aussi la liberté de faire de la publicité (*free speech*), qui a pris le pas sur la santé publique dans le modèle de légalisation du cannabis au Colorado. Alors que le modèle d'un marché légal et réglementé minimisant les dommages sociosanitaires attribuables au cannabis reste, semble-t-il, à inventer, le débat fait rage dans la communauté scientifique (Caulkins et Kilmer, 2016 ; Bretteville-Jensen, 2016 ; Crépault, Rehm et Fischer, 2016 ; Kalant, 2016 ; Fischer, Rehm et Crépault, 2016). Toutefois, tout n'a pas et ne peut partir d'une copie blanche sachant que des dispositifs existants en France permettraient d'asseoir un socle réglementaire non seulement soucieux de la santé et de l'ordre publics, mais aussi conscient de la portée socio-économique que la légalisation du cannabis pourrait représenter pour les zones urbaines socialement défavorisées.

Utiliser les cadres déjà existants : l'exemple des jeux en ligne et de la lutte contre le tabagisme

Les cadres législatifs et réglementaires poursuivant des objectifs de contrôle des marchés criminels, de régulation de conduites addictives et de santé publique existent déjà en France. La légalisation du cannabis pourrait alors bénéficier des exemples de la récente libéralisation des jeux d'argent et de hasard en ligne et de la Convention Cadre de Lutte antitabac de l'Organisation mondiale de la Santé, dont la France, signataire, met en œuvre les recommandations depuis 2005.

La libéralisation des jeux en ligne et la CCLAT

Sous la pression conjointe de la Commission européenne et des opérateurs de jeux d'argent en ligne étrangers, la France a dû ouvrir à la concurrence son marché national des jeux d'argent et de hasard en ligne en 2010. Alors que l'addiction au jeu d'argent est reconnue depuis le début des années 1990 et que le jeu pathologique ou excessif génère des maux sociosanitaires dommageables pour les individus, cette libéralisation du secteur des jeux d'argent et de hasard en ligne s'est faite pour partie sous l'égide du contrôle, de la prévention et de la réduction des risques et des dommages du jeu. Bienvenue sous l'angle de la santé publique, mais en réalité aussi favorable à l'opérateur historique français (Trespeuch, 2011), l'ouverture des jeux d'argent en ligne s'est effectivement accompagnée de mises en œuvre de dispositif de prévention, le premier d'entre eux étant finalement la création d'une autorité administrative indépendante, l'Autorité de Régulation des Jeux En Ligne (ARJEL), en charge par la loi de 2010 de l'octroi des licences d'exploitation du marché français. La délivrance de licence d'exploitation s'est ainsi faite sous condition de mise en place de dispositif de prévention et de réduction des risques du jeu excessif (Steiner et Trespeuch, 2013). Concomitamment à l'organisation du marché et à l'implémentation d'action de prévention de la part des opérateurs, c'est à l'ARJEL qu'incombe la charge de surveiller l'action d'opérateurs qui ne seraient pas en conformité avec la charte française. L'ARJEL est ainsi au cœur d'une triple mission : octroyer des licences d'exploitation, contrôler l'offre de jeux, en particulier le caractère addictif de chacun d'entre eux, et finalement surveiller l'offre illégale et si besoin la faire bloquer par le juge.

Le bilan qui peut être fait de cette légalisation du jeu d'argent et de hasard en ligne est plutôt positif. D'une part, les joueurs français qui jouaient auparavant sur des sites considérés comme illégaux se sont massivement tournés vers l'offre légale et sont donc désormais confrontés à des messages de prévention et de réduction des risques du jeu excessif. D'autre part, le nombre de joueurs pathologiques apparaît stable en proportion du nombre de joueurs, qui a cependant crû après 2010 (Tovar *et al.*, 2013 ; Costes *et al.*, 2015). Finalement, si l'on en croit les bilans d'activité de l'ARJEL, l'offre illégale semble circonscrite et efficacement surveillée.

Même si cet exemple d'ouverture de marché d'un bien addictif est un exemple que pourrait suivre le marché du cannabis, celui-ci devrait s'accompagner de mesures réglementaires plus propres à une substance fumée, à l'instar du tabac. Ce dernier produit est politiquement géré en France sous les auspices de la Convention-cadre de lutte antitabac de l'Organisation mondiale de la Santé. Les actions préconisées par la CCLAT et mises en œuvre sont bien connues et évaluées : augmentation des taxes, interdiction de fumer dans les lieux à usage collectif, interdiction de vente aux mineurs, interdiction de la publicité et paquet neutre, aide au sevrage, etc. L'ensemble des moyens de lutte contre le tabagisme, recommandés par la CCLAT, a permis une dénormalisation de l'usage de tabac au niveau mondial (Gravely *et al.*, 2017).

Vers la création d'une Autorité de Régulation du Cannabis

La loi de 2010 de libéralisation des jeux d'argent et de hasard en ligne et la Convention-cadre de lutte antitabac démontrent la faisabilité de l'implémentation d'un cadre de gestion d'une conduite addictive autre que répressif et faisant preuve d'efficacité dans une optique de santé publique. La création d'une Autorité de Régulation du CAnnabis (ARCA), indépendante et dotée des outils de la CCLAT, pourrait ainsi être un moyen de gestion politique d'un marché du cannabis légalisé en France. Octroyant des licences d'exploitation du marché français du cannabis sous condition de mise en œuvre d'action de prévention et de réduction des risques de cette substance, cette autorité administrative indépendante aurait en charge le contrôle de la tarification des produits, de leur qualité et des conditions de vente. En partenariat avec le ministère de l'Agriculture, une filière agrocannabique française pourrait voir le jour. Les associations d'usagers-cultivateurs seraient aussi conviées à être homologuées et accréditées par l'ARCA ; l'autoculture individuelle serait autorisée sous respect d'un maximum de plants cultivés. Il pourrait être fait usage du cannabis pour raisons thérapeutiques, soit à partir d'un cannabis autocultivé par le malade lui-même, soit rendu possible par une taxation adéquate du cannabis en fonction des taux de THC, CBD et CBN, ces deux dernières familles de molécules se voyant être moins taxées que le THC et donc plus accessibles aux malades.

Finalement, le triple objectif que se fixerait une légalisation du cannabis en France, à savoir d'assèchement du marché criminel, de santé publique et de réinsertion d'une partie de la population des Zones urbaines sensibles (ZUS) dans une économie légale et républicaine, se fait en partie grâce à la taxation. L'objectif d'assèchement des marchés criminels s'obtient grâce à la fixation d'un prix peu élevé les premiers temps de la légalisation du marché, rendant ainsi compétitif le cannabis légal. L'objectif sanitaire et de contrôle des prévalences se poursuit en augmentant progressivement le prix du cannabis ou plus précisément le prix du THC. L'objectif de réinscription de certains individus dans la sphère légale du travail s'obtient soit en réservant une partie des emplois créés par l'industrie naissante à ces mêmes populations, soit en alimentant grâce aux recettes fiscales générées des fonds à destination de la politique de la ville, de la cohésion sociale, de la formation et de l'emploi à destination de ces zones périurbaines actuellement sclérosées par les trafics.

Conclusion

La création d'un marché légal du cannabis en France est nécessaire, possible et urgente. Nécessaire puisque la régulation répressive en vigueur à l'heure actuelle et qui se fixe des objectifs inatteignables cause plus de maux qu'elle n'en résout. Possible dans la mesure où les cadres législatifs et réglementaires qui visent des objectifs de sécurité et de santé publiques existent et ont déjà fait preuve de leur efficacité. La loi de 2010 de libéralisation du secteur des jeux d'argent et de hasard en ligne et la création d'une autorité administrative indépendante en charge de cette conduite addictive, couplées à la Convention-cadre de lutte antitabac, fournissent des bases solides et efficaces pour la régulation d'un marché du cannabis en France. Aux côtés des objectifs sécuritaires et de santé publique pourrait se greffer une dynamique sociale à insuffler dans les anciennes zones de *deal* et financée grâce aux recettes fiscales du cannabis légal français. Finalement urgente, puisqu'à l'instar du processus de libéralisation des jeux d'argent et de hasard en ligne, où les entreprises étrangères avaient âprement négocié le droit de faire de la publicité, les opérateurs légaux étrangers du cannabis ne sauront tarder à se manifester en France pour l'ouverture d'un marché légal répondant à leurs critères de maximisation du profit.

Références

Beck François, Richard Jean-Baptiste., Guignard Romain, Le Nézet Olivier, Spilka Stanislas (2015), « Les niveaux d'usage des drogues en France en 2014 », OFDT, *Tendances*, n° 99.
Ben Lakhdar Christian, Tanvé Morgane (2013), « Évaluation économique de la loi du 31 décembre 1970 réprimant l'usage et le trafic de stupéfiants - Illustration par le cannabis », *Psychotropes*, 19, p. 27-48.
Benso Vincent (2010), « Le paysage médiatique des drogues à la fin des années 60 », *Swaps*, 60, p. 8-10.
Bergeron Henri, Nouguez Etienne (2014), « Les frontières de l'interdit. Le commerce du cannabis », dans Steiner Philippe et Trespeuch Marie (Eds), *Marchés contestés – quand le marché rencontre la morale*, Toulouse, Presse Universitaire du Mirail, p. 121-150.
Colson Renaud (2015), « Légaliser les drogues ? », dans Bergeron H. et Colson R. (Eds), *Les drogues face au droit*, Paris, Presses Universitaires de France, La vie des Idées, p. 11-22.
Costes Jean-Michel, Eroukmanoff Vincent, Richard Jean-Baptiste., Tovar Marie-Line (2015a), « Les jeux d'argent et de hasard en France en 2014 », ODJ, (4), 9.
Crépault Jean-François, Rehm Jürgen, Fischer Benedikt (2016), « The *Cannabis Policy Framework* by the Centre for Addiction and Mental Health: A proposal for a public health approach to cannabis policy in Canada », *International Journal of Drug Policy*, 34, p. 1-4.
Decorte Tom (2015), « Cannabis Social Clubs in Belgium: Organizational strenghts and weaknesses, and threats to the model », *International Journal of Drug Policy*, 26, p. 122-130.

Decorte Tom, Pardal Mafalda, Queirolo Rosario, Boidi Maria Fernanda, Sanchez Avilés Constanza, Parés Franquero Oscar (2017), « Regulating Cannabis Social Clubs: A comparative analysis of legal and self-regulatory practices in Spain, Belgium and Uruguay », *International Journal of Drug Policy*, 43, p. 44-56.

Fischer Benedikt, Rehm Jürgen, Crépault Jean-François (2016), « Realistically furthering the goals of public health by cannabis legalization with strict regulation: Response to Kalant », *International Journal of Drug Policy*, 34, p. 11-16.

Gravely Shannon, Giovino Gary A., Craig Lorraine, Commar Alison, Tursan D'Espaignet Edouard, Schotte Kerstin, Fong Geoffrey T. (2017), « Implementation of key demand-reduction measures of the WHO Framework Convention on Tobacco Control and change in smoking prevalence in 126 countries: An association study », *The Lancet Public Health*, 2, p. 166-174.

Kalant Harold (2016), « A critique of cannabis legalization proposals in Canada », *International Journal of Drug Policy*, 34, p. 5-10.

Kokoreff Michel (1998), « L'économie de la drogue : des modes d'organisation aux espaces de trafic », *Les Annales de la recherche urbaine*, 78, p. 114-124.

Legleye Stéphane, Piontek Daniela, Pampel Fred, Goffette Céline, Khlat Myriam, Kraus Ludwig (2014), « Is there a epidemic cannabis model ? Evidence from France, Germany and USA », *International Journal of Drug Policy*, 25, p. 1103-1112.

Pacula Rosalie, Kilmer Beau, Wagenaar Alexander C., Chaloupka Frank J., Caulkins Jonathan P. (2014), «Developing public health regulations for Marijuana: Lessons from alcohol and tobacco », *American Journal of Public Health*, 104(6), p. 1021-1028.

MacCoun Robert (2011), « What can we learn from the Dutch cannabis coffeeshop system? », *Addiction*, 106, p. 1899-1910.

MacCoun Robert, Reuter Peter (2001), « Evaluating alternative cannabis regimes », *British Journal of Psychiatry*, 178, p. 123-128.

MacCoun Robert, Reuter Peter, Schelling Thomas (1996), « Assessing alternative drug control regimes », *Journal of Policy Analysis and Management*, 15(3), p. 330-352.

Marchand Alexandre (2012), « La *French Connection*, entre mythes et réalité », *Vingtième Siècle. Revue d'Histoire*, 115, p. 89-102.

Muchielli Laurent (2007), « Entre politique sécuritaire et délinquance d'exclusion : le malaise de la prévention spécialisée », *Socio-logos* [En ligne], 2, 2007, http://socio-logos.revues.org/79.

Obradovic Ivana (2012), Les stages de sensibilisation aux dangers de l'usage de produits stupéfiants, OFDT, Tendances n° 81.

Obradovic Ivana (2015), Trente ans de réponse pénale à l'usage de stupéfiants, OFDT, Tendances n° 103.

Pere Martinez Oro David (2015), « Clubs sociales de cannabis : normalizacion, neoliberalismo, opportunidades politicas y prohibicionismo », *Clivatge*, n° 3, p. 92-112.

Rehm Jürgen, Fisher Benedikt (2015), « Cannabis legalization with strict regulation, the overall superior policy option for public health », *Clinical Pharmacology and Therapeutics*, 97(6), p. 541-544.

Single Eric (1999), « Options for cannabis reform», *International Journal of Drug Policy*, 10, p. 281-290.

Steiner Philippe, Trespeuch Marie (2013), « Maîtriser les passions, construire l'intérêt – Les jeux d'argent en ligne et les organes humains à l'épreuve du marché », *Revue Française de Sociologie*, 54, p. 155-180.
Tovar Marie-Line, Costes Jean-Michel, Eroukmanoff Vincent (2013), « Les jeux d'argent et de hasard sur Internet en France en 2012. Saint-Denis », OFDT, *Tendances* n° 85.
Trespeuch Marie (2011), « Du monopole à la concurrence sur Internet – L'exemple du marché français des paris en ligne », *Revue Française de Socio-Economie*, 8, p. 39-58.

La prescription médicale dans le cadre de la prohibition des drogues : l'exemple des opiacés

Bertrand Lebeau Leibovici, médecin addictologue

Les opiacés ont toujours occupé une place particulière dans les conventions internationales qui se sont succédé depuis le début du XXe siècle jusqu'à la dernière, la convention dite unique de 1988. Le critère fondamental permettant de contrôler ou d'interdire la production et la distribution de substances psychoactives considérées comme dangereuses portait sur l'existence ou pas d'utilisations thérapeutiques. Si l'on décida que la cocaïne, les amphétamines, le LSD ou même le cannabis ne présentaient aucune application médicale, il n'en allait pas de même avec les opiacés à cause du rôle central qu'ils jouent dans la lutte contre la douleur. À l'image du pharmakon des anciens Grecs, ils étaient à la fois remède et poison. Il existe d'autres utilisations des opiacés en médecine comme antitussifs ou antidiarrhéiques ou bien encore comme traitements de substitution à l'héroïne du marché clandestin. Mais les propriétés antalgiques sont cruciales.

Venons-en à la prescription. Elle peut prendre des formes très diverses, mais elle donne nécessairement accès à une substance légale. Ce dispositif présente néanmoins une différence essentielle avec l'accès à des drogues légales comme le tabac ou l'alcool. Le médecin prescripteur et le pharmacien dispensateur s'interposent, en effet, entre l'usager et le produit. Ce sont des « gate keepers », des garde-barrières. Cela ne signifie pas que l'accès au tabac ou à l'alcool est totalement libre : le plus souvent, les mineurs n'ont pas accès à ces substances ou bien les heures d'ouverture des débits de boissons sont limitées ou bien encore certains comportements comme l'ivresse publique sont réprimés. Mais, dans un cadre défini, un adulte peut acheter des quantités importantes d'alcool et on ne lui demande pas s'il a l'habitude de boire de l'alcool ou s'il va en consommer pour la première fois.

Comparons cette situation à la prescription d'héroïne médicale dans les programmes suisses tels qu'ils ont été décidés en 1992 et développés à partir de 1994. Les personnes qui ont accès à ces programmes ont une longue « carrière » dans l'usage d'opiacés et des échecs préalables dans les autres modalités de traitements y compris la méthadone. Ils présentent souvent une situation sociale dégradée et un mauvais état de santé. L'héroïne est entièrement consommée sur place et les personnes passent deux ou trois fois par jour et ce, sept jours sur sept. Il n'y a pas de « take home » (emport à la maison). Cette règle a été instituée pour que l'héroïne médicale ne puisse pas être détournée vers le marché noir. On voit combien un tel modèle de prescription est éloigné de celui de l'alcool ou du tabac. Mais il peut aussi être très différent d'autres cadres de prescription.

Dans certains pays, c'est le cas de la France, il est possible de prescrire sur des ordonnances dites « sécurisées » de la morphine sous forme de gélules ou de comprimés. L'indication est la douleur et il n'y a pas de dose maximale indiquée car l'augmentation de la tolérance peut obliger à augmenter progressivement les doses. Certains patients toxicomanes bénéficient parfois de ces prescriptions pour des durées de 28 jours. Ils peuvent se livrer au « nomadisme médical » et consulter plusieurs médecins. Cette morphine vient alors souvent alimenter le marché noir. On voit combien un tel cadre d'accès diffère de celui de l'héroïne médicale. Il en est presque l'exact inverse.

Mais, dira-t-on, la morphine n'est pas l'héroïne. C'est bien ce que pensait le docteur Annie Mino lorsqu'en 1990, l'Office Fédéral de Santé publique suisse (OFSP) lui demanda d'analyser la littérature sur la remise contrôlée d'héroïne et de morphine[1]. Je renvoie au livre qu'elle a écrit avec Sylvie Arsever, *J'accuse les mensonges qui tuent les drogués* [2], dans lequel elle raconte comment elle découvre, en travaillant sur ce rapport, qu'il y a très peu de différences pharmacologiques entre la « bonne » morphine et la « mauvaise » héroïne sinon que l'héroïne provoque moins d'effets secondaires gênants que la morphine lorsqu'elle est utilisée dans la douleur… La convention de 1961 établit pourtant une différence essentielle entre les deux opiacés.

Il faut donc faire un détour par l'histoire. L'humanité a noué avec une plante, le pavot à opium ou pavot somnifère (*papaver somniferum*), des liens très anciens et très étroits, en particulier en Asie et au Moyen-Orient. Il était connu pour ses propriétés sédatives et euphorisantes, mais aussi pour son efficacité contre la douleur, la toux ou la diarrhée.

Tout change au début du XIXe siècle lorsque, grâce à la naissance d'une science nouvelle, la chimie, des savants parviennent à en extraire le principe actif essentiel : la morphine. On lui donne ce nom en référence à Morphée, le dieu antique des rêves prophétiques. L'histoire moderne des drogues commence donc avec la morphine. Durant tout le XIXe siècle, la chimie va permettre d'isoler des alcaloïdes en très grand nombre, parmi lesquels se trouvent des substances psychoactives comme la codéine, autre alcaloïde isolé en 1832 à partir de l'opium et utilisé encore aujourd'hui pour ses propriétés antitussives et antalgiques, ou la cocaïne isolée à partir de la feuille de coca en 1859.

Ces principes psychoactifs présentent deux grandes caractéristiques : ils sont, à volume égal, beaucoup plus puissants que les plantes dont ils sont issus, ce sont des « concentrés ». Et les hommes doivent apprendre à les utiliser car ils n'ont pas « d'usages sociaux », contrairement à l'alcool dans les pays occidentaux, à la feuille de coca dans les pays andins, au cannabis au Maghreb et au Moyen-Orient ou encore l'opium lui-même dans de vastes régions d'Asie. Ils ne sont entourés d'aucun rituel de consommation, on ne connaît ni leurs avantages ni leurs inconvénients ; on ne sait pas encore qu'ils vont entrer sur la scène du monde en bouleversant tout ce que les hommes ont appris de l'utilisation des plantes dont ils sont issus.

---

[1] Annie Mino, « Analyse scientifique de la littérature sur la remise contrôlée d'héroïne et de morphine », OFSP, 1990.

[2] Annie Mino et Sylvie Arsever, *J'accuse les mensonges qui tuent les drogués*, Paris, Calmann-Lévy, 1996.

Dès le milieu du XIXe siècle, la morphine croise une toute nouvelle invention : la seringue hypodermique à aiguille creuse de Pravaz et cette poudre soluble dans l'eau va être le tout premier médicament moderne à être injecté. Toutes les conditions techniques des toxicomanies modernes sont ainsi réunies.

La morphine fait véritablement son entrée dans les usages à l'occasion des guerres : guerre de sécession américaine, guerre franco-allemande de 1870, et elle transforme radicalement la chirurgie de guerre, en particulier les amputations. « Un calme étrange régnait dans les hôpitaux de campagne – écrit Varenne – plus de cris de douleur, presque plus de plaintes »[3]. C'est ainsi que commença dans l'ignorance de ses propriétés toxicomanogènes la toute première épidémie de consommation de morphine. Et lorsque l'on finit par comprendre que la morphine provoquait une forte dépendance psychique et plus encore physique, on appela d'abord cette étrange maladie « la maladie du soldat ». Mais cette prise de conscience fut très lente et erratique. Rien ne l'illustre mieux que l'entrée en scène de l'héroïne dans le monde médical. Car, de militaire, l'épidémie est devenue civile. C'est le temps des morphinées et des médecins morphinomanes[4]. Un médecin berlinois, Dreser, commence à utiliser la diamorphine, c'est-à-dire l'héroïne, pour diminuer la toux et la dyspnée des asthmatiques et des tuberculeux. Le remède s'avère « héroïque ». Les médecins constatent aussi que les morphinomanes traités à l'héroïne abandonnent leur passion funeste. « L'abandon de la morphine par ces malades - écrit Varenne - donna lieu à une interprétation totalement erronée : l'héroïne fut considérée comme un moyen de guérir la morphinomanie ». « Le seul capable de le faire rapidement », écrivait Dreser, suivi dans sa conviction par la majorité des médecins[5].

Bref, dans de nombreux pays d'Europe et aux États-Unis, le corps médical se sentait coupable d'avoir été à l'origine de cette vaste épidémie de consommation de morphine et d'héroïne. Dans le même temps naissent les premières législations nationales qui visent à rendre beaucoup plus difficile l'accès à ces opiacés. Nous sommes alors à la veille de la Première Guerre mondiale, c'est le Harrison Act américain de 1914 ou, au milieu de la guerre, la loi française de prohibition de 1916. À quoi s'ajoutent les premières conventions internationales qui visent à interdire partout sur la terre la production et la distribution de drogues dangereuses. C'est la naissance de la politique internationale de prohibition. Comme on l'a vu, un critère fondamental est utilisé : indépendamment de leur dangerosité, ces substances ont-elles ou pas des applications thérapeutiques ?

Comme l'écrivent Coppel et Bachmann, le siècle des médecins s'achève pour laisser place à celui des policiers[6]. Avant la prohibition des opiacés, et à côté des décadents et des demi-mondaines morphinées, c'étaient des médecins, leurs épouses,

[3] Dr G. Varenne, *L'abus des drogues*, Charles Dessart éditeur, 1971, p. 105.

[4] Arnould de Liedekerke, *La belle époque de l'opium*, éditions de la différence, 1984, p. 92-96.

[5] Dr G. Varenne, *L'abus des drogues*, op. cit., p. 110.

[6] Anne Coppel et Christian Bachmann, *Le dragon domestique. Deux siècles de relations étranges entre l'Occident et la drogue*, Paris, Albin Michel, 1989, p. 275.

des magistrats, des militaires qui les consommaient[7]. La prohibition va provoquer un changement radical des populations impliquées dans la consommation d'opiacés : ce sont désormais des gens du peuple, des voyous, des prostituées, des marginaux, des musiciens de jazz qui vont devenir les clients de dealers ou usagers-revendeurs. Le statut légal ou illégal va entièrement modifier la sociologie de l'usage. Quant à la substance, c'est la même sinon qu'issue du marché noir, elle peut être coupée, adultérée et une partie de sa dangerosité tient maintenant au fait que son degré de pureté est inconnu.

Désormais, et tant pis pour ceux qui souffrent, les médecins vont adopter une attitude exactement inverse à celle qui prévalait chez leurs collègues vieillissants : ils vont avoir la prescription particulièrement avare et vont surveiller et punir ceux de leurs collègues qui n'ont pas compris les nouvelles règles du jeu. Il en est de même des pharmaciens qui deviennent les « gardiens des toxiques ». Après la débâcle, la constipation. Et pour longtemps. Surtout en France. En Grande-Bretagne, et contrairement au reste de l'Europe, la commission Rolleston met en place, à partir de 1926, un cadre légal pour la prescription d'opiacés, sans équivalent en Europe continentale et qui permet à des médecins de prescrire de la morphine ou de l'héroïne. C'est le « British system », qui fonctionnera bien pendant 40 ans, avant d'entrer en crise au début de la grande vague de consommation des années 1960 et qui concerne aussi les opiacés[8]. Aux États-Unis, suite au Harrison Act, les prescriptions d'opiacés ne sont plus autorisées « qu'à des fins médicales légitimes ». La « maintenance », c'est-à-dire la prescription d'opiacés au long cours chez des toxicomanes, n'est pas considérée comme légitime. Va s'ensuivre un bras de fer entre certains secteurs du monde médical et les autorités, qui va aboutir à l'incarcération d'environ 40 000 médecins et pharmaciens entre 1920 et 1930[9].

Notons cependant que les laboratoires pharmaceutiques, en particulier allemands et britanniques, qui produisaient et vendaient en quantité de l'héroïne ou de la cocaïne jusque dans les années 1910 et 1920, ont tenté, comme ils ont pu, de se faire discrets à l'occasion des premières conventions internationales. Ne pouvant résister à la vague de fond prohibitionniste, ils ont vu, avec tristesse, disparaître les beaux profits que leur rapportaient ces médicaments devenus drogues illicites. Mais le mouvement général est bien celui d'une diminution considérable des prescriptions de morphine à des fins médicales et le passage de l'héroïne du marché légal au marché illégal.

---

[7] Rien n'illustre mieux cette idée que cette citation du docteur Edouard Levinstein, en 1878 : « Je connais nombre de gros consommateurs de morphine qui sont en même temps, non seulement en pleine possession de leurs moyens, mais qui ont atteint, et qui conservent, une place de choix dans le monde des Arts ou des Sciences. Des autorités militaires, des artistes, des médecins, des chirurgiens, tous de la plus haute réputation en sont atteints, sans que leur renommée en soit le moins du monde ternie. Jamais leur intellect n'a souffert un seul instant de la moindre aberration ; au contraire, il est totalement absorbé par leur art ou leur profession ; et ils remplissent de manière irréprochable leurs devoirs envers le gouvernement, leur famille, leurs concitoyens … » (dans *Le dragon domestique*, op. cit., p. 132).

[8] John Strang et Michael Gossop, *Heroin addiction and the british system, origins and evolution*, vol. I, Routeledge, 2005.

[9] Annie Mino et Sylvie Arsever, op. cit., p. 70.

Traversons les décennies. Depuis 1990, le nombre d'overdoses liées aux opiacés a augmenté de 500 % aux États-Unis. Il était d'environ 8 500 il y a 25 ans, 52 000 en 2015 et ce nombre continue à croître puisqu'on évalue à 60 000 le nombre de décès liés aux opiacés en 2016. Ce qui en fait la première cause de décès aux États-Unis chez les moins de 50 ans, avant les accidents de voiture, les homicides, les suicides ou les décès par sida[10]. Que s'est-il passé ?

Ces overdoses ont deux origines : d'une part des opiacés prescrits par des médecins et délivrés par des pharmacies, et d'autre part des opiacés disponibles sur le marché clandestin. L'épidémie a d'abord commencé par une surprescription de médicaments opiacés contre la douleur par des médecins à partir des années 90 puis, après qu'à la fin des années 2000 certaines mesures aient été prises pour tenter de lutter contre les surprescriptions, le relais fut assuré par le marché clandestin.

Deux substances symbolisent cette double dynamique : l'oxycodone du côté de la prescription et le fentanyl du côté du marché noir. On distingue habituellement les opiacés naturels, semi-synthétiques et synthétiques. La morphine isolée de l'opium en 1817, la codéine et la codéthyline (1832) sont des opiacés naturels. L'héroïne ou diacétylmorphine (1874) est un opiacé semi-synthétique. L'oxycodone (1916), la méthadone (1938), le fentanyl (1959) et le carfentanyl (1974) sont des opiacés de synthèse.

À partir des années 1980-1990, la manière dont nos sociétés ont considéré la douleur a subi une mutation et, selon des modalités diverses, les médecins des pays occidentaux ont recommencé à prescrire des opiacés. En France, Bernard Kouchner s'est battu, quand il était ministre de la Santé à la fin des années 90, pour que les patients soient soulagés. Il a remplacé le carnet à souches[11], destiné à dissuader les médecins de prescrire, par un système beaucoup plus souple d'ordonnances sécurisées. On a expliqué aux médecins qu'il était de leur devoir de « soulager la douleur », y compris celle des enfants qui était totalement négligée. Dans le même temps, l'épidémie de sida parmi les injecteurs de drogues a entraîné un large développement de ce que l'on appelle les traitements de substitution opiacés (TSO) par méthadone et buprénorphine. La principale différence entre ces deux substances est que la première peut provoquer des overdoses mortelles, ce qui n'est que très rarement le cas de la seconde.

Il est temps de revenir aux États-Unis où deux dynamiques différentes, l'une sur le marché légal, l'autre sur le marché clandestin, se renforcent mutuellement. Sur le marché légal, les médecins se sont remis à prescrire et, le balancier aidant, à prescrire inconsidérément. Plusieurs facteurs y ont contribué. La méthadone a aux États-Unis deux indications : comme TSO, mais aussi comme antalgique. Ensuite, un opiacé synthétisé en 1916, l'oxycodone, a fait l'objet, de la part de certains laboratoires pharmaceutiques, d'un « pushing » assez indécent. D'autant que, contrairement à la

---

[10] Josh Katz, « You draw it : how bad is the Drug Overdose Epidemic ? », *The New-York Times*, 14 avril 2017.

[11] Jean Dugarin et Chantal Gatignol, « La commission nationale des stupéfiants et psychotropes, historique et actualité », *Psychotropes*, 2004/3 (Vol. 10), p. 131-152.

plupart des pays européens, aux États-Unis il est possible de faire de la publicité grand public pour des médicaments sur prescription. C'est ainsi que des spots télévisés firent les louanges de l'oxycodone aux 35 millions de lombalgiques américains en leur expliquant qu'il n'était pas normal qu'ils souffrent. Ces mêmes publicités expliquaient que l'oxycodone ne pouvait provoquer ni overdose ni dépendance, ce qui, dans les deux cas, était un pur mensonge. À quoi s'ajoute le fait que cet opiacé est assez euphorisant et donc très prisé des consommateurs d'opiacés à des fins récréatives. Certains des laboratoires qui se sont livrés à ces excès sont aujourd'hui traînés devant les tribunaux. Enfin, un puissant opiacé synthétisé à la fin des années 1950 et utilisé d'abord par les anesthésistes à partir de la fin des années 1960, le fentanyl, a fait lui aussi l'objet de prescriptions abusives. Les chiffres varient pour évaluer la puissance du fentanyl : disons 50 à 100 fois plus puissant que la morphine.

Que se passe-t-il dans le même temps sur le marché clandestin ? La consommation d'héroïne repart à la hausse. Mais cette héroïne présente une particularité redoutable : elle est fréquemment associée au fentanyl ou à certains de ses dérivés dont le surpuissant carfentanyl, utilisé légalement en médecine vétérinaire pour endormir de gros animaux. Il semble que cette héroïne au fentanyl provienne le plus souvent de Chine. La surprescription médicale et le dynamisme du marché clandestin entrent en synergie, au point qu'on ne sait plus très bien si des patients entrés dans l'usage d'opiacés par la douleur finissent par se fournir sur le marché clandestin ou si ce sont plutôt des toxicomanes qui profitent de prescriptions généreuses. Les deux, probablement, mais on sait mal dans quelles proportions.

Il faut s'arrêter un instant sur le fentanyl[12] et ses dérivés car il ouvre une page totalement inédite dans l'histoire des opiacés. Synthétisé en 1959, il fut d'abord utilisé en anesthésiologie. Aucune profession médicale n'est plus jalouse de ses secrets que les anesthésistes-réanimateurs. Ils manipulent des médicaments souvent dangereux, dont le dosage doit être très précis et dont l'utilisation ne peut avoir lieu que dans un cadre où l'on dispose d'une assistance respiratoire et de moyens de réanimation. Bref, un contexte qui ne ressemble en rien à celui de la vie ordinaire. Le fentanyl fut ensuite utilisé dans la douleur sous de nombreuses formes parmi lesquelles des patchs (Durogésic), des sucettes (Actiq), des sprays (Instanyl). Le fentanyl et ses dérivés apparaissent enfin sur le marché noir, d'autant que leur synthèse est assez simple et l'accès aux précurseurs facile. Les premiers cas documentés de décès liés au fentanyl et ses dérivés achetés sur le marché clandestin datent des années 1990, en Suède et en Italie. Au début des années 2000, c'est en Estonie qu'on le retrouve, mais c'est aux

---

12 Le fentanyl a de nombreux dérivés dont trois au moins : l'alfentanyl, le remifentanyl, qui a une action très courte, et le sulfentanyl, le plus puissant, sont utilisés en médecine humaine. Le carfentanyl, le plus puissant opiacé jamais synthétisé, est utilisé pour endormir de gros animaux comme l'éléphant. Les fentanyls non-pharmaceutiques (FNP), y compris le carfentanyl, sont vendus sur le marché clandestin ou sur le net et sont à l'origine de milliers de décès. La documentation sur le fentanyl est facilement accessible sur le net. Voir en particulier : « UNODC, Smart Update, Fentanyl and its analogues, 50 years on », et « OEDT, rapport européen sur les drogues, 2017 », en particulier p. 14-16 : « Opiacés, un problème qui change de nature », et « Opiacés de synthèse à forte teneur en principe actif : une menace croissante pour la santé ».

États-Unis et au Canada qu'il est à l'origine de milliers d'overdoses. D'autant qu'en 1974, le carfentanyl est synthétisé. Il apparaît ensuite sur le marché noir avec la réputation d'être 10 000 fois plus puissant que la morphine. Il devient une sorte de mythe puisqu'on dit que deux grains de sel de carfentanyl peuvent mener de vie à trépas. Bien sûr, le fait que le carfentanyl soit 10 000 fois plus puissant que la morphine ne signifie pas qu'il a 10 000 fois plus de chances de provoquer une overdose. Mais, avec ces substances, on a clairement passé un cap. D'autant que le fentanyl peut être vendu pour de l'héroïne dans la rue ou pour de l'oxycodone (un opiacé très apprécié des usagers, mais beaucoup moins puissant) sur le net, ce qui laisse très peu de chances à l'usager tenu dans l'ignorance.

Deux décès sont le symbole du drame américain : la mort à 46 ans de l'acteur Philip Seymour-Hoffman qui, 25 ans après avoir cessé de consommer de l'héroïne, se remet à se shooter pour mourir d'une overdose, et la rock-star Prince, emportée par une OD de fentanyl.

Cette épidémie présente enfin deux caractéristiques. Tout d'abord, les OD ont essentiellement lieu dans l'est des États-Unis et dans l'ouest du Canada (Colombie britannique, Alberta). Il semble qu'il en soit ainsi parce que les fentanyls ne sont pas encore vendus sur le marché clandestin à l'ouest des États-Unis et sur la côte est du Canada. Ensuite, il s'agit pour la première fois depuis des décennies d'une épidémie qui touche principalement les Blancs. Pas n'importe quels Blancs d'ailleurs : des hommes qui vivent à la campagne ou à la périphérie de villes moyennes, dans des régions qui ont subi de plein fouet la désindustrialisation et les ravages de la mondialisation. Et c'est parmi ces « petits Blancs » que se comptent majoritairement les 60 000 morts de l'année 2016. Or la grande épidémie de consommation d'héroïne des années 1960 et 70, puis l'épidémie de crack (une cocaïne fumable) des années 1980 et 90, touchait prioritairement les « minorités visibles », à commencer par les Afro-Américains.

Si la prescription peut permettre l'accès légal à une substance comme l'héroïne par exemple, elle peut aussi limiter l'accès à une substance que l'on pouvait auparavant obtenir dans une pharmacie sans ordonnance. La « folie » américaine pour les opiacés a sa suite plus légère en Europe et en France avec la mode des « purple drank », ces sirops de codéine vendus en OTC (« over the counter »), c'est-à-dire sans prescription, et dont la mode s'est répandue chez les très jeunes à la suite de la publicité que des idoles du rap lui ont faite. La codéine est un opiacé naturel nettement moins puissant que la morphine et principalement utilisé contre les toux sèches ou d'irritation, mais aussi comme antalgique habituellement associé au paracétamol. Comme tous les opiacés, la codéine peut provoquer une dépendance et une tolérance lorsqu'elle est consommée de manière importante et durant longtemps. Elle peut aussi provoquer des overdoses mortelles, surtout si elle est consommée avec de l'alcool et/ou d'autres médicaments psychotropes.

Rien n'est plus compliqué que de lutter contre une mode qui se répand. Les jeunes consommateurs seraient probablement surpris s'ils savaient que la codéine existe depuis près de 200 ans. Mais la manière dont elle est consommée est bien nouvelle : un usage récréatif chez des très jeunes qui n'ont consommé jusque-là que de l'alcool et du cannabis. En France, la situation est très particulière parce que, contrairement à la plupart des pays européens, de nombreux codéinés sous forme de sirops ou de comprimés sont en vente libre. La raison en est la suivante : la France a très tardivement développé ce que l'on appelle les médicaments de substitution à l'héroïne, la méthadone et le Subutex. Le seul recours des toxicomanes était donc de consommer de la codéine quand ils étaient en manque. Un médicament était, durant toutes les années 1970 et 80, particulièrement célèbre : le Néo-codion, plutôt sous forme de comprimés. Chaque comprimé contient 25 mg de camphosulfonate de codéine. Dans chaque boîte, il y a 20 comprimés soit 500 mg de codéine. Certains en consommaient plusieurs boîtes par jour. Ils « lavaient » les comprimés pour ne garder que la codéine afin de ménager leurs pauvres estomacs. À l'époque, la Commission des stupéfiants avait à plusieurs reprises discuté la possibilité de mettre sur prescription les codéinés, mais personne ne s'y était risqué car la codéine était la « substitution du pauvre » et une telle décision aurait pu provoquer de grands désordres… Aujourd'hui que les TSO sont très développés en France ce risque n'existe plus même si, marginalement, certains usagers d'héroïne continuent à consommer des codéinés.

La bonne question qu'il faut se poser c'est plutôt : quelles conséquences va avoir la disparition des codéinés en vente libre sur les usagers récréatifs de « purple drank », qui ne vont certainement pas abandonner la partie parce que ces produits sont désormais sur prescription. Et des prescriptions il va en falloir quelques-unes, puisque d'après Nathalie Richard de l'ANSM (Agence Nationale de Santé et des Médicaments), 22 millions de boîtes de codéinés ont été vendues sans prescription en 2015. Le 12 juillet 2017, la ministre française de la Santé, Agnès Buzyn, a signé un arrêté à effet immédiat rendant obligatoire la prescription de codéine et de plusieurs autres substances proches. Il faut rappeler que deux jeunes gens sont morts en 2017 de surdose en abusant de ces cocktails. La mère d'une des deux victimes, une jeune fille de 16 ans, avait lancé une pétition pour que ces substances cessent d'être en vente libre. Quoi qu'il en soit, il faut remarquer que la date a été particulièrement mal choisie, au début des vacances d'été, à une période où, comme le reste de la population, les médecins prennent leurs vacances.

La majorité des consommateurs ne sont pas dépendants. Néanmoins, pour la petite minorité qui commence à manifester des signes plus ou moins nets de dépendance, a-t-on prévu quelque chose ? Pas à notre connaissance et c'est bien dommage. On espère aussi qu'une information mesurée, à égale distance de la diabolisation et de l'apologie comme disent les Hollandais, sera donné par le ministère ou par la Mildeca. L'interdiction compliquera la vie des usagers de « Lean », elle ne les découragera nullement à fouiller dans la pharmacie familiale, tenter de se faire prescrire de la codéine par un ou plusieurs médecins (plutôt plusieurs), à en acheter sur le marché noir qui va nécessairement prospérer, à en rechercher sur le net.

En conclusion, on voit combien les cadres de prescription et de délivrance évoluent de manière erratique en suivant habituellement la loi du tout ou rien. Après la période des années 1880-1920, la mise en place de la prohibition a eu pour conséquence une diminution des prescriptions d'opiacés. Puis, dans un mouvement de balancier, ces prescriptions sont reparties à la hausse, en particulier aux États-Unis et au Canada. Par ailleurs, la présence des fentanyls sur le marché noir américain constitue une réalité très inquiétante et ce d'autant que des consommateurs qui n'obtiendront plus leur oxycodone d'un médecin auront tendance à aller vers le marché clandestin. Quant aux décisions concernant les opiacés, elles continuent à être prises comme si l'on ne savait pas que ces substances provoquent une dépendance. Dans ce domaine, les décisions-couperets provoquent habituellement des catastrophes. On attend donc de savoir quelles conséquences va avoir le passage des codéinés sur ordonnance en France.

Drogues, plaisir et addictions collectives[1]

Patrick Pharo, philosophe, DR au CNRS

Je voudrais faire une série de remarques autour du thème du séminaire au cours duquel j'ai été amené à écrire cette contribution : « Se droguer pour le plaisir ».

Se droguer pour le plaisir ?

Ce titre m'a rappelé le temps où je participais, à l'EHESS, à un séminaire d'épistémologie sociale dont une des questions concernait ce qu'on appelle le « syllogisme pratique » – soit un syllogisme dont la majeure est un énoncé et la conclusion une action. Ce qui pose, comme on s'en doute, beaucoup de problèmes philosophiques. Si on applique le modèle à la question du séminaire, on aurait quelque chose du genre : les drogues font plaisir, or j'ai envie de me faire plaisir, donc je me drogue.

Je peux dire tout de suite que dans toutes les enquêtes que j'ai faites sur les usages sévères de drogues comme l'héroïne, le crack ou l'alcool, qui étaient centrées sur les façons dont on y entre et les façons dont on essaie d'en sortir, je n'ai jamais trouvé d'explication présentée de cette façon. Ce qu'on trouve, c'est plutôt des motifs en termes de circonstances, influences, mimétismes, ivresses, curiosités, expériences, fêtes, transgressions, distraction, soulagement, ennui, etc.

Une des explications qui m'avait le plus intéressé était le choix, qui était surtout, pour ceux qui l'exprimaient, une façon de souligner leur engagement dans l'usage, y compris lorsqu'il s'agissait de substances comme l'héroïne, dont personne n'ignore aujourd'hui le caractère très addictif. Mais le choix n'est pas une explication alternative, puisqu'il peut être inclus, à des degrés divers, dans chacune des autres explications. C'est plutôt une façon pour les sujets de résister aux explications par des causes souterraines comme la petite enfance ou les déterminations sociales, qui considèrent l'usager comme un agent dépourvu d'autonomie.

Qu'en est-il alors du plaisir ? En fait, s'agissant des drogues, le plaisir est partout, comme cela est assez évident dès qu'on interroge les usagers sur cet aspect – ce que les soignants font du reste rarement, entre autres parce que l'un des buts des soins

[1] Ce texte est présenté dans sa forme initiale de communication orale et ne comporte pas de références bibliographiques. Pour ces références, je me permets de renvoyer à mes différents ouvrages sur le sujet : *Philosophie pratique de la drogue*, Cerf, 2011, *Plaisirs et dépendances dans les société marchandes*, éd. Univ. Bruxelles, 2012, *La dépendance amoureuse. Attachement, passion, addiction*, Paris, PUF, 2015.

psychopathologiques est de résister ou de surmonter le caractère envahissant du plaisir. Sauf que le plaisir ne se présente pas comme la majeure d'un raisonnement du style : les drogues font plaisir, etc., mais plutôt comme une expérience pratique. C'est d'ailleurs parce que les drogues sont universellement associées à l'expérience du plaisir que j'en suis moi-même venu à étudier leur usage.

Quand j'ai commencé à travailler sur les drogues au début des années 2000, cela faisait un bon moment que je m'intéressais à la question du plaisir à la fois comme motivation de l'action et comme sujet central de philosophie ordinaire. Une des questions par exemple que je me posais et qu'en fait n'importe qui peut se poser, c'est de savoir s'il existe des plaisirs mauvais – ou, pour parler comme Socrate, de faux plaisirs, c'est-à-dire des plaisirs illusoires ou douloureux. Par exemple, les plaisirs sadiques ou d'autohumiliation pourraient être considérés comme de faux plaisirs, sauf s'ils font partie de jeux sexuels dûment consentis par les partenaires. De même, suivant le stéréotype classique du junkie ou du grand alcoolique, les plaisirs associés aux drogues à certains stades de leur consommation sont habituellement considérés comme de faux plaisirs. Les soignants disent d'ailleurs qu'à ce stade, il n'y a plus de plaisir du tout – ce qui n'est pas du tout sûr.

J'en étais là de mes réflexions lorsque j'ai découvert il y a maintenant plus de vingt ans les travaux des neurosciences du plaisir et de l'addiction qui montrent comment les drogues peuvent causer des dérèglements durables du système dopaminergique de la récompense ou du couplage entre les différents systèmes de neurotransmetteurs (sérotonine, noradrénaline...) qui assurent l'équilibre habituel du cerveau. Ces travaux constituent un apport essentiel pour au moins trois raisons :

1- ils donnent une confirmation neurologique de processus qu'on connaissait déjà très bien par la clinique de l'expérience, par exemple celle de la cocaïne qui libère de la dopamine, mais empêche aussi sa recapture, ce qui incite à en reprendre immédiatement pour maintenir l'effet ;

2- ils révèlent la communauté d'action de la plupart des drogues qui, malgré leurs spécificités, agissent sur les circuits de la récompense ;

3- et ils révèlent enfin la dimension « spirituelle » du plaisir, puisque tout passe par la chimie du cerveau, indépendamment des organes des sens qui sont beaucoup moins sollicités que dans la vision chrétienne du plaisir qui en faisait une affaire de pure sensualité « bestiale ». On ne peut donc pas opposer les plaisirs « moraux » aux plaisirs des sens, comme on le fait par exemple dans la tradition kantienne.

En résumé, et pour conclure ce premier point, on peut dire que le plaisir n'est sûrement pas la majeure d'un raisonnement un peu bébête qui pousserait à prendre des drogues, mais qu'il est malgré tout constitutif des usages de drogue, y compris d'ailleurs lorsqu'on se défonce pour échapper à certaines souffrances, puisque le plaisir, dans l'acception large qu'en donnent les épicuriens, inclut la cessation de la souffrance. Dans ma propre conception, le plaisir est encore plus simplement le sentiment associé à une pratique qui donne envie de recommencer, suivant le principe : encore !

Qu'est-ce qu'une drogue ?

Dans mes enquêtes, j'ai surtout étudié les usages d'héroïne, de cocaïne, sous forme de crack, et d'alcool. Pendant longtemps, on ne considérait pas l'alcool comme une drogue et on avait même le « privilège de l'alcool » quand on sortait d'une cure de désintoxication pour l'héroïne[2]. Aujourd'hui, au contraire, on considère que toutes ces substances sont des drogues parce qu'elles agissent sur le système mésolimbique de la récompense – ce que font d'ailleurs aussi la plupart des substances alimentaires qu'on absorbe, y compris le sucre, le fenouil ou la camomille. Sauf que la puissance de l'effet « psychotrope » ou « psychoactif », comme on dit, c'est-à-dire stimulant, euphorisant ou sédatif, et par conséquent les risques d'addiction, sont sans commune mesure entre toutes ces substances.

Il semble néanmoins difficile de définir les drogues par leurs effets sur les circuits de la récompense puisqu'on dit que certaines drogues, comme les hallucinogènes, n'agissent pas directement sur cette zone, mais ont des effets diffus dans l'ensemble du cerveau. De plus, il existe toutes sortes d'activités humaines dont on sait qu'elles stimulent fortement les zones de la récompense, notamment la sexualité, l'attachement, le sport, le travail, les jeux... et qui ne sont pas des drogues à proprement parler. Enfin, on suppose aujourd'hui que les circuits de la récompense seraient associés davantage à la motivation pratique qu'au plaisir proprement dit, dont le déclenchement serait lié plutôt à des zones sensibles (*hotspots*) localisées dans d'autres parties du cerveau.

Je propose donc de revenir au sens le plus basique de la drogue, qui est le sens pharmacologique, selon lequel une drogue est une substance active qu'on absorbe pour modifier l'état physiologique du corps, ce qui est le cas des antibiotiques et des anti-inflammatoires aussi bien que de l'opium et de la cocaïne, qui continuent d'ailleurs à être produits de façon licite à des fins thérapeutiques. Il me semble qu'on a intérêt à conserver ce sens pharmacologique de la drogue non seulement pour comprendre ce que c'est, à savoir une substance qui agit sur la physiologie humaine et en particulier sur le cerveau, mais aussi pour comprendre pourquoi certaines drogues sont interdites et pénalisées.

Une des principales justifications de l'interdiction est liée en effet au monopole que les médecins et les pharmaciens se sont arrogé à partir du début du XXe siècle sur la distribution des « drogues », c'est-à-dire de toutes les substances agissant sur le corps humain. La base du raisonnement est que les drogues étant des drogues en raison de leurs effets physiologiques, seuls les médecins et les pharmaciens qui connaissent et peuvent maîtriser ces effets sont habilités à les prescrire. Les raisons de ce monopole ne sont d'ailleurs pas toutes de mauvaises raisons puisque certaines drogues comme l'héroïne pure ou le phénobarbital sont effectivement mortelles. Il existe certes d'autres drogues mortelles, par exemple l'alcool ou l'aspirine à très forte

[2] Voir par exemple le film *L'Homme au bras d'or* d'Otto Preminger, USA, 1955.

dose, qui sont en vente libre, mais la multiplication au XXe siècle de l'offre de drogues provoquée par l'ouverture des frontières et les recherches biologiques suffisait, semble-t-il, à justifier la mise en place d'un contrôle médical qui a fait l'objet jusqu'à aujourd'hui d'un très large consensus.

Or, ce qu'il faut comprendre, c'est que la pénalisation des drogues illicites qui a été présentée comme une conséquence normale du contrôle médical sur les drogues, repose tout autant sur une logique de contrôle moral des ivresses. Le fait est qu'on n'est pas mis en prison si on prend des antibiotiques ou des anti-inflammatoires sans avoir d'ordonnance, ou même des antidépresseurs ou des anxiolytiques, alors qu'on l'est si on prend de l'héroïne ou même parfois seulement du cannabis. Ce qu'on a voulu pénaliser sous le terme de drogues, ce sont en fait des ivresses non conformes à l'idée que la morale dominante se faisait d'une bonne vie ou d'un bon plaisir, mais en justifiant cet interdit par le consensus existant autour de la prophylaxie médicale et pharmaceutique.

Cette confusion entre médecine et moralité pose aujourd'hui beaucoup de problèmes, entre autres parce que les techniques médicales sont de plus en plus utilisées en-dehors de toute finalité thérapeutique, notamment dans les techniques dites d'amélioration humaine (*Human enhancement*) qui peuvent recourir à la chirurgie, à la génétique ou à des implants corporels à des fins qui ne sont pas curatives. La seule façon de lever la confusion serait de lever le monopole médical sur les drogues, comme c'est déjà le cas avec le tabac et l'alcool, en utilisant le savoir médical sur les drogues dans un cadre qui ne serait pas thérapeutique. Autrement dit, il faudrait accepter l'idée de services biomédicaux ayant d'autres fins que des fins thérapeutiques.

Drogues et addictions

Ma troisième remarque sur les drogues et les addictions découle assez directement de la remarque précédente. La notion d'addiction, qui signifie étymologiquement condamnation, pour dette en particulier, a été importée en français d'un usage ordinaire anglo-américain, et elle a toujours présenté des difficultés. Quand je faisais mes enquêtes à New York il y a une dizaine d'années, les psychiatres me disaient que ce n'était pas un terme scientifique puisque le DSM4 ne l'avait pas incluse, lui préférant alors les notions « d'usage abusif » et de « dépendance ». Mais cela a changé avec le DSM5 qui a clairement associé les « troubles liés à une substance » et les « troubles addictifs ». Et en France, l'institution qui organise l'information sur les drogues s'appelle aujourd'hui la « Fédération addiction ».

On pourrait néanmoins avoir l'impression que l'usage de la notion d'addiction est une façon de noyer le poisson en camouflant le problème de la répression des usagers de drogue sous une catégorie pathologique suffisamment préoccupante pour justifier cette répression. On sait pourtant qu'il existe des drogues qui ne sont pas réputées addictives, comme les hallucinogènes, et surtout il est tout à fait possible de consommer des substances ou d'avoir des pratiques potentiellement addictives, sans devenir pour autant soi-même un « addict » – l'exemple de l'alcool étant le plus spectaculaire. Je suis personnellement tout à fait d'accord avec ces critiques qui visent certains usages politiques tendancieux de la notion d'addiction. Je pense néanmoins que cette notion reste essentielle non seulement pour envisager le problème des « addictions sans drogues », mais aussi pour comprendre et lever le fardeau moral qui pèse sur l'usage des drogues elles-mêmes.

La notion d'addiction sans drogues a été clairement admise par le DSM5 en ce qui concerne le jeu pathologique, ce qu'on appelle le *gambling*, parce qu'il présente le même type de tableau clinique que les addictions avec drogues. Il y a eu aussi beaucoup de discussions autour des jeux vidéo qui n'ont pas été inclus, mais sont pour ainsi dire sur un strapontin en attente de données supplémentaires, au même titre que les troubles alimentaires ou les achats compulsifs. Quant à ce qu'on a appelé l'« hypersexualité », qui a soulevé beaucoup de polémiques, elle a été finalement écartée pour des raisons de désaccord normatif profond entre les membres de l'Association américaine de psychiatrie. Sachant néanmoins que quand le public va voir aujourd'hui un film comme *Shame* de Steve McQueen[3], il n'a à peu près aucun doute sur le fait qu'il s'agit là d'un cas d' « addiction sexuelle ». De même, les participants aux groupes de dépendants affectifs et sexuels anonymes, réunis sur le modèle des alcooliques anonymes, que j'ai suivis moi-même au cours de mes recherches, n'ont guère de doute sur le caractère addictif de leur problème.

Le fait crucial qui ressort de ces exemples est que tous les plaisirs intenses, avec ou sans drogue, peuvent donner lieu à des dérèglements addictifs, sous forme de manque extrême, de craving, d'usage compulsif, de tolérance, de syndrome de sevrage, de désordre personnel, etc. À partir de là, l'intérêt majeur de la notion d'addiction appliquée au-delà des drogues et des drogués est de faire ressortir une triple continuité :

1- la continuité entre l'usage des drogues et celui des plaisirs sans drogues : sexe, attachement, alimentation, jeux, aventures..., dont on sait, grâce aux neurosciences, qu'ils agissent sur les mêmes circuits de la récompense. Dans les travaux de psychologie évolutionniste, on va même un peu plus loin aujourd'hui en considérant que les activités qui auraient donné lieu au développement ancestral des circuits neurologiques de la récompense et de l'appétence au plaisir sont liées originairement à la sexualité et à l'attachement parental, et non pas aux drogues qui ne font qu'agir sur des dispositifs préexistants : on dit ainsi que les drogues ne font que « pirater » les circuits de la récompense ;

2- la seconde continuité importante concerne le lien entre les dérèglements addictifs et les plaisirs ou les dépendances les plus ordinaires, dont les premiers ne sont qu'un emballement malheureux et non voulu : on choisit la drogue ou la pratique addictive, mais pas l'addiction elle-même. L'addiction n'est donc que le résultat malheureux de pratiques de plaisir qui sont à la fois vitales et universelles – autrement dit, ce n'est qu'un accident de la liberté auquel certains, et pas d'autres, ont la chance d'échapper ;

3- il existe enfin une continuité entre les « drogués » ou les « toxicos » et l'humanité commune dont ils font partie et dont ils partagent la même appétence aux

[3] USA, 2011.

plaisirs, malgré la stigmatisation dont ils font l'objet. Or, ce sont précisément les notions d'addiction et de pratiques addictives communes qui permettent de lever le stigmate qui pèse sur la population des « drogués », lorsqu'on se rend compte que leurs motivations basiques sont les mêmes que celles de tout le monde.

Pratiques individuelles et tendances collectives

Je voudrais maintenant aborder le lien qu'il peut y avoir entre les addictions individuelles et certains contextes sociaux qui les favorisent ou plus exactement, pour parler comme Durkheim, les courants sociaux qui ont, comme on dit, un effet « addictogène » sur la société, qu'on illustre habituellement par la course à la performance, le culte de la réussite ou la culture du plaisir. Si le lien entre les addictions individuelles et certaines tendances collectives était avéré, ce serait une raison supplémentaire de mettre en cause la stigmatisation d'une catégorie de personnes jugées déviantes du fait de leur consommation de drogues. On peut aussi penser qu'il serait plus difficile d'émanciper la société des pathologies addictives individuelles si on ne cherchait pas en même temps à l'émanciper de ses processus addictifs collectifs.

L'aspect le plus visible de ces processus, c'est la multiplication, depuis le début du XXe siècle, des offres psychoactives inhérentes au développement capitaliste, qui découle directement de l'ouverture des frontières et de la mondialisation des échanges, et qui passe par de multiples canaux publicitaires, commerciaux ou festifs. Ce phénomène permet d'expliquer pourquoi les addictions ont pris un caractère de masse dans les sociétés libérales contemporaines, ce qui n'était le cas ni aux siècles précédents ni dans la plupart des sociétés anciennes. À partir du moment où il y a pléthore de l'offre d'agents psychoactifs, il y a aussi de façon purement mécanique un plus grand nombre de sujets vulnérables susceptibles de devenir accros à quelque chose, d'où les taux importants d'addiction à l'alcool, au tabac, aux médicaments psychotropes, aux achats compulsifs, à l'alimentation, aux jeux, aux écrans… et bien sûr aux drogues illicites – lesquelles ne constituent d'ailleurs qu'une partie assez minoritaire du phénomène.

Ceci étant, si on s'en tient à un sens strict de l'addiction, celui des psychiatres et des groupes d'autosupport qui reçoivent des sujets en souffrance du fait de leur consommation, il ne peut exister que des addictions individuelles, puisque le désir aussi bien que la souffrance sont individuels. Tout au plus peut-on dire qu'il y a des séries ou, pour parler comme Bourdieu, des *classes* d'addictions individuelles, au sens d'habitus individuels devenus indésirables pour un ensemble circonscrit de sujets. Mais la notion de processus addictif recouvre aussi des pratiques diffuses et récurrentes qu'on retrouve dans l'ensemble de la société et dont la particularité est à la fois d'être collectivement motivées et entretenues, et d'être ressenties comme incoercibles et délétères dans leurs conséquences.

De ce point de vue, le constat le plus général et le plus évident concerne le bilan écologique qu'on peut faire aujourd'hui de la planète tel qu'il est exposé par exemple dans les conférences et les films d'Al Gore[4] sur la catastrophe écologique imminente qui menace l'humanité toute entière. La dérive écologique présente en effet tous les traits d'une addiction et en particulier l'association entre des désirs et des pratiques incontrôlés qui, sans que personne ne le veuille, entretiennent un processus dont on sait qu'il conduit à terme à la catastrophe. Parmi ces traits, on peut même ajouter le déni qui, comme pour les individus sévèrement accros, conduit certains gouvernements à ignorer le phénomène.

On retrouve en fait le même genre de phénomène dans toute une série de secteurs de la société qui sont représentés, notamment au cinéma qui est pour moi un observatoire sociologique privilégié, sous la forme de processus addictifs, c'est-à-dire de tendances de comportements qui sont à la fois fortement motivés, incoercibles et délétères dans leurs conséquences. Je pense par exemple à la course à l'argent et à la spéculation financière sur lesquelles il existe aujourd'hui une sorte de nouveau « film de genre », le « film de trader », qui met en scène la gloutonnerie collective des agents du marché financier[5]. Les processus addictifs dans le domaine de l'argent peuvent d'ailleurs toucher toutes les classes sociales, mais avec des conséquences différentes : l'addiction des pauvres à l'argent aurait tendance à les ruiner (surendettement et autre), tandis que l'addiction des riches aurait plutôt tendance à externaliser les effets négatifs – avec quelques exceptions notables comme celui de Jérôme Kerviel, trader à la Société Générale, qui s'est fait prendre au jeu.

Je mène actuellement un travail sur « l'émancipation interrompue », dans lequel j'essaie précisément de repérer, au travers du cinéma, ces processus addictifs dans des domaines comme la surveillance publique, l'utilisation des écrans, l'organisation du travail ou le retour aux fondamentaux religieux. Sans pouvoir ici multiplier les exemples, je voudrais simplement formuler ma principale hypothèse de travail qui est que le processus de rationalisation de l'économie et des activités sociales dans lequel Max Weber voyait le trait principal de la modernité, est peut-être en train de déboucher aujourd'hui sur un processus qui est à la fois hyperrationnel et collectivement addictif, entre autres parce qu'il met en cause de façon assez profonde les libertés individuelles et sociales acquises depuis le XVIIIe siècle et remises en avant par les grands mouvements émancipateurs du siècle dernier tels que le Front populaire, le programme de la Résistance ou le mouvement de mai 68.

C'est dans ce nouveau cadre collectif plutôt saumâtre qu'il faut essayer de penser le problème des addictions, y compris celui des drogues au sens pharmacologique que j'ai rappelé auparavant. Dans les années 60, le problème des drogues ne se posait pas vraiment en termes d'addiction, parce que les grandes drogues de l'époque, cannabis et hallucinogènes, étaient intégrées dans un projet émancipateur, celui de la contreculture illustrée par les figures de la gauche américaine et du mouvement hippie – comme on le voit par exemple dans le film

[4] Voir Davis Guggenheim, *Une vérité qui dérange*, documentaire, USA, 2006.

[5] Voir par exemple *Le loup de Wall Street* de Martin Scorsese, USA, 2013, *Margin call* de Jeffrey McDonald Chandor, USA, 2011, ou *L'Outsider* de Christophe Barratier, France, 2016, sur le cas Jérôme Kerviel.

Woodstock[6]. L'addiction, surtout à l'héroïne, était présentée comme une sorte de dérive accidentelle rejetée sur la marge du mouvement, comme le montre bien le film *Alice's restaurant*[7]. La situation actuelle est assez différente car l'addiction est associée un peu n'importe comment à tout usage de drogue, alors que ses mécanismes sont impliqués dans toutes sortes de pratiques qui ne concernent pas directement les drogues.

Les voies de la légalisation

Je voudrais pour finir dire quelques mots sur la légalisation des drogues qui est un enjeu non seulement pour les consommateurs de drogues, mais aussi pour la défense et le progrès des libertés publiques. Je crois qu'il est difficile aujourd'hui de s'opposer de façon cohérente à la dépénalisation des drogues, à cause des dégâts sociaux entraînés par les programmes d'incarcération et de guerre à la drogue, mais aussi au nom des deux principes inscrits dans les articles 3 & 4 de la Déclaration des droits de 1789 : « La liberté consiste à pouvoir faire tout ce qui ne nuit pas à autrui » et : « La Loi n'a le droit de défendre que les actions nuisibles à la Société ».

Il paraît également difficile de ne pas défendre la politique de réduction des risques qui fait aujourd'hui l'objet d'un large consensus, notamment auprès des usagers de produits de substitution. La motivation initiale de la réduction des risques était clairement utilitariste puisqu'il s'agissait surtout de lutter contre les épidémies de sida et d'hépatite B, mais la mise en œuvre de cette politique s'est inscrite dans une logique du *care* qui est assez différente puisqu'elle admet une responsabilité sociale vis-à-vis des usagers de drogue, en rupture totale avec le cadre répressif de la loi de 1970. En pratique, la réduction des risques a favorisé chez la plupart des intervenants une approche pragmatique et de moins en moins moralisatrice.

La vraie question concerne la légalisation, qui apparaît à la fois comme la seule issue raisonnable et comme un saut dans l'inconnu, entre autres parce qu'il existe un vrai dilemme entre la liberté pour quiconque de prendre les risques qu'il a envie de prendre et la toxicité ou la puissance addictive de certaines substances. C'est ce dilemme qui peut justifier la mise en place d'une réglementation et d'un contrôle sur la distribution. À mon avis, la meilleure solution serait de commencer par poser un principe général de légalisation des drogues et d'usage non médical des techniques biomédicales, à partir duquel on essaierait de réfléchir sur la façon donc chaque drogue pourrait être distribuée en fonction de ses caractéristiques.

Pour réfléchir là-dessus, il faudrait s'appuyer non pas sur des conférences de citoyens non concernés, mais sur l'expérience directe des usagers et des intervenants qui sont les plus compétents. Une des questions de base serait d'étendre les usages non médicaux de la pharmacopée qui existent déjà avec les

[6] Michael Wadleigh, USA, 1970.
[7] Arthur Penn, USA, 1969.

médicaments de confort, de régime alimentaire ou de soin esthétique, et de rapprocher entre elles les législations des drogues licites et des drogues illicites.

Quand on discute avec les collègues au hasard des colloques et conférences, on s'aperçoit qu'il y a aujourd'hui énormément de pistes de réflexion, à partir notamment de l'expérience de la légalisation du cannabis dans certains États, ou des anciens modèles historiques ou culturels de présentation des drogues, par exemple les fumeries d'opium ou le laudanum, les feuilles de coca ou le vin Mariani, ou de nouvelles modalités de distribution à inventer sous forme par exemple de carnets à souche ou de quotas individuels. Ce sont ces pistes qui devraient devenir prioritaires et familières dans la discussion, plutôt que les sempiternelles discussions sur la dangerosité bien réelle des drogues.